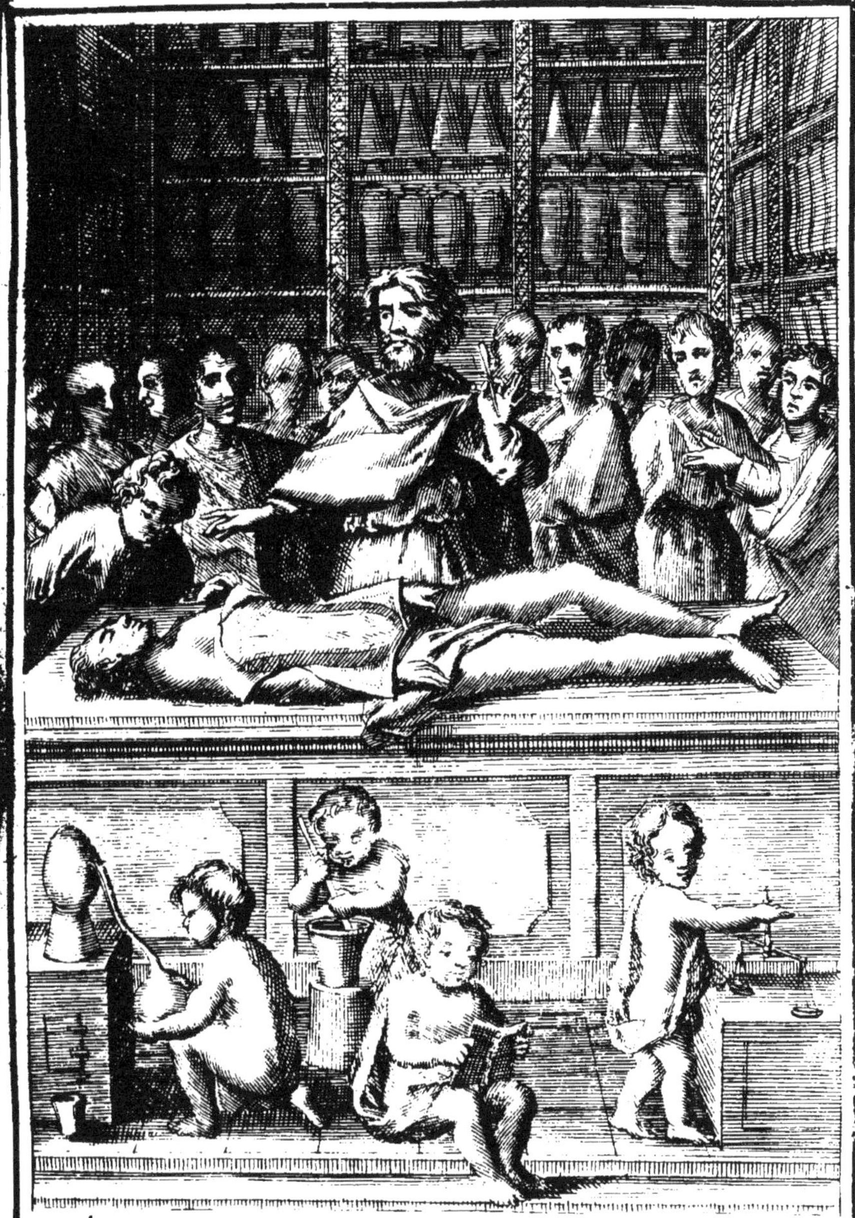

L'ANATOMIE DU CORPS HUMAIN.

Auec Ses Maladies, & les Remedes pour les guerir.

A PARIS

L'ANATOMIE
DU
CORPS HUMAIN
AVEC
SES MALADIES.

Par le Sr DE SAINT HILAIRE,

Troisiéme Edition, revûe & augmentée.

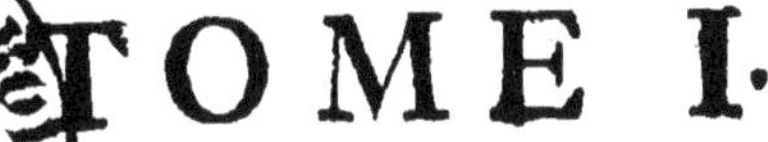

TOME I.

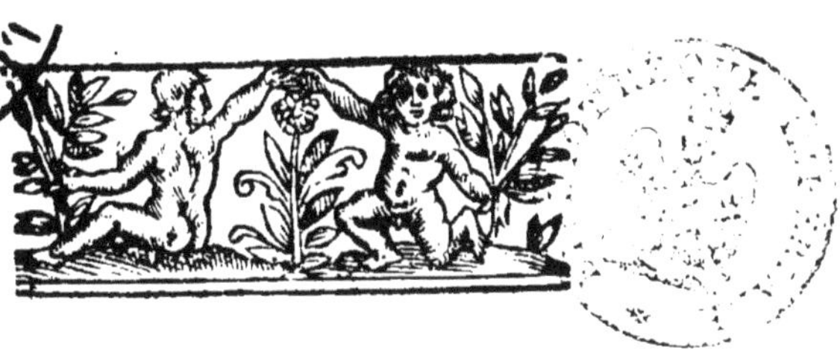

A PARIS,

Chez LAURENT D'HOURY Fils, Libraire, rue de la Vieille Bouclerie, au S. Esprit.

M. DCC. XXXIX.

Avec Approbation & Privilege du Roy.

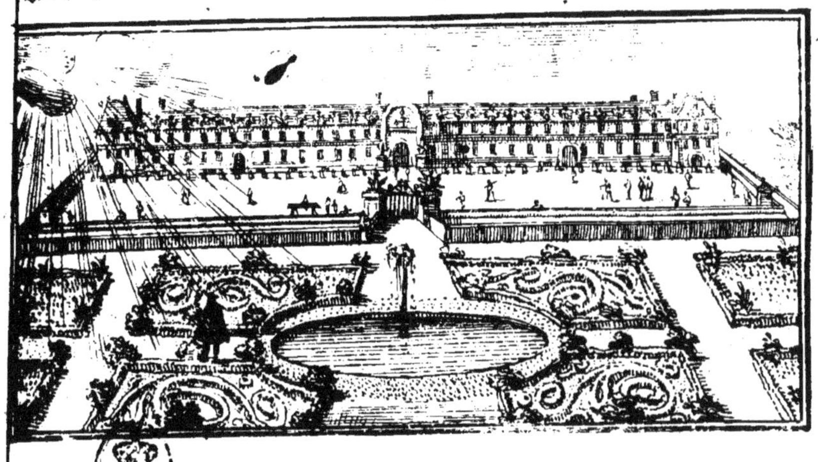

AU ROY.

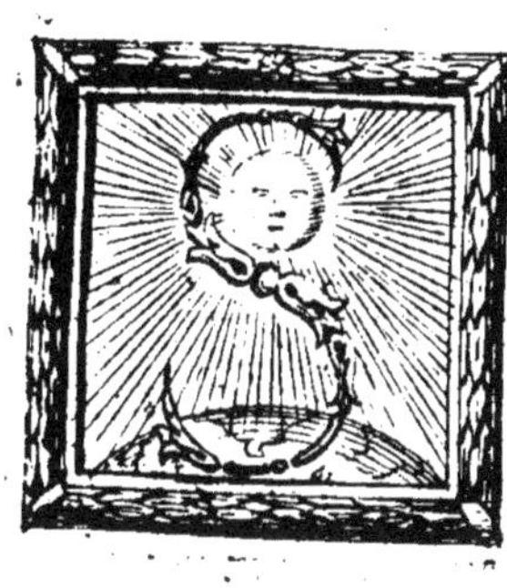

IRE,

Si tous les Arts & toutes les Sciences doivent des marques particulieres de leur reconnoissance à

VÔTRE MAJESTÉ, *qui les fait si glorieusement refleurir sous son Regne ; la Medecine n'est pas moins obligée que les autres à luy consacrer le fruit de ses études & de ses veilles. Cet Art qui travaille à la conservation des hommes, à qui peut-il mieux s'adresser qu'à Vous,* SIRE, *qui sçavez si bien l'art de les gouverner ? & quelle protection doit-il choisir, que celle que la Vertu même recherche.*

La Medecine qui fit autrefois l'étude de plusieurs grands Roys, n'a d'autre ambition que d'être approuvée de VÔTRE MAJESTÉ, *& de meriter la bonté qu'elle a de l'honorer de sa faveur, et de ses soins mêmes. Ce Jardin des Simples où l'on cultive par vos ordres,* SIRE, *tant de plantes salutaires, & cette Ecole de Chimie, où l'on* *voit les choses dans leurs causes, & dans leurs principes. Cette Assemblée de Phisiciens entretenuë par vos liberalitez pour faire de nouvelles découvertes dans la Nature. Ces secrets curieux & efficaces, achetez de vos propres deniers, & distribuez charitablement de vos propres mains. Ces remedes envoyez sur les frontieres pour le soulagement de tant de pauvres malades. Cet Hôpital somptueux bâti pour les Invalides avec une magnificence Royale, ne sont-ce pas des marques glorieuses de l'estime que* VÔTRE MAJESTÉ *fait de cet Art, & des presages heureux du bon accüeil que je dois esperer pour cet Ouvrage.*

C'est ainsi, SIRE, *que pendant que Vous triomphez de vos ennemis, & que Vous les tenez ou dans la crainte de vos Armes, ou dans la necessité d'implorer vôtre Clemence, Vous descendez jusqu'aux moindres besoins de vos sujets: Vous faites servir vôtre grandeur même à vôtre bonté. Il semble que Vous ne soyez si puissant, que pour être plus secourable, & nous avons raison de dire de Vous, que le Ciel Vous a fait naître non seulement pour être le Maître des Peuples; mais encore pour en être le Pere & Bienfaicteur.*

Cette consideration, SIRE, *qui m'a porté autrefois à rechercher & à recueïllir avec soin tout ce qu'il y a de plus solide & de plus profond dans la connoissance de la Medecine, fait que j'ose maintenant offrir avec respect à* VÔTRE MAJESTÉ, *le Livre que j'en ay composé. Il traite de l'Anatomie du*

Corps humain, des Maladies & des Accidens qui luy arrivent, & des Remedes qui y ſont propres. Il renferme tous les preceptes & toutes les experiences qui peuvent le plus contribuer à entretenir la ſanté, & à la retablir.

Je n'ay pas aſſez de temerité, SIRE, *& je ne préſume pas aſſez du merite de mon travail pour croire que* VÔTRE MAJESTÉ *veüille bien jetter les yeux ſur cet Ouvrage, je n'ay eu d'autre veuë en le compoſant, que de faire part au Public des lumieres qu'une étude continuelle, & un long uſage peuvent m'avoir données ſur ces matieres; heureux, ſi je puis être utile aux particuliers qui voudront profiter de mes experiences; & tres-heureux, ſi mes veilles pouvoient contribuer à l'entretien & à* *la conservation d'une vie la plus precieuse & la plus illustre du monde, de laquelle dépend la felicité de tant de peuples.*

J'espere que VÔTRE MAJESTÉ *approuvera du moins mon dessein, & qu'elle me fera la grace de recevoir cet Ouvrage comme un tribut respectueux de mon zele, & comme une marque de la passion ardente avec laquelle je suis.*

SIRE,

DE VÔTRE MAJESTÉ

Le tres-humble, tres-obéïssant, & tres-fidele serviteur & sujet DE SAINT HILAIRE.

AVERTISSEMENT.

L'Accüeil favorable que le Public a fait à cet Ouvrage la premiere & la seconde fois qu'il a paru, m'a engagé à le revoir pour le rendre moins défectueux, & à l'augmenter considerablement dans cette troisiéme Edition par reconnoissance de l'approbation qu'on luy a donnée. Je joins immediatement à la Description de chaque Partie, celle de ses maladies, parce que cet ordre est le plus naturel, & le plus utile; Je le fais d'une maniere également exacte, & conforme à la Mecanique, & aux nouveaux Principes. Les Auteurs que je suis particulierement, sont Hippocrate, Harvée, Descartes, Vanhelmont, Sylvius, Vvillis, Hildanus, Bartholin, Graëf; Malphigius, Stenon, Diemerbroeck, Etmuller &c. qui sans contredit passent pour les plus habiles, & les plus profonds dans l'Art de l'Anatomie, & de la Medecine. J'en rapporte souvent même les propres paroles pour ne rien diminuer par mes expressions de la force de leurs sentimens, & si je ne les cite pas toûjours, ce n'est point pour me faire honneur de leur sçavoir, en donnant comme de moy ce que j'emprunte de leurs écrits : mais pour éviter une repetition ennuyeuse, j'ay lieu d'esperer aussi qu'on me sçaura assés de gré de la fin que je me suis proposée dans mon travail, pour ne me pas tenir rigueur sur ce qui peut être échapé à mes lumieres, d'autant plus qu'il n'est point de genie si éclairé, qu'il ne laisse beaucoup à faire à ceux à qui il expose ses productions.

Approbation de Monsieur Daquin, Conseiller du Roy en ses Conseils, & premier Medecin de sa Majesté.

NOus soussigné Conseiller du Roy en ses Conseils, & premier Medecin de Sa Majesté, certifions avoir lû le Livre intitulé l'*Anatomie du Corps humain, avec ses Maladies, & les Remedes pour les guerir*, dans lequel nous n'avons rien trouvé que de tres-conforme aux veritables maximes de la Medecine, & de tres-utile pour les Medecins. Fait à Saint Germain en Laye, ce 11. Decembre 1679. DAQUIN.

Approbation de Monsieur de la Chambre, Conseiller du Roy en ses Conseils, & premier Medecin de la Reine.

NOus soussigné Conseiller du Roy en ses Conseils, & premier Medecin de la Reine, certifions avoir lû le Livre intitulé l'*Anatomie du Corps humain avec ses Maladies, & les Remedes pour les guerir*, dans lequel nous n'avons rien trouvé que de tres conforme aux veritables maximes de la Medecine, & de tres utile pour les Medecins. Fait à saint Germain en Laye, ce 11. Decembre 1679.

DE LA CHAMBRE.

Approbation de la Faculté de Medecine de Paris.

SUr le rapport fait par Monsieur Morin, Docteur en Medecine de la Faculté de Paris, touchant les additions dont on veut augmenter la nouvelle Edition du Livre intitulé l'*Anatomie du Corps humain, avec ses Maladies, & les Remedes pour les guerir*, la Faculté consent qu'il soit imprimé de nouveau avec lesdites Additions qu'elle juge être tres-utiles au Public. Fait à Paris ce 1. Octobre 1682. LIENARD, Doyen.

EXTRAIT DU PRIVILEGE DU ROY.

PAr Lettres Patentes du Roy, données à Paris le vingt-neuviéme jour de May 1683. Signé par le Roy en son Conseil, LE FEBVRE: Et scellé du grand Sceau de cire jaune. Il est permis à Jean Couterot, Libraire à Paris, de faire réimprimer un Livre, intitulé l'*Anatomie du Corps humain, avec ses Maladies, & les Remedes pour les guerir, augmenté par l'Auteur de plusieurs Observations de Phisique curieuses, & Figures Anatomiques*, pendant le temps de vingt années consecutives, à commencer du jour qu'il sera achevé de réimprimer pour la premiere fois; avec deffenses à toutes sortes de personnes d'imprimer, faire imprimer, vendre & distribuer ledit Livre, sous pretexte d'augmentation, correction, changement de Titre, d'Impression étrangere sur les anciennes Copies, ou autrement, en quelque maniere que ce soit, préjudiciable à l'Exposant, sans son consentement, ou de ses ayans cause, sur peine de confiscation des Exemplaires contrefaits, mil livres d'amande, dépens, dommages, & interêts, ainsi qu'il est plus au long porté dans ledit Privilege.

Registré sur le Livre de la Communauté des Libraires & Imprimeurs de Paris, le 14. Juin 1683.

Signé C. ANGOT. Syndic.

Et ledit Couterot a cedé, & transporté la moitié de son droit audit Privilege à Loüis Guerin, Libraire à Paris, pour en joüir aux clauses d'iceluy.

Ce Volume de l'Anatomie & des Maladies a été achevé de réimprimer pour la premiere fois, en vertu de ce Privilege le 17. Novembre 1683.

EXTRAIT DE LA CONTINUATION *du Privilege du Roy pour dix années, à commencer du jour de l'expiration du Privilege accordé le 29. May 1683. pour vingt années.*

PAr Lettres Patentes du Roy, données à Paris le neuviéme jour d'Aoust 1696. Signé par le Roy en son Conseil, de Saint Hilaire, & scellé du grand Sceau de cire jaune. Il est permis au Sieur de Saint Hilaire, de faire réimprimer de nouveau le Livre intitulé l'*Anatomie du Corps humain, avec ses maladies, & les Remedes pour les guerir, avec les augmentations considerables, & toutes les Figures en Taille douce*, pendant le temps de dix années, à commencer du jour que le premier Privilege sera expiré; avec défences à toutes sortes de personnes, de quelques qualitez qu'elles soient, d'imprimer, faire imprimer, vendre, & distribuer ledit Livre, sous pretexte d'augmentation, correction, changement de Titre, d'impressions étrangeres sur les anciennes copies, ni autrement, en quelque maniere que ce soit, préjudiciable à l'Exposant, ou ses ayant causes, sur peine de confiscation des Exemplaires contrefaits, & de trois mil livres d'amendes, de tous dépens, dommages, & interêts, ainsi qu'il est plus au long porté par ledit Privilege.

Registré sur le Livre de la Communauté des Libraires & Imprimeurs de Paris, le 16. Aoust 1696.

P. Auboüin, Syndic.

Ledit Sieur de Saint Hilaire a cedé le present Privilege de l'Anatomie du Corps humain, avec ses maladies, & les Remedes pour les guerir, aux Sieurs Jean Couterot, & Louis Guerin, Libraires à Paris, pour en joüir suivant l'accord fait entre eux, le 12. Septembre 1696.

TABLE

DES

MATIERES GENERALES

DE L'ANATOMIE

ET DES MALADIES

DU CORPS HUMAIN.

Des

Fin de la Table des Matieres generales.

TABLE DES MATIERES PRINCIPALES DE L'ANATOMIE ET DES MALADIES DU CORPS HUMAIN.

LIVRE PREMIER.

ẽ ij

Fin de la Table des Matieres principales.

DE L'ANATOMIE ET DU CORPS HUMAIN, DE SA DIVISION, ET DE SES PARTIES EN GENERAL.

L'*Anatomie* est l'art qui enseigne la maniere de faire methodiquement la dissection des parties du corps humain, afin que ce qui est en elles connoissable par les sens, paroisse à découvert aux yeux. Elle se divise principalement en deux parties, qui sont l'*Osteologie*, & la *Sarcologie*. La premiere traite des os, & des cartilages, & celle-cy se divise en *Splanchnologie*, qui fait l'histoire de toutes les parties internes, & particulierement des visceres, en *Myologie* qui instruit des muscles, & en *Angeiologie* qui traite des vaisseaux, qui sont les nerfs, les arteres, les veines, & les vaisseaux limphatiques.

Ce que c'est que l'Anatomie.

Sa division.

Le Sujet principal de l'Anatomie est le corps humain pour trois raisons. 1. Parce qu'il est le chef d'œuvre de la nature, & par consequent le plus parfait de tous les corps. 2. Parce qu'il n'est rien de plus important à l'homme que la connoissance de soy-même, dont la plus considerable consiste à bien connoître son propre corps. 3. Parce que la pratique anatomique est si necessaire aux Medecins, & aux Chirurgiens, qu'ils ne peuvent la negliger, sans renoncer entierement à

Son sujet.

leur profeſſion, puis qu'elle en eſt la baſe & le fondement, & qu'il eſt abſolument impoſſible qu'ils puiſſent jamais guerir aucune maladie, ni faire aucune operation, s'ils ne connoiſſent auparavant la partie affligée.

Le corps humain conſideré en general, & en particulier.

On conſidere le corps humain, ou en *general*, ou en *particulier*.

Si on le conſidere en *general*, c'eſt-à-dire, dans ſon total, on remarque en luy beaucoup de diverſité ; ſoit eu égard à ſa forme exterieure, ſoit à ſa grandeur, ſoit à ſa couleur.

Si on le conſidere en *particulier*, c'eſt-à dire, en chacune de ſes parties, on remarque en luy une figure agreable, & bien proportionnée de toutes ſes parties, une ſubſtance qui leur eſt propre, une union tres-convenante, une ſtructure admirable, & dans leurs fonctions & leurs uſages une grande diverſité, laquelle neanmoins ne trouble point les convenances, l'accord, & l'harmonie qui eſt entre elles.

Proportion des parties externes.

Naturellement la tête eſt d'une groſſeur proportionnée au reſte du corps ; mais pourtant plus groſſe que petite, d'une figure ovale, applatie par les côtés, & avancée en devant & en derriere, parce qu'elle n'eſt ni ronde, ni pointuë. Le front eſt grand, les traits du viſage forts, principalement aux hommes qui ne ſe piquent pas de beauté. Le col eſt long & point trop gros. La poitrine large, ample, & élevée, afin que le cœur & les poûmons ayent la liberté de ſe mouvoir. Les mammelles des hommes ſont moins élevées que celles des femmes, ou des filles. Le ventre eſt un peu élevé, & en rond. L'épine du dos eſt droite. Les feſſes un peu groſſes, les hanches avancées, les cuiſſes rondes & fermes, les jointures larges, les jambes bien tournées, & un peu groſſes, le pied large, les bras charnus, point trop longs, & bien proportionnés au corps, mais sur tout les muscles & les veines y paroissent. Enfin les mains sont fortes, pour mieux resister au travail.

Toute Partie du corps, quelle qu'elle soit, est une substance corporelle unie en continuité à un tout, renfermée dans la circonscription ou limites qui luy sont propres, achevant avec les autres parties le tout, & destinée à de certaines fonctions, & à de certains usages. Ce que c'est que partie.

Cette Définition, selon *Diemerbroeck*, est tres-parfaite; car *en premier lieu* toute partie du corps humain doit être une substance corporelle, unie au tout en continuité, & non pas en contiguité; car les corps contigus sont des corps necessairement differens entr'eux, & que l'on ne peut separer les uns des autres sans les alterer, chacun d'eux demeurant en son entier. En effet, comme on ne peut pas dire que le vin contenu dans un vase soit une partie du vase qui le contient, ni le vase une partie du vin qui y est contenu, parce qu'il n'y a pas entr'eux de la continuité, de même on ne peut pas dire que le sang qui est dans les arteres soit une partie, ou de l'artere, ou du corps humain, puis qu'il ne leur est pas joint en continuité. *En second lieu*. Une partie doit avec d'autres achever, & parfaire un tout; car ce qui est au delà de son achevement & de sa perfection, ne doit point être censé au nombre de ses parties, mais doit être consideré comme plusieurs corps differens qui subsistent par eux-mêmes, & qui souvent sont joints à ce tout pour en recevoir leur nourriture; ainsi l'enfant ou la mole, lors qu'ils sont dans la matrice, ne sont pas des parties du corps de la femme; mais ils subsistent par eux-mêmes, & neanmoins ils sont unis à la matrice par le moïen Explication de la définition de partie.

du placenta, & des vaisseaux umbilicaux, afin qu'ils en reçoivent leur nourriture, & la femme les ayant mis dehors au temps de l'enfantement, demeure en son entier, de même aussi les sarcoma & autres choses semblables, ne sont pas mises au nombre des parties du corps humain, parce qu'elles ne concourent pas à l'achevement d'un tout, ni qu'elles ne sont pas destinées à des fonctions, & à des usages necessaires, mais qu'elles sont attachées au tout pour en être nourries. *En troisiéme lieu.* Une partie doit être disposée & destinée à quelque fonction & usage.

Ce qu'on entend par le mot de fonction ou action.

Par ce mot de Fonction, ou *Action*, on entend un certain mouvement tendant à un effet produit par quelque organe pour ses propres avantages & convenances.

Deux sortes de fonctions

Ces Fonctions sont, ou *Particulieres*, c'est-à-dire, de la partie même, ou *Publiques*, c'est-à-dire, de tout l'animal. Le ventricule, par exemple, par l'action de la digestion qui luy est particuliere, convertit en une substance semblable à soy, le sang que les arteres poussent jusques à luy, & c'est ainsi qu'il se nourrit; mais il a outre cela une autre action, ou fonction *publique*, qui est la chylification par laquelle il pourvoit à tout l'animal.

Ce que c'est que l'usage.

L'Usage est une disposition ou aptitude qu'a une partie de servir à quelque fin, & qui est telle que non seulement elle sert à l'utilité de la partie d'où elle émane; mais encore à l'avantage de quelque autre, ou du tout dont elle dépend. On le distingue de l'action en deux manieres. *Premierement*, en ce que l'action ne convient qu'aux parties qui agissent, & l'usage convient tres-souvent à celles qui n'agissent pas; mais neanmoins qui sont disposées de telle sorte, qu'elles apportent de la commodité, ou du secours à des parties agis-

En quoy il differe de l'action.

ſantes, afin qu'elles agiſſent mieux; ainſi l'épiderme n'a point d'action; mais ſon uſage eſt de moderer le ſens vif de la peau, de la couvrir auſſi-bien que les extremités des vaiſſeaux qui y aboutiſſent, & de la garantir des injures exterieures. La graiſſe de même n'agit pas, mais elle conſerve la chaleur dans les parties, les humecte, & leur procure un mouvement plus facile. Les cheveux pareillement n'agiſſent pas, mais leur uſage eſt de couvrir la tête, de l'orner, & de la défendre contre le froid du dehors. *En ſecond lieu*, l'action convient à tout l'organe qui opere, & l'uſage à chacune des parties de cet organe. Par exemple, l'action du muſcle eſt d'attirer, & l'uſage de ſa membrane eſt de réünir, & contenir ſes fibres enſemble, & de diſtinguer en particulier un muſcle d'avec un autre. L'uſage de l'artere d'un muſcle eſt de luy apporter le ſang, celuy des nerfs de luy communiquer l'eſprit animal, & celuy des chairs de ſoûtenir, & de fortifier ſes fibres. Souvent neanmoins les Anatomiſtes confondent l'uſage avec l'action, c'eſt-à-dire, la fonction, & on les prend également l'une pour l'autre, & de même l'action d'une partie eſt ſouvent qualifiée du nom d'uſage, par la raiſon qu'elle tend toûjours à quelque fin, & l'uſage auſſi eſt ſouvent nommé action, par la raiſon qu'il n'exclud pas l'action, en telle ſorte neanmoins que l'uſage eſt beaucoup plus étendu que l'action.

On diviſe les parties du corps en deux manieres, 1. ou *à raiſon de leur ſubſtance*, 2. ou *à raiſon de leurs fonctions*. Diviſion des parties du corps humain.

A raiſon de leur ſubſtance, on les diviſe en *ſimilaires*, & en *diſſimilaires*.

Les Parties ſimilaires ſont celles qui ſe diviſent en parties entr'elles ſemblables; en ſorte que tou- Les parties ſimilaires.

tes leurs particules ſont de même nature & ſubſtance ; ainſi chaque partie d'un os eſt os, d'une fibre eſt fibre.

Leur nombre.

On en compte ordinairement dix, qui ſont les os, les cartilages, les ligamens, les membranes, les fibres, les nerfs, les arteres, les veines, la chair, & la peau.

De ces Parties, les unes ſont ſimplement ſimilaires, comme l'os, le cartilage, & la fibre, dans leſquelles il n'eſt pas facile de diſtinguer à l'œil, la difference de leurs particules. (On dit facile de diſtinguer à l'œil : car ſi on a égard aux divers atomes ou élemens dont elles ſont compoſées, leſquelles l'eſprit ſeul peut contempler, & non pas l'œil, il n'en eſt aucune qui puiſſe être veritablement & ſimplement appellée ſimilaire.) D'autres ſont ſimilaires, ſeulement eu égard aux ſens, dans leſquelles l'œil peut manifeſtement obſerver la difference qu'il y a entre leurs particules, comme la *Veine*, l'*Artere*, & les *Nerfs*. Car la veine eſt compoſée de fibres tres-déliées, & d'une membrane, l'artere de fibres, & de deux membranes differentes, le nerf d'une meninge, de fibriles & de moële. On appelle neanmoins ces parties-là ſimilaires ; mais c'eſt dans un ſens étendu, & ſeulement par la raiſon qu'elles ſont par tout compoſées de la même maniere, & qui fait qu'elles ſont entr'elles ſemblables, n'ayant pas, par exemple, à la tête une ſubſtance differente de celle qu'elles ont aux pieds, & aux autres parties.

Des parties ſpermatiques, ſanguines, & mixtes.

On prétendoit autrefois que ces parties étoient ou *ſpermatiques*, ou *ſanguines*, ou *mixtes* ; on appelloit *Parties ſpermatiques*, celles dans leſquelles on croyoit qu'il y eut plus de ſemence que de ſang, comme dans les huit premieres ; on nommoit *ſanguines*, celles dans leſquelles on faiſoit dominer le ſang, comme dans les chairs, & l'on donnoit le nom de *mixtes* à celles que l'on croyoit être composées également de ſemence & de ſang, comme la peau. Mais les recherches des Modernes nous ont appris que ces parties étoient toutes ſpermatiques, parce qu'elles ſe trouvent dans l'œuf, comme nous le ferons voir dans la ſuite.

Les Parties qu'on appelle *ſpermatiques* ne peuvent abſolument plus être rengendrées, quand une fois elles ont été coupées, ni réünies que par le moyen d'un corps heterogene, lors qu'elles ont été rompuës, ou ſeparées. Ainſi l'os coupé ne ſe rétablit plus; mais s'il n'eſt que rompu, ſes parties ſe réüniſſent par la ſurvenuë d'un calus. Les parties ſanguines ſe rengendrent, ainſi qu'on le voit dans la chair qui a été coupée, ou ſimplement ſeparée par une bleſſure. Les parties mixtes ou moyennes tiennent le milieu.

Que les parties ſpermatiques ne peuvent ſe rétablir quand elles ſont coupées, ni ſe réünir que par le moïen d'un cal.

A l'égard neanmoins des parties appellées ſpermatiques rompuës, ou briſées, il y en a qui doutent, ſi generalement en tous les corps elles ſe réüniſſent par l'entremiſe d'un milieu heterogene, & dans les enfans en qui ces parties, & même les os ſont tres-mols, ils croyent qu'elles ſe peuvent rejoindre par un milieu homogene: mais comme même dans les enfans les bleſſures de la peau, & les fractures des os ne ſe réüniſſent jamais, qu'il ne reſte à la peau une cicatrice, & à l'os un calus, il y a de la vrai-ſemblance que les parties ſpermatiques, en quelque âge que ce ſoit, ne ſe reprennent point ſans un milieu, ou corps heterogene; quoique ce corps, à raiſon de la grande humidité des parties, ne ſoit pas ſi connoiſſable dans les enfans, que dans les adultes.

On appelle Cal, ce nœud qui joint un os fracturé, il ſe fait de cette maniere, le ſuc qui nour-

Ce qu'on appelle cal.

rit les os, coulant le long des fibres osseuses; suinte par l'endroit où ces fibres se trouvent rompuës, & venant à s'arrêter & à s'amasser autour des extremités de l'os fracturé, il s'y desseche, & les unit, comme si c'étoit de la colle forte; de maniere qu'il n'y reste plus qu'une petite inégalité à l'endroit où le cal s'est formé,

Les parties dissimilaires

Les Parties dissimilaires sont celles qui se divisent en parties dissemblables entr'elles par leur nature, & par leur substance, & non pas en de semblables; ainsi la main ne se divise pas en d'autres mains; mais en os, chair, nerfs, arteres &c.

Eu égard aux fonctions, les parties du corps se divisent en deux manieres. 1. En *organiques*, & en *non-organiques*. 2. En *principales*, & en *non-principales*, ou *qui servent à d'autres*.

Les parties organiques.

Les Parties organiques sont celles qui sont destinées pour faire des actions, & qui en vûë de cette fin, ont receu une conformation, ou figure telle, déterminée, & sensible.

Or afin qu'elles soient capables des fonctions ausquelles elles sont destinées, il faut qu'il y ait entr'elles de la *Continuité*, que *leur Situation & leur Nombre soient proportionnés*, & que *leur Figure & leur Grandeur soient justes*.

Elles ne sont pas seulement dissimilaires, comme on l'a crû autrefois; mais elles sont aussi similaires. Ainsi le nerf, [illegible] qu'il soit une partie similaire, neanmoins [illegible] son office est de porter, & de distribuer les esprits animaux, il n'est par moins une partie organique que les muscles, ou la main. Il en est de même de l'artere, & de la veine.

Les parties non-organiques.

Les Parties non-organiques sont celles qui ont simplement un usage, mais qui ne font aucune action, comme les cartilages, la graisse, les poils.

Les Parties principales sont celles qui font une action tres-considerable, & tres-noble, d'où dépendent, & sont excitées les actions de plusieurs autres parties. On en établit ordinairement trois, sçavoir deux à raison de l'individu, & une à raison de l'espece. La premiere est le *Cœur*, qui est la source de la chaleur naturelle, le premier mobile de nôtre corps, & de qui toutes les actions vitales, c'est à dire, les naturelles, procedent. La seconde est le *Cerveau*, qui est l'organe immediat du sentiment, & du mouvement, & dans l'homme, de la pensée. La troisiéme, *les Parties genitales*, desquelles dépend la conservation de l'espece.

Les parties principales.

Les Parties servantes, Ministræ, sont toutes les autres qui servent aux parties principales, comme l'estomac, le foye, la rate, le poûmon, les reins, la main. Celles-cy sont, ou necessaires à la vie, sans lesquelles l'homme ne sçauroit vivre, comme le poûmon, le ventricule, les intestins, le foye, & autres semblables, d'où vient qu'on les appelle *Parties nobles*; Ou non necessaires à la vie, mais seulement à quelques usages ou actions qui rendent la vie plus commode, & c'est de là qu'on les appelle *Non-nobles*, telles sont le bras, le pied, le doigt, la main, &c. & desquelles nous pouvons être privés sans perdre la vie.

Les parties servantes.

Les nobles.

Les non-nobles.

Enfin les Anatomistes modernes divisent tout le corps humain en trois, sçavoir en ses trois ventres, & en ses extremités.

Division du corps humain en ses trois ventres, & en ses extremités.

Les Ventres sont de grandes cavités, dans lesquelles sont enfermés un ou plusieurs visceres nobles, & qu'on nomme *Superieur*, *Moyen*, & *Inferieur*.

Les Ventres

Le Premier ou le *Superieur*, est la *Tête*, dans laquelle sont contenus le cerveau, les yeux, les

Le Ventre superieur.

oreilles, & quelques-autres parties. Il a fallu necessairement, dit *Diemerbroeck*, que la tête ait été placée dans un lieu élevé, en partie, afin que comme c'est en elle que resident les facultés les plus considerables, elle fût éloignée des lieux où se font les coctions des alimens, & qu'il n'arrivât aucun trouble dans les fonctions animales, par les odeurs, ou par les exhalaisons grossieres qui s'en élevent; en partie pour la commodité des sens de la veuë, de l'ouïe, & de l'odorat, dont les objets peuvent plus facilement agir sur leurs organes, d'un lieu haut, que d'un lieu bas, & par ce moyen être perçûs & distingués par l'ame.

Le Ventre moyen.

Le second Ventre, ou le *Moyen* est le *Thorax*, qui est le domicile du cœur, du poûmon, de la trachée-artere, & de l'œsophage. L'Auteur de la nature l'a placé dans le milieu, afin que comme les Palais des Rois sont situés dans le milieu de leurs Royaumes; de même aussi le cœur qui est le plus noble de tous les visceres, & la source de la vie, fût placé dans ce Palais situé au milieu du Royaume microcosinique, qu'il y siegeât comme dans un Trône, & qu'il pût plus commodément faire couler dans toutes les parties du petit monde des ruisseaux de nectar vivifique, & de chaleur.

Le Ventre inferieur.

Le troisiéme Ventre, que l'on appelle communément le *Bas-Ventre* ou l'*Inferieur*, est entouré de l'abdomen. Il est le siege du foye, de la rate, de l'estomac, des intestins, & de plusieurs autres parties qui servent à la coction des alimens, à la separation & secretion des excremens, & à la generation des enfans. Il a fallu necessairement qu'il fut placé dans un lieu bas, afin que le trouble des coctions qui s'y font, & tant d'impuretés qui en resultent, ne nuisissent pas aux fonctions des visceres nobles, qui ſont placés dans les parties ſuperieures.

Les Extremités ſont les membres qui ſont autour, & unis aux ventres, qui ſont diſtingués par des articles, & donnés à l'homme pour luy faciliter les uſages de la vie. Les extremités.

Ils ſont doubles, les bras & les jambes. *Les Bras* dans l'homme ſont diviſés en trois, L'*Epaule*, le *Coude*, & la *Main*; & les *Jambes* en trois auſſi, la *Cuiſſe*, la *Jambe*, & le *Pied*.

DES OS EN GENERAL.

LES OS ſont des parties ſimilaires tres-dures, tres-ſeches, privées de ſentiment, plus froides que toutes les autres parties, formées & diſpoſées pour l'affermiſſement de tout le corps. La définition des os.

On les appelle Similaires, non pas que veritablement & abſolument ils ſoient tels; mais c'eſt qu'aux ſens ils paroiſſent tels, & qu'ils ne peuvent pas facilement être diviſés en d'autres. *Spigelius*, afin d'expliquer cela plus clairement, diſtingue entre ſemblable & ſimilaire. *Le Semblable*, dit-il, eſt extrêmement different du *Similaire*; ſçavoir, autant qu'une choſe dénommée l'eſt de celle dont elle prend ſa dénomination. Ainſi l'angle eſt different de l'angulaire, & l'anneau de l'annulaire. Pourquoy on les appelle ſimilaires.

Les Os, auſſi-bien que toutes les autres parties qui compoſent le corps de l'homme, ſont faits de la ſemence, ce qui arrive, parce que la chaleur ſeule agiſſant ſur cette même ſemence, en développe, & ſepare chaque particule, qui prenant la figure qu'elle doit avoir par la diſpoſition de la matiere, en forme un animal. Que ſi l'on objecte, qu'il eſt difficile de comprendre, comment tant de diffe- Leur generation.

rentes parties peuvent être faites par une même cause ? On répond, que le Soleil qui est un principe de chaleur, produit bien differents effets suivant les differentes matieres qu'il échauffe ; car on voit qu'il fond la cire, & qu'il desseche la terre ; & comme ces differens effets ne viennent que de la disposition de la matiere sur laquelle il agit ; de même on doit concevoir que la chaleur naturelle agissant sur la semence, en développe, & separe chaque particule, met en mouvement celles qui font le sang, en même temps qu'elle seche & endurcit celles qui font les os.

Le temps de leur generation.

Quant au temps de leur generation, *Aquapendens* croit qu'entre toutes les parties du corps, les os sont les premiers engendrés ? La raison qu'il en donne est, qu'il est impossible d'élever un édifice, si l'on n'en a auparavant jetté les fondemens, sur lesquels il soit solidement appuyé ; mais *Harvée* éclairé par de plus sures experiences, établit avec plus de raison, que les os ne sont pas engendrés plûtôt que les autres parties, parmi lesquelles plusieurs dans la suite de l'âge prennent la nature d'os, bien que dans le commencement elles ne l'eussent pas. C'est ce que l'on observe dans le bregma des enfans, & dans les dents. Et bien que les premiers délineamens du corps paroissent semblables à une carene recourbée, sa substance neanmoins alors est molle, mucilagineuse & visqueuse, & elle n'approche en aucune maniere de la nature, & de l'office des os, & elle n'en acquiert la constitution que peu à peu, & quelque temps aprés la formation.

Les differences des os se tirent de neuf choses.

Les Differences qui se remarquent aux os, se tirent de neuf choses, sçavoir de leur substance, quantité, figure, situation, usages, mouvement, sentiment, generation, & cavités.

La premiere Difference qui se tire de leur *Substance* est, parce qu'il y a des os qui l'ont tres-dure, comme le tibia, d'autres moins dure, comme les vertebres, & enfin d'autres qui l'ont plus molle & spongieuse, comme les os du sternon.

De leur substance.

La seconde se prend de leur *Quantité*, dont le nombre n'est pas aisé à déterminer, parce qu'il est fort grand, & que tous les os ne sont pas égaux: car il y en a de grands, comme ceux des bras & des jambes; de moyens, comme ceux de la tête, de petits, comme ceux des doigts.

De leur quantité.

La troisiéme se tire de leur *Figure*, qui est autant differente, qu'il y a d'os au corps, les uns sont longs, comme le femur, ou le tibia, les autres courts, comme les os du carpe & du tarse, les uns ronds comme la rotule, les autres plats, comme les os du palais, les uns quarrés, comme les parietaux, & les autres triangulaires, comme le premier os du sternon.

De leur figure.

La quatriéme est marquée par leur *Situation*, parce qu'il y a des os placés à la tête, d'autres au tronc, & enfin d'autres aux extremités: mais il faut remarquer qu'entre les os de la tête, il y en a de plus profondement situés, comme les trois osselets de l'ouïe, & d'autres plus superficiels, comme ceux du crane.

De leur situation.

La cinquiéme vient de leurs *Usages*, en ce que les uns servent á soûtenir le corps, comme les os des cuisses & des jambes; d'autres à contenir des parties, comme les côtes qui renferment le cœur & les poûmons, & d'autres à contenir, & à défendre, comme font les os du crane à l'égard du cerveau.

De leurs usages.

La sixiéme se connoît par leur *Mouvement*, parce que les uns ont un mouvement manifeste, comme les grands os des extremités; les autres

De leur mouvement

en ont un caché comme ceux du carpe & du tarſe ; & les autres n'en ont point du tout, comme les os de la tête.

De leur ſentiment.

La ſeptiéme difference eſt aiſée à remarquer, parce que tous les os generalement n'ont point de ſentiment, excepté les dents.

De leur generation.

La huitiéme ſe prend du temps de leur *Generation*, & de leur perfection, parce qu'il y a des os qui ſont parfaits dés le ventre de la mere, comme les trois petits os qu'on trouve dans les cavités de l'oreille, & d'autres qui n'acquierent leur perfection qu'à meſure que l'on avance en âge, comme tous les os du corps ; de ceux-cy les uns s'oſſifient plûtôt, comme les os de la mâchoire inferieure, & d'autres plus tard, comme ceux de la fontaine de la tête.

De leurs cavités.

La neuviéme & derniere difference ſe tire de leurs cavités ; il y a des os qui en ont de grandes qui contiennent de la moële, comme ceux des extremités, & il y en a d'autres qui n'ont que des poroſités qui renferment ſeulement un ſuc medulaire, comme le calcaneum ; de plus les uns ont des trous par où paſſent les vaiſſeaux comme les os de la baſe du crane, & les vertebres, d'autres ont des foſſes ſeulement, comme les os du ſternon ; d'autres ont des ſinus, comme les os frontaux & petreux ; enfin l'on en voit quelques-uns de percés par pluſieurs petits trous en maniere de crible, comme eſt l'ethmoide.

Les parties des os.

On conſidere dans les os deux ſortes de parties, ſçavoir les élevées & les caves ; les premieres ſont la partie principale, l'apophiſe, & l'épiphiſe, les ſecondes ſont les trous, les foſſes, & les ſinus.

La partie principale.

La Partie principale de l'os eſt la plus dure & la plus ferme de l'os ; elle eſt ainſi appellée, parce qu'elle compoſe preſque l'os tout entier, & même elle en retient le nom, n'en ayant point de particulier; ainsi c'est elle qui fait la plus grande partie du femur, & qui en occupe tout le milieu jusqu'aux extremités, lesquelles sont des apophises & des epiphises.

L'Apophise est une éminence qui s'éleve sur la superficie de l'os, avec lequel elle ne fait qu'une même continuité, comme est celle que l'on voit à l'os petreux, que l'on nomme apophise mastoide. Son usage est de faciliter l'articulation des os, & de donner origine & insertion aux muscles & aux ligamens. L'Apophise.

L'Epiphise ou *Appendice* est un os joint, & comme ajoûté à un autre os par une simple & immediate contiguité, comme est celle qu'on voit à l'os du talon. Son usage est de fortifier les articulations, & de servir aussi-bien que l'apophise à l'insertion de plusieurs muscles & ligamens. L'Epiphise.

On établit trois especes d'épiphises, qu'on nomme tête, col, & pointe. Trois sortes d'Epiphises

La Tête est quand l'os s'éleve en une grosse bosse ronde, comme celle du femur. On l'appelle condile, lors qu'elle est petite, comme celle de la machoire inferieure qui entre dans les cavités de l'os petreux, pour les articuler ensemble. La tête.

Le Col est la partie la plus étroite de l'os, qui d'étroit qu'il est dans son commencement, se dilate peu à peu. Il est toûjours placé sous une tête, & differe de la tête, en ce qu'il est presque apophise, & celle-là épiphise. Le col.

La Pointe est, quand l'os fait une éminence pointuë que l'on appelle corone, comme est la stiloide de l'os petreux, & la coracoide de l'omoplate. La pointe.

La Substance des épiphises dans les enfans qui viennent de naître, est cartilagineuse & rare; mais La substance des Epiphises.

dans les adultes elle s'endurcit en os, pareillement rare & ſpongieux, & dans la ſuite du temps elle s'unit à l'os, comme ſi elle étoit une apophiſe, & un os ſeul & continu, en ſorte qu'il eſt impoſſible de l'en plus ſeparer, à moins peut-être que dans l'âge tendre elle ne s'en ſepare par une longue coction, ou long ramoliſſement. Or elle n'eſt en aucun endroit plus molle, ni moins ſolide qu'aux environs de ſon union; car elle y eſt ſpongieuſe, en maniere de pierre ponce, ayant pluſieurs petits creux; mais point de cavité manifeſte dans laquelle il y ait de la moële, ſeulement en ſes poroſités elle contient un certain ſuc moëleux pour ſa nourriture. Or elle eſt plus large que l'os même, en la maniere de la baſe d'une colomne, & par ce moïen elle rend l'articulation plus ferme.

Le trou. *Le Trou* eſt une cavité qui a entrée & ſortie, comme celles qui ſont à la baſe du crane, dont les unes donnent entrée à des arteres, & d'autres qui laiſſent ſortir des nerfs & des veines.

La foſſe. *La Foſſe* eſt une cavité qui a une entrée, & qui n'a point de ſortie, & dont les bords ſont élevés par de petites éminences comme montagneuſes. Elle ſert pour donner quelque figure, ou pour contenir quelque partie, comme eſt la cavité de l'orbite qui contient l'œil.

Le ſinus. *Le Sinus* eſt une eſpece de cavité en l'os, dont l'orifice ou entrée eſt fort étroite, & le fonds large, comme ceux que l'on voit dans la baſe de l'os coronal.

Outre ces trois ſortes de cavités, il y en a encore d'autres que l'on diviſe en internes, & en externes.

Les cavités internes. *Les internes* ſont de deux manieres; ou grandes & apparentes, comme celles qui ſont le long des gros os qui renferment la moële, ou petites

&

& poreuſes, comme celles qui ſont aux corps des vertebres, & des épiphiſes, qui contiennent un ſuc medulaire.

Les externes. *Les externes* ſont de trois ſortes, ou grandes, & environnées de bords épais, & ſe nomment *Cotiles* ou *Cotiloides*, du nom d'une meſure des Anciens, comme celle de l'iſchion qui reçoit la tête du femur, ou moyennes & moins profondes, & s'appellent *Glenes* ou *Glenoides*, comme celle de l'omoplate, qui reçoit la tête de l'humerus, ou petites, & plates, comme celles qui ſont au bout des os de la premiere phalange des doigts, leſquelles reçoivent les têtes des os du metacarpe.

Ces Cavités ſont ſimples ou doubles; les premieres ne reçoivent qu'une tête, comme celle du bout du radius, & les doubles en reçoivent deux comme le bout d'en haut du tibia, & ceux des os des deux premieres phalanges des doigts. Il y en a encore de differente figure, les unes ſont faites en forme de poulie, comme celle de l'extremité d'en bas de l'humerus, qui reçoivent les cubitus, les autres en maniere de croiſſant, ou de ſigma, comme celle de la partie ſuperieure des cubitus, & ainſi de pluſieurs autres.

Toutes ces cavités externes qui ſervent aux articulations, ont chacune à leur circonference une éminence, que l'on appelle lévre ou ſourcil, à laquelle eſt attaché un ligament circulaire, qui en embraſſant la tête de l'os qu'elles reçoivent, ſert à fortifier l'articulation, & à empêcher que les luxations n'arrivent auſſi ſouvent qu'elles feroient s'il n'y étoit pas,

Leur grandeur. *La Grandeur* des os, ſelon *Spigelius*, n'eſt pas ſeulement differente dans les hommes de differente taille, mais encore dans les perſonnes qui ſont d'égale grandeur ; il arrive même ſouvent que parmi ces derniers quelques-uns ont les os plus petits que les autres ; & ſi la beauté dépend de la delicateſſe des os, on peut dire que ceux-là ſont de plus belle taille, & mieux faits. En effet, c'eſt une des raiſons pour quoy les femmes ſont ordinairement plus belles que les hommes, parce qu'elles ont les os du viſage plus fins que ne ſont ceux des hommes ; c'eſt ce qui fait auſſi que l'on diſtingue facilement le ſquelette d'une femme d'avec celuy d'un homme. Il y a encore entre l'un & l'autre une fort grande difference, en ce que dans l'homme les os des iles ſont plus petits & plus ſerrés, & que dans la femme ils ſont plus écartés, afin de former le baſſinet plus grand, pour y mieux contenir l'enfant; de là vient auſſi que les femmes ayant les os des iles plus en dehors, & l'os ſacrum plus en derriere, elles ont les hanches & les feſſes plus groſſes que les hommes.

Leur groſſeur.

La Groſſeur des os varie auſſi ſelon les âges ; car ils groſſiſſent depuis la naiſſance juſqu'à vingt ans, ou environ, & depuis vingt ans juſqu'à ſoixante, ils ſubſiſtent dans une même groſſeur ; mais aprés ſoixante ans ils vont toûjours en diminuant, ce qui arrive, parce que les fibres oſſeuſes ſe deſſechent, & s'approchent plus les unes des autres.

Leur Subſtance.

La Subſtance des os eſt blancheâtre, & dure, non pas tout-à-fait ſeche, & aride dans les vivans ; mais moëtte d'une certaine humidité graſſe & viſqueuſe, laquelle plus elle eſt abondante, plus elle rend les os fermes, & moins caſſans, & quand ils ſont caſſés, plus prompts à ſe reünir par le moyen du calus; mais ſi elle eſt moins abondante, tout le contraire arrive. On dit que la reünion des os ne se fait que par le moyen du calus, parce que lors qu'une fois ils sont separés, & ôtés; ils ne se rengendrent plus, & quand ils sont rompus, ce n'est que par le moyen d'un calus qu'ils se reprennent.

La Couleur des os, selon *Riolan*, n'est pas égale en tous; il y en a qui les ont fort blancs, d'autres moins blancs, & d'autres qui les ont d'une couleur grisâtre; il est si vray que la diversité de ces couleurs dépend de la premiere matiere dont les os sont formés, qu'encore que l'on prenne les mêmes soins pour blanchir deux ou trois squeletes, il y en a toûjours quelqu'un qui ne le devient pas tant que les autres. Leur couleur.

La Moële & le suc nerveux ne servent point de nourriture aux os, comme les Anciens ont crû; mais selon les Modernes, ils se nourrissent des parties du sang comme le reste du corps. Il est vray que la moële peut bien les entretenir en les humectant, de même que la graisse fait à l'égard des parties molles; mais elle n'en est pas le veritable suc alimentaire; puis qu'il ne se trouve que dans le sang, qui circulant dans la substance des os, y porte des particules propres á les nourrir, comme il fait dans toutes les autres parties; ce qui marque aussi qu'ils ne sont pas nourris par apposition de matiere sur matiere comme les pierres; mais par une liqueur, qui s'insinuant, & entrant dans leurs porosités, & coulant le long de leurs fibres, en augmente le volume: car il y a une infinité de canaux dans les corps des os semblables à ceux des troncs des arbres qui y conduisent le suc, dans lesquels la nourriture est portée par les arteres, & dont le superflu sortant par les extremités de ces canaux est receu par des venules qui les reportent à la masse. Leur nourriture.

Leur moële

L'on trouve en tout temps de la moële, non seulement dans les os de l'homme, mais encore dans ceux de tous les animaux. Il est vray qu'il y a des temps qu'ils en sont plus pleins, & d'autres qu'il n'y en a que tres-peu, & c'est une erreur de croire que ce soit la lune qui en augmente ou diminuë la quantité ; cette diminution de la moële est plûtôt un effet de quelque maladie, de quelque fatigue, ou de quelque grande diete, & comme on voit la graisse diminuée aprés une maladie, un grand travail, ou une abstinence ; de même la moële se consume par l'une ou l'autre de ces trois causes, dautant qu'elle est aux os, ce que la graisse est aux autres parties du corps.

Leur sentiment.

Les Os sont entierement privés du sentiment du toucher, & il n'y a point de nerf qui penetre dans leur interieur ; mais exterieurement ils sont revêtus d'une membrane tres déliée, dont le sentiment est tres-vif, sçavoir du perioste qui leur est si immediatement adherent, qu'il ressent de la douleur, lorsque l'os est mal affecté. Ceux qui sont sujets à la goûte, ou à qui l'on a fait quelque operation sur les os, en peuvent rendre un témoignage assuré, puisque les douleurs que l'on ressent dans ces operations sont tres-grandes, lorsque l'on touche cette membrane. Les dents neanmoins n'ont point de perioste dans cette partie qui est hors de leurs alveoles, comme aussi les petits os sesamoidiens, les quatre osselets de l'oreille, & les extremités des os qui font les articulations, & cela de peur que le mouvement & le froissement ne leur causât de la douleur.

Leur nombre.

Le Nombre des os est fort grand, & on en compte jusqu'à deux cens quarante neuf, dont il y en a soixante à la tête, soixante-sept au tronc, soixante & deux aux bras, & aux mains, & soixante aux jambes & aux pieds. On doit remarquer que si l'Auteur de la nature en avoit mis moins à la main, elle n'auroit pû prendre comme elle fait: Que si l'épine n'étoit pas composée d'autant de vertebres qu'elle est, elle n'auroit pû se flechir, comme elle a besoin de le faire. Et qu'enfin si la jambe & la cuisse n'eussent été faits que d'un os, on n'auroit pû marcher aussi commodément que l'on fait; qu'ainsi il étoit necessaire pour la perfection de l'homme, & pour ses fonctions, que le nombre des os fût aussi grand qu'il est.

Des soixante de la tête il y en a quatorze au crane, & quarante-six à la face, y comptant l'os hyoide; les quatorze du crane sont le coronal, l'occipital, deux parietaux, deux temporaux, l'hemoide, le sphenoide, & les six os de l'ouïe, qui sont les enclumes, les étriers, & les marteaux. Des quarante-six de la face il y en a vingt-sept à la mâchoire superieure, qui sont l'os de la pomette, l'os unguis, le maxillaire, l'os du nés, l'os du palais, & autant de l'autre côté, le onziéme qui est impair, est le vomer, avec seize dents superieures, & dix-huit à la mâchoire inferieure, sçavoir deux os, & seize dents, ausquels ajoûtant l'os hioide, cela fait le nombre de soixante à la tête.

Des soixante-sept au tronc, il y en a trente-deux à l'épine, & ving neuf à la poitrine. Ceux de l'épine sont sept au col, douze au dos, cinq aux lombes, cinq à l'os sacrum, & trois au coccix. Ceux de la poitrine sont vingt-quatre côtes, deux clavicules, & trois au sternum. Il y a encore six os innominés, qui sont deux ileon, deux ischion, & deux pubis, le tout ensemble fait le nombre de soixante-sept au tronc.

Des soixante-deux des extremités superieures,

EXPLICATION DE LA FIGURE I.

Qui represente le Squelete, ou assemblage de tous les Os du Corps humain.

La Partie superieure.

A L'Os du Front.
b b La Suture coronale.
C Les Os des Tempes.
d Les Productions mammillaires.
E L'Os jugal.
F La Mâchoire superieure.
G G La Mâchoire inferieure.
h h h Les Vertebres du Col.
i i i i i Les Côtes.
K K Le Sternon.
L L Les Clavicules.
M M Les Omoplates.
N N L'Humerus.
O O La Tête de l'Humerus sans articulation.
P P La Partie inferieure de la même Tête, où le Cubitus & le Radius sont joints & articulés, & où l'on voit.
q q La Production interne.
r r La Production externe.
S S Le Cubitus.
T T Le Radius.
u u La grande Production du Cubitus.
x x La petite Production du même Cubitus.
y y Les huit Osselets du Carpe.
z z Les quatre Osselets du Metacarpe.
α α α α Les Phalanges des Doigts.
β β Les trois Os qui composent le Poûce.

La Partie inferieure.

A a a a a Les cinq Vertebres des Lombes.
B B La Face interieure de l'os sacré avec ses trous.
C C Les Os des Iles, & leur Bassin.

FIGURE I.

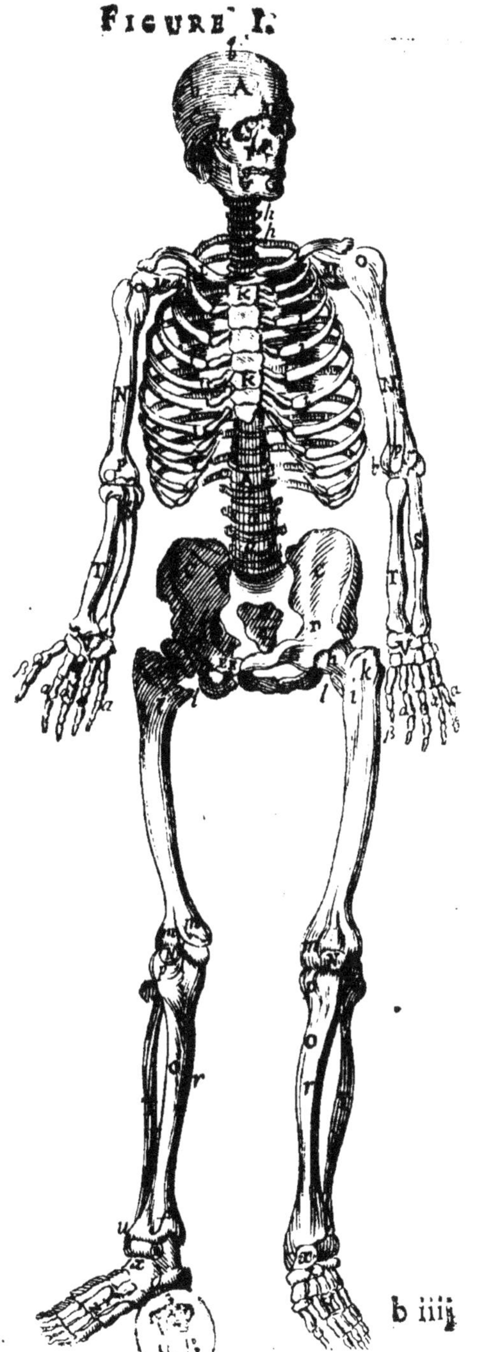

D D Les Os du Coccyx
E E Les Os Pubis avec leurs trous.
F La Ligne mitoyenne qui conjoint les Os Pubis, & qui est cartilagineu e.
G G L'Os nommé Femur.
h h La Tête ronde du même Os.
i i Son Col.
K K L'Epiphise exterieure, ou grand Trochanter.
l l L'autre Epiphise ou petit Trochanter.
m m m m La Tête inferieure du Femur.
N N La Rotule
O O L'un & l'autre Tibia, dans lesquels on voit.
p p p p Deux Cavités superieures.
r r L Epine.
s s L'Epiphise inferieure, appellée Maleole interne.
T T Le Peroné.
u u Sa Partie inferieure qui constituë la Maleole externe.
X X Les sept Os du Tarse.
α α L'Astragale.
β Le Calcaneum.
δ δ L'Os Cubiforme.
Y Y Les cinq Os du Metatarse.
Z Z Les Os des Doigts.

---

il y en a trente-un à chacune, qui sont l'omoplate, l'humerus, le cubitus, le radius, huit au carpe, quatre au metacarpe, & quinze aux doigts, & autant à l'autre extremité, cela fait soixante-deux.

Des soixante des extremités inferieures, il y en a trente à chacune, sçavoir, le femur, la rotule, le tibia, le peroné, sept au tarse, cinq au metatarse, & quatorze aux doigts, & autant à l'autre extremité, c'est en tout soixante.

L'usage des os.

La Fin ou l'*Usage* des os est d'affermir en forme de soûtien, de rendre solide les parties, de leur donner la figure qu'elles ont, & aussi d'en contenir quelques-unes, & les défendre contre les injures du dehors, tout ainsi que le crane contient & garantit le cerveau, les côtes, le cœur & les poûmons, & enfin de concourir en quelque maniere au mouvement, & à l'action du marcher.

Les Os ſont joints enſemble en deux manieres, ou par *Arthron*, ou par *Simphiſe*; la premiere eſt une naturelle compoſition d'os, comme lorſque deux os s'entretouchent par les bouts, & la ſeconde une naturelle union d'os, comme lorſque les os, quoique diviſés, ſemblent continus.

Les os ſont joints enſemble par arthron, ou par ſimphiſe.

L'Arthron contient ſous elle deux eſpeces d'articulations, dont l'une s'appelle *Diarthroſe*, & l'autre *Sinartroſe*.

Deux ſortes d'arthron.

La Diarthroſe eſt une eſpece d'articulation, dans laquelle le mouvement eſt manifeſte; elle ſe diviſe en trois, qui ſont l'enarthroſe, l'arthrodie, & le ginglime.

La diarthroſe.

L'Enarthroſe eſt, lorſque la tête de l'os eſt grande, & que s'avançant par un long cou, elle entre dans une cavité profonde, comme il arrive dans l'articulation de l'os de la cuiſſe avec l'iſchion.

L'enarthroſe.

L'Arthrodie eſt, lors qu'une petite tête d'os qui n'avance guere, & ſeulement par un petit cou, s'inſere dans une cavité ſuperficielle, telle eſt l'articulation de l'os de l'humerus avec l'omoplate.

L'arthrodie

Le Ginglime eſt, lors qu'un os entre dans la cavité d'un autre os, par une ou deux de ſes productions, & qu'auſſi il a en ſoy une cavité dans laquelle il reçoit la production d'un autre os, ainſi qu'il arrive dans l'os du coude & de l'humerus.

Le ginglime.

Le Ginglime ſe fait de trois manieres, la premiere, lors qu'un os eſt receu par un ſeul os, & qu'il en reçoit luy-même un autre, comme on le

Trois ſortes de ginglime

voit dans les deux os du bras & du coude ; la seconde, lors qu'un os reçoit un autre os, & qu'à même temps il est receu par un autre qu'il ne reçoit pas, comme dans les vertebres ; car la vertebre étant située entre deux autres, reçoit celle qui est au dessus, & est receuë par celle qui est au dessous. La troisiéme, lorsque l'articulation se fait en la maniere d'une rouë sur son essieu, comme est l'articulation de la premiere vertebre du cou avec la seconde.

La sinarthrose.

La Sinarthrose est une sorte d'articulation si ferme, & si étroite, qu'il n'y a qu'un mouvement tres-petit & obscur, ou qui n'en a point du tout, ou du moins qui n'en a que lorsque la necessité l'exige. Elle a aussi trois especes qui sont la suture, l'harmonie, & la gomphose.

La suture.

La Suture est une articulation où deux os sont joints ensemble comme par une couture. Elle est de deux sortes, ou vraye, ou fausse. La suture vraye est, quand deux sont joints en forme de deux scies, dont les dents s'engagent les unes dans les autres, comme sont les parietaux avec le coronal ; la suture fausse ou bâtarde est, lorsque deux os sont articulés en forme d'ongles ou d'écailles posées les unes sur les autres, comme sont les parietaux avec les os petreux.

L'harmonie

L'Harmonie est une articulation où les os sont joints par une simple ligne droite ou circulaire, comme les os de la face, du nés, & du palais.

La gomphose.

La Gomphose est une articulation serrée, ou emboëtement qui se fait, lors qu'un os se fiche dans un autre en maniere de clou, comme les dents dans leurs alveoles.

La neutre ou douteuse

On ajoûte une troisiéme espece d'articulation, que l'on appelle *Neutre* ou *Douteuse*, parce qu'elle n'est pas tout-à-fait diarthrose, n'ayant pas un mouvement manifeste, ni tout-à-fait sinarthrose, parce qu'elle n'en est pas absolument privée. Telle est l'articulation des côtes avec les vertebres, & celle des os du carpe & du tarse entr'eux, laquelle tenant de l'une & de l'autre, est appellée *Amphiarthrose*, & par quelques-uns *Diarthrose Sinartrodiale*.

La simphise.

La Simphise est l'union ferme & naturelle des os, sans mouvement, comme lorsque deux os se joignent ensemble de telle sorte, qu'ils ne paroissent être qu'un seul & même os. Elle est de deux sortes, vraye, & non vraye.

La vraye.

La Simphise vraye est, lorsque deux os s'endurcissent, & s'unissent ensemble, sans qu'il y intervienne aucun milieu manifeste heterogene, ainsi le menton, ou mâchoire inferieure, est composée de deux os ronds sans aucun milieu manifeste heterogene.

La non-vraye.

La non-vraye est, lorsque les os se joignent par un milieu heterogene manifeste, ce qui se fait en trois manieres. 1. Par *Syneurose*, lorsque les os sont joints par un milieu qui est nerveux ou ligamenteux, comme est l'articulation de la rotule avec les os de la jambe. 2. Par *Sycondrose*, lorsque le milieu est cartilagineux : c'est ainsi que les os du pubis s'unissent entr'eux, & l'os sacrum avec ceux de la cuisse. 3. Par *Sysarcose*, lorsque la jonction se fait par l'entremise de quelque chair, comme celle de l'os hyoide avec l'omoplate, & celle des dents avec les mâchoires par le moyen des gencives.

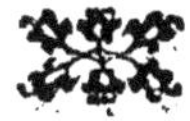

DES OS DU CRANE.

Les os du crane.

LEs Os du Crane ſont au nombre de huit, ſçavoir, le coronal, les deux parietaux, les deux temporaux, l'occipital, le ſphenoide, & l'ethmoide. Les oſſelets de l'oreille ſont trois, le marteau, l'enclume, & l'étrier. De tous leſquels nous traiterons amplement dans le Chapitre des parties contenantes de la tête.

DES OS DE LA FACE.

Les os de la face.

LA Face eſt compoſée de deux mâchoires, ſçavoir, une ſuperieure, qui comprend depuis l'œil juſqu'à l'extremité de la lévre ſuperieure, & une inferieure qui s'étend depuis le bord de la lévre inferieure juſqu'à la pointe du menton.

La mâchoire ſuperieure.

Dans l'Homme la mâchoire ſuperieure eſt courte, & ſemi-circulaire, pour la beauté; mais dans les animaux elle eſt longue; outre cela dans l'homme elle eſt immobile, ce qui luy eſt commun avec les autres animaux, à l'exception du peroquet, du phenicoptere, & du crocodile qui l'ont mouvante. Or, ſelon quelques-uns, elle a dû être immobile, parce qu'étant fortement attachée au crane, elle l'auroit obligé de faire autant de mouvemens qu'elle, ce qui auroit d'autant plus incommodé le cerveau, qu'il a beſoin de repos pour faire ſes fonctions.

Sa Subſtance.

Sa Subſtance au dehors eſt à la verité ſolide, mais interieurement elle eſt ſinueuſe, ſur tout vers les dents, auquel endroit dans les enfans eſt contenu un ſuc moëleux pour l'accroiſſement de la mâchoire, & lorſque dans les adultes ce ſuc s'eſt conſumé, l'os reſte creux, ce que quelques-uns croyent arriver ainſi pour rendre la voix reſonante.

Elle reçoit le ſang pour ſa nourriture par des rameaux, des arteres ſoporales, & elle en renvoye ce qu'il en reſte aprés ſa nourriture par des petites venules à la jugulaire exterieure.

Elle eſt composée d'onze os, ſçavoir cinq de chaque côté, & un dans le milieu, leſquels ſont ſeparés du crane par les ſutures communes & joints enſemble par harmonie ou engraineure, qui eſt une eſpece de ſinarthroſe, ce qui fait qu'ils n'ont point de mouvement. Sa compoſition.

Le premier os qui eſt preſque de figure triangulaire, eſt ſitué à l'angle exterieure de l'œil. Il eſt aſſés grand, & d'une ſubſtance dure & ſolide. On y remarque une apophiſe, par laquelle il ſe joint par ſuture oblique à la production anterieure de l'os des tempes, & en cet état il forme l'*Os jugal*, appellé par les Grecs *Zigoma*, lequel eſt exterieurement convexe, & interieurement concave, en maniere d'arc; il donne paſſage au muſcle crotaphile, & luy ſert de rampart, & donne origine au muſcle maſſeter, dont l'action avec le crotaphile eſt de mâcher les alimens. Le zigoma.

Le ſecond Os eſt appellé *Unguis*, parce qu'il a la grandeur & la figure d'une ongle; il eſt d'une ſubſtance mince comme une écaille, c'eſt le plus petit os de la mâchoire ſuperieure, & il forme le canthus interieur de l'œil. Il a un trou qui communique aux narines, & que l'on appelle *Trou lacrimal*, par lequel l'humeur ſereuſe qui découle du cerveau, forme les larmes dans les yeux. Or afin que l'écoulement des larmes ne ſoit pas continuel, il y a au devant de ce trou une caruncule, L'os unguis qui empêche que cette ſeroſité, tant que ſon cours n'eſt pas exceſſif, mais ſeulement ordinaire, ne s'inſinuë au dedans, mais qui cede & obéit, lors qu'elle abonde en grande quantité, & elle permet qu'elle ſorte goute à goute par les yeux en forme de larmes. Il ſe fait quelquefois auprés de cet os tendrelet, aux environs de la racine du nés, & du grand canthus de l'œil, des abſcés que les Grecs appellent *Egilops*, leſquels penetrent facilement l'os, & les rongent ſi on les neglige, ou qu'on le traite mal, & forment ainſi ce qu'on appelle *Fiſtule lacrimale*.

Le maxillaire. *Le troiſiéme* eſt l'*Os maxillaire*, ou de la mâchoire, c'eſt l'os le plus ſpongieux & le plus grand de la face, c'eſt luy qui fait une partie de la jouë, qui contribuë à former l'orbite par ſa partie inferieure qui compoſe la plus grande partie du palais, & qui reçoit les dents d'en haut dans ſes cellules. Il y a un trou conſiderable au deſſus de l'orbite de l'œil, pour donner paſſage au rameau de la troiſiéme paire des nerfs qui ſe porte au viſage, & auſſi à un autre rameau qui va à la partie poſterieure des dents inciſives.

L'os du palais. *Le quatriéme* eſt l'*Os du Palais*. Il eſt fort dur, un peu plus large que long, & de figure preſque quarrée. Il eſt ſitué au fond du palais, il forme la partie la plus enfoncée de la voute, eſt appuyée ſur le vomer, & eſt percée d'un trou que l'on appelle guſtatif.

L'os du nés. *Le cinquiéme* qui eſt dur, mince, petit, un peu long, & preſque quarré, fait la partie la plus élevée des os du nés.

Le vomer. *Le onziéme*, qui eſt impair, n'ayant point de compagnon, eſt le *Vomer*, ainſi appellé, parce qu'il reſſemble au ſoc d'une charuë. Il eſt placé dans le milieu au deſſus du palais; il eſt dur &

petit, & uni avec les os ſpenoide & ethmoide, qui ont tous deux de petites éminences qui entrent dans les cavités de cet os, & qui par ce moyen l'affermiſſent dans ſa place; c'eſt luy qui ſepare la partie interieure des narines en deux.

La Mâchoire inferieure eſt tout à-fait mobile, parce que la maſtication, qui eſt une action ſi neceſſaire à la vie, ne ſe fait que par elle, & qu'elle ſuffit pour bien broyer les alimens; de même qu'il ſuffit à un moulin, pour bien moudre le bled, qu'une ſeule des deux meules ait du mouvement, avec cette difference neanmoins, que c'eſt la meule de deſſus, qui appuyant ſur celle de deſſous, briſe facilement les grains de bled, & les rend en farine, & que c'eſt au contraire la mâchoire de deſſous, qui ſerrant par le moyen de pluſieurs muſcles contre celle d'en haut, mâche & broye les alimens. La mâchoire inferieure

Dans les enfans juſqu'à l'âge de ſept ans, elle eſt composée de deux os, qui ſe joignent au menton par ſyncondroſe, & qui dans la ſuite ſe réüniſſent dans leur partie anterieure & moyenne en un ſeul comme font les épiphiſes, qui de cartilages deviennent os par ſucceſſion de temps. Sa compoſition.

Ces deux Os ſont aſſés grands, & autant qu'il le faut, pour ſervir de baſe à ſeize dents qui y ſont articulés. Leur ſubſtance eſt ſolide & tres-dure, afin qu'ils ſoient aſſés forts pour mordre, & pour mâcher. Ils font enſemble une plus belle figure dans l'homme que dans tout autre animal; car elle eſt demi-circulaire, & reſſemblante à un arc; ils ſont unis & polis par dehors, & un peu raboteux par dedans, & à leur partie inferieure, afin de faciliter l'origine & l'inſertion des muſcles. Ce qui eſt arondi en devant ſe nomme la baſe, & les bords ſont appellés lévres, dont il y en a une interne & l'autre externe, ils ſont attachés en haut aux os petreux avec leſquels ils ſont articulés par arthrodie, & bornés en bas par le menton, qui fait leur partie inferieure & anterieure.

Ce qu'on conſidere dans ſes os.

On conſidere dans ces os deux parties, les ſolides & les caves.

Les parties ſolides.

Les Parties ſolides ſont ſuperieures ou inferieures; les ſuperieures ſont quatre, ſçavoir, deux apophiſes ou têtes ſituées ſur un petit col, appellées *Condiloïdes*, qui en font l'articulation avec les os petreux; & deux autres apophiſes ou pointes, nommées *Coronoïdes*, qui ſervent à attacher les muſcles crotaphites. Les inferieures ſont trois, une anterieure, appellée le *Menton*, & deux poſterieures qui ſe nomment les *Angles*, dont l'un eſt à droite & l'autre à gauche, où s'attachent exterieurement le muſcle maſſeter, & interieurement le pterigoidien, qui ſervent à la maſtication.

Les parties caves,

Les Parties caves ſont trous, foſſes & ſinus: *Les Trous* ſont internes ou externes; les internes ſont deux, ſitués aux angles, qui donnent entrée à un nerf de la cinquiéme paire, & à une artere qui vont à toutes les racines des dents inferieures. Ils permettent auſſi la ſortie à une veine qui en rapporte le ſang. Les externes qui ſont auſſi deux, ſont placés vers la partie anterieure & moyenne de la mâchoire inferieure, c'eſt par eux que ſort une portion du nerf qui eſt entré par les internes, dont les rameaux vont ſe diſtribuer dans les parties internes du menton.

Les foſſes.

Les Foſſes ſont au nombre de ſeize, comme dans la mâchoire ſuperieure, ce ſont des cavités ou alveoles dans leſquelles ſont enchaſſées ſeize dents. Il y a des alveoles qui n'ont qu'une foſſe, d'autres deux, d'autres trois, & d'autres quatre,

ſelon

ſelon que les dents ont plus ou moins de racines.

Les Sinus ſont deux, un de chaque côté, ce ſont des cavités internes qui ſont le long de la mâchoire, & qui contiennent la matiere dont les dents ſont formées. Les ſinus.

La Mâchoire inferieure à pluſieurs uſages, le premier, qui eſt pour l'ornement & la beauté, luy eſt commun avec les autres parties de la face; puis qu'elles y contribuent toutes, le ſecond eſt pour la maſtication, & le troiſiéme eſt pour la formation de la voix. Les uſages de la mâchoire inferieure.

DES DENTS.

LEs *Dents* ſont des os tres-blancs & tres-durs, qu'on diviſe en inciſoires, canines & molaires. Nous en traitterons particulierement dans la deſcription des parties de la bouche. Les dents.

DE L'EPINE ET DE SES VERTEBRES.

LA *Structure* admirable de l'épine ne fait pas moins éclater la ſageſſe de Dieu, que la compoſition du crane; car comme il l'a fait tout oſſeux pour contenir & défendre le cerveau, il falloit auſſi qu'il fit l'épine toute oſſeuſe, afin que ſa moële qui eſt une continuité du cerveau, pût être conſervée & défenduë dans le long chemin qu'elle avoit à faire. Elle eſt percée à droit & à gauche, comme le crane, de pluſieurs trous qui laiſſent échaper des nerfs qui vont porter le ſuc animal dans toutes les parties. En effet, il ſeroit inutile au cerveau de ſeparer ce ſuc, & d'en être, pour L'épine.

ainsi dire, la source, s'il n'y avoit un aqueduc comme l'épine, pour le conduire dans toutes ces parties par le moyen des nerfs.

Ce qu'on appelle épine.

On appelle Epine tous les os qui sont depuis la premiere vertebre du col, jusqu'à l'extremité du coccix ; elle est ainsi nommée, parce que sa partie posterieure est aiguë, ou bien, parce que si on separe entierement les vertebres du tronc, elles ont la figure d'une épine.

Sa definition.

Elle est definie un assemblage de plusieurs os articulés ensemble, pour servir de domicile & de rampart à la moële, comme le crane fait au cerveau. Si elle n'eut été faite que d'un seul os, elle auroit été toûjours droite comme une quille sans se pouvoir flechir, & si elle ne l'eut été que de deux, de trois, ou de quatre, il y auroit eu dans les flexions qu'elle auroit faites des angles aigus aux endroits des articulations qui auroient pressé la moële, & qui auroient empêché le cours du suc animal dans les extremités des nerfs ; mais étant composée de plusieurs os joints & articulés ensemble par de forts ligamens, elle se meut facilement de toutes parts, sans incommoder la moële qu'elle contient, ni les parties de la poitrine, & du bas ventre qu'elle touche.

Sa figure.

La Figure de l'épine, si on la regarde par sa partie anterieure ou posterieure, est droite ; mais si on la considere par une des parties laterales, on verra qu'elle se jette tantôt en dedans, & tantôt en dehors, tant pour se mieux soûtenir, que pour s'éloigner ou s'approcher des parties qui sont dans la poitrine, & dans le bas ventre.

La Pointe de l'épine à l'endroit du col entre en dedans ; les uns prétendent que c'est pour appuyer la trachée-artere, & l'œsophage ; d'autres croyent que c'est plûtôt pour mieux porter la tête qui y eſt placée comme ſur un pivot ; car ſi l'épine eut monté toute droite, diſent ils, elle ſe ſeroit jointe à la partie poſterieure de la tête, qui n'étant pas bien ſoûtenuë, tomberoit en devant par ſon propre poids.

Les Vertebres du dos au contraire ſe jettent en dehors, ajoûtent-ils, pour augmenter la capacité de la poitrine, parce que le cœur & les poûmons qui y ſont contenus, étant dans un mouvement continuel, ne doivent pas être preſſés. Celles des lombes ſe portent un peu en dedans, non pas pour ſervir d'appuy à la groſſe artere, & à la veine-cave, comme quelques-uns l'ont prétendu ; mais pour mieux contrebalancer la peſanteur du corps, en ſervant comme d'arboutans aux parties qu'elles ſoûtiennent ; car ſi elles ſe fuſſent jettées en dehors comme celles du dos, le corps qui n'eſt ſoûtenu que par elles, bien-loin de ſe tenir droit, ſeroit tombé continuellement en devant. L'os ſacrum ſort en dehors, pour former la cavité, que l'on appelle le baſſin ; plus ample, afin que le rectum, la veſſie, & les parties de la generation y fuſſent à leur aiſe, & principalement celles des femmes qui en ont beſoin dans le temps de la groſſeſſe. Le coccix entre en dedans, afin qu'il ne ſoit pas offenſé, lors qu'on s'aſſeoit, ou que l'on monte à cheval.

On conſidere dans l'épine deux ſortes de connexions, dont les unes luy ſont communes, & les autres particulieres. Les communes ſont celles qu'elle a avec les parties qui y ſont attachées ; la premiere eſt avec la tête, à laquelle elle eſt jointe par arthrodie, l'os occipital ayant deux éminences qui entrent dans deux cavités glenoides de la premiere vertebre du col ; la ſeconde eſt avec les côtes qui ſont articulées avec les douze vertebres

Ses connexions.

du dos par une double arthrodie ; l'une au corps de la vertebre, & l'autre à son apophise transverse, la troisiéme avec l'omoplate par sisarcose, y ayant des muscles qui naissent des apophises épineuses des vertebres du col, & de celle du dos, qui vont s'inserer à la base de l'omoplate ; la quatriéme est avec les os des hanches qui sont attachés fortement à l'os sacrum. Les connexions particulieres de l'épine sont celles que les vertebres font ensemble ; elles sont de trois sortes ; la premiere se fait par leur corps, qui est une simphise, appellée sincondrose, parce qu'elle se fait par le moyen d'un cartilage ; la seconde se fait par leur apophise oblique, qui est une arthrodie ; la troisiéme est une espece de ginglime, parce qu'en même temps qu'une vertebre est receuë par celle qui luy est inferieure, elle reçoit celle qui lui est superieure.

Les Ligamens qui sont aux articulations des vertebres sont tres-forts, pour empêcher qu'elles ne se luxent dans les mouvemens violens qu'elles font. Ils sont de deux sortes ; les uns sont épais, & fibreux, faits en forme de croissant qui les lient par haut & par bas, & les autres qui sont membraneux, servent à les lier avec plus de fermeté. Ils naissent des apophises transverses & aiguës.

Ses usages. *Les Usages* de l'épine sont communs & particuliers. Les premiers sont de servir de fondement au corps, comme font tous les autres os, & de servir d'attache à plusieurs muscles ; les seconds sont de conduire la moële, de la défendre contre toutes sortes d'injures, tant internes qu'externes, & de servir d'appuy à la tête, à la poitrine, aux côtes, aux jambes, & aux bras ; de maniere qu'on peut dire, qu'elle est comme la quille d'un navire, où les courbes, la poupe, la prouë, & tout l'assemblage du vaisseau est attaché.

Les Vertebres sont ainsi nommées du mot Latin *Verto*, *Tourner*, à cause du mouvement continuel dont elles sont mûës en tout sens & maniere dont le corps peut être flechi. Ethimologie des vertebres.

On considere cinq choses qui se rencontrent dans toute leur structure; la premiere est, que chacune a son corps dans sa partie interne, c'est l'endroit le plus large sur lequel elles s'appuyent les unes sur les autres; la seconde est, qu'elles ont toutes un grand trou par où passe la moële de l'épine; la troisiéme est, qu'elles ont toutes trois sortes d'apophises, sçavoir quatre obliques, deux transverses, & une épineuse; la quatriéme est, qu'elles ont toutes chacune cinq épiphises, sçavoir, deux à leur corps, deux aux extremités de leurs apophises transverses, & une au bout de l'apophise épineuse; la cinquiéme & la derniere chose est, qu'elles sont toutes percées par leurs parties laterales, pour donner passage aux nerfs qui en sortent. On observe encore qu'elles ne sont pas percées dans leur partie moyenne, ce qui les affoibliroit trop; mais que deux vertebres contribuent à faire le trou, de sorte qu'il ne paroît à chacune qu'une échancrure, la plus grande partie du trou se prenant dans le cartilage qui en attache deux ensemble. Cinq choses à remarquer dans leur structure.

On compte en toute l'épine vingt-quatre vertebres, sçavoir, sept du col, douze du dos, & cinq des lombes, au dessous desquelles l'os sacrum, avec l'os coccix qui en est l'appendice, est situé en maniere de base & de fondement. Leur nombre.

Les Vertebres du Col ont cinq choses de commun entr'elles; la premiere est, qu'outre les sept apophises qu'on a dit se rencontrer à toutes les Cinq choses que les vertebres du col ont de commun entr'elles.

vertebres, celles cy en ont deux de plus, qui font le nombre de neuf, lesquelles sont placées à la partie superieure de leur corps, l'une à droite, & l'autre à gauche, elles embrassent le corps de la vertebre superieure qui est assés petit, & en empêchant qu'il ne s'échape d'un côté ou de l'autre, elles le tiennent ferme & assuré dans les mouvemens du col; la seconde est, que le corps de ces vertebres est plus applati en devant que celuy des autres, afin qu'elles n'incommodent point la trachée-artere, ni l'œsophage; la troisiéme est, que leurs apophises transverses sont percées pour donner passage aux arteres cervicales qui sont conduites par ce chemin jusques dans le cerveau; la quatriéme est, que leurs apophises, tant transverses qu'épineuses, sont fourchuës pour faciliter les attaches des muscles; & enfin la cinquiéme est, que leurs apophises épineuses sont un peu courbées en en bas pour la facilité du mouvement.

Atlas.

La premiere de toutes ces vertebres est appellée *Atlas*, sur laquelle la tête, ainsi qu'un petit monde, est placée, & fortement attachée. Elle est plus déliée, mais plus solide que toutes les autres, & elle n'a point d'épine sur le derriere, parce que les mouvemens de la tête ne se font point sur elle; mais seulement une espece d'éminence ou tuberosité demi-circulaire. Elle a deux apophises qui tendent vers le haut, & deux laterales qui regardent ou tendent un peu vers le bas, & qui sont percées. Elle a sur le devant une apophise tres-solide & tres-dure, sur les côtés de laquelle on voit des éminences obliques, deux en haut, & deux en bas. Interieurement vers sa partie anterieure elle a un sinus creusé en demi cercle, revêtu d'un cartilage, par lequel elle reçoit la dent de la vertebre qui la suit.

La seconde des vertebres est appellée *Epistropheus* ou *Tournoyante*, parce que c'est sur elle que la tête & la premiere vertebre tournent comme sur un pivot, & que du milieu de son corps il s'éleve une apophise dure & ronde, tant soit peu longue, qui represente en quelque maniere une dent, ce qui a fait donner le nom d'*Odontoide* à cette apophise, dont la superficie est en quelque façon inégale, afin que le ligament qui en sort, & qui la lie avec l'occiput, s'y attache mieux. Elle est aussi environnée par un ligament solide & rond, qui est fait d'une maniere industrieuse, pour empêcher que la moële de l'épine ne soit comprimée par cette apophise. Cette vertebre & la premiere sont jointes à l'occiput, elles le sont aussi entr'elles par des ligamens particuliers qui les attachent fortement à la tête. La tournoyante.

La troisiéme est nommée *Axe* ou *Aissieu*, parce que c'est elle qui commence à former un corps sur lequel les deux premieres vertebres & la tête sont portées comme sur un aissieu; les quatre suivantes n'ont point de noms particuliers; on remarque seulement que la derniere n'a point son apophise épineuse fourchuë comme les autres, & qu'elle commence à prendre la figure de celles du dos. aissieu.

Les douze Vertebres du Dos sont plus grosses que celles du col, & plus petites que celles des lombes. Elles ne sont pas toutes égales, & elles deviennent plus grosses & plus fortes à mesure qu'elles descendent en bas, par la raison que ce qui porte doit être plus fort que ce qui est porté, & que formant toutes une figure piramidale, elles en ont plus de force. Elles ont leurs apophises épineuses, simples & pointuës, qui se couchent en en bas les unes sur les autres; leurs apo- Les vertebres.

phiſes tranſverſes ſont fort groſſes pour l'articulation des côtes qui y ſont attachées, car chaque vertebre du dos articule deux côtés, tant par ſon corps, que par ſes apophiſes tranſverſes.

La premiere de ces vertebres eſt appellée *Eminente*, parce qu'elle l'eſt plus que les autres; la ſeconde s'appelle *Axillaire*, à cauſe qu'elle eſt la plus proche de l'aiſſelle; les huit qui ſuivent ſe nomment *Coſtales* ou *Pleurites*, parce qu'elles articulent les côtes qui ſont tapiſſées interieurement de la pleure; l'onziéme vertebre eſt appellée la *Droite*, à cauſe que ſon apophiſe épineuſe n'eſt pas couchée comme celle des autres; la douziéme ſe nomme *Ceignante*, à cauſe qu'elle eſt placée à l'endroit où l'on porte ordinairement les ceintures.

Les vertebres des lombes.

Les Lombes ſont compoſés de cinq vertebres, qui ſont plus épaiſſes & plus grandes que celles du dos, parce qu'elles leur ſervent de baſe; leurs articulations ne ſont pas ſi ſerrées que celles du dos, afin que les mouvemens que les lombes ſont obligés de faire, ſoient plus libres, & que l'on puiſſe ſe courber plus aiſément; elles ont leurs apophiſes tranſverſes plus longues & plus déliées que celles du dos, & qui leur ſert en quelque maniere de côtes, il en faut neanmoins excepter la premiere & la cinquiéme qui les ont plus courtes, ce qui fait qu'elles ne nuiſent point aux mouvemens & aux flexions que les lombes font vers les côtés. Elles ont neuf apophiſes; car les aſcendantes qui ſervent à les articuler enſemble ſont doubles; enfin elles ont leurs épines plus épaiſſes & plus larges, ce qui ſert à y mieux attacher les muſcles & les ligamens du dos.

La premiere de ces vertebres eſt nommée *Nephrites* ou *Renale*, à cauſe que les reins ſont couchés à côté d'elle, & que c'est à cet endroit que commence à se faire sentir la douleur nephritique; les trois qui suivent n'ont point de nom particulier; & la cinquiéme est considerée comme l'appuy & le soûtien de toute l'épine; c'est pourquoy on l'a nommée *Asphalités*.

L'Os Sacrum, ainsi appellé, parce que les Anciens l'offroient en sacrifice aux Dieux, ou parce qu'il enferme les parties honteuses, est tres-gros, large, fort & immobile, qui sert de base & de pied d'estal à l'épine; sa figure est triangulaire, il est cave par dedans, ce qui aide à former cette cavité qui est au bas de l'hypogastre, que l'on nomme le bassin; il est poli & égal par sa partie anterieure, ce qui empêche que les parties qu'il contient ne soient blessées; il est convexe & inégal par sa partie posterieure, ce qui fait que les muscles s'y attachent facilement.

L'os sacrum

Sa figure.

Cet Os a trois differentes articulations, sa premiere qui est avec les dernieres vertebres des lombes, est semblable à celle de toutes les vertebres; sa seconde est avec le coccix, elle se fait par sincondrose, & sa troisiéme avec les os des hanches se fait par engraineure; c'est pourquoy il faut remarquer à la partie superieure de cet os deux apophises ascendantes, dont chacune a une cavité glenoide qui reçoit les descendantes de la derniere vertebre des lombes; & qui fait la premiere articulation; a sa partie inferieure, deux petites apophises descendantes qui se joignent au coccix, & font la seconde, & a ses parties laterales, plusieurs sinuosités entre-mêlées d'éminences, qui reçoivent, & qui sont receuës des os des hanches, font la troisiéme articulation.

Ses articulations.

Les Parties qui composent l'os sacrum, sont mises au rang des vertebres, non pas à raison de

Pourquoy l'os sacrum.

est mis au rang des vertebres.

leur usage, mais à cause de leur ressemblance, & parce qu'elles sont immobiles. On divise l'os sacrum en cinq vertebres de differente grosseur, dont la superieure est la plus grande; elles diminuent à mesure qu'elles descendent; car la derniere est la plus petite de toutes; les vertebres se separent facilement aux enfans, parce que les cartilages qui les joignent n'étant pas ossifiés s'en vont par l'ébulition; mais aux adultes elles sont si fortement unies, qu'elles ne font plus qu'un seul os, lequel doit être fort solide pour soûtenir toute l'épine, & pour articuler les os des hanches aussi fortement qu'il fait.

C'est à l'os Sacrum que finit la cavité qui contient la moële de l'épine. Il faut remarquer que les trous qui y sont pour la sortie des nerfs, ne sont pas situés lateralement, comme aux autres vertebres, mais en devant & en derriere, parce qu'étant articulé par ses parties laterales aux os des hanches, il ne pouvoit pas être trop percé. Les trous de devant sont plus grands que ceux de derriere, parce que les nerfs qui en sortent, & qui vont se distribuer aux parties anterieures des cuisses & des jambes, sont plus gros que les autres: Ses apophises transverses sont fort petites, ce qui fait qu'elles n'apportent aucune incommodité à son articulation avec les os des hanches.

Les usages de l'os sacrum.

Cet Os a cinq usages, le premier est de servir de fondement & d'appuy à l'épine; le second, de contenir les parties de l'hypogastre, en leur formant une cavité proportionnée à leur grandeur; le troisiéme, de les défendre; le quatriéme, d'articuler les os des hanches; & le cinquiéme, de donner origine & insertion à plusieurs muscles.

Le coccix.

Le Coccix est la partie externe de l'épine; on

l'appelle ainsi, parce qu'il ressemble au bec d'un coucou. Il est situé à la pointe de l'os sacrum, & composé de trois os, dont le plus grand touche l'os sacrum, le second est plus petit, & le troisiéme qui est tres-petit, est celuy au bout duquel est attaché un cartilage. Ils sont tous trois joints ensemble par une connexion fort lâche; ce qui fait qu'ils obéïssent, & qu'ils se reculent facilement en derriere.

Sa situation & sa composition.

Aux Femmes ces os se portent plus en dehors qu'aux hommes, parce qu'elles ont besoin d'une grande cavité pour renfermer la matrice, & pour contenir l'enfant pendant la grossesse. La pointe de ces os regarde toûjours en dedans, afin de ne point incommoder, lors qu'on veut s'asseoir; ils se reculent un peu en arriere pour laisser sortir les gros excremens, & aux femmes pour donner passage à l'enfant dans l'accouchement.

Son Usage est de soûtenir l'intestin rectum, & aussi dans les femmes le vagina de la matrice qui est attaché, & qui s'appuye sur cet intestin.

Son usage.

DU STERNUM.

LE *Sternum* est toute cette partie anterieure du thorax, qui touche en haut aux clavicules, & qui finit en bas au cartilage xiphoide, & lateralement tant à droit qu'à gauche aux extremités anterieures des côtes. Elle s'avance en devant, & se courbe sur les côtés, pour former la figure ronde & ovale de la poitrine, sur laquelle elle est comme couchée, ce qui fait qu'on l'appelle sternum.

Le sternum.

Cet Os est fongueux, & moins blanc que les autres. Aux enfans il est tout cartilagineux, excepté

Sa substance

le premier os où s'attachent les clavicules ; aux vieillards il eſt tout oſſeux, & à peine peut-on ſeparer avec le ſcalpel les cartilages qui ſe joignent aux côtes, & à ceux qui ſont entre ces deux âges, on le trouve en partie oſſeux, & en partie cartilagineux.

Sa compoſition. *Il eſt* ordinairement compoſé de trois os joints enſemble par des cartilages qui en occupent les entre-deux, & qui leur ſervent de ligamens, dont le premier eſt le ſuperieur. Il eſt plus ample & plus gros que les autres, & fait en forme de croiſſant par en haut ; d'où vient que quelques-uns l'appellent pour ce ſujet la *Fourchette ſuperieure*. L'on voit à chaque côté de ſa partie ſuperieure un ſinus qui reçoit la tête de la clavicule avec laquelle il eſt joint par le moyen d'un cartilage ; il a encore une autre ſinuoſité au milieu de ſa partie interne & ſuperieure, qui fait place à la trachée-artere.

Le ſecond Os, qui eſt celuy du milieu, & qui eſt attaché au premier par le moyen d'un cartilage qui eſt entre-deux, eſt plus étroit & plus mince, mais tres-long, & il a en chaque côté cinq ou ſix ſinus, diſtans les uns des autres par des eſpaces inégaux, leſquels reçoivent les cartilages des côtes.

Le troiſiéme eſt encore plus petit que le ſecond, mais plus large ; il eſt ſitué au deſſous des deux premiers, & finit par un cartilage, lequel à raiſon de la reſſemblance qu'il a avec la pointe d'une épée, on appelle *Xiphoide*, *Enſiforme*, *Scutiforme*.

Le cartilage xiphoide. *Ce Cartilage* eſt triangulaire, & long d'un travers de doigt ; il arrive rarement qu'on le trouve double, & ordinairement il n'y en a qu'un. Il ſe fourche quelquefois pour faciliter le paſſage des vaiſſeaux, d'où vient qu'on l'appelle *Fourchette*. Quelquefois il eſt rond, & alors il eſt percé, &

donne passage à l'artere & à la veine mammaire. Que s'il arrive qu'il ne se fourche point, & qu'il ne soit pas percé, alors le sternum a un trou en son milieu, principalement dans les femmes, selon l'observation de *Riolan*.

Ce Cartilage se recourbe souvent en dehors, & quelquefois en dedans, par quelque coup ou par quelque chûte, avec grand danger pour le ventricule, & pour les parties qui luy sont voisines; car il s'en ensuit de-là le vomissement, l'atrophie, & autres affections perilleuses, qui ne cessent point qu'il ne soit remis en sa place. Quelquefois dans les vieillards il s'endurcit en os, ainsi que *Pavius* l'a vû dans un homme qui avoit été asthmatique pendant long-temps. *Vesling* fait mention d'un homme en qui ce cartilage, qui s'étoit étendu de la longueur d'un doigt jusques au nombril, étoit devenu entierement roide, ce qui incommodoit extrêmement dans le mouvement de flexion de tout le corps, & troubloit la coction du ventricule, & la distribution du chyle.

On voit en dehors à l'endroit de ce cartilage une certaine cavité que les Latins appellent *Scrobiculum*, & qu'on nomme vulgairement *Fossette du Cœur*, parce que le cœur enfermé dans le pericarde, & uni au centre nerveux du diaphragme, le touche par son coin.

Riolan a quelquefois trouvé dans les femmes grosses, & qui ont de grosses mammelles, que le poids de leurs mammelles leur avoit rendu le sternum pointu, & qu'ainsi la poitrine leur en étant devenuë étroite, elles en avoient contracté de-là une difficulté continuelle de respirer.

Ce Cartilage sert à défendre l'estomac, à attacher le diaphragme, & à soûtenir le foye en devant par le moyen d'un ligament large qui y est attaché.

Les usages du sternum.

Les Usages du sternum sont de former la partie anterieure & moyenne de la poitrine, de joindre & d'articuler les côtes de ses clavicules, de défendre & de contenir le cœur & les parties de la respiration, & de servir à attacher le long de sa partie moyenne & interne, le mediastin qui est une membrane qui separe la poitrine en deux.

DES CÔTES.

L'ethimologie des côtes.

LEs *Côtes* sont ainsi appellées, parce qu'elles sont situées aux côtés de la poitrine, dont elles forment les parties laterales, tant à droite qu'à gauche.

Leur substance.

Les Côtes, pour être plus solides, sont osseuses, du moins en la plus grande & principale portion de leur étenduë, sçavoir, en la partie par laquelle elles se portent par le dos, & par les côtés; mais interieurement elles sont fongueuses; d'où vient que lors qu'une côte est rompuë, il s'y forme facilement un calus, ainsi elle se reprend plus facilement qu'aucun autre os. A l'égard de la partie de devant les côtes, qui est la plus petite, & celle par laquelle elles avancent vers le sternum, elle est cartilagineuse pour faciliter le mouvement de la poitrine. Quelquefois dans les femmes ces productions cartilagineuses anterieures deviennent dures, & presque de veritables os, peut-être afin de mieux soûtenir le poids des mammelles, lesquelles sont situées & appuyées dessus; car dans les hommes cela n'arrive jamais.

Dans les enfans nouveaux nés leurs extremités ou petites têtes, par lesquelles elles s'articulent avec les vertebres, sont cartilagineuses, mais peu de temps aprés elles prennent la solidité & la fermeté d'os.

Leur Figure eſt d'un demi cercle, ou d'un croiſſant, ſi on n'en conſidere qu'une ; mais ſi on en examine deux enſemble, comme elles ſont au ſquelette, elles font le cercle entier. Elles ſont caves en dedans pour former la capacité de la poitrine, & convexes en dehors pour mieux reſiſter ; plus elles s'éloignent du ſternum, plus elles ſont étroites & rondes ; mais elles s'applatiſſent & deviennent plus larges à meſure qu'elles en approchent. Elles ne ſont pas toutes également grandes ; car les ſuperieures ſont courtes, les moyennes ſont les plus grandes de toutes, & les inferieures ſont fort petites. Ces differentes grandeurs étoient neceſſaires pour former la voute de la poitrine, & quoique les ſuperieures & les inferieures ſoient les plus petites, elles ne laiſſent pas de differer entr'elles, en ce que les ſuperieures ſont plus larges que les inferieures. Leur figure

Les Côtes ſont articulées à d'autres os par leurs extremités, par leur partie anterieure avec le ſternum par ſincondroſe, & par leur partie poſterieure avec les vertebres par arthrodie ; cette derniere articulation eſt double aux ſept premieres côtes, l'une ſe fait avec le corps de la vertebre, & l'autre avec l'apophiſe tranſverſe ; car les cinq dernieres ne ſont jointes que par une ſimple tuberoſité ou éminence. Leur articulation.

Elles ſont douze en nombre de chaque côté, rarement y en a-t-il onze ou treize. Ceux-là ſont dignes de riſée, qui recherchent avec trop de curioſité le nombre des côtes d'Adam, nôtre premier pere, & combien il en avoit avant & aprés la creation d'Eve, qui fût formée de l'une de ſes côtes ; car ils s'étendent ſur ce ſujet, comme ſi c'étoit un fait anatomique neceſſaire à ſçavoir. De tels curieux neanmoins trouveront leur reponſe Leur nombre.

dans *Plempius*, qui dit, que la femme n'a pas été créé de la ſeule & nuë côte d'Adam, mais de ſa côte entourée & revêtuë de chair ; car dans la Geneſe Adam dit, voyant Eve : Voila maintenant l'os de mes os, & la chair de ma chair. Il n'auroit pas ajoûté ces dernieres paroles, ſi elle avoit été formée de la ſeule côte nuë, & non revêtuë de chair. Et le Texte ſacré rapporte au même endroit, que Dieu remplit de chair dans Adam le lieu d'où la côte avoit été tirée, c'eſt-à-dire, de la chair unie à la côte.

Leur diviſion en vrayes & en fauſſes.

Les Côtes ſe diviſent en vrayes & en fauſſes. *Les vrayes* ſont les ſept ſuperieures, que l'on appelle ainſi, parce qu'elles achevent le cercle plus parfaitement que les autres, & qu'elles touchent au ſternum, avec lequel elles ont une ferme articulation. Les deux premieres de chaque côté, en comptant par en haut, ſe nomment *Recourbées*, les deux ſuivantes *Solides*, & les trois autres *Pectorales*. Les cinq dernieres s'appellent fauſſes côtes, parce qu'elles ſont plus petites, plus molles, & plus courtes que les autres, & qu'elles ne vont pas juſqu'au ſternum ; ce qui fait qu'elles n'ont qu'une articulation fort lâche. Elles ſont attachées poſterieurement aux vertebres, & en devant elles ſe terminent en des cartilages longs & mous, qui ſe recourbent en en haut, & s'uniſſent aux côtes ſuperieures, comme s'ils y étoient collés, excepté la derniere, qui étant la plus petite de toutes, n'eſt point adherente par devant à aucune autre.

Deux ſortes de parties à conſiderer dans les côtes.

L'On conſidere aux côtes deux ſortes de parties, leurs corps & leurs extremités ; on appelle *Corps*, ce qui en fait la partie moyenne & principale, on y remarque encore la partie ſuperieure qui a deux lévres, l'une interne, & l'autre externe., auſquelles

les s'attachent les muſcles intercoſtaux, & l'inferieure qui a auſſi deux lévres qui ſont ſeparées par une ſinuoſité qui eſt le long de la côte, & qui diſparoît à meſure qu'elle s'éloigne de la vertebre; cette ſinuoſité ſert à loger un nerf, une artere, & une veine intercoſtale. On doit avoir grand égard à cette ſinuoſité dans l'operation de l'empiéme; car il faut prendre garde ſur toutes choſes de ne point offenſer ces vaiſſeaux intercoſtaux. *Bartholin* & *Heurnius* écrivent, qu'on peut les éviter en faiſant l'ouverture du haut vers le bas. *Les Extremités* ſont doubles, l'une ſe joint au ſternum, & l'autre aux vertebres, comme on l'a déja dit. A l'extremité anterieure il y a une petite cavité dans le bout de la côte, qui ſert à recevoir la pointe du cartilage, qui y eſt par ce moyen plus fortement attaché, que s'il n'étoit que poſé deſſus; & à l'autre extremité, outre ſa double articulation par arthrodie il y a encore un ligament qui l'attache & la lie avec la vertebre.

L'usage des côtes.

L'Uſage des côtes eſt, 1. De tenir le thorax & la partie ſuperieure du bas ventre diſtendus, afin qu'en celuy-là le cœur & le poûmon, & en celle-cy le foye, la rate, & le ventricule ne ſoient pas trop preſſés par le poids des parties qui ſont aux environs. 2. De défendre ces mêmes parties & les autres qui y ſont contenuës des injures du dehors. 3. De ſoûtenir les muſcles deſtinés pour la reſpiration, & de ſervir à leurs mouvemens, & c'eſt là la raiſon pour laquelle le thorax n'a dû être compoſé d'un ſeul os continu; car il auroit été immobile, & la reſpiration n'auroit pû ſe faire commodément.

DES CLAVICULES.

Ethimologie des clavicules.

LEs *Clavicules* sont ainsi nommées, ou parce qu'elles sont comme des clefs qui ferment le thorax par sa partie superieure, ou bien parce qu'elles affermissent l'épaule avec le sternum; d'ailleurs les bras n'ont point d'autres os qui les attachent à la poitrine, que ceux-cy.

Leur definition.

Ce sont deux petits os, situés transversalement, un de chaque côté, au dessus de la poitrine, entre l'article de l'os du bras, & l'extremité d'en haut de l'os sternum.

Leur substance.

Leur Substance est épaisse, mais poreuse & fongueuse, d'où vient qu'elles se cassent facilement par les secousses & chocs violens du dehors, & que quand il leur arrive quelque fracture, la réünion & le cal en sont plûtôt faits qu'aux autres os.

Leur figure

Leur Figure est semblable à celle d'une S faite de deux demy cercles conjoints & opposés, elle est convexe par dehors vers le col, & un peu cave interieurement, afin que les vaisseaux qui sont dessous ne soient pas comprimés. L'on remarque que les hommes les ont plus courbees; c'est pourquoy ils ont les mouvemens des bras plus libres, les femmes au contraire les ayant plus étroites, elles ne peuvent avoir la même agilité des bras, ni jetter une pierre avec la même force que les hommes; mais ce petit défaut leur est recompensé par la beauté de leur gorge, qui est plus élevée, plus unie, & moins remplie de fosses & de creux que celle des hommes.

Leur connexion.

Elles sont attachées par l'une de leurs extremités, laquelle est ronde à l'extremité d'en haut de l'os sternum, & par l'autre qui est plus plate à la production de l'omoplate, auquel endroit elles forment l'*Acromion*, c'est-à-dire, le haut de l'humerus.

Or chaque clavicule a un tubercule, & deux sinus superficiels, qui donnent naissance au muscle soûclavier, & à une partie du muscle pectoral; c'est pourquoy en chaque côté, vers leurs extremités, ils sont inégaux & raboteux, afin que les ligamens qui sortent de là, leur soient plus adherens. Le cartilage mouvant, que l'on appelle *Clôture*, & que l'on voit en cet endroit, ne leur est pas uni; mais il y est retenu par les ligamens qui embrassent l'article; afin qu'il cede plus facilement à l'omoplate & aux mouvemens des bras.

Leurs usages.

L'Usage des clavicules est, 1. De servir pour les divers mouvemens des bras qui se meuvent plus aisément en devant & en derriere, à cause qu'ils sont appuyés sur ces os comme sur des pieux. 2. D'empêcher que les bras ne se portent trop en devant; c'est pourquoy les animaux qui avoient besoin que leurs extremités superieures avançassent en devant, pour marcher commodément, n'ont point de clavicules.

DE L'OMOPLATE.

L'omoplate.

L'*Omoplate* est un os large & mince, sur tout au milieu, & épais aux apophises, lequel forme l'épaule, & est situé à la partie posterieure des côtes superieures, où il sert comme de bouclier.

Sa figure.

Sa Figure est triangulaire, dont deux angles sont posterieurs, & le troisiéme anterieur. Elle est en dedans un peu cave, & convexe en dehors, non seulement pour soûtenir & garantir le thorax par derriere, mais encore pour affermir l'articulation des os des bras avec les clavicules, & pour attacher les muſcles.

Ses connexions. *Elle* a trois ſortes de *Connexions*, dont l'une ſe fait par arthrodie avec l'humerus, ayant à ſon angle anterieur une cavité glenoïde, qui reçoit la tête de l'humerus; cette cavité eſt enduite d'un cartilage qui facilite le mouvement, & elle a un bord ligamenteux, qui formant la cavité plus profonde, & embraſſant la tête de l'humerus, en fortifie l'articulation; l'autre ſe fait par ſincondroſe avec la clavicule, par le moyen d'un cartilage qui unit cet os avec la clavicule; & la troiſiéme ſe fait par ſiſarcoſe avec les vertebres & les côtes, n'y ayant par toute la partie poſterieure que des muſcles qui la joignent avec les os voiſins.

Ses parties. *On conſidere* dans l'omoplate trois parties, qui ſont ſa baſe, & ſes deux faces.

Sa baſe. *La Baſe* eſt ſa partie poſterieure, & la plus prochaine des vertebres du dos, laquelle finit par deux angles, dont l'un eſt appellé l'angle ſuperieur, & l'autre inferieur. Les parties qui viennent de ces angles vers ſon col ſont nommées les côtes de l'omoplate, dont il y en a auſſi deux; l'une appellée la côte d'en haut, qui eſt la plus delicate & la plus courte, & l'autre la tête d'en bas, qui eſt la plus épaiſſe & la plus longue.

Ses deux faces. *Les deux Faces* de cet os ſont differentes l'une de l'autre, l'interne eſt cave pour loger le muſcle ſcapulaire, & l'externe eſt élevée, pour former une éminence conſiderable, qui du bas de la baſe monte droit en haut; elle s'appelle l'*Epine* de l'omoplate, dont l'extremité ſe nomme *Acromion*, à cauſe qu'elle reſſemble à un ancre. Quelques-uns ont prétendu que c'étoit un os diſtingué des autres, parce que ce n'eſt que durant l'enfante, qu'un cartilage qui s'ossifie peu à peu, & qui aprés l'âge de vingt ans est tellement dur & uni au reste de cette épine, qu'il ne paroît qu'un même os.

A chaque côté de cette même épine il y a deux *Fosses*, l'une au dessus qui se nomme *Sus-épineuse*, elle contient le muscle sus épineux, & l'autre au dessous, que l'on appelle *Sous-épineuse*, qui est plus grande que la précedente. Outre le muscle sous-épineux, elle en renferme encore quelques-autres qui servent aux mouvemens des bras; & dans le milieu de l'épine il y a une éminence tortuë & courbée, qu'on nomme la *Crete ou* l'*Aile de Chauve-souris*, à cause de sa ressemblance.

L'Apophise qui est placée à la partie superieure du col, & qui s'avance au dessus de la tête de l'os du bras, se nomme *Coracoide*, parce qu'elle ressemble au bec d'un corbeau. Elle affermit l'articulation de l'épaule, & donne origine à un des muscles du bras, que l'on nomme pour cet effet *Coracoidien*. L'apophise coracoide.

On doit encore observer deux *Cavités* ou échancrures, dont l'une est entre le col & l'acromion, & l'autre entre la côte superieure & l'apophise coracoide, elles servent toutes deux pour le passage des vaisseaux; & enfin le *Creux* qui est au bout de l'angle exterieur, se nomme la *Cavité glenoide* de l'omoplate.

Les Epaules ont coûtume d'être plus étroites ou plus larges, selon que les omoplates sont plus ou moins grandes. On croit que les hommes qui ont les épaules larges engendrent des grands enfans, & ceux qui les ont étroites, de petits. L'experience neanmoins fait voir chaque jour l'incertitude de cette opinion; cependant *Forestus* a écrit quelque chose là-dessus: Cela est digne de remarque, dit-il, & les femmes l'ont observé par un long usage, que les hommes qui ont de larges épaules, engendrent le plus souvent de grands enfans; ainsi *Jodoca* ma belle-mere qui avoit eu vingt enfans de son mary, ne vouloit pas marier ses filles à des hommes qui eussent les épaules larges.

Riolan rapporte que les jeunes filles de France ont le plus souvent l'omoplate droite située plus haut que la gauche, de quoy il dit, qu'il est tres-difficile de donner la raison. Et *Diemerbroeck* remarque parmi les Holandois, que ceux qui dans leur enfance & dans leur adolescence se servent souvent du bras droit pour des exercices violens, ont l'omoplate droite plus éloignée des côtes que la gauche.

L'usage de l'omoplate.

L'Usage de l'omoplate est de donner origine & insertion aux muscles comme tous les autres os; d'attacher le bras au corps, de luy servir d'appuy, afin qu'il fasse commodément tous ses mouvemens, de former l'épaule, & de défendre les parties internes par sa partie la plus large qui est appliquée sur les côtes.

DES OS ANONIMES ou des Hanches.

Ethimologie des os des hanches

LEs *Os Anonimes* ou *Innominés*, ou des hanches qui composent la derniere partie du tronc, sont ainsi appellés, parce qu'on ne leur a point donné de nom general qui les comprenne tous, quoy qu'on leur en attribuë à chacun en particulier.

Leur nombre.

Ils sont deux, un de chaque côté, situés à la partie inferieure du tronc, & articulés par leur partie posterieure à l'os sacrum, & par leurs laterales avec le femur. La premiere de ces articulations se fait par ginglime; car plusieurs petites éminences, tant de l'un que de l'autre côté de ses os, entrent dans des cavités proportionnées à leur grosseur; ainsi ces os reçoivent, & sont receus reciproquement; la seconde se fait par énarthrose; car la tête du femur qui est fort grosse, est receuë par une grande cavité, qui est à la partie laterale & externe de cet os. L'on remarque au fond de cette cavité une petite inégalité, qui est l'endroit ou s'attache le ligament, qui tenant la tête du femur fortement attachée dans sa place, empêche qu'elle n'en sorte que par de grands efforts, comme il arrive dans les luxations de cette partie.

Leur articulation.

Ces Os sont plus forts & plus petits aux hommes, & plus grands & plus minces aux femmes; de sorte que cette cavité que l'on nomme le bassin, & que ces os forment conjointement avec l'os sacrum, est beaucoup plus grande dans la femme, parce qu'elle ne contient pas seulement le rectum & la vessie, comme dans l'homme, mais encore la matrice qui a besoin d'un grand espace, principalement lors qu'elle renferme un enfant; c'est ce qui fait que les femmes grosses sentent souvent à cette partie une douleur qui est causée par le poids du fœtus.

Les femmes ont ces os plus écartés

Les Usages de ces os sont, de servir d'attache aux muscles, & de fondement à tout le corps, comme tous les autres os, de lier les extremités inferieures avec le tronc, de soûtenir & appuyer l'épine, d'aider à former la capacité du bas ventre, & de servir de base & de lit aux parties contenuës dans l'hypogastre.

Usages des os des hanches.

Les Os des Hanches sont composés de trois os

Les os des

hanches se divisent en trois.

qui sont joints ensemble par des cartilages, qui avec le temps se dessechent, & même s'ossifient de telle maniere, qu'ils semblent ne plus faire qu'un même os dans les adultes. Ces cartilages subsistent jusqu'à la dixiéme ou douziéme année, & neanmoins ils ne s'effacent pas tellement, qu'il n'en reste encore quelques vestiges, ou quelques lignes, par le moyen desquelles on puisse separer les os des hanches en trois, qui sont l'os ilion, l'ischion, & l'os pubis.

L'os ilion.

L'os Ilion est ainsi appellé, parce qu'il contient le boyau ilion; c'est celuy qui se presente le premier, parce qu'il est le plus grand, il est aussi situé au dessus des autres; il fait l'articulation avec l'os sacrum par ginglime, laquelle est fortifiée par un cartilage, & par un ligament membraneux qui est tres-fort.

Sa figure.

La Figure de cet os est demi-circulaire; on y considere ses deux *Faces*, l'une interne, qui est remplie par un des muscles flechisseurs de la cuisse, appellé iliaque, à cause du lieu qu'il occupe, & l'autre externe, où s'inserent les muscles extenseurs de la cuisse, que l'on nomme les fessiers.

Ce qui est entre ces deux faces est la *Côte*, qui est bordée de deux *Sourcils* ou *Lévres*, dont l'une est pareillement interne, & l'autre externe, les deux extremités de cette côte finissent par deux éminences, appellées *Epines*, dont la superieure est beaucoup plus grande que l'inferieure. Proche cette derniere, qui est placée anterieurement, l'on voit une *Echancrure* qui facilite le passage aux tendons des muscles iliaques & psoas, aux arteres & veines crurales, & aux vaisseaux spermatiques.

Enfin cet os forme par sa partie inferieure une

partie de cette cavité qui reçoit la tête de l'os de la cuisse.

L'os ischion. *L'Ischion* qui est la partie inferieure de l'os anonyme, est épais & solide. On y considere trois parties; la superieure est celle qui fait la plus grande partie de l'*Acetable* ou *Cotile*; l'anterieure fait une partie du *Trou ovalaire*, & l'inferieure est celle-là à laquelle on remarque deux *Apophyses*, l'une posterieure appellée *Epine*, & l'autre anterieure & inferieure; on y voit aussi une *Sinuosité* ou *Scissure* qui donne passage au tendon de l'obturateur interne.

Son articulation. *Cet Os* est lié avec l'os sacrum par un double *Ligament* qui en sort, l'un s'insere à l'apophise aiguë de la hanche, & l'autre posterieurement á son épiphise, qui sert d'appuy à l'intestin droit. Son extremité se nomme la *Tuberosité de l'Ischion*, qui donne origine aux muscles de la verge, aux releveurs de l'anus, & à beaucoup des flechisseurs de la jambe.

L'os pubis. *L'Os Pubis* appellé aussi *Os du Penil* ou *Pecten* est mince, & situé à la partie anterieure & moyenne du tronc. On y remarque quatre parties differentes; l'anterieure qui se joint par sincondrose avec son compagnon par le moyen d'un cartilage, la posterieure qui est l'extremité de derriere de cette épine, forme une partie du cotile, c'est entre cette partie & l'extremité de l'os ilion qu'est cette *Sinuosité* par où passent les tendons des muscles lombaires & iliaques; la superieure, autrement dite l'*Epine*, est celle où s'attachent les muscles de l'abdomen, & enfin l'inferieure est celle qui se joint avec une avance qui fait la *Tuberosité de l'Ischion*, lesquelles deux avances font le *Trou ovalaire*, appellé aussi *Tiroide*, qui forme une avance où s'attachent plusieurs muscles.

Les os pubis plus déliés aux femmes

Les Os Pubis sont plus déliés & plus amples aux femmes qu'aux hommes, & celles qui les ont plus avancées en dehors, en accouchent plus aisément.

Si les os du pubis se meuvent.

On demande si les os pubis sont mûs? *Diemerbroeck* répond, que ces os ne se meuvent point d'eux mêmes, à raison, & par le moyen des muscles qui s'inserent en eux, mais seulement par accident, entant qu'ils suivent en quelque maniere le mouvement des parties voisines. Car il est constant que dans le mouvement de la jambe, du dos & des lombes, ils se meuvent tant soit peu avec tout l'os des hanches, non pas neanmoins chacun en particulier.

Comment le fœtus passe par le bassin.

On demande encore, comment il est possible que le fœtus étant parvenu à sa maturité & grandeur, passe au temps de l'enfantement par l'espace étroit du bassin, lequel d'ailleurs est couvert, & rempli de toutes parts de muscles, & d'autres parties? Le même *Diemerbroeck* répond, que si le fœtus est petit, il peut passer sans peine par cet espace étroit, ainsi que l'experience le fait voir chaque jour; car au temps de l'enfantement les parties genitales deviennent si glissantes, si relâchées, & si molles par l'affluence des humeurs, que même si la necessité le demande, la Sage-femme ou le Chirurgien peuvent facilement y introduire toute la main; mais si le fœtus est grand, ou que les parties soient d'elles mêmes, ou par nature, étroites, alors l'enfantement est difficile & laborieux, & les os pubis par le relâchement des ligamens & des cartilages s'entr'ouvent tant soit peu; même la connexion cartilagineuse de l'os sacrum avec cet os se relâche si fort, qu'ils s'éloignent visiblement les uns des autres, en la maniere que les fruits meurs ont coûtume de s'entr'ouvrir pour pousser dehors la semence qu'ils contiennent.

C'est cette Division qui fait que les femmes qui ont eu un accouchement difficile & laborieux, ou dont le fœtus est de grande stature, se plaignent tres-souvent de grandes douleurs aux environs de l'os sacrum & du pubis, & aussi que celles qui ont fait plusieurs enfans, ont ces cartilages tres-épais. C'est aussi par cette même raison que les filles qui se marient dans un âge avancé enfantent avec beaucoup plus de peines que les jeunes, ces cartilages en elles étant dessechés, & enfin que quoique les autres cartilages du corps se dessechent à mesure qu'on avance dans l'âge, & deviennent os, ceux-cy neanmoins dans les femmes ne se dessechent jamais, & ne deviennent point osseux.

DES OS DE LA MAIN.

LA *Main* se divise en trois parties, qui sont le bras, le coude, & la main, proprement dite. Le bras est composé d'un os seul qu'on appelle humerus. Le coude de deux, qu'on appelle cubitus & radius, & la main, proprement dite, de vingt-sept, dont on compte huit au poignet, ou carpe, quatre au metacarpe, & quinze aux doigts, de tous lesquels nous traiterons en particulier dans le quatriéme Livre.

DES OS DU PIED.

LE *Pied* a trois parties, la cuisse, la jambe & le pied proprement. La cuisse est faite d'un os seul qu'on nomme *Femur*. La jambe de deux, qu'on appelle le tibia & le peroné, & le pied, proprement dit, de vingt-six, dont il y en a sept au tarse, cinq au metatarse, & quatorze aux orteils. Nous en parlerons amplement dans le quatriéme Livre.

DES CARTILAGES EN GENERAL.

Pourquoy on traite des cartilages ensuite des os.

ON *traite* ordinairement des cartilages ensuite des os, parce qu'ils approchent de prés de leur nature, dont même en certaines parties ils font la fonction, & que souvent ils deviennent des os.

Ce que c'est que le cartilage.

Le Cartilage, selon *Diemerbroeck*, est une partie similaire, froide, modérement seche, privée de sentiment, engendrée de la portion visqueuse & terrestre de la semence, & destinée pour le soûtien de plusieurs parties molles, & pour éluder l'impetuosité des choses dures, qui du dehors peuvent les offenser.

Leur substance.

C'est pour cette fin que leur substance est legere, polie, & flexible, plus dure que le ligament, & plus molle que l'os, & lors qu'en elle les particules terrestres prédominent sur les visqueuses, elle acquiert plus de dureté, & devient facilement os, ainsi qu'on voit dans le sternum, dans l'épine du dos, & en plusieurs autres parties, dans lesquelles tres souvent elle prend la nature d'os. Lorsque les particules visqueuses prennent le dessus sur les terrestres, elle ne s'endurcit jamais en os, ainsi qu'on voit dans les jointures des bras, de la cuisse &c. mais si les particules demeurent dans l'égalité, aucune ne prédominant, & qu'il survienne un dessechement excessif, soit par l'âge, ou par la maniere de nourriture, alors la substance du cartilage s'endurcit quelquefois, & contre son état naturel elle devient os, ainsi qu'on l'observe dans le cartilage scutiforme, & dans la trachée-artere. Ce qui est confirmé par l'exemple rapporté par *Cardan* de ce voleur de Milan qui ayant été pendu à un gibet, ne fût point suffoqué, parce que la trachée-artere s'étoit endurcie en luy, & devenuë entierement os.

Ils sont differens entr'eux, soit en grandeur, en figure, en situation, en connexion, en usage, & en dureté de substance, soit en ce que les uns revêtent la tête des os, & les rendent lisses, d'autres constituent les parties mêmes, comme dans l'oreille & dans le nés, d'autres sont placés au devant de quelques parties nobles, pour leur servir de défense & de rampart, comme dans les cartilages des côtes & de l'os sternon. Leurs differences.

Il y a des cartilages de plusieurs *Figures*, à qui l'on a donné le nom des choses ausquelles ils ressemblent; l'un est appellé *Annulaire*, parce qu'il est fait comme un anneau; un autre *Xiphoide*, à cause qu'il a la figure de la pointe d'un poignard, & un autre *Scutiforme*, qui est fait comme un bouclier, & ainsi de plusieurs autres. Leur figure.

Les Cartilages accompagnent ordinairement les os, on en trouve neanmoins qui ne les touchent pas, comme ceux du larinx & des paupieres.

Les Cartilages n'ont pas des cavités considerables comme les os, ni ils ne sont pas nourris de moële: car comme leur substance est molle, & qu'ils ont des pores tres-larges, l'aliment les penetre facilement de toutes parts, ou comme quelques-uns disent, ils ont une mucosité d'une substance visqueuse & flexible, qui les environne, & qui les conserve. Les cartilages n'ont point de cavités considerables.

Ils n'ont point de sentiment, n'ayant ni membranes, ni nerfs, ce qui est d'autant plus avantageux à l'homme, qu'il a assés d'autres parties sujettes à Ils n'ont point de sentiment.

la douleur, sans avoir encore celles-cy qui luy en causeroit de continuelles dans les mouvemens qu'il est obligé de faire.

Leur usage. *Les usages des Cartilages* sont 1. d'empêcher que les os ne soient blessés par un fraïement mutuel. 2. de rendre les mouvemens des parties qui s'articulent, libres & faciles; en effet, dans les corps vivans ils sont humectés d'une certaine humeur onctueuse qui les rend libres & glissans. 3. de joindre les os en plusieurs endroits par sincondrose. 4. de défendre plusieurs parties contre les injures du dehors. 5. de contribuer beaucoup à bien en former plusieurs autres, comme le nés, les oreilles, la trachée-artere, & les paupieres. 5. d'amplifier les cavités des grands articles.

Tous les Os qui s'articulent sont revêtus en leurs articles d'un cartilage, lequel est plus ou moins visqueux & glissant, selon que le mouvement auquel l'os est destiné, doit être ou grand & prompt, ou petit, ou lent.

On traitera en leurs lieux des cartilages du larinx, de l'épiglote, de l'âpre artere, des paupieres, des oreilles, du nés, & de plusieurs autres, où on pourra avoir recours.

DES LIGAMENS EN GENERAL.

Pourquoy on traite des ligamens aprés les os. ON *traite* aussi des ligamens aprés les os, parce que c'est par leur moyen, qu'ils sont unis & attachés les uns aux autres.

Ce que c'est que le ligament. *Le Ligament* est une partie similaire, froide, seche, & ferme, neanmoins lâche, & flexible, destinée pour lier differentes parties ensemble.

Sa substance *On croit* qu'il est formé de la portion visqueuse & tenace de la semence, d'où vient que sa subſtance eſt ſolide & blanche. Il tient le milieu entre la membrane & le cartilage, étant plus dur que la membrane, afin qu'il ne ſe rompe pas facilement, & plus mou que le cartilage, afin qu'il obéïſſe mieux aux mouvemens des muſcles.

Entre les ligamens il y en a de forts, qui ſont interieurement entre les os, d'épais & de ronds, que l'on appelle cartilagineux, comme celuy qui naiſſant de la tête du femur, va s'inſerer dans l'os iſchion, & d'autres déliés & membraneux, qui couvrent exterieurement les os, tel qu'eſt celuy qui embraſſe l'article de l'humerus. Leurs differences.

Il y en a de pluſieurs figures, les uns ſont larges, que l'on appelle *Membraneux*, & les autres ſont ronds, que l'on nomme *Nerveux*; ces noms ne leur ſont donnés que par la reſſemblance qu'ils ont avec des membranes ou des nerfs, & non pas parce que le ligament eſt effectivement membraneux ou nerveux, Leur figure.

Les Ligamens qui lient les os n'ont point de ſentiment, de peur que dans les differens mouvemens des parties on ne ſouffrit de continuelles & incommodes douleurs qui rendroient à l'homme la vie malheureuſe. Quelques-uns neanmoins croyent qu'il y a des ligamens qui prennent leur origine des perioſtes, d'où vient qu'ils ſont en quelque façon membraneux, & qu'ils ont tant ſoit peu de ſentiment. Il y a auſſi d'autres ligamens qui ont du ſentiment, quoy qu'ils ne naiſſent pas des perioſtes; tels ſont ceux qui attachent le foye, la matrice, la veſſie &c. aux parties qui leur ſont voiſines. Ils n'ont point de ſentiment.

Les Ligamens ſont nourris, non pas de moële, ainſi que *Columbus*, & pluſieurs autres l'ont crû; mais du ſang qui leur eſt apporté par des arterioles capillaires, ſi petites qu'elles échapent à la vûë. Leur nourriture.

Leur origine. *Ils prennent* leur *Origine* ou d'un os, ou d'un cartilage, ou d'une membrane, & ils s'y inserent de même.

Leur usage. *Ils ne servent* pas seulement à attacher les os ensemble, comme l'ont dit les Anciens ; mais ils sont des ressorts qui contribuent davantage au mouvement des membres que les muscles, selon les Modernes ; parce que les petits tuyaux qui les composent étant fort serrés, & fort étroits, pour peu que leur figure vienne à changer dans le mouvement des membres, la matiere subtile qui passe ensuite dans les pores de ces tuyaux qui ont été retrecis, ne sçauroient faire effort pour les changer, qu'elle ne redresse tous ces petits tuyaux, en les remettant dans l'état où ils étoient avant que d'être plus.

Et pour faire voir que la vertu elastique des ligamens aussi bien que des autres ressorts, ne consiste que dans la petitesse de leurs pores, considerés, ajoûtent-ils, que si l'on bat à froid une lame d'acier qui n'est pas trempée, cette lame acquiert la vertu de faire le ressort qu'elle n'avoit pas auparavant. Or il est évident que l'on ne fait autre chose qu'en approcher les parties plus prés les unes des autres, & en même temps en retrecir les pores, d'où il suit que ce n'est que dans la seule petitesse des pores d'un corps dur en quoy consiste sa vertu elastique.

Nous parlerons des ligamens en particulier, en traitant de chaque partie où ils sont situés, & ont des usages.

Des

DES MUSCLES EN GENERAL.

L'ethimologie du muscle.

LE *Muscle* est ainsi appellé, à cause qu'il ressemble à une souris écorchée, & qu'à la maniere d'un rat, il a la tête & la queuë menuë & grêle, & le milieu du corps gros & enflé. Les Latins l'appellent *Lacertus*, parce qu'il ressemble en quelque façon à un lezard.

Ce que c'est que le muscle.

Le Muscle est une partie organique, & l'instrument du mouvement volontaire, tissû de fibres, composé d'arteres, de veines, & de vaisseaux limphatiques, & d'une membrane qui le revêt.

Division du muscle.

L'Arrangement des fibres des muscles, selon *Stenon*, est differente suivant les mouvemens qu'ils doivent faire. *L'extremité* de toutes les fibres charnuës est nerveuse, c'est ce que l'on appelle vulgairement la *Tête* & la *Queuë* du muscle qui en sont les *Tendons*. Le *Ventre* ou le *Milieu* de tous les muscles est élevé & charnu, chaque fibre fait pour le moins trois lignes droites inégales qui font des *Angles alternes*; ces angles sont ainsi nommés, parce que la ligne qui les forme est entre-deux paralelles.

Composition du muscle.

Tous les muscles ont encore plusieurs couches de fibres droites & transverses. Toutes celles du même ordre sont rangées dans un même plan, en formant un *Parallelogramme*, ou plûtôt un *Rhomboide*, dont les deux côtés opposés sont paralelles, & font des *Angles aigus*, les deux autres côtés font deux tendons opposés hors du parallelogramme, ou du *Quarré long*. Tout le champ ou la surface du rhomboide est composé de fibres paralelles, dont la réünion fait les tendons; de ſorte qu'il y a autant de fibres nerveuſes dans le tendon, qu'il y en a dans le ventre du muſcle. Toutes les fibres internes des tendons ſont plus courtes que les externes.

Figures des fibres du muſcle.

Il y a toûjours trois figures dans chaque plan de fibres; la premiere & la derniere ſont toûjours oppoſées, celle du milieu fait le rhomboide. Pluſieurs couches de fibres paralelles faiſant une épaiſſeur, forment ce que l'on appelle *Parallelépipede*, pour faire le muſcle ſimple; car le muſcle composé eſt un aſſemblage de pluſieurs parallelépipedes.

D'où dépend la force des muſcles.

Toute la force des muſcles procede des fibres & des filamens tendineux, ainſi qu'il eſt évident dans les corps amaigris & conſumés par une fiévre lente, & par ethiſie, dans leſquels le mouvement perſiſte, quoique les parties charneuſes ſoient entierement conſumées. Et ſelon l'experience de *Stenon*, le muſcle grêle interne peut ſoûtenir un poids de cinquante livres ſans ſe rompre. Il ne faut pas croire que les divers arrangemens des fibres des muſcles ſoient toûjours pour mouvoir les parties differemment.

L'arangement des fibres des muſcles.

Il y a des muſcles qui ne font qu'un mouvement, où les fibres ſont diſpoſées à former deux muſcles, c'eſt ce que l'on voit dans le demi-nerveux. Il y a des muſcles où les fibres vont en ligne droite ſelon leur longueur; il y en a d'autres où elles vont en ſpirale, & d'autres enfin qui ont un double rang, & qui naiſſent des deux côtés d'un tendon, comme les barbes d'une plume.

Les mouvemens du muſcle.

Toutes les fibres charnuës du ventre d'un muſcle ſont moins ſerrées que dans le tendon. Le mouvement des muſcles vient du racourciſſement des fibres charnuës qui tirent les tendons, qui ſont quelquefois doubles, triples &c. comme les tendons du biceps, du triceps, aussi-bien que la partie charnuë, qui est quelquefois double, comme au digastrique.

Les muscles contribuent à differens mouvemens

Les Nerfs entrent indifferemment dans le muscle par les extremités, ou par le ventre, aprés avoir donné plusieurs rameaux à leurs membranes propres. Enfin les muscles servent à tous les differens mouvemens de nos membres; car il y en a pour les flechir, pour les étendre, pour les élever, les abbaisser, les approcher, les éloigner, les relâcher, les presser, les fermer, les ouvrir. Quand il faut faire des mouvemens violens, les muscles ont des tendons considerables, & ceux qui ne font qu'ouvrir, & relâcher, comme les sphincters, n'en ont point.

Muscles congeneres & antagonistes.

Il est encore à remarquer que tous les muscles qui font un même mouvement, s'appellent *Congeneres*, & qu'on nomme ceux qui font un mouvement opposé, *Antagonistes*.

Le nombre des muscles

Pour le nombre des muscles, on a peine à le déterminer, parce qu'on l'augmente tous les jours: Quelques Anatomistes en comptent jusqu'à cinq cens vingt-neuf.

Les mouvemens du muscle.

Le Muscle a deux sortes de mouvemens, celuy de *Contraction*, & celuy d'*Extension*. Par le premier il s'acourcit, par le second il s'allonge, d'où s'ensuivent tous les divers mouvemens que l'on voit au corps. On y en ajoûte un troisiéme, qu'on appelle *Mouvement tonique*, qui se fait, lorsque plusieurs muscles agissent de concert, & tiennent une partie ferme & bandée, sans la mouvoir aucunément. Ce qui arrive quand les quatre muscles droits de l'œil le tiennent sans branler, & le font regarder fixement en un même endroit, ou quand l'homme se tient debout, quoy qu'il ne se meuve pas actuellement; neanmoins les muscles qui le tiennent dans cette posture droite, ne laissent pourtant pas d'agir.

Il y a des mouvemens simples & composés.

Les Mouvemens sont *simples* ou *composés*; ceux qui se font en haut, en bas, en devant, en derriere, à droite & à gauche, sont appellés simples, parce qu'il n'y a qu'une sorte de muscle qui le fasse; mais lorsque plusieurs agissent ensemble, & successivement, on les nomme composés, comme quand nous mouvons les bras en rond.

Le muscle se gonfle en agissant.

Quand le muscle agit, il se gonfle, parce qu'il se racourcit, & la grosseur qu'il fait par ce gonflement est toûjours dans son ventre, & elle paroît en dehors, excepté aux muscles de l'épigastre, à cause qu'ils n'ont point d'os pour les appuyer.

Le muscle remuë toûjours la partie la moins solide.

Le Muscle prend toûjours son origine à une partie plus ferme que celle où il va s'inserer, & la partie qu'il doit remuer est toûjours celle où il va finir; d'où il s'ensuit, que lors qu'il se contracte, il devient plus court, & par consequent une des deux parties attachées à ses deux extremités doit se mouvoir, qui est toûjours celle où il va s'inserer.

Il est difficile de sçavoir ce qui fait mouvoir les muscles.

Enfin on convient que les muscles servent à mouvoir toutes les parties de nôtre corps, quand il nous plaît, & quoy qu'on aye de la peine à concevoir comment cela se fait, neanmoins les plus habiles Anatomistes de nos jours en donnent l'idée qui suit suivant la mecanique.

C'est le suc animal versé dans le muscle qui le fait gonfler.

La Veuë d'un muscle apprend, disent-ils, qu'il peut se mouvoir, & qu'il est toûjours en état de le faire; mais qu'il faut quelque cause qui le mette en mouvement. Qu'il est certain que cette cause vient du cerveau puis qu'aussi tôt que la volonté a déterminé de flechir le carpe, dans le même temps les muscles obéïssent, & le carpe est flechi,

& que cela ſe fait ainſi. Le ſang qui eſt verſé ſans diſcontinuation dans le corps du muſcle par l'artere, eſt toûjours prêt de ſe rarefier pour gonfler le muſcle; mais il ne le peut de luy-même. C'eſt par le mêlange du ſuc animal qui eſt porté par le nerf dans le muſcle que ſe fait cette rarefaction, qui écartant les fibres les unes des autres, les racourcit, & de là s'enſuit le mouvement de la partie qui eſt attachée à la queuë du muſcle.

Comment le ſuc animal y eſt verſé.

Cette Ecoulement du ſuc animal dans les muſcles ne ſe fait que quand nous voulons, c'eſt ce qui rend leur mouvement volontaire. Si la volonté veut qu'un bras ſoit en repos, il y demeure, ſi elle veut qu'un pied ſe meuve, il le fait en même temps. Il ne faut pas croire que le ſuc animal ſoit porté du cerveau dans les muſcles, dans le temps qu'il veut qu'ils ſe meuvent. Le mouvement ſuit de ſi prés la volonté, qu'il ne pourroit pas en faire le chemin en un inſtant: mais les nerfs ſont autant de canaux pleins du ſuc animal, toûjours prêts de le verſer par leurs extremités dans les muſcles où ils vont aboutir, & lorſque la volonté détermine de mouvoir quelque muſcle, il ſe fait une petite compreſſion des fibres du cerveau ſur l'extremité du nerf; cette compreſſion pouſſe le ſuc animal dont il eſt rempli, & l'oblige à ſortir par l'autre bout du nerf qui ſe termine dans le muſcle, où ſe mêlant avec le ſang qu'il y trouve toûjours, il s'y fait une ébulition, d'où s'enſuit le gonflement.

Comparaiſon qui donnent idée comment cela ſe fait.

On ſe ſert d'une comparaiſon pour faire concevoir cette opinion: Le reſervoir d'où vient l'eau qui fait joüer les fontaines eſt toûjours placé au lieu le plus éminent du jardin; pluſieurs en partent, qui vont à toutes les fontaines. Lorſque le Fontainier en veut faire joüer quelqu'une, il ouvre le robinet de son conduit, & sur le champ on la voit jallir, bien qu'elle soit quelquefois à cinq cens pas du reservoir. Le cerveau fait l'office du reservoir, les nerfs en sont les conduits, les fontaines sont comme les muscles, & le Fontainier represente la volonté qui met, quand il luy plaît, tous les muscles en mouvement.

Observations qui confirment cette opinion.

Si on observe ce qui arrive dans les mouvemens, tout confirmera l'opinion qu'on avance. Quand une personne est en repos, elle n'a pas si chaud que lors qu'elle travaille, ou qu'elle marche, parce que le mouvement étant entretenu par plusieurs effervescences réïterées, il augmente la chaleur & la circulation du sang avec bien plus d'activité que dans le repos, & si aprés une course on met la main sur le cœur de celuy qui a couru, on le sent battre plus vîte qu'à l'ordinaire, parce que le sang ayant passé avec précipitation par les muscles, & les ayant gonflé souvent par le mêlange du suc animal, il se porte au cœur plus promptement que de coûtume.

Le suc animal circule comme le sang.

Bien qu'on aye comparé le cerveau à un reservoir, cependant il ne faut pas croire qu'il puisse contenir autant de suc animal qu'il en faut pour entretenir les mouvemens d'un voyageur qui marche à pied pendant toute la journée. Celuy qui a produit les premiers mouvemens, aprés s'être mêlé avec le sang, repasse dans le cerveau par la circulation, là il se separe du sang, pour être employé derechef à de nouveaux mouvemens, ce qui apprend que le suc animal circule de même que le sang, & par consequent la dissipation qui s'en fait par le travail, est reparé par les alimens qu'on prend; c'est pourquoy ceux qui sont employés à des ouvrages rudes & penibles, ont besoin de manger plus souvent, & en plus grande quantité que les autres.

Nôtre Corps, dit un Auteur moderne, est comme un alembic, la chaleur naturelle en est le feu, le cœur comme le principal foyer, la bouche, & les narines comme les registres qui moderent ce feu, le poûmon comme le soufflet qui l'alume, le nitre qui vient de l'air par les poûmons, & le soufre que les alimens gras fournissent, la matiere qui entretient ce feu; la tête est le chapiteau de l'alembic, la matiere qui doit être distillée, c'est le sang dont il faut tirer l'esprit, comme on le tire du vin & des autres liqueurs qu'on distille. Le feu du cœur volatilisant le sang, ou plûtôt poussant le sel volatile qu'il contient, le fait sublimer jusqu'à la tête par le tronc ascendant de l'aorte, par les arteres carotides, par les vertebrales, & par les ramifications qui en partent; mais comme la partie volatile du sang a enlevé avec soy, en se sublimant, beaucoup de phlegme & de soufre, dont il faut qu'elle se décharge pour former un esprit bien pur, elle se filtre par la substance cendrée du cerveau, comme par la manche d'Hippocras, ou comme par une éponge grasse avec laquelle on rectifie parfaitement l'esprit de vin. Les nerfs sont comme les becs de l'alembic par où coule la liqueur distillée, c'est-à-dire, l'esprit animal, & les parties qui en sont animées sont comme autant de recipiens. L'artifice de cet alembic est tel, que l'esprit ayant enlevé avec soy une partie de phlegme, non seulement s'en décharge dans son chapiteau, mais même il l'envoye dehors par un bec particulier, sçavoir par l'entonnoir où ce phlegme se vient rendre par quantité de routes sacrées dans la substance du cerveau: car dans sa partie cendrée il se fait une separation de trois matieres, sçavoir de l'esprit (qui ne peut être autre chose qu'un sel

Comment se forment les esprits animaux.

volatile dissout dans un peu de phlegme tres-délié) du soufre, & du phlegme. La premiere & la derniere de ces substances s'arrêtent dans le cerveau, parce qu'elles y trouvent des ouvertures propres à les recevoir : mais la partie sulphureuse est obligée de s'en retourner au cœur, parce que l'embarras de ses parties rameuses l'a empêchée de passer par le crible fin du cerveau, ramenant pourtant avec elle une partie du phlegme, & même de l'esprit, qui étant trop engagé dans les parties huileuses ou sulphureuses, n'a pas pû s'en dégager ; mais ce sang étant retourné au cœur, & y ayant été rechauffé, fermenté, & subtilisé, il se sublime derechef, & ses parties les plus subtiles se dégagent de leurs entraves. On croit même que la liqueur de nôtre sang est d'une telle nature, que se sublimant plusieurs fois dans nôtre corps, (qui est comme ce vaisseau que les Chimistes nomment circulatoire,) & passant par diverses rectifications & cohobations, pour ainsi dire, il se volatiseroit tout, comme il arrive à d'autres liqueurs en chymie, si les alimens que nous prenons ne venoient le renouveller, & n'empêchoient par leur mêlange cette rectification ; mais quand on dit que l'esprit & le phlegme se filtrent dans le cerveau, il ne faut pas penser qu'il n'y ait qu'un seul filtre pour ces matieres. Il y a des conduits qui recevant l'esprit, le menent dans le corps calleux, dans les corps canelés, dans la moëlle allongée, & enfin dans les nerfs. Il y en a d'autres qui reçoivent le phlegme, & qui le conduisent dans les ventricules, pour être jetté de là par l'entonnoir dans la glande pituitaire. On ne voudroit pas pourtant dire que cette separation se fit si exactement, que le fitre de l'esprit ne reçoive un peu de phlegme le plus délié, un peu de sel volatile le plus fin, & même un peu de soufre le plus pur. Ces quatre matieres étant jointes ensemble, composent peut-être ce qu'on appelle le le suc nerveux qui sert à l'esprit animal de vehicule, ou plûtôt d'entrave, par sa partie soufrée, pour empêcher sa trop prompte évaporation. Il ne faut pas non plus croire que la generation de cet esprit animal se fasse seulement par voye de filtration. Il y a grande apparence que le sang n'est pas plûtôt versé dans la substance cendrée du cerveau, qu'il commence à s'y fermenter par le moyen du sel armoniac, ou de quelque autre sel volatile dont elle est remplie. Les parties de ce sel & celles du sang s'entrechoquant rudement dans cette fermentation, il faut qu'elles se brisent, qu'elles perdent beaucoup de leur grosseur, & qu'ainsi elles deviennent plus propres à se filtrer par les conduits du cerveau. Ou bien le sel armoniac étant fort volatile, peut subtiliser & volatiliser le sang, ou le rendre enfin plus propre à la filtration.

DES MUSCLES DU FRONT.

Les muscles du front.

LA *Peau du Front* & des sourcils se meuvent en haut & en bas par le moyen de quatre muscles, deux frontaux, & deux occipitaux, un de chaque côté.

Les frontaux.

Les Frontaux prennent leur origine de la partie superieure de l'orbite, & de la racine du nés, & montant par dessus la peau cheveluë, vont se terminer à l'aponeurose des occipitaux. Leur usage est de tirer en bas la peau du front, & d'abbaisser les sourcils.

EXPLICATION DE LA FIGURE II.

Qui represente par la partie anterieure tous les Muscles du Corps.

A A Les Muscles longs du Col.
B Le Muscle Scalene.
C Le Muscle Mastoidien qui flechit la Tête.
D D Les Vertebres du Col.
E Le Levateur de l'Epaule.
F F Les Clavicules.
G G L'Os Sternon.
H L'Acromion de l'Humerus.
i i Le Muscle Soûclavier.
K Le Pectoral.
L Le Deltoide.
M M Le Biceps,
N Le Perforatus.
O Le petit Dentelé.
P P Le grand Dentelé.
q q q q Les Muscles Intercostaux.
R R R R Les Brachials dans l'un & dans l'autre Bras, avec une partie du Biceps.
S S L'Extenseur du Coude, appellé le Long.
T T Le Pronateur rond du Radius.
V Les quatre Pronateurs du Rayon.
V V Le premier Supinateur du Radius.
X Le premier Flechisseur externe du Carpe.
Y Le Muscle Palmaire.
Z Le second Flechisseur interne du Carpe.
α L'Os Radius.
β L'Os Cubitus.
δ Le Ligament qui joint le Cubitus & le Radius.
Τ Le Muscle flechisseur des Doigts, appellé Sublime, ou Perforatus.
θ Le Profond joint au Perforatus.
ε ε ε Les Muscles Lumbricaux.
ζ ζ Le Flechisseur du Poûce.
λ λ Les Muscles Adducteurs du Poûce.

FIGURE II.

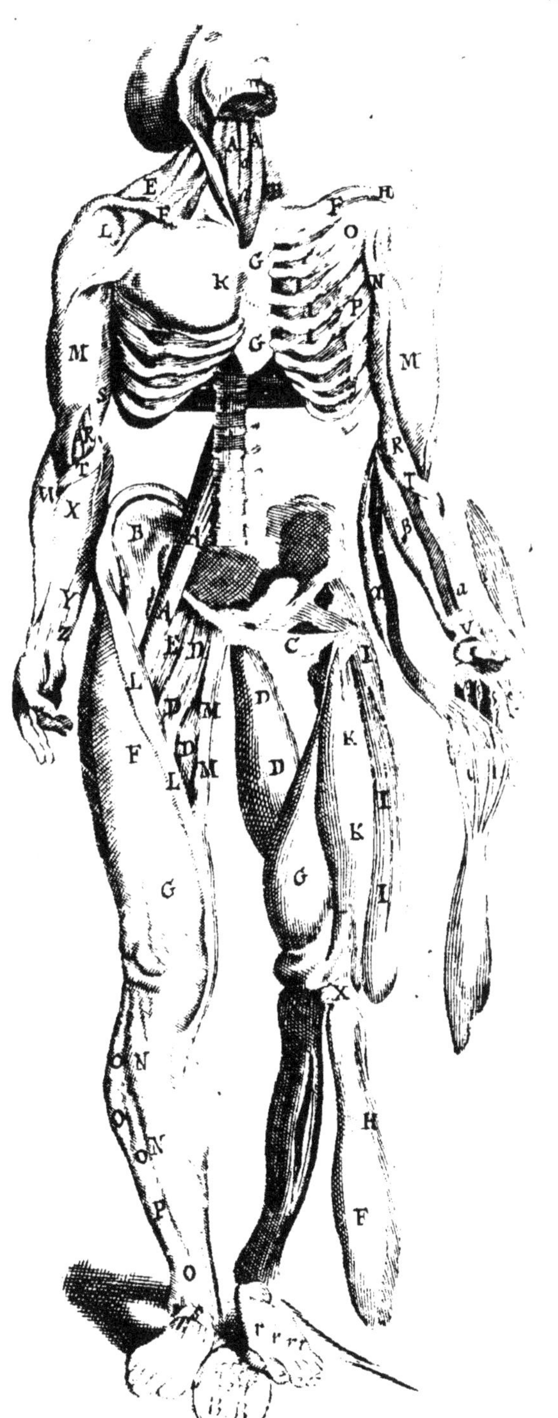

Les Caracteres ſuivans repreſentent les Muſcles inferieurs, & anterieures, depuis la Region des Lombes juſques aux extremités des Pieds.

A Le Muſcle Pſoas, ou Lombaire.
B L'Iliaque.
C L'Obturateur interne.
D D D D Le Triceps.
E Le Livide.
F F Le droit dans ſa ſituation, mais qui eſt pendant vers la fin du Femur droit
G G Le Vaſte interne.
H Le Vaſte externe qui pend vers le Femur droit.
I I Le Membraneux, ou Faſcia lata.
K K Le Crural.
L L Le Long, ou Couturier.
M M Le Grêle.
N N Le Tibial ancien.
O Le Biceps du Peroné.
P P Les muſcles extenſeurs des quatre doigts du Pied.
Q Le Muſcle extenſeur du Poûce.
R Les Lumbricaux.
r r r r Les Muſcles interoſſeux.
S Le Ligament tranſverſe du Pied.
T Le Tibia.
V Le Peroné.
X La Rotule.

Les occipitaux. *Les Occipitaux* naiſſent de la partie poſterieure de l'os occipital, au deſſus de l'inſertion des muſcles de la tête, & montant au ſinciput, vont s'inſerer à l'aponeuroſe des frontaux. Ils tirent la peau de la tête, & le front en haut.

DES MUSCLES DES PAUPIERES.

Les muscles des paupieres.

LEs *Paupieres* ouvrent & ferment les yeux par le moyen de deux muscles.

Le fermeur.

Le Premier appellé *Fermeur*, prend son origine de la paupiere superieure, & se termine au petit canthus.

L'ouvreur.

Le second nommé *Ouvreur*, naît de la partie superieure du fond de l'orbite, & va par dessus le globe de l'œil se terminer par une aponeurose au tarse de la paupiere superieure.

DES MUSCLES DES YEUX.

Les muscles des yeux.

LEs *Yeux* se meuvent de tous côtés par le moyen de six muscles, quatre droits, & deux obliques, dont nous parlerons dans le Chapitre des parties des yeux.

DES MUSCLES DU NEZ.

Les muscles du nés.

LE *Nez* se dilate, & se resserre par le moyen de quatre muscles, deux de chaque côté.

Le piramidal.

Le premier appellé *Piramidal*, à cause de sa figure, & *Dilateur*, à cause de son action, prend son origine de la suture transverse qui separe la partie superieure de l'os du nez d'avec le frontal, & va en descendant s'inserer à l'aîle du nez.

Le fermeur.

Le second nommé *Fermeur*, naît de la partie inferieure de l'os maxillaire, & va s'inserer au dessous du nez. On remarque, que parce qu'il est fort mêlé avec les muscles des lévres, l'on ne sçauroit resserrer le nez sans mouvoir en même temps les lévres.

DES MUSCLES DES LEVRES.

Les muscles des lévres. LEs *Lévres* ont neuf muscles, quatre propres, & cinq communs.

L'incisif. *Le premier* des propres, appellé *Incisif*, prend son origine du creux de la mâchoire, au dessous de l'os des jouës, & descend obliquement à la lévre superieure qu'il tire en haut.

Le triangulaire. *Le second*, nommé *Triangulaire*, naît de la base du menton, & monte obliquement par l'union des deux lévres à la lévre superieure, pour la tirer en bas.

Le zigomatique. *Le premier* des muscles, communs aux jouës & aux lévres, est le *Zigomatique*, qui est long & grêle. Il naît du zigoma, se termine à l'union des deux lévres, qu'il tire toutes deux ensemble à côté.

Le buccinateur. *Le second*, appellé *Buccinateur*, sort des gencives vers les dents molaires, & s'insere aux deux lévres, c'est luy qui tourne les alimens dans la bouche, & qui les pousse entre les dents pour être mâchés.

Le sphincter. *Le cinquiéme*, appellé *Sphincter*, forme en partie la substance des lévres, & les resserre

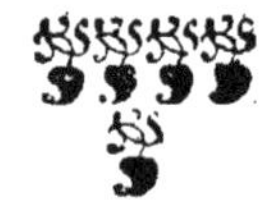

DES MUSCLES DE LA MÂCHOIRE *inferieure.*

LA *Mâchoire inferieure* fait tous ſes mouvemens par le moyen de douze muſcles, ſix de chaque côté, dont il y en a quatre qui la ferment, & deux qui l'ouvrent. Les muſcles de la mâchoire inferieure.

Le premier des fermeurs, appellé *Crotaphite* ou *Temporal*, prend ſon origine de la partie inferieure de l'os parietal, & de la cavité des tempes, & paſſant par deſſous le zigoma, il ſe termine par un tendon court, fort, & nerveux, à l'apophiſe coronoide de la mâchoire inferieure. Ce muſcle eſt revêtu du pericrane, & reçoit des veines des jugulaires, des arteres des carotides, & des nerfs de la troiſiéme & cinquiéme paire. On remarque que ſes bleſſures ſont ordinairement mortelles, à cauſe des convulſions que les nerfs excitent; c'eſt pourquoy on doit remettre promptement la mâchoire, quand elle eſt diſloquée. Le crotaphite.

Le ſecond, nommé *Pterigoidien interieur* naît de l'apophiſe pterigoide, & s'inſere interieurement à l'angle de la mâchoire inferieure. Le pterigoidien interieur.

Le troiſiéme, appellé *Maſſeter*, prend ſon origine de l'os de la pomette & zigoma, & ſe termine à l'extremité de l'angle, & à la partie moyenne de la mâchoire, laquelle il tire à côté & en devant avec le pterigoidien exterieur. Le maſſeter

Le quatriéme, nommé *Pterigoidien exterieur*, naît de l'apophiſe pterigoide, & s'inſere dans l'eſpace qui eſt entre le condile, & le coroné de la mâchoire. Le pterigoidien exterieur.

Le cinquiéme & premier des ouvreurs, eſt le *Muſcle large*, qui prend ſon origine de la partie Le large.

ſuperieure du ſternum, des clavicules, & de l'acromion, & s'inſere à la baſe de la mâchoire.

Le digaſtrique.

Le ſixiéme & dernier des abbaiſſeurs, eſt le *Digaſtrique* ou *Biventer*, ainſi appellé à cauſe d'un tendon qui le diviſe en deux ventres. Il ſort de l'apophiſe ſtiloide, & paſſe au travers du ſtilocératohioidien, pour ſe terminer á la partie interieure du menton.

DES MUSCLES DE LA LUETTE.

Les muſcles de la luette.

LA *Luette* a quatre muſcles, deux de chaque côté, qui la font avancer & reculer lors qu'on avale les alimens.

Le periſtaphilin exterieur.

Le premier, appellé *Periſtaphilin exterieur*, prend ſon origine de la mâchoire ſuperieure, au deſſous de la derniere dent molaire, & s'inſere par un tendon grêle aux côtés de la luette.

Le periſtaphilin interieur.

Le ſecond, nommé *Periſtaphilin interieur*, naît du bas de l'aîle interieure de l'apophiſe pterigoide, & montant le long de la même aîle, s'inſere à la luette.

DES MUSCLES DE L'OS HIOIDE.

Les muſcles de l'os hioide.

L'*Os Hioide* a dix muſcles, cinq de chaque côté, qui le font mouvoir avec la langue.

Le genohioidien.

Le premier, appellé *Genohioidien*, prend ſon origine de la partie interieure du menton, & s'inſere à la baſe de l'os hioide, qu'il tire en haut.

Le ſternohioidien.

Le ſecond, nommé *Sternohioidien*, naît de la partie exterieure du ſternum, & montant le long de la trachée-artere, ſe termine à la baſe de l'os hioide, qu'il tire en bas.

Le

Le troisiéme, appellé *Milohioidien*, prend son origine du dedans de la mâchoire vers les grosses dents, & s'insere à la base de l'os hioide, qu'il tire en haut, mais à côté.

Le milohioidien.

Le quatriéme, nommé *Coracohioidien* ou *Digastrique*, à cause de ses deux ventres, naît de l'apophise coracoide de l'omoplate, & s'insere à la corne de l'os hioide, qu'il tire en bas de ce côté.

Le coracohioidien.

Le cinquiéme, appellé *Stiloceratohioidien*, prend son origine de l'apophise stiloide, & se termine à la corne de l'os hioide, qu'il tire à côté.

Le stiloceratohioidien.

DES MUSCLES DE LA LANGUE.

LA *Langue* a huit muscles, quatre de chaque côté, qui la meuvent de toutes parts. Nous en parlerons dans le Chapitre des parties de la bouche.

Les muscles de la langue

DES MUSCLES DU PHARINX.

LE *Pharinx* fait ses mouvemens par le moyen de sept muscles.

Les muscles du pharinx.

Le premier qui est seul, appellé *Oesophagien*, prend son origine du côté du cartilage scutiforme, & passant par derriere l'œsophage, vient se terminer à l'autre côté du même cartilage. Il pousse l'aliment en bas, en resserrant le larinx, comme un sphincter.

L'œsophagien..

Le second, nommé *Stilopharingien*, naît de l'apophise aiguë de l'os sphenoide, & s'insere obliquement aux côtés du pharinx, qu'il dilate en le tirant en haut.

Le stilopharingien.

Le troisiéme, appellé *Sphenopharingien*, sort

Le sphenopharingien.

de l'apophiſe ſtiliforme, & ſe termine aux côtés du pharinx, qu'il dilate, & amplifie en tirant ſes côtés.

Le celopharingien.

Le quatriéme, nommé *Celopharingien*, prend ſon origine de l'articulation de la tête avec la premiere vertebre, & s'étend pour former la membrane du larinx qu'il dilate.

Lors qu'on avale les viandes, le muſcle œſophagien ſe reſſerre de tous côtés, & fait relever le larinx, & abbaiſſer le pharinx, qui embraſſe l'aliment de toutes parts, & l'oblige de deſcendre dans l'œſophage, pendant que le cephalopharingien empêche qu'il ne remonte; de ſorte que ces muſcles aſſemblés font comme un ſphincter, pour pouſſer les viandes en bas, aprés qu'elles ſont receuës dans le pharinx, que le ſphenopharingien & le ſtilopharingien ont dilaté.

DES MUSCLES DU LARINX.

Les muſcles du larinx.

LE *Larinx* a treize muſcles, quatre communs, & neuf propres, dont nous parlerons dans le Chapitre des parties du col.

DES MUSCLES DE LA TÊTE.

Les muſcles de la tête.

LA *Tête* fait tous ſes mouvemens par le moyen de quatorze muſcles, ſept de chaque côté, dont il y en a un qui l'abbaiſſe, quatre qui la relevent, & deux qui la meuvent demi circulairement.

Le maſtoidien.

Le premier qui l'abbaiſſe, appellé *Maſtoidien*, prend ſon origine de la partie ſuperieure du ſternum, & de la moyenne de la clavicule, & s'inſere derriere l'apophiſe maſtoide ou mammaire.

Le premier des releveurs, nommé *Splenique*, & qui eſt gros & long, ſort des épines des quatre dernieres vertebres du col, & des cinq premieres du dos, & ſe termine obliquement à l'os occipital. Le ſplenique.

Le ſecond, appellé *Complexe*, prend ſon origine des apophiſes tranſverſes des mêmes vertebres, que le ſplenius, & s'inſere preſque au milieu de l'os occipital. Le complexe.

Le troiſiéme, nommé *grand droit*, naît de l'épine de la ſeconde vertebre du col, & s'inſere dans l'os occipital. Le grand droit.

Le quatriéme, appellé *petit droit*, & ſitué ſous le grand, tire ſon origine de la premiere vertebre du col, & ſe termine à l'occipital. Le petit droit.

Le premier de ceux qui la meuvent demi circulairement, nommé *grand oblique*, ſort de la ſeconde vertebre du col, & s'attache à la production tranſverſe de la premiere. Le grand oblique.

Le ſecond, appellé *petit Oblique*, prend ſon origine de l'apophiſe tranſverſe de la premiere vertebre du col, & s'attache à l'os occipital. Le petit oblique.

On remarque entre les muſcles qui rempliſſent le col, pluſieurs *petites Glandes* de diverſes figures, qu'on nomme jugulaires, parce qu'elles accompagnent les vaiſſeaux de ce nom. Les glandes jugulaires.

DES MUSCLES DU COL.

LE *Col* a huit muſcles, quatre de chaque côté, qui ſervent à l'abbaiſſer, & à le relever. Les muſcles du col.

Le premier de ceux qui l'abbaiſſent, appellé le *Long*, & qui eſt ſous l'œſophage, prend ſon origine de la troiſiéme vertebre du dos, & s'inſere par devant à la premiere. Le long.

Le ſcalene. *Le ſecond*, nommé *Scalene*, à cauſe qu'il reſſemble à un triangle ſcalene, naît de la premiere & deuxiéme côte, & de la clavicule, & ſe termine par des fibres obliques à toutes les productions tranſverſes des vertebres du col. Il eſt troüé pour donner paſſage aux veines, aux arteres, & aux nerfs.

Le tranſverſal. *Le premier* des muſcles qui relevent le col, appellé *Tranſverſal*, ſort des apophiſes tranſverſes des ſix vertebres ſuperieures du dos, & s'inſere aux productions tranſverſes de toutes les vertebres du col.

L'épineux. *Le ſecond*, nommé *Epineux*, prend ſon origine des cinq vertebres inferieures du col, & des ſept ſuperieures du dos, & s'attache fortement à la deuxiéme vertebre du col.

DES MUSCLES DE LA POITRINE.

Les muſcles de la poitrine. LA *Poitrine* ſe dilate, & ſe reſſerre dans la reſpiration par le moyen de cinquante-ſix muſcles.

Les dilateurs. *Ceux* qui la dilatent ſont quinze de chaque côté; ſçavoir le ſoûclavier, le grand dentelé, le dentelé poſterieur ſuperieur, le dentelé poſterieur inferieur, & les onze intercoſtaux externes.

Le ſoûclavier. *Le Soûclavier*, ainſi appellé, parce qu'il eſt ſitué ſous la clavicule, prend ſon origine de la partie interne de la même clavicule, & s'inſere à la premiere côte proche le ſternum.

Le grand dentelé. *Le grand Dentelé* naît de la baſe interieure de l'omoplate, & s'attache aux cinq vrayes côtes inferieures, & aux deux fauſſes côtes ſuperieures, par cinq tendons qui reſſemblent à des dents de ſcie.

Le Dentelé superieur de derriere, sort de l'épine des trois vertebres inferieures du col, & de la premiere du dos, & se termine aux trois & quatre côtes superieures par digitation. Le dentelé superieur.

Le Dentelé inferieur de derriere prend son origine des trois vertebres inferieures du dos, & de la premiere des lombes, & s'insere aux trois & quatre côtes inferieures par digitation. Le dentelé inferieur.

Les onze Intercostaux exterieurs naissent tous de la partie inferieure & exterieure de chaque côté superieure, & vont s'inserer obliquement en devant à la partie superieure & exterieure de chaque côté inferieure. Les intercostaux exterieurs.

Les Muscles qui resserrent la poitrine sont treize de chaque côté, sçavoir le sacro-lombe, le triangulaire, & les onze intercostaux interieurs.

Le Sacro-lombe prend son origine de l'os sacrum, & des apophises épineuses des lombes, & s'attache aux côtes superieures proche de leurs racines, leur donnant à chacune un double tendon. Le sacro-lombe.

Le Triangulaire naît de la partie interieure & moyenne du sternum, & s'insere aux cartilages des côtes inferieures jusqu'à la seconde & troisiéme des fausses. Le triangulaire.

Les onze Intercostaux interieurs prennent leur origine du haut & du bas de chaque côte inferieure; & montant obliquement de derriere en devant, vont s'inserer à la lévre inferieure & interieure de chaque côte superieure. Ils remplissent les espaces d'entre les cartilages, ce que ne font pas les intercostaux exterieurs. Les uns & les autres s'entrecoupent en forme de Croix de Bourgogne. Les intercostaux interieurs.

DES MUSCLES DU DOS, & des Lombes.

Les muſcles du dos & des lombes.

Les *Lombes* ſont flechis, étendus, & tirés vers les côtés par le moyen de ſix muſcles, trois de chaque côté.

Le triangulaire.

Le premier des flechiſſeurs, appellé *Triangulaire*, prend ſon origine de la partie ſuperieure de la côte de l'os ilion, & de l'os ſacrum, & s'inſere aux apophiſes tranſverſes des vertebres des lombes, & à la derniere des fauſſes côtes.

Le ſacré.

Le premier de ceux qui les étendent, nommé *Sacré*, naît du derriere de l'os ſacrum, s'attache aux épines des vertebres des lombes, & s'avance juſqu'aux racines des épines des vertebres du dos.

Le demi-épineux.

Le ſecond, appellé *Demy-épineux*, ſort de l'épine de l'os ſacrum, & s'inſere aux apophiſes tranſverſes des vertebres du dos juſqu'au col.

On remarque que, lorſque ces muſcles agiſſent ſeparément de chaque côté, ils font mouvoir les lombes obliquement.

DES MUSCLES DE L'ABDOMEN.

Les muſcles de l'abdomen.

Les *Muſcles de l'Abdomen* ſont dix, cinq de chaque côté ; ſçavoir les deux obliques ; aſcendant & deſcendant, le droit, le piramidal, & le tranſverſe, que nous décrirons dans le Chapitre des parties contenantes propres du bas ventre.

DES MUSCLES DE LA VERGE, & des Testicules.

LA *Verge* a quatre mufcles, deux érecteurs, & deux accelerateurs; & les *Testicules* deux, appellés cresmateres, dont nous parlerons dans le Chapitre des parties genitales des hommes. Les mufcles de la verge & des testicules.

DES MUSCLES DU CLITORIS.

LE *Clitoris* a quatre mufcles, deux de chaque côté. Les mufcles du clitoris.

Le premier, appellé *Erecteur*, naît de l'éminence de l'os ifchion, & s'infere dans le corps nerveux du clitoris pour le roidir. L'erecteur.

Le fecond, nommé *Honteux*, fort du fphincter de l'anus par des principes affes larges, & fe termine au clitoris. Le honteux

Quelques-uns ayant égard à la fituation de ces mufcles, croyent qu'ils fervent plûtôt à retrecir le col de la matrice, qu'à relever le clitoris.

DES MUSCLES DE L'ANUS.

L'*Anus* a quatre mufcles, deux fphincters, & deux releveurs, un de chaque côté. Les mufcles de l'anus.

Le Sphincter qui reffemble à un anneau, & qu'on divife en interne & externe, tient par devant à la verge aux hommes, & au col de la matrice aux femmes; par derriere au coccix, & lateralement aux ligamens de l'os facrum & des hanches. Il ouvre & ferme le paffage des excremens. Le fpincter.

Le releveur.

Le Releveur naît de la partie anterieure & laterale de l'os iſchion, & s'inſere dans le ſphincter de l'anus, pour le relever aprés la ſortie des excremens.

On remarque que la paraliſie du ſphincter cauſe la ſortie involontaire des excremens, & celle du releveur, la deſcente de l'anus.

DES MUSCLES DE L'OMOPLATE.

Les muſcles de l'omoplate.

L'*Omoplate* ſe meut en devant, en derriere, en haut & en bas, par le moyen de quatre muſcles.

Le petit dentelé.

Le premier, appellé *petit Dentelé*, & ſitué ſous le pectoral, tire ſon origine de la partie oſſeuſe des cinq côtes ſuperieures, & s'inſere à l'apophiſe coracoide de l'omoplate, qu'il tire en devant.

Le trapeze.

Le ſecond, nommé *Trapeze* ou *Capuçon*, naît de l'os occipital, des épines des vertebres du col, & des huit ou neuf vertebres du dos, & s'attache à la baſe & à l'épine de l'omoplate, qu'il remuë diverſement.

Le rhomboide.

Le troiſiéme, appellé *Rhomboide*, & ſitué ſous le trapeze, tire ſon origine des épines des trois vertebres inferieures du col, & des trois ſuperieures du dos, & s'inſere par un tendon auſſi large que ſon principe, à la baſe de l'omoplate, qu'il tire en derriere.

Le releveur propre.

Le quatriéme, nommé *Releveur propre*, naît des apophiſes tranſverſes des quatre premieres vertebres du col, par des principes differens qui ſe réüniſſent & s'inſerent à l'angle ſuperieur de l'omoplate, qu'il tire en devant.

DES MVSCLES DES BRAS.

L'*Humerus* eſt levé en haut par les muſcles deltoide, & le ſus-épineux; il eſt abbaiſſé par le grand rond, & le tres large; il eſt tiré en devant par le pectoral & le coracoidien; il eſt retiré en derriere par le ſous épineux, le ſous-ſcapulaire, & le tranſverſe; enfin il eſt mû en rond par tous ces muſcles, agiſſant ſucceſſivement.

Le Coude a cinq muſcles, deux flechiſſeurs & trois extenſeurs. Le rayon en a quatre, deux pronateurs, qui tournent les bras & la paume de la main en bas, & deux ſupinateurs qui les tournent en haut.

Le Poignet, outre le palmaire, a quatre muſcles, deux flechiſſeurs qu'on appelle cubital & radius interieur, & deux extenſeurs, nommés cubital & radius exterieur.

Les Doigts ſont flechis, étendus, approchés, & éloignés du poûce par pluſieurs muſcles. De tous leſquels nous parlerons dans le quatriéme Livre, en parlant des extremités ſuperieures.

LES MVSCLES DE LA CVISSE & de la Jambe.

L*A Cuiſſe* eſt flechie par le pſoas, l'iliaque & le pectineus, elle eſt étenduë par le grand, le moyen, & le petit feſſier; elle eſt portée en dedans par le triceps, en dehors par les quadragimeaux, enfin elle eſt tournée obliquement, & en rond par les obturateurs.

La Jambe eſt flechie & étenduë par le moyen

de huit muſcles. Ceux qui la flechiſſent ſont le demi nerveux, le demi membraneux, le biceps, & le grêle poſterieur. Ceux qui l'étendent ſont le droit, le grêle, le vaſte exterieur & interieur, & le crural.

Le Pied a huit muſcles, deux flechiſſeurs, nommés le jambier & le peronier anterieurs, & ſix extenſeurs, qui ſont les jumeaux interieur & exterieur, le ſolaire, le plantaire, le jambier & le peronier poſterieurs.

Les quatre Orteils ſont flechis, étendus, approchés, ou éloignés les uns des autres par dix-huit muſcles. Ceux qui les flechiſſent, ſont le profond & le ſublime. Ceux qui les étendent, ſont le long & le court. Ceux qui les éloignent du poûce, ſont les quatre lumbricaux, & les huit interoſſeux. Enfin le poûce a quatre muſcles, un flechiſſeur, un extenſeur, un adducteur, & un abducteur. De tous leſquels nous parlerons dans le 4. Livre, en traitant des extremités ſuperieures.

DES MEMBRANES EN GENERAL.

Definition de la membrane.

Les *Membranes*, ſelon *Diemerbroeck*, ſont des parties ſimilaires, blanches, larges, planes, denſes, extenſibles, engendrées de la portion glaireuſe de la ſemence dans la premiere délineation des parties, & qui conſervent, contiennent, tiennent reünies enſemble, fortifient, & donnent des bornes aux choſes qu'elles enveloppent.

Leur nutrition.

Elles ſe nourriſſent de même que les autres parties du ſang arteriel qui eſt porté & introduit en leur ſubſtance par les arteres, & qui y eſt fermenté par le mêlange des eſprits animaux qui y ſurviennent; ce qui reſte aprés leur nourriture étant ou superflu, ou incapable de nourrir, est rapporté par les petits tuyaux des veines à la veine-cave.

Elles sont l'Organe du toucher; car toutes les parties qui ont du sentiment, sans même en excepter les nerfs, ne sentent que par le moyen des membranes, & celles qui n'ont point de membranes sont sans sentiment, comme les os, les cartilages, & le parenchime de plusieurs visceres, dans lesquels le sentiment ne s'étend pas plus loin, que jusques à la membrane qui les entoure. Leur office.

La Faculté de sentir leur est communiquée par les esprits animaux, qui y influent continuellement par les nerfs, & du moment que cette influence cesse, le sentiment cesse aussi. Or les membranes dans lesquelles il s'écoule peu d'esprits, ont un sentiment grossier; en sorte que tres-souvent on croit qu'elles ne sentent point du tout, & ainsi l'on dit, que l'artere & la veine sont privées de tout sentiment, parce qu'elles ne sentent qu'obscurement.

Les Membranes different entr'elles en plusieurs manieres. *A raison de leur substance*, les unes sont minces, les autres épaisses, de plus les unes sont legitimes, c'est-à-dire, de veritables membranes, comme la pleure, le perioste; les autres non legitimes, c'est-à-dire, non pas de veritables membranes, mais plûtôt des corps membraneux, comme les ligamens membraneux, les tendons, le ventricule, les intestins, la vessie de l'urine, celle de la bile &c. *A raison de leur Figure*, les unes sont larges, les autres longues; les autres triangulaire &c. *A raison de leur Situation*, les unes sont interieures, les autres exterieures. Leurs differences.

Le Nombre des membranes est presque infini. Neanmoins les principales & plus considerables sont les suivantes. Leur nombre.

Dans le Fœtus, le Chorion, l'Amnios, la Membrane urinaire, & dans les brutes, l'Alantoide.

Dans tout le Corps humain la Cuticule ou Surpeau, la Peau, le Pannicule charneux, les Membranes des muſcles, les perioſtes, & les Membranes des vaiſſeaux.

Dans la Tête, exterieurement le Pericrane, au dedans les deux Meninges, leſquelles auſſi deſcendent du cerveau dans la cavité de l'épine, où elles enveloppent la moële, & ſe replongent enſuite ſelon toute la longueur des nerfs.

Dans l'œil ſept tuniques; l'Innominée, la Conjonctive, la Cornée, l'Uvée, la Retine, l'Aranée, & la Vitrée.

Dans l'Oreille la Membrane du Timpan.

Dans la Bouche, la Tunique propre de la langue & du palais, & auſſi celle que l'on dit être commune à la bouche, à la gorge, à l'œſophage, & au ventricule.

Dans le Thorax, la Pleure, le Mediaſtin, le Pericarde, la Tunique qui revêt les poûmons, & le cœur, les Valvules du cœur.

Dans le Bas-ventre, le Peritoine, l'Epiploon, le Meſentere, & les Membranes deſquelles chaque viſcere eſt revêtu, comme auſſi celle dont les inteſtins, la veſſie, & autres parties ſont compoſées.

On traitera particulierement de toutes ces membranes principales, & plus conſiderables ailleurs, en leurs propres lieux.

Outre ces Membranes, il y en a une infinité d'autres plus minces qui n'ont point de nom.

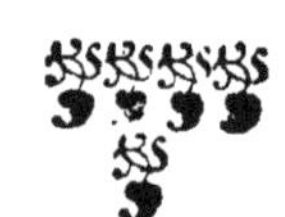

DES FIBRES EN GENERAL.

LEs *Fibres* sont des parties similaires, blanches, solides, oblongues en maniere de filamens, qui existent d'elles-mêmes, destinées pour le mouvement de certaines parties, & pour la conservation de certaines autres. Leur definition.

Leur Action, selon *Diemerbroeck*, est de faire contraction, & se retirer en elles-mêmes. *Riolan* croit qu'il leur en faut plûtôt attribuer l'usage que l'action. Leur action

Tous les Muscles sont mûs par les fibres, & du moment qu'elles sont coupées, le mouvement des muscles perit. Le merveilleux entrelassement des fibres du cœur fait que ce viscere peut souffrir un mouvement continuel. Le ventricule, les intestins, la matrice, la vessie, & semblables autres parties, sont aussi munies de fibres, afin qu'elles ayent plus de force pour retenir, ou pour pousser dehors. Enfin toutes les parties qui font des actions organiques ont des fibres, quoique pourtant quelques-uns revoquent en doute les fibres ou fibrilles du cerveau, du poûmon, du foye & de la rate. *Fallope* les nie absolument; mais neanmoins on ne doute plus de celles du cerveau. Outre cela les arteres & les veines ont leurs fibres, bien que *Fallope* & *Vesal* doutent beaucoup de celles des veines, lesquelles neanmoins *Fernel*, *Brissotus*, *Fuchsius*, & plusieurs autres grands hommes admettent avec justice, & ils disent, qu'elles servent pour donner de la force aux veines, & pour les conserver; ainsi ils enseignent que dans la saignée il faut observer leur rectitude. L'experience aussi semble dans les varices en prouver l'existence ; car lors qu'il arrive que les fibres orbiculaires & obliques des veines se rompent, leur tunique se distend, & se relâche d'une maniere surprenante, & jamais plus dans la suite, elles ne se peuvent resserrer, ni revenir en leur premier état.

Leurs differences.

On établit ordinairement entre les fibres, à raison de leur situation, trois sortes de differences. Les unes sont appellées *droites*, qui s'étendent en longueur ; les autres *transverses*, qui se croisent avec les droites ; les autres *obliques*, qui entrecoupent les unes & les autres : mais il faut aussi necessairement ajoûter à ces trois differences les fibres *orbiculaires*, telles que sont celles du muscle sphincter, à moins peut-être que quelqu'un ne veüille les compter parmi les transverses. On dit vulgairement que les droites attirent, que les obliques retiennent, & que les transverses poussent, & chassent ; mais *Fallope* se moque avec raison de ces trois differences d'action, & il enseigne que toutes les fibres poussent en avant, & qu'il n'en est aucune, qui de soy attire, ou retienne.

Or les Parties qui ne font qu'une seule sorte d'action, ont des fibres simples, tels sont plusieurs muscles, dont l'action est simple, sçavoir la contraction : mais celles qui font plusieurs actions sont pourveuës de differentes fibres, comme les intestins qui retiennent, & poussent, ou chassent, & ainsi ils ont des fibres transverses & des obliques, ausquelles les droites se joignent pour les fortifier ; mais les membranes qui ont dû être propres & prêtes pour agir en tout sens, ont des fibres tellement entre-mêlées, qu'il semble que toute leur substance n'est qu'un tissu de fibres jointes ensemble.

DES NERFS EN GENERAL.

LE *Nerf* est une partie organique similaire, blanche, longue & ronde, destinée pour porter l'esprit animal. Sa definition.

On l'appelle partie organique, parce qu'il est l'organe qui porte l'esprit animal, & que sa conformation est propre, certaine, & déterminée pour cette fin.

On le nomme *similaire*, non pas que veritablement il soit similaire, mais seulement en quelque façon; car bien qu'on le croye tissu de fibres & de membranes, neanmoins comme il est par tout composé de la même maniere, & que le nerf qui est dans la main n'est pas different en substance de celuy qui est dans le pied, ou en quelque autre partie, on a accoûtumé par cette raison là de le compter parmi les similaires aussi-bien que l'artere & la veine.

Sa Substance est blanche, condensée, enveloppée de deux membranes faites de la dure, & de la vie-mere, & composée de plusieurs fibres qui viennent toutes des glandes de la substance corticale du cerveau & du cervelet, & qui étant unies ensemble, font la moële alongée dans le cerveau, & la moële de l'épine dans les vertebres. Sa substance

Pour connoître parfaitement la structure des nerfs, il faut y considerer trois choses. Premierement la *Moële* ou la *Substance interieure*, qui s'étend en forme de filets depuis le corps cortical & le cervelet, jusqu'aux extremités des membranes. Secondement les *Membranes* qui environnent les *petits Filets*, & composent les *Tuyaux* dans lesquels ces petits filets sont renfermés. Et La structure des nerfs.

en troisiéme lieu les *Esprits animaux*, qui étant portés par les mêmes tuyaux depuis le cervelet & la moële de l'épine jusqu'aux muscles, font que les filets tendus ne peuvent être touchés, sans que les mouvemens qu'ils reçoivent ne soient transmis au cerveau, ce qui fait ce que nous appellons *Sentiment*.

Sçavoir s'il y a des cavités dans les nerfs.

Ce Phenomene s'éclaircira mieux par la comparaison suivante. Les yeux ne font point découvrir de cavité dans les nerfs, comme dans les arteres & dans les veines, & neanmoins il est certain qu'il y en a; car de même que dans le tronc d'un arbre, on ne voit point de conduits apparens, par où cette liqueur, qu'on appelle la séve, soit portée de la racine de l'arbre jusqu'au plus haut de ses branches, les fibres liqueuses que l'écorce entoure, servant de canaux à cette séve pour la distribuer dans tout le corps de l'arbre, il faut concevoir que la même chose se passe dans les nerfs; ils ne sont pas seulement composés de plusieurs petits filets, qui prenant leur origine du cerveau, vont sans interruption jusqu'aux muscles les plus éloignés, ils sont aussi enveloppés de membranes, qui font le même office que l'écorce fait à l'arbre; de plus ces petits filets se trouvant renfermés dans des tuyaux pleins d'esprits & de suc animal, qu'ils conduisent dans le corps des muscles, y causent l'enflure, parce que ces esprits & ce suc animal ne manquent pas de se faire passage par l'impulsion qui se fait dans le cerveau sur l'extremité de ces filets, d'où l'enflure s'ensuit, & par consequent le mouvement.

La nutrition des nerfs.

Les Nerfs se nourrissent en quelque façon de sang arteriel, & principalement des esprits animaux; car bien qu'il n'y ait pas en eux de vaisseau sanguin, neanmoins comme dans la tête la dure

&

& la pie-mere sont principalement nourries de sang arteriel, ce qui paroît évidemment par l'abondance des arterioles dont elles sont parsemées, de même il est certain que les tuniques exterieures des nerfs, lesquelles dérivent de ces meninges, reçoivent par des arterioles invisibles qui y viennent des mêmes meninges par une espece de continuation quelque peu de sang pour leur nourriture, & que de ce sang il s'en communique tant soit peu en forme d'exhalaison à leur substance interieure dont elle est nourrie, mais il est hors de doute que ces mêmes tuniques, & par dessus toutes les fibres interieures, sont principalement nourries d'esprits animaux qui les penetrent, dont quelques-uns des plus fixes s'attachent à leur substance, & passent ainsi en leur nourriture.

La Grandeur des nerfs varie, tant selon la diversité & necessité de leurs usages, que la grandeur des organes ausquels ils se portent, & la varieté de leurs actions. Leur grandeur.

L'Origine ou *Principe* des nerfs est double; l'une de generation, l'autre de dispensation. A raison de la premiere, ils naissent de la semence, ainsi que toutes les autres parties solides; à raison de la seconde, ils viennent du cerveau, ou de son appendice qui est la moële. En effet, tous les nerfs dérivent de la moële allongée du cerveau, tant de celle qui est contenuë dans le crane, que de celle qui est dans la cavité de l'épine. Or ils en sortent par les trous du crane & des vertebres; mais non pas tous de la même maniere; car quelques-uns sortent par les trous qui sont les plus proches de l'endroit de la moële, d'où ils prennent leur origine, d'autres par les trous qui sont au dessous de ces trous immediatement voisins, d'au- Leur origine.

EXPLICATION DE LA FIGURE III.

Qui represente l'origine des Nerfs sortans de la Moële de l'Epine.

A Le Trone descendant de la moële de l'Epine.
B B Les trois Rameaux des paires du Cerveau, & les deux du Thorax qui se distribuent à la main.
b b Les Rameaux qui vont aux Muscles des Epaules.
C C La premiere paire des Nerfs de la main.
D D La seconde paire.
E E La troisiéme paire.
F F La quatriéme paire.
G G La cinquiéme paire.
H H La sixiéme paire.
I I I I Les paires des Nerfs intercosteux, dont les deux inferieuas appartiennent aux lombes.
K K La premiere paire qui est portée au pied.
L L La seconde paire.
M M La troisiéme paire.
N N N N La quatriéme & grande paire.
O Les petits Nerfs de la Moële de l'Epine qui se distribuent à la Vescie, aux Muscles du Larinx, & aux parties genitales de l'un & de l'autre sexe.

---

tres deux ou trois trous aprés seulement, & quelquefois de plus éloignés. En effet, plus la moële tend vers le bas, plus les nerfs qui en dérivent, laissent passer des trous avant que de sortir.

Leurs differences. *Les Differences* des nerfs sont diverses. 1. *A raison de leur substance & de leurs qualités.* Les uns sont gros & épais, les autres minces; de plus les uns sont mols, comme ceux qui au dedans du crane sortent de la moële, & ceux qui par un chemin court se portent aux parties sensitives, ou qui seulement doivent être mûës par un leger mou-

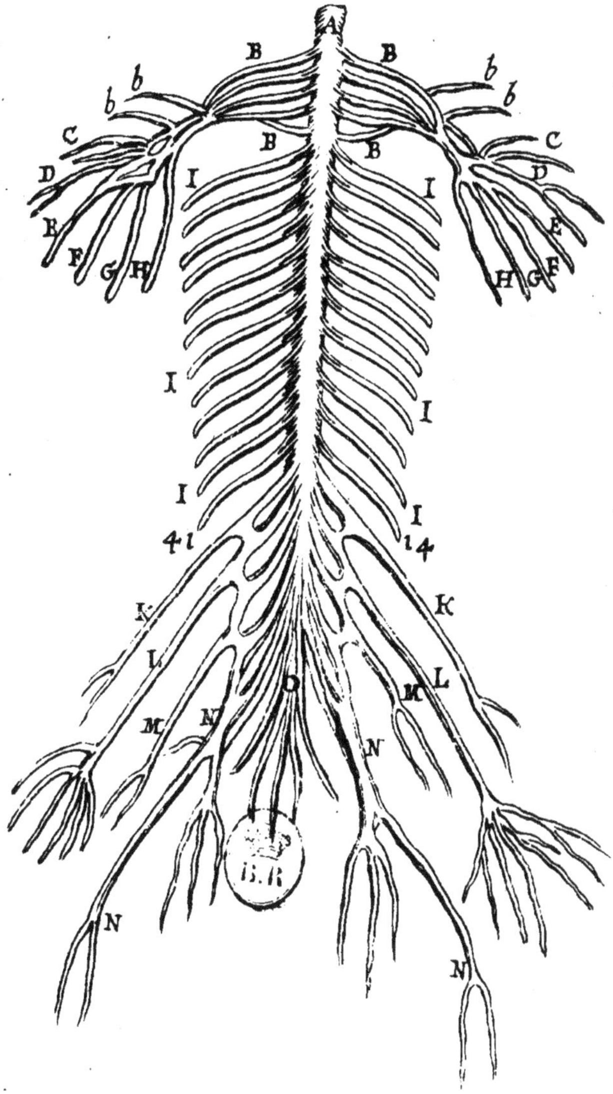
A
B
B
b
b
b
b
C
C
D
D
E
E
F
F
G
G
H
H
B
B
I
I
I
I
I
I
4 l
l 4
K
K
L
L
M
M
N
N
N
N
O

vement ; d'autres sont durs, comme ceux qui par un long chemin se portent à des parties qui doivent être mûës avec beaucoup de force, & qui prennent naissance de la moële aprés qu'elle est sortie du crane. 2. *A raison de leur quantité.* Les uns sont grands, les autres petits, les uns longs, les autres courts, 3. *A raison de leur origine.* Les uns procedent de la moële encore enfermée dans le crane, les autres aprés qu'elle en est dehors. 4. *A raison des pores.* Les uns sont plus poreux, comme les optiques, les autres moins, comme tous les autres petits nerfs.

Leur nombre.

On compte trente neuf paires ou conjugaisons de nerf, & un nerf impair : Sçavoir, *neuf paires*, qui dans le crane prennent leur origine de la moële du cerveau ; & *trente*, qui hors du crane viennent de la moële de l'épine, & sortent par les trous des vertebres ; ceux cy sont les *huit paires du col*, les *douze du thorax*, les *cinq des lombes*, & les *cinq de l'os sacrum*. Il faut ajoûter à ce nombre le *Nerf sans paire* qui sort de l'extremité de la moële de l'épine. On les décrira tous dans le premier Livre, en parlant du cerveau.

Leur usage.

L'usage des Nerfs est de porter les esprits animaux aux parties, afin que par le moyen de leur influence ordinaire continuelle, la nutrition se fasse, & que par leur influence de détermination, les parties destinées pour le mouvement sentent plus vivement, & soient bien mûës. C'est pour cette fin que par un artifice merveilleux ils sont inserés & attachés aux parties sensitives & mouvantes, & que ceux qui doivent faire mouvoir des muscles entrent ou directement en la tête de ces muscles, ou un peu au dessous, ou du moins jamais au de là de leur milieu.

DES ARTERES EN GENERAL.

L'*Artere* est une partie organique similaire, longue, ronde, creuse, destinée pour porter le sang spiritueux.

Definition de l'artere.

On la nomme organique, parce qu'elle est faite pour une action ou usage, sçavoir pour porter le sang.

On la nomme similaire dans un sens étendu, en la maniere qu'on l'a dit du nerf.

On ajoûte destiné pour porter le sang spiritueux, parce que c'est là son principal usage. Non pas que le sang arteriel soit tout spiritueux; mais c'est que sa plus grande partie étant telle, il tire d'elle comme étant sa plus noble partie, sa dénomination. Car il faut remarquer que des parties du sang, les unes sont plus, les autres moins spiritueuses: En effet, il ne faut pas croire que le chyle, qui aprés s'être mêlé avec le sang dans la veine-cave, entre pour la premiere fois dans le cœur, y acquiere d'abord, & sur le champ à cette même entrée, autant de spirituosité, qu'en ont déja acquis les autres particules du sang qui avoient auparavant été mêlées avec le chyle, & qui par la circulation ont passé souvent par le cœur, & y ont été plusieurs fois dilatées: car tout ainsi que dans la distilation du vin, plus le vin est distillé de fois, plus l'esprit qu'on en tire est subtil, pur & efficace; de même, plus le sang est distillé de fois dans le cœur, plus les particules spiritueuses se débarassent, & se separent de la masse épaisse, & plus elles s'attenuent. Celles qui sont moins spiritueuses, & non suffisamment attenuées, & qui par cette raison-là sont peu propres pour la nutrition, retournent au cœur par le moyen des veines, afin qu'y étant de nouveau rarefiées, elles acquierent une plus grande spirituosité.

Les Arteres outre le sang, charient aussi quelquefois de mechantes humeurs corrompuës qui se trouvent mêlées avec le sang, ainsi qu'on le voit dans la cachexie, dans l'hydropisie, dans la jaunisse &c. telles sont aussi celles qui s'évacuent tres-souvent par les crises dans les fiévres, & autres maladies. On n'a pas neanmoins fait mention de ces humeurs dans la définition, parce que ce n'est pas là l'usage auquel elles sont destinées.

La substance des arteres.

La Substance des arteres est membraneuse, pour être plus facilement dilatée & resserrée. Elles sont composées de plusieurs membranes tres-fortes, parce qu'elles contiennent un sang vif & subtil, & qu'elles ont besoin de force pour resister aux mouvemens que ce sang reçoit sans cesse du cœur, au contraire les veines n'en ont que de tres-déliées, parce que le sang qu'elles renferment est tranquille, & que leur usage est seulement de le reporter au cœur.

Leurs tuniques.

Les Tuniques, selon les Modernes, sont au nombre de quatre, dont la premiere est *nerveuse*, & déliée, ayant sa superficie remplie de plusieurs petits nerfs répandus de tous côtés, & sa superficie interieure tissuë de petites arteres & veines, dont les extremités penetrent les autres membranes. La seconde est *glanduleuse* & adherente à la premiere, elle est parsemée d'une infinité de petites glandes blancheâtres. La troisiéme est *musculeuse*, étant tissuë de plusieurs fibres annulaires, arrangées les unes à côté des autres. La quatriéme est une tunique tres deliée, dont les fibres sont en droite ligne, coupant les fibres annulaires de la troisiéme à angles droits, ces fibres sont apparentes dans l'aorte proche du cœur.

Ils ajoûtent que ces petites arterioles portent le sang necessaire pour la nourriture de ces tuniques; que les venules reprennent le superflu pour le reporter au cœur; que les glandules separent les serosités de ce même sang, & enfin que les petits nerfs versent dans les fibres musculeuses de ces tuniques des esprits animaux qui servent à entretenir le battement continuel des arteres.

Les Arteres sont en plusieurs endroits cachés sous les veines, en partie, afin qu'elles soient en lieu plus seur, & en partie, afin que par leur battement elles poussent un peu le sang qui est dans les veines, & le fassent avancer. Quelquefois neanmoins elles s'en éloignent, rarement passent-elles par dessus, comme il arrive dans le bas-ventre aux environs de l'os sacrum, ou la grande-artere s'éleve par dessus la veine-cave. Leur situation.

Les Differences des arteres se tirent, 1. *A raison de leur grosseur.* Les unes sont tres grosses comme l'aorte & la pulmonaire; les autres mediocres, comme les arteres carotides, les émulgentes, les iliaques; les autres sont tres-petites, comme les capillaires qui se dispersent dans l'habitude du corps, & dans la substance des visceres. 2. *A raison de leurs cours.* Les unes sont droites, les autres tortueuses, & vont en serpentant. 3. *A raison de leur situation.* Les unes sont arteres de la tête, les autres du thorax, les autres du bas-ventre, les autres des extremités ou membres; outre cela les unes sont superficielles, les autres profondes, 4. *A raison de leur connexion.* Les unes s'attachent aux veines, les autres aux nerfs, les autres aux membranes, les autres à d'autres parties. Leurs differences.

Le Battement des Arteres, aussi-bien que celuy Leur battement.

du cœur, consiste dans les deux mouvemens que l'on appelle *Diastole* & *Systole*, lesquels étant pareils à ceux du cœur, se font mecaniquement comme les siens, tant par la structure des fibres des arteres, que par le sang même, qui étant poussé avec violence par la contraction des fibres musculeuses du cœur dans l'aorte, dilate les fibres droites & circulaires de ses tuniques, qui par un mouvement de ressort se remettant ensuite dans leur premier état, continuent à pousser le sang vers les extremités des arteres, à mesure qu'elles le reçoivent du cœur.

Le battement des arteres fait celui du cœur

On ne peut pas douter que le battement des arteres ne réponde à celuy du cœur, on en sera convaincu en mettant une main sur la region du cœur, & tâtant le poux de l'autre à la même personne, parce que l'on sentira que les pulsations de l'un se font en même temps que celles de l'autre; que si l'on découvre une artere à un animal vivant, & que l'on y fasse une ligature, le battement cessera à cette artere au dessous de la ligature, & se continuera au dessus; ce qui fera connoître que les arteres ne battent pas par une vertu élastique particuliere qu'elles ayent; mais par l'impulsion du sang que le cœur lance dans leurs cavités.

Si lorsque le cœur bat les arteres battent aussi

On demande, si lorsque le cœur bat, toutes les arteres battent aussi en même temps jusques aux dernieres extremités du corps? *Diemerbroeck* répond, qu'oüy, si les battemens du cœur sont grands; mais s'ils sont petits & languissans, alors le mouvement des arteres n'est pas sensible en leurs fins. Ainsi, ajoûte-t'il, c'est avec beaucoup de raison qu'*Hervée* a dit, que l'impulsion du cœur se diminuë à chaque division de l'artere comme en autant de parties; en sorte qu'aux dernieres divisions les atteres qui sont alors presque capillaires, sont ſemblables aux veines, non ſeulement eu égard à leur conſtitution, & à leurs tuniques ; mais auſſi eu égard à leur repos ; car ou elles n'ont point de poux ſenſible, ou elles n'en ont pas toûjours, ſi ce n'eſt lorſque le cœur bat fortement, & que les arterioles ſont extraordinairement dilatées. C'eſt là la cauſe qui fait que quelquefois on ſent le poux au bout des doigts, & quelquefois non ; & c'eſt auſſi de là qu'*Hurvée* jugeoit que les enfans nouveaux nés étoient en fievre, lors qu'il leur trouvoit le poux ſenſible à la pointe des doigts.

Uſages des arteres.

Les Arteres ſont autant de canaux, qui ayant reçûs du cœur le ſang, le vont porter & répandre par toute la machine, pour la faire ſubſiſter, & ſans cet eſprit de vie qu'elle reçoit ſans ceſſe par un milion de petites arteres, elle periroit bien-tôt.

La nature eſt copiée dans la machine de Marly.

La Mecanique dont la nature s'eſt ſervie en fabriquant le cœur & les arteres, eſt ſi belle, qu'elle a été le modele de ce qu'il y a de plus ſurprenant dans les machines que l'homme a inventé. La nature a été ſimplement copiée dans le mouvement circulaire du ſang, par celuy qui a fait cette grande machine de Marly, avec laquelle il fait monter l'eau de la Seine juſques ſur une des plus hautes montagnes voiſines. Toutes les circonſtances qui ſe trouvent dans la circulation du ſang, ſe rencontrent dans cette machine, & on va les faire obſerver en peu de mots.

Une grande Roue tourne ſans ceſſe, parce qu'elle eſt diſpoſée de telle maniere que l'eau la frappant, elle ne peut s'empêcher de tourner, ſon mouvement pouſſe cette eau dans un conduit, & l'oblige par ſes differentes impulſions d'aller juſqu'au bout, non ſeulement de ce conduit, mais encore de tous ceux qui y aboutiſſent, &

EXPLICATION DE LA FIGURE IV.

Qui represente le Tronc de la grande Artere sortant du Cœur, & la distribution de ses Rameaux par toutes les parties du corps.

FIGURE I.

A Le principe de la grande Artere, qui s'éleve au dessus du cœur.

BB Le commencement & le progrés des Rameaux des Arteres soûclavieres.

C Le Tronc descendant de la grande Artere.

DD Le Rameau iliaque droit & gauche.

aa L'Artere carotide externe

bb Ses Rameaux qui vont à la bouche, à la face, & aux oreilles.

cc La Carotide interne coupée.

dd L'Artere vertebrale coupée sous le Crane.

∂∂ L'Artere muscule cervicale.

ee L'Artere mammaire interne.

ff Les Rameaux de l'Artere intercostale superieure.

gg L'Artere scapulaire interne.

hh L'Artere scapulaire externe.

ii L'Artere thoracique superieure.

κκ L'Artere thoracique inferieure.

lm Les Arteres qui se distribuent aux Muscles de l'Humerus, & adjacens.

nn Les Arteres intercostales inferieures.

oo L'Artere phrenique.

p L'Artere cœliaque.

q Son Rameau droit qui se divise en trois, dont le superieur & inferieur se distribuent au foye, & le moyen à la vescie du fiel.

r Le Rameau de l'Artere celiaque gauche.

ſ L'Artere gastrique droite.

t L'Artere splenique qui se divise en une infinité de petits Rameaux dans la rate.

u L'Artere épiploique.

uu L'Artere gastrepiploique.

FIGURE IV.

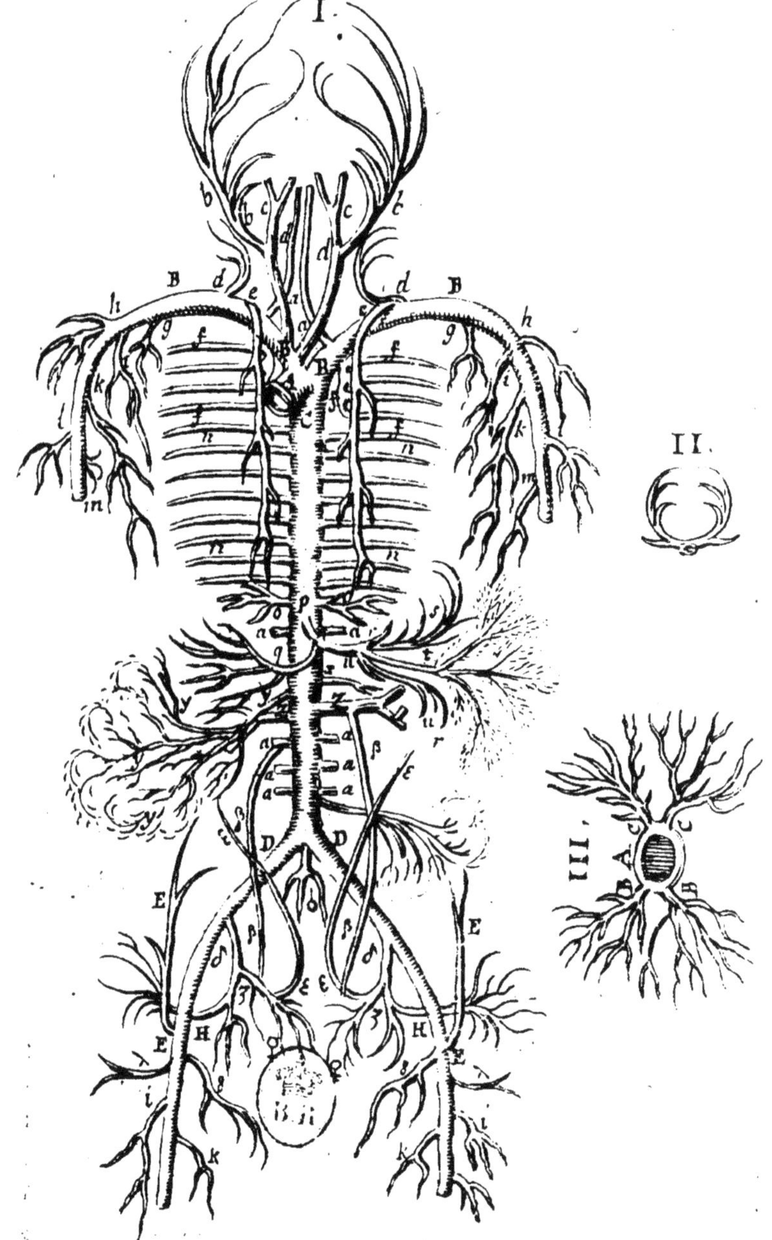

x Les Arteres des Glandes renales.

y y y L'Artere mesenterique superieure, qui se divise en d'insignes Rameaux.

z z Les Arteres émulgentes.

α α L'origine des Arteres lombaires.

ϐ ϐ Les Arteres spermatiques.

γ γ L'Artere mesenterique inferieure, qui se divise en plusieurs Rameaux.

♂ L'Artere sacrée.

Δ Δ L'Artere iliaque externe.

ẟ ẟ L'Artere iliaque interne.

η η L'Artere glutée.

ζ ζ L'Artere hipogastrique qui est portée à l'Intestin rectum & aux parties honteuses.

♀ ♀ L'Artere hipogastrique qui va à la matrice.

ι ι L'Artere umbilicale.

E E L'Artere epigastrique.

θ θ L'Artere honteuse.

i i L'Artere ischiatique.

K K L'Artere muscule inferieure.

λ λ L'Artere qui va au muscle iliaque interne.

FIGURE II.

L'Artere coronaire du cœur representée exactement.

FIGURE III.

A L'Orifice de l'Artere veneuse au Ventricule gauche du cœur.

B B Le Rameau qui se distribuë dans la partie droite du poûmon.

C C Le Rameau qui se répand dans la partie gauche.

---

d'en sortir par leurs extremités pour faire joüer toutes les fontaines de Versailles. Cette rouë represente le cœur, les conduits font l'office des arteres, les differentes reprises qui poussent l'eau, font le même effet que le diastole & le sistole; les fontaines qui joüent ressemblent aux muscles, dans lesquels le sang est versé, les décharges de ces fontaines qui rapportent dans la Seine l'eau qu'elles ont receuës, imitent les veines qui reçoivent le sang versé dans les parties, pour le rapporter au cœur, & enfin cette même eau frappant derechef la roüe, fait que par son mouvement elle la repousse dans les mêmes conduits, pour faire encore le même chemin qu'elle a déja fait. Tout cecy est la figure du sang reporté; qui fait mouvoir le cœur, & qui est par luy renvoyé dans toutes les parties, & ainsi continuellement, ce qui entretient ce mouvement circulaire qui nous fait vivre. Et tout de même que le sang a besoin d'être reparé par l'aliment, pour remplacer celuy qui s'employe pour la nourriture des parties; de même il faut que la source de la Seine fournisse une nouvelle eau pour suppléer au défaut de celle qui s'est consumée, & perduë dans le chemin qu'elle a faite.

DE LA GROSSE ARTERE, ou Aorte.

La grosse artere.

La coronaire.

L*A grosse Artere* ou *Aorte* est la mere de toutes les autres arteres; elle n'est pas plûtôt sortie du ventricule gauche du cœur par un orifice fort ample, qu'elle produit l'*Artere coronaire*, qui est quelquefois double, & qui va distribuer du sang par tout le cœur pour sa nourrituae; ensuite étant sortie du pericarde, elle se divise en deux gros troncs, dont l'un qui est le moindre, monte aux clavicules, & l'autre qui est le plus gros descend en bas; le premier a soin de nourrir toutes les parties qui sont au dessus du cœur, & le second toutes celles qui sont au dessous.

L'artere ascendante. *Le Tronc superieur* que l'on appelle *Artere ascendante*, se divise bien tôt en deux autres troncs, qui sont nommés *Soûclaviers*, parce qu'ils sont placés sous les clavicules, l'un va à droite, & l'autre à gauche; le droit produit cinq arteres considerables; la premiere est l'*Intercostale superieure* qui se distribuë dans les quatre espaces des côtes superieures; les secondes sont les *Carotides* qui sortent toutes deux de la soûclaviere droite. Elles se divisent chacune en *externe* & en *interne*. L'externe nourrit les parties du visage,& l interne entre par le trou qui luy est particulier à la selle du sphenoide, où perçant la dure-mere, elle se joint à la base du cerveau avec la cervicale, pour se distribuer ensemble par toute la substance du cerveau; la troisiéme est la *Cervicale* qui monte par les trous qui sont aux apophises transverses des vertebres du col, & qui étant entrée dans le crane, perce la dure-mere, & s'unissant avec sa compagne, va se joindre aux carotides pour se répandre toutes diversement dans la pie & la dure-mere, & de là dans les ventricules superieurs, où elles font le plexus choroide. La quatriéme est la *Mammaire*, qui passe à la partie interne du sternon, & envoye une infinité de branches aux mammelles: & la cinquiéme est la *Musculaire*, qui se distruibuë aux muscles posterieurs du col.

La soûclaviere. L'intercostale. Les carotides. La cervicale. La mammaire. La musculaire.

L'Artere soûclaviere continuant son chemin, distribuë encore cinq autres arteres, avant qu'elle change de nom; la premiere est la *Scapulaire interne*; la seconde, la *Scapulaire externe*; la troisiéme, la *Thorachique superieure*, & la cinquiéme, l'*Humerale*. Ces arteres se distribuent toutes aux parties qui leur sont les plus voisines; le reste de ce tronc étant parvenu à l'aisselle, change de nom, & s'appelle *Axillaire*, il se répand par tout le bras,

Les scapulaires. La thorachique superieure. L'humerale. L'axillaire.

on en fera la distribution dans le quatriéme Liv. en parlant des extremités superieures.

La Distribution de l'artere soûclaviere gauche est semblable à celle de la droite, excepté qu'elle ne produit point de carotide, qui de ce côté-là vient du tronc.

Le Tronc inferieur de la grosse artere qu'on appelle *Descendante* avant que de sortir de la poitrine, produit les *Intercostales inferieures*, qui se répandent dans les espaces des huit côtes inferieures, & dans les muscles voisins, elle jette encore l'artere *Phrenique* qui se distribuë au diaphragme, & au pericarde, elle perce ensuite le diaphragme, & jette sept arteres dans le bas-ventre, dont la premiere est la *Cœliaque*, qui se divise en deux, en droite qui va au foye, & en gauche qui va à la rate; la seconde est la *Mesenterique superieure*, qui va à la partie superieure du mesentere; la troisiéme sont les *Emulgentes* qui vont aux reins; la quatriéme les *Spermatiques*, qui vont aux parties de la generation; la cinquiéme, la *Mesenterique inferieure*, qui va aux intestins, & à la partie basse du mesentere; la sixiéme, les *Lombaires*, qui vont aux muscles des lombes; & la septiéme, les *Musculaires superieures*, qui se perdent dans les chairs.

L'artere descendante.

Les intercostales inferieures.

La phrenique.

La cœliaque.

La mesenterique superieure.

Les émulgentes.

Les spermatiques.

La mesenterique inferieure.

Les lombaires.

Les musculaires superieures.

Lorsque l'aorte est parvenuë à l'os sacrum, elle monte sur la veine-cave, & se divise en deux grosses arteres, que l'on appelle iliaques; il y en a une de chaque côté qui se divise encore en interne & en externe; *L'Iliaque interne*, & plus petite, jette quatre arteres, qui sont la *Sacrée*, la *Musculaire inferieure*, l'*Umbilicale*, & l'*Hypogastrique*; *L'externe*, & plus grosse, est celle qui aprés avoir jetté l'artere épigastrique & la honteuse, se porte dans les cuisses, où elle change de nom,

Les iliaques

La sacrée.

La musculaire inferieure.

L'umbilicale.

L'hypogastrique.

L'épigastrique. La honteuse La crurale.

qui distribuë des rameaux à la cuisse, à la jambe, & au pied. Nous les décrirons dans le quatriéme Livre, en parlant des extremités inferieures.

DES VEINES EN GENERAL.

La définition de la veine.

LA *Veine* est une partie organique, similaire, membraneuse, longue & ronde, creuse, contenant le sang le moins spiritueux, & le portant au cœur.

On la nomme Organique, entant qu'elle est destinée à une action ou usage, sçavoir pour porter le sang.

On la dit Similaire, prenant ce mot dans une signification étenduë, ainsi qu'on l'a dit des arteres.

Sa Forme est exprimée par ces mots, longue, ronde, creuse.

Son Usage est denoté par ces autres, *contenant le sang le moins spiritueux, & le portant au cœur*, sçavoir, parce que le sang est la principale des humeurs qu'elle porte, les autres qui sont mêlées avec le sang, étant en petite quantité.

On dit moins spiritueux, pour le differencier du sang arteriel, qui est beaucoup plus spiritueux, & qui n'arrive aux veines qu'aprés avoir quitté la plus grande partie de sa spiritualité.

On dit contenant, non pas que ce sang ne soit contenu que dans les seules veines; car on en trouve aussi assés dans la substance de plusieurs autres parties; mais c'est que la plus grande partie est contenuë dans ces vaisseaux, & y est préservé de corruption autant que faire se peut; car si la même quantité étoit contenuë en quelque autre endroit hors des vaisseaux, elle se corromproit, &

& se pourriroit tres-promptement.

On dit, le portant au cœur, parce que c'est là son principal usage, ainsi qu'il paroîtra par ce que nous dirons de la circulation du sang dans le deuxiéme Livre. Or le sang est porté par les veines sans battement, & il y coule, & y est poussé seulement comme une onde en pousse une autre.

La Substance de la veine est membraneuse, & mediocrement molle, afin qu'elle puisse plus facilement s'étendre, & s'affaisser. Sa substance

Elle est composée de quatre tuniques differentes: La premiere est un tissu de fibres nerveuses en droite ligne, quoique disposées irregulierement, elle est lâche, & s'étend facilement, n'étant pas attachée aux autres, en sorte que l'air qu'on y introduit, la gonfle. La seconde est un tissu de petits vaisseaux en forme de rets, qui fournit l'aliment aux autres tuniques; la troisiéme est toute parsemée de petites glandes qui reçoivent les serosités apportées par les vaisseaux qui composent la seconde tunique: & la quatriéme est composée d'un arrangement de fibres musculeuses & annulaires, qui en se retrecissant, font cheminer le sang dans leurs cavités. Ses membranes.

La Veine est nourrie du sang qu'elle porte; ainsi, comme ce sang a en soy peu d'esprits salins, il arrive de-là qu'étant nourrie d'un suc tres-humide, sa substance en est aussi tres-molle. Sa nutrition

On demande, puisque les veines reçoivent le sang poussé par les arteres, & qu'elles le reportent à sa source, c'est à-dire, au cœur, pourquoy aussi n'ont-elles pas elles-mêmes un battement? *Diemerbroeck* répond, que dans les arteres le mouvement de pulsation ou battement est à la verité continué jusques à leurs extremités; mais qu'à raison de leurs frequentes divarications, l'impe- Pourquoy les veines n'ont point de battement.

tuosité de ce mouvement se diminuë peu à peu ; & de plus en plus ; en sorte que vers leurs fins il est tres-foible , & manque presque entierement , & c'est là la raison pourquoy il ne peut y avoir de battement dans les veines. Outre cela le sang tombant des moindres arterioles presque sans impetuosité , & entrant ensuite dans les orifices tres étroits des veines , passe immediatement aprés de ces lieux étroits dans la capacité large des veines ; ainsi il ne se peut plus faire ni mouvement violent , c'est-à-dire , tres-impetueux , ni mouvement de pulsation. En la même maniere absolument , que si de l'eau pressée ou par le piston d'une seringue , ou par sa propre gravité , est poussée au travers d'un trou ou canal étroit vers un plus large canal , elle entre à la verité promptement & avec impetuosité dans le canal étroit ; mais de l'autre côté elle coule lentement , & sans tant d'impetuosité par un canal large , une onde poussant l'autre sans violence.

Les valvules des veines.

Les Veines sont munies interieurement de plusieurs valvules membraneuses & minces , neanmoins solides , lesquelles sont disposées d'espace en espace ; en telle sorte qu'elles s'ouvrent du côté qui regarde le cœur , & se ferment du côté des extremités ; ce qui empêche le retour du sang , & qui le soûtient contre son propre poids , de peur qu'il ne tombe en bas.

Leur nombre.

Leur nombre est incertain , & l'on dit qu'il y en a jusqu'à cent , ou environ ; les arteres n'en ont point , il s'en trouve plus dans les veines des bras , des mains , des cuisses , des jambes , & des pieds , que dans celles des autres parties , parce que le sang venant de plus loin , a plus besoin du secours pour gagner la veine-cave. Il y en a dans les jugulaires internes qui empêchent que l'animal ayant la tête baissée, ne soit suffoqué par le retour du sang dans le cerveau, & il n'y en a point dans les jugulaires externes, ni dans la cervicale, parce qu'elles ne viennent que des parties externes, & non pas du cerveau.

Elles sont tantôt simples en forme d'ongle, ou de demy Lune, & tantôt doubles, c'est-à-dire, qu'il y en a deux, situées en opposition l'une à l'autre, telles qu'on les rencontre en certains grands vaisseaux. Quelquefois, à ce qu'on dit, on les trouve triples, opposées les unes aux autres triangulairement. On remarque, que plus leur nombre est grand, plus elles sont petites. Leurs ouvertures sont alternativement disposées, afin que le sang qui s'échappe, & retombe de l'une puisse être arrêté par la suivante; si bien qu'elles sont comme autant d'échelons qui servent au sang pour monter jusqu'à la veine-cave. Leur figure.

L'on voit aux veines exterieures des bras & des jambes, comme de petits nœuds d'espaces en espaces, ce sont les endroits où il y a des valvules. Les Chirurgiens doivent éviter d'y faire les ponctions dans les saignées, parce que la valvule se trouvant à l'endroit de la piqueure, empêche le sang de bien sortir. Observations sur les valvules.

L'usage des valvules est de permettre au sang contenu dans les veines, de retourner de la circonference au centre, & de l'empêcher d'aller du centre à la circonference. L'usage des valvules.

On ne peut pas déterminer le nombre des veines, il est tres-grand; mais en general il surpasse celuy des arteres, il falloit que cela fût de la sorte, parce que si le sang n'avoit pas trouvé en sortant des arteres où il est pressé, assés de vaisseaux pour le recevoir, il auroit resté trop long-temps dans les chairs, par là le mouvement circulaire Le nombre des veines.

étant retardé, le ſang en auroit reçu de l'alteration, & toute la machine en auroit ſouffert.

Leur grandeur.

La Groſſeur des veines eſt differente. En general les parties molles & chaudes ont de groſſes veines, parce qu'elles doivent remporter beaucoup de ſang. Celles qui ſont dures, plus froides, & qui ont moins de mouvement, en ont de plus petites par la raiſon contraire. Les deux principaux troncs ſont ceux de la veine-cave, & de la porte. Les crurales & les émulgentes ſont un peu moins groſſes, & ainſi des autres à proportion qu'elles ſont éloignées de leurs troncs, où le nombre augmente à meſure qu'elles diminuent en groſſeur. Il y en a que l'on appelle veines capillaires, parce qu'elles ne ſont pas plus groſſes que les cheveux, & même il y en a de ſi petites, qu'elles ſont imperceptibles, elles ſont répanduës par toutes les parties du corps, enfin il y en a juſques dans les os, même pour y recevoir le ſang que les rameaux des arteres y ont portés.

Leur origine.

Les Opinions ſont differentes ſur l'*origine des veines*; la plus receuë étoit qu'elle la tiroient du foye; mais la plûpart des Modernes diſent qu'elles n'en ont point de particuliere, non plus que toutes les autres parties du corps, qui trouvent toutes leur principe dans l'œuf, dont elles ne font que ſe développer inſenſiblement. Ils ajoûtent, que ſi l'on vouloit leur en donner une autre, il y auroit plus d'apparence de la chercher dans toutes les parties du corps, & de croire qu'elles la reçoivent des petits rameaux qui y ſont diſtribués, & qui pourroient leur ſervir de principes, comme autant de racines qui vont produire un tronc, & comme autant de ruiſſeaux qui par leur jonction vont former des rivieres.

Leurs differences.

Les Veines ont pluſieurs differences. 1. *A rai-*

son de leur substance. Les unes ont leur tunique épaisse, les autres déliée. 2. *A raison de leur grandeur.* Elles sont ou grandes, ou mediocres, ou petites, ou cheveluës. 3. *A raison de leur figure.* Les unes sont droites, les autres courbées, & tortueuses. 4. *A raison de leur situation.* Les unes sont de la tête, les autres du thorax, de l'abdomen, ou des extremités. 5. *A raison de leur connexion.* Les unes sont unies à la chair, les autres à une artere, à un nerf, á un os, ou à quelque autre partie.

Ce que c'est qu'anastomose.

On appelle Anastomose l'union de deux vaisseaux qui se joignent ensemble par leurs extremités. Il s'en trouve beaucoup de veine à veine, aussi bien que d'artere à artere; mais les anastomoses d'arteres à veines ne sont que dans l'imagination de ceux qui les ont conceuës, puisque l'on n'en trouve pas une en effet. Les premiers qui ont connu la circulation du sang supposoient que les extremités des arteres s'abouchoient avec celles des veines; que les premieres portoient le sang, que les autres recevoient, & qu'ainsi le mouvement circulaire se faisoit sans cesse; mais outre que les yeux découvrent le contraire, la raison ne veut pas que cela soit ainsi; car de cette maniere le sang seroit toûjours contenu dans des vaisseaux, & la nourriture ne se pourroit pas faire, puisque pour qu'elle se fasse, il faut qu'il soit extravasé dans les parties, comme effectivement on voit qu'il l'est: Et de même qu'un arbre n'en seroit pas mieux, quand il auroit ses racines environnées de plusieurs conduits pleins d'eau; de même les parties ne seroient pas nourries, si le sang étoit toûjours dans des vaisseaux, & comme pour rafraîchir l'arbre, il faut que l'eau soit versée dans la terre où ses racines sont répanduës, il faut aussi pour nourrir une partie, que le sang sorte de ces conduits, & qu'étant versé dans la partie, il la touche de toutes parts.

La nature est copiée sur la structure des arteres & des veines.

On a déja dit, que la nature étoit copiée en toutes choses, & que toute l'industrie de l'homme n'alloit qu'à l'imiter dans ses ouvrages. On voit qu'il y a réüssi sur le fait des arteres & des veines. La nature a fait les arteres tres-fortes, parce que le sang y est forcé & pressé par les diverses impulsions du cœur, & du nouveau sang qu'il oblige d'y entrer; elle a fait les veines plus minces, parce qu'elles ne sont que des tuyaux pour conduire le sang au cœur, & qu'étant en plus grand nombre que les arteres, & ne rapportant pas la même quantité de sang que les arteres en ont portées dans les parties, elles ne souffrent aucune violence, & ainsi elles n'ont pas besoin d'être si fortes. L'homme copie toutes ces circonstances dans les fontaines qu'il fait pour les jardins, les tuyaux qui y conduisent l'eau du reservoir sont tres forts, parce que l'eau y est forcée, & que l'impulsion que fait celle du reservoir, les feroient crever, s'ils n'étoient renforcés; les conduits de décharge sont foibles, & souvent on se contente de les faire de grais, parce que ne souffrant aucuns efforts, elles ne font simplement que conduire l'eau dans quelque ruisseau, & si le conduit de décharge est toûjours plus grand que l'ouverture de l'ajustoir, quoy qu'il n'ait pas plus d'eau à recevoir que celle qui y a passé, il imite encore en cela la nature, qui a mis plusieurs veines pour recevoir le sang qu'une seule artere a versée, & qui en debite plus elle seule que deux veines n'en peuvent reporter.

Ce qui fait les varices.

Il arrive quelquefois que les membranes des veines se dilatent, ce qui fait les *Varices*, & ces petites tumeurs & grosseurs que l'on nomme *Va-*

ricocelles ; elles sont causées par des efforts, & principalement aux femmes par des accouchemens violens, parce que dans ce temps là l'enfant pressant les veines iliaques, empêche le cours ordinaire du sang ; si bien que ne pouvant marcher, les veines s'emplissent tellement, que leurs membranes en s'étendant, font ces sortes d'incommodités que l'on nomme des varices.

DE LA VEINE-PORTE.

LA *Veine-porte* entre par un tronc large, & court, situé sous l'intestin duodenum dans la partie concave du foye. Elle prend son origine des deux troncs de veines, que l'on appelle mesenterique & splenique. Et elle est ainsi nommée par les Anciens, à cause qu'ils croyoient qu'elle apportoit au foye le chyle, pour y être converti en sang. La veine-porte. Sa situation & son origine.

Ces deux Troncs, dont le superieur est le *Splenique*, qui vient de la rate, & l'inferieur le *Mesenterique*, qui vient du mesentere, reportent au tronc de la porte le sang qui avoit été porté à ces parties. Il y a quatre veines qui s'inserent au premier, sçavoir l'*Epiploique posterieure*, qui vient de l'épiploon, la *Coronaire stomachique*, qui sort du ventricule, l'*Epiploique anterieure*, & la *Gastrique majeure*, qui viennent de l'omentum & de l'estomac, & au second il n'y en a que deux, qui sont l'*Hemorroidale* & la *Cecale* qui sortent des boyaux droit & aveugle. Les veines qui la forment. La splenique. La mesenterique L'épiploique posterieure. La coronaire stomachique. L'épiploique anter. L'hemorrhoidale. La cecale.

Enfin la veine-porte avant que de se perdre dans le foye reçoit quatre veines, qui sont l'*Intestinale*, qui vient des intestins, la *Gastrepiploique*, qui sort du ventricule & de l'épiploon, la L'intestinale.

EXPLICATION DE LA FIGURE V.

Qui represente le Tronc de la Veine-cave sortant du Cœur, avec la distribution de ses Rameaux par tout le Corps.

FIGURE I.

A Le commencement de la Veine-cave, qui s'éleve au dessus de l'orifice droit du Cœur.
B B L'origine des Rameaux soûclaviers.
C Le commencement du Tronc descendant.
D D Les Rameaux iliaques droit & gauche.
a a a &c. La veine Azigos, & ses Rameaux répandus aux côtes.
b b La Veine Intercostale superieure.
c c La Veine Mammaire interne.
* La Veine Mediastine.
d d La Veine Vertebrale.
e e La Veine Jugulaire interne coupée sous le Crane.
f f La Veine Jugulaire externe, dont le Rameau inferieur ou profond se répand aux organes de la voix, aux parties cutanées de la face, aux tempes, & puis va aux oreilles.
g g La Veine cervicale.
h h Le Progrés des Rameaux soûclaviers.
i i La Veine scapulaire interne.
K K La Scapulaire externe.
3 3. La Veine qui va au muscle Deltoide.
l l La Thoracique superieure.
m m La Veine Cephalique coupée.
n n La Veine Basilique coupée.
o o La Thoracique inferieure.
p La Veine Phrenique gauche.
q La Phrenique droite.
r r Le Rameau insigne qui s'étend jusques dans la partie convexe du Foye
ſ ſ. t t. &c. Les Propagations du même, & ses distributions aux parties exterieures droite & gauche.
u u Les Veines muscules lombaires superieures.
y y Les Veines des Glandes renales.

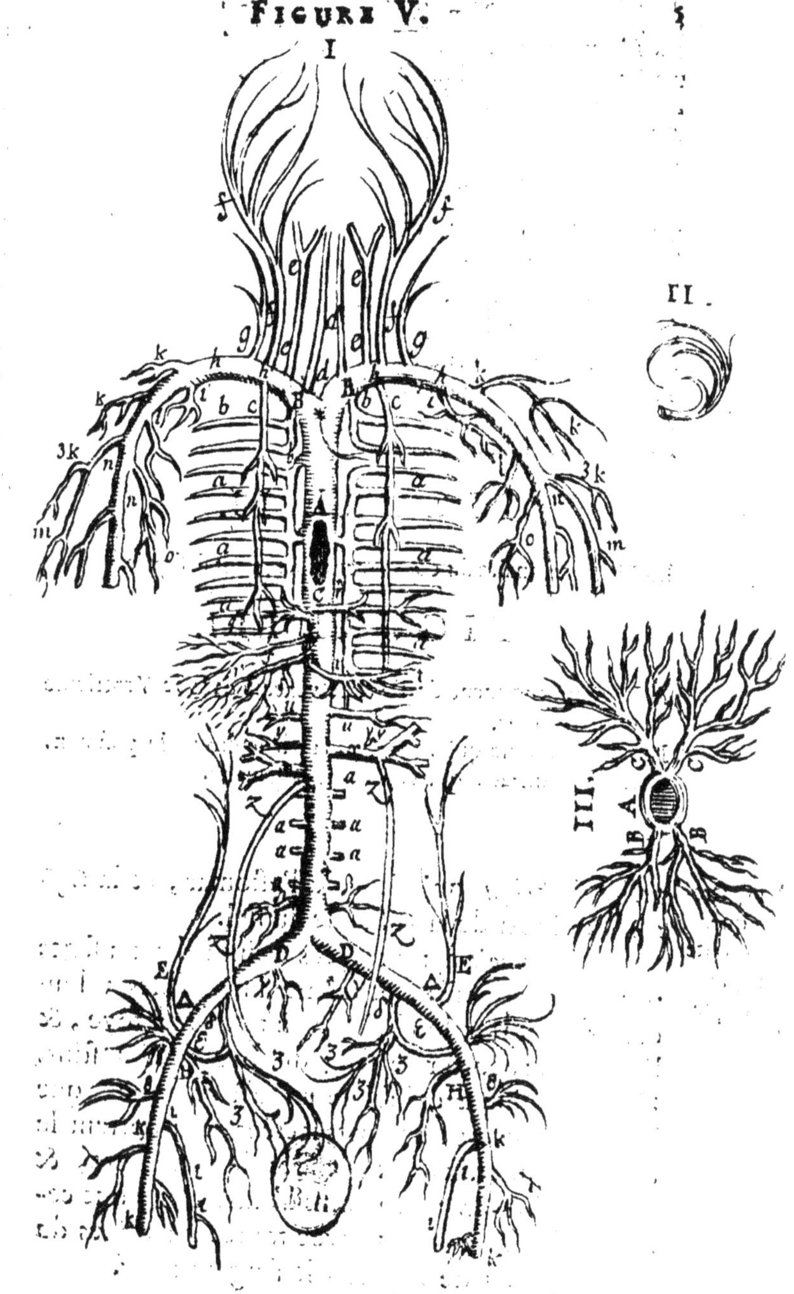
FIGURE V.
I
II.
III.

- Emulgente droite & gauche.
- ζ ζ La Veine spermatique droite & gauche.
- α α La naissance des Veines lombaires.
- ς ς La Veine muscule lombaire inferieure.
- γ γ La Veine sacrée.
- Δ Δ Le Rameau iliaque externe.
- E E La Veine Epigastrique.
- δ δ Le Rameau iliaque interieur.
- ι ι La Veine glutée.
- ζ ζ Les Veines hipogastriques.
- η η Les Veines honteuses.
- θ θ Les Veines inguinales.
- K K Le Rameau de la Veine crurale.
- I I La Veine Saphene.
- λ λ La Veine Ischiatique.

FIGURE II.

La Veine coronaire du cœur particulierement designée.

FIGURE III.

- A Le commencement de l'Artere veneuse dans le Ventricule droit du cœur.
- B B Ses Rameaux qui vont dans la partie droite du poûmon.
- C C Ses Rameaux qui vont dans la gauche.

La gastre-piploique. La petite gastrique. La cistique.

petite Gastrique qui vient de l'estomac, & la *Cistique* qui sort de la vessicule du fiel.

L'on donnoit à toutes ces veines deux usages tout-à-fait opposés, & même impossibles ; l'un étoit d'apporter le chyle des intestins au foye, & l'autre de reporter le sang du foye aux intestins. Cette opinion a été suivie jusqu'à ce siecle, que l'on a découvert les veines lactées, qui portent le chile des intestins aux glandes du mesentere, & ainsi la veine-porte n'a point d'autre usage que celuy qui luy est commun avec toutes les veines du corps, qui est de reporter le sang au cœur.

DE LA VEINE-CAVE.

La veine-cave.

LA *Veine-cave* ainsi nommée, à raison de son insigne cavité, est la plus grande de toutes les veines du corps, & comme un fleuve dans lequel toutes les veines sanguines, à l'exception de la pulmonaire, vont, tout ainsi que de petits ruisseaux, décharger leur sang.

Sa situation.

Elle est située le long de l'épine du dos, depuis l'os sacrum jusqu'à la gorge, & ainsi elle se porte en droite ligne par le ventre moyen, & par l'inferieur; dans celuy-là elle est immediatement attachée au cœur, & dans celuy-cy au foye.

Les veines qui entrent en elle au dessus du diaphragme.

Il y a plusieurs veines qui entrent en elle, les unes au dessus, les autres au dessous du diaphragme.

La phrenique. La pulmonique. La coronaire. L'azigos. L'intercostale superieure. Les soûclavieres.

Celles qui au dessus du diaphragme y entrent, sont la *Phrenique* ou *Diaphragmatique*, qui vient du diaphragme, du pericarde, & du mediastin, la *Pulmonique* qui sort du poûmon, la *Coronaire* du cœur qui vient de la pointe de ce viscere, la *Veine sans paire* ou *Azigos* qui sort de la pleure; l'*Intercostale superieure* qui vient des entre-deux des côtes superieures, & les deux *Soûclavieres*, la droite & la gauche, qu'on nomme ainsi, tant qu'elles sont dans la cavité du thorax; & *Axillaires*, dés qu'elles en sont sorties.

Il y a plusieurs veines plus petites qui portent le sang dans ces soûclavieres, dont les unes s'ouvrent en leur partie superieure, les autres en leur partie inferieure.

L'intercostale inferieure.

Celles qui entrent dans leur partie inferieure, sont l'*Intercostale inferieure*, qui s'éleve des entredeux des trois côtes superieures, la *Mam-*

La mammaire. Le mediastin. La cervicale. La musculaire inferieure.

maire, qui vient des glandes des mammelles & des muscles droits de l'abdomen, la *Mediastine* qui apporte le sang du mediastin, la *Cervicale* qui sort des muscles des vertebres du col, & la *Musculaire inferieure* qui vient des muscles d'en haut de la poitrine, & de ceux du bas du col.

La musculaire superieure. Les jugulaires. La preparata.

Dans la partie superieure des soûclavieres, il y entre trois veines, la *Musculaire superieure*, qui prend son origine de la peau & des muscles du col, les *Jugulaires exterieures* & *interieures* qui descendent de la tête. Celles-là reçoivent la *Veine du Front* ou *Preparata*, qui est située dans le front, & qui est formée par le concours des deux veines de l'un & l'autre côté, & de la

La veine-pubis. Les ranules.

Veine Pubis, située en l'occiput, qu'on ouvre dans les affections de la tête; enfin les *Veines Ranules* ou *Hypoglotides*, qui viennent des muscles du larinx & de l'os hioide, que l'on a coûtume d'ouvrir aussi dans les inflammations de la gorge.

Les axillaires.

Les Veines axillaires sont contenuës aux veines soûclavieres, & ne font avec elles qu'une seule & même veine, dont les differens noms viennent seulement de ses differentes situations : car dans la partie qui répond aux clavicules, on la nomme *Soûclaviere*, & dans celle qui depuis les clavicules s'étend jusqu'aux aisselles, on l'appelle *Axillare*.

Les scapulaires.

Il y a deux petites veines, qui de chaque côté se portent aux axillaires vers l'endroit où elles sortent du thorax, la *Scapulaire interieure* & l'*exterieure*, desquelles la premiere vient des muscles qui remplissent la cavité de l'omoplate, & la seconde des muscles qui le couvrent.

La cephalique. La basilique.

Mais un peu plus loin, vers le commencement de l'axillaire, il y a deux grandes veines qui se continuent avec elle, & qui y apportent tout le ſang veineux du bras : on nomme la ſuperieure cephalique, & l'inferieure baſilique. On en parlera en particulier dans le quatriéme Livre, en traittant des extremités ſuperieures.

Les Veines qui entrent dans la veine-cave au deſſous du diaphragme, ſont les *Hepatiques* qui viennent du foye, l'*Adipeuſe* gauche & droite, qui prennent leur origine de la membrane exterieure graſſe du rein, de la glande qui eſt au deſſus, & auſſi du diaphragme, les *Emulgentes* droite & gauche qui ſortent de la partie interieure du rein, la *Spermatique* ou *Seminale* droite & gauche, qui dans les hommes prennent leur origine des teſticules mêmes, & des corps variqueux, & dans les femmes du fond de la matrice, & des membranes voiſines, les *Lombaires* qui viennent des muſcles des lombes, & les iliaques qui ſont deux groſſes veines qui ſortent des muſcles des iles, dans leſquelles s'ouvrent la *Muſcule ſuperieure*, qui vient du peritoine & des muſcles des lombes, & de l'abdomen, la *Sacrée* qui vient des trous de l'os ſacrum, la *Muſcule du milieu*, qui ſort des muſcles exterieurs de la cuiſſe, de la peau des feſſes, & des parties voiſines ; les *Hemorroidales exterieures* qui viennent de l'inteſtin droit, ou plûtôt de l'anus ; l'*Epigaſtrique* qui vient de la matrice, de la peau des aînes, & des muſcles de l'épigaſtre ; la *Honteuſe* qui dans les hommes vient du ſcrotum, & de la peau de la verge, & dans les femmes, des lévres de la vulve, des nimphes, & des parties voiſines, la *Muſcule* interieure, laquelle s'attache par ſes racines, à la peau, aux muſcles de la cuiſſe, & à ceux des environs.

Les veines qui entrent dans la veine-cave au deſſous du diaphragme
Les hepatiques.
L'adipeuſe.
La ſpermatique.
Les lombaires.
Les iliaques
La muſcule ſuperieure.
La ſacrée.
La muſcule du milieu.
Les hemorroidales.
L'épigaſtrique.
La honteuſe
La muſcule interieure.

La Veine Crurale dans l'une & l'autre jambe, eſt continuë à l'iliaque, & ne fait avec elle qu'une

La crurale.

même veine, qui seulement change de nom, selon la diversité du lieu, ou de la situation. En effet, depuis le bas de la jambe, c'est-à-dire, depuis la pointe du pied, d'où elle monte jusqu'à l'aine, elle est appellée *Crurale*, & dés qu'elle commence d'entrer dans l'abdomen, on la nomme *Iliaque*, bien, qu'ainsi qu'on vient de dire, elle ne soit qu'une même veine continuée.

Cette Crurale est une grosse veine, dans laquelle toutes les autres veines de la jambe, ainsi que de petits ruisseaux, versent le sang qui est resté aprés la nourriture de cette partie, pour être de-là porté dans la veine-cave. Or dans le pli de la jambe, auquel endroit elle est accompagnée de nerfs & d'arteres, elle est soûtenuë de plusieurs glandes qui sont situées en cet endroit.

La Crurale, outre plusieurs petites veines qui luy viennent des parties inferieures qui luy sont voisines, reçoit six grosses veines tres-considerables, qu'on nomme la *Saphene*, l'*Ischiatique mineure*, la *Musculeuse*, la *Poplitique*, la *Surale*, & l'*Ischiatique majeure*. Nous en traitterons particulierement dans le quatriéme Livre, en parlant des extremités inferieures.

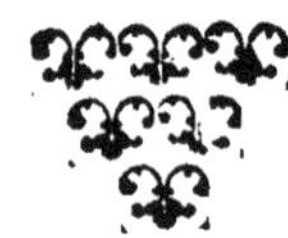

DES MALADIES EN GENERAL.

LA *Maladie* est la ruine de la santé, comme la même santé est l'integrité de la vie. Celle-cy consiste dans une juste disposition ou constitution de toutes les parties qui composent la machine du corps, laquelle elle met en état d'agir selon les loix que la nature luy a prescrites : Et celle-là tout au contraire ôte cette disposition.

Ce que c'est que la maladie & la santé.

Le Sujet de la santé & de la maladie est le corps humain, mais diversement selon ses parties : Les parties contenuës, sçavoir le sang & les esprits, qui touchent le plus prés à la racine de la vie, sont le sujet principal. Les parties solides ou contenantes, sont le sujet moins principal. La vie consiste radicalement & fondamentalement dans le sang & dans les esprits ; au lieu qu'elle n'est dans les parties solides que par détermination, c'est-à-dire, que celles-cy ne sont vivantes qu'entant qu'elles sont arrosées du sang & des esprits.

Le sujet de la santé & de la maladie.

Dans les Maladies internes qui viennent de la nature, & ou la cause materielle & les humeurs pechent, il y a deux sortes de sujets, sçavoir le *Sujet d'inhesion*, & le *Sujet de radication*, tant à l'égard de la cause efficiente, que de la cause materielle. L'endroit où la premiere fait paroître particulierement son efficacité par quelque mouvement, ou quelque effet contre nature, se nomme le *Sujet de la maladie*. La partie que la cause materielle occupe la premiere, ou à raison de son

Deux sujets des maladies internes.

origine, ou à raison de sa distribution, est le *sujet de la cause* ou *du foyer de la maladie*. Ainsi dans l'épilepsie causée par le vice de la rate, la cause efficiente prochaine est l'impetuosité des esprits animaux qui produit les mouvemens épileptiques, les parties fibreuses qui reçoivent le mouvement contre nature des esprits sont le sujet d'inhesion; la matiere acide qui excite par son picotement le mouvement impetueux, est la cause materielle, & la rate qui renferme cette matiere, est le foyer ou le sujet de radication. De même, quand l'estomac rempli de vin donne le vertige à la tête, l'estomac est le sujet de radication, ou le foyer du vertige, & la tête avec les esprits qui y sont renfermés, est le sujet d'inhesion. Lorsque la cause materielle occupe la même partie qui est affligée de la maladie, la maladie se nomme *Essentielle*, & lorsque la cause materielle occupe une partie, & la maladie une autre, celle-cy se nomme *Maladie par consentement*.

Les differences des maladies.

Les Differences des maladies se tirent de la diversité du sujet, & du concours des circonstances. Les premieres sont essentielles, les dernieres accidentelles.

Les maladies des esprits.

Il y a trois differences essentielles de maladies, sçavoir celles des esprits, celles des humeurs, & celles des parties solides contenantes.

Les maladies des Esprits implantés & influens, arrivent quand ils s'éloignent de leur constitution naturelle & requise pour gouverner le corps.

Les Esprits s'éloignent de leur constitution naturelle en trois manieres, selon *Ettmuller*, 1. *A raison de la quantité*, lors qu'ils ne sont pas en nombre suffisant pour mouvoir le corps & toutes ses parties, ce qui arrive aux esprits influans aprés de longs jeunes, un grand travail, des évacuations

cuations excessives, & de grandes hemorragies; car alors le corps est languissant, les forces sont abbatuës, & les operations vitales s'arrêtent faute d'esprits. Pour l'esprit implanté il s'affoiblit, & se diminuë successivement, il s'use, & se consume dans les playes, les ulceres, le froid, ou la paralysie des membres, aprés quoy ils restent plus foibles qu'auparavant. 2. *A raison de la qualité*, ou de la substance, les esprits influans s'éloignent de leur constitution naturelle, lors qu'ils sont engendrés avec quelque vice, comme dans le scorbut, & dans le mal hypochondriaque confirmé, ou bien lors qu'ils sont vitiés aprés leur generation par quelque chose de malin, comme dans la peste, ou par l'opium. Quant aux esprits implantés, ils perdent leur constitution, & tendent quelquefois à leur destruction entiere dans la gangrene. 3. *A raison du mouvement*, celuy de l'esprit influant est élastique, ou irradiatif: Le premier s'affoiblit en general par les narcotiques, & les somniferes, ce qui ne peut arriver, que le mouvement irradiatif qui en dépend, ne s'affoiblisse en quelque maniere. Ce dernier se trouve quelquefois vitié seul, par exemple, dans les contusions. Il est manifeste que les esprits animaux n'exercent les fonctions animales que par le moyen du mouvement; les influans sont sujets à s'engourdir, & à se mouvoir trop lentement, lors qu'ils ne sont pas assés subtils, ni assés volatiles, soit qu'ils reçoivent cette pesanteur de quelques causes internes, comme dans la lethargie, & la catalepsie, soit qu'elle leur vienne d'une cause externe, comme l'opium, ou des narcotiques. Quelquefois au contraire ils sont trop mobiles & trop legers, & à la moindre occasion ils entrent dans des mouvemens impetueux, & exorbitans, comme dans les delires des fiévreux, dans les phrenesies, & les épilepsies. Ce vice leur arrive ordinairement par quelque cause occasionnelle, souvent tres-petite, qui picote quelques fibres tres-sensibles avec une impression fort vive; ainsi les pointes de l'antimoine, quoique tres-fines, excitent les esprits qui sont dans l'estomac, à produire un vomissement tres-violent, & le calcul qui est dans le rein, en picotant les fibres nerveuses, jette les esprits dans un mouvement contre nature, d'où s'ensuit la colique, la constipation du ventre, la nausée, & bien souvent le vomissement.

L'Esprit implanté se déregle dans son mouvement élastique & de collision, ou de fermentation avec l'esprit influant, en trois manieres, selon le même *Ettmuller*. 1. *Par augmentation*, quand l'influant venant à donner vivement, il se fait un choc trop violent, & une fermentation précipitée, ce qui cause la rougeur, la chaleur, la tumeur, & tous les autres simptomes semblables des parties, que *Vanhelmont* attribuë aux emportemens de l'archée. 2. *Par diminution*, comme dans l'engourdissement des personnes saisies de froid, des moribons, des vieillards &c. dans la terreur & la peur, lorsque le rayon de l'esprit influant venant à s'arrêter, le mouvement de l'implanté s'arrête aussi, d'où vient le froid, le tremblement, & la stupeur. 3. *Par dépravation*, lorsque la nutrition des parties est vitiée, ou leur constitution blessée.

Les maladies archeales.

On doit rapporter aux maladies des esprits celles que *Vanhelmont* & *Marcus Marci* nomment *Archeales*; car de même que les esprits sont déterminés par des idées seminales dans les operations naturelles, qui regardent tant la structure que l'usage naturel des parties, ils sont pareillement déterminés par des idées vitiées, étrangeres, ou morbifiques qu'ils reçoivent d'ailleurs, ou qu'ils forgent eux-mêmes à quelque occasion à produire des actions contre nature, & morbifiques ; en sorte que la cause materielle de ces maladies, consiste en une partie de l'esprit influant, ou de l'esprit implanté, & la cause formelle dans l'idée vitiée qui détermine les esprits à quelque action contre nature ; ainsi l'idée que la mere conçoit dans son imagination, détermine l'esprit architecte à former le fœtus d'nne autre maniere que l'idée seminale ne l'auroit déterminée. Et toutes les fois que dans la formation des parties il se presente à l'archée des idées nouvelles plus fortes que les idées seminales destinées, suivant l'usage des parties, l'esprit est déterminé par celles-là à agir contre nature, soit que ces idées morbifiques luy viennent de dehors, par exemple, des poisons, des narcotiques, des morsures d'animaux veneneux, d'un chien enragé, d'une tarentole &c. soit qu'elles viennent du dedans, & que l'archée troublé par quelque cause occasionnelle, conçoive diverses idées dereglées, d'indignation, de fureur, de peur, de terreur, qui le dirigent vicieusement dans ses actions. Ainsi la morsure ou la bave d'un chien enragé, rend un homme tellement enragé, que non seulement celuy-cy se persuade qu'il est changé en chien, & fait toutes les actions de cet animal; mais outre cela on apperçoit dans ses urines des images ou especes de petits chiens, ce qui vient des idées seminales du chien enragé empreintes dans sa bave, lesquelles ont passé dans le corps de l'homme mordu par le moyen de la morsure. Ces idées sont confuses d'abord ; mais elles se développent en leur temps, & déterminent l'archée ou l'esprit implanté à des actions ſemblables à celle des chiens. L'experience nous a enſeigné à effacer ces deux idées étrangeres, & à guerir par conſequent la rage, en jettant dans l'eau à l'impreveu les perſonnes morduës, & en les y laiſſant un peu de temps, afin que la peur de la mort, & l'idée qui s'en forme, étant plus fortes que les idées étrangeres, les puiſſe effacer, & rayer tellement, qu'elles ne donnent dorénavant aucune détermination à l'archée.

Les maladies des humeurs.

Les Maladies des Humeurs contenuës, ſont la plethore, & la cacochimie.

La plethore

La Plethore du ſang eſt de deux ſortes, veritable ou apparente. La *veritable* eſt, lors qu'il eſt en trop grande quantité dans les vaiſſeaux, pour circuler. L'*apparente* eſt, lors que le ſang gonflé par l'effervеſcence de la fiévre, ou de quelque autre ſorte, & ſemblable à du vin qui bout extraordinairement, diſtend les vaiſſeaux, & circule d'un mouvement tres-rapide, avec une pulſation frequente, vîte, & grande, d'où s'enſuivent des inflammations, lors qu'il vient à s'arrêter, ou des hemorragies, lorſque les vaiſſeaux viennent à ſe rompre. De ce genre eſt l'effervеſcence ou la fermentation du ſang des femmes qui arrive tous les mois, enſuite dequoy elles ſe purgent d'une partie par les voyes de la generation. Que ſi elles ne payent pas ce tribut à chaque Lune par les parties requiſes, le ſang s'échapera par d'autres endroits, comme par le nez, par les mammelles, par le vomiſſement, par les coins des yeux, ou par les hemorrhoides, ainſi qu'on l'a vû tres-ſouvent.

La cacochimie.

La Cacochimie eſt, lorſque les humeurs ſont vitiées dans leur tiſſure naturelle, ou dans leur fermentation.

La Cacochimie de la tissure est, quand l'acide & l'urineux, qui en sont le noyau ou l'ame, sont intemperés, comme la constitution naturelle est leur tiedeur temperée.

L'Acide morbifique est de plusieurs sortes dans les corps, tantôt il est fixe & maigre, c'est-à-dire, plus ou moins lié avec des particules terrestres, tantôt il est volatile & huileux, c'est-à-dire, plus ou moins lié avec des particules chargéesd'un alcali subtil; ainsi l'acide est fixe dans le mal hypochondriaque, & volatile dans la fiévre ardente. Il est pareillement fixe dans la fiévre intermitente, & il passe de l'état de fixité à celuy de volatilité dans l'accés, ce qui fait que les intermitentes deviennent quelquefois continuës. En un mot, tout ce qu'on dit de la bile, & des bilieux, qui ont beaucoup d'alcali volatile huileux, se doit entendre de l'acide volatile plus ou moins chargé d'alcali sous un vehicule d'huile, lorsque cet acide volatile s'exalte trop. L'acrimonie de la bile, & les maladies bilieuses s'en engendrent.

L'acide morbifique de plusieurs sortes dans le corps.

Comme la plethore procede du sang, la pituite vient du chyle, & la cacochimie pituiteuse du chyle vitié. La bile est composée de l'acide volatile huileux, plus ou moins chargé d'alcali volatile, & la bile vitiée fait la cacochimie bilieuse. La melancolie vient de l'acide fixe plus ou moins chargé de particules terrestres, & la melancolie vitiée engendre la cacochimie melancolique.

La Cacochimie bilieuse, ou l'acide volatile huileux plus ou moins chargé d'alcali volatile, qui sont les élemens qui composent la bile naturelle pour servir de baume au corps, peche ou à l'égard de la quantité, lors qu'il y en a trop, ou trop peu, ou à l'égard de la qualité, quand cette humeur est trop ou trop peu âcre. Elle est renduë

La cacochimie bilieuse

trop âcre par les particules ſalines, ſur tout par les acides qui ſurabondent, ou ſont trop remplies & gonflées de particules huileuſes volatiles, dont la bile eſt trop ſubtiliſée, & renduë trop mobile, ainſi que les huiles diſtillées aromatiques des vegetaux. La bile devient trop peu âcre par le défaut de particules ſalines volatiles, & par l'huileux trop peu volatile, & preſque aqueux, qui ſurabonde, ce qui fait la bile pareſſeuſe, & trop peu active, & ſemblable aux huiles des vegetaux tirées par expreſſion ou par infuſion.

La cacochimie melancolique.

La Cacochimie melancolique, ou l'acide trop fixe, agit dans le ſang, tantôt en le coagulant, tantôt en le grumelant, tantôt en diminuant, ou en dépravant ſa fermentation. S'il infecte la limphe, il engendre des douleurs aux parties fixes ou vagues, il y produit des ulceres, & des ſcyrrhes par les coagulations des ſucs, qui venant à faire efferveſcence, dégenerent facilement en cancers. Si le même acide corrompt le ſuc pancreatique, il cauſera des tranchées & des excoriations dans les inteſtins, la faim canine, les longs dégouts, & abſtinences dans l'eſtomac.

La cacochimie pituiteuſe.

Enfin la Cacochimie pituiteuſe, ou le vice immediat du chyle, conſiſte dans le vice du levain de l'eſtomac qui eſt ou affoibli, ou trop acide, & trop fixe, ce qui empêche la digeſtion des alimens qui dégenerent en une boulie ou pâte viſqueuſe, groſſiere, tenace, & ſouvent acide par le defaut de la volatilité requiſe. Ce chyle, non ſeulement augmente contre la nature la croute pituiteuſe qui enduit les inteſtins & l'eſtomac; mais la partie qui eſt portée dans la maſſe du ſang eſt incapable d'être aſſimilée, ou de nourrir les parties ſolides, par conſequent les principes actifs de la maſſe du ſang ſe trouvent comme étoufés, & la masse devenuë grossiere & épaisse, ne fermente que foiblement, & circule de même. Pendant quoy le chyle luy-même par sa viscosité s'arrête dans les pores des parties vers les vaisseaux capillaires, il remplit les visceres comme des éponges; puis se coagulant par son propre acide, il dégenere en scyrrhes. Ces maux sont d'autant plus fâcheux, que la masse du sang se trouve plus chyleuse & plus acide; de là naissent une infinité de maladies chroniques, & particulierement les cachexies.

Les Modernes ajoûtent une quatriéme cacochymie, qu'ils nomment *Sereuse*, elle consiste dans l'humeur aqueuse qui est le vehicule commun de l'excrement, & de l'aliment, lequel vehicule venant à manquer, toutes les humeurs contenuës pechent dans leur consistence; s'il abonde au contraire, toutes les humeurs seront trop fluides. Ce qui engendre diverses maladies, principalement si le serum est infecté de quelque humeur vitiée, & de quelque acrimonie salée ou acide. La derniere est la pire & la plus frequente. C'est là l'origine des affections diverses de l'urine, & des maladies catarrheuses, sur tout quand la limphe des glandes est vitiée.

La cacochimie sereuse.

La Fermentation du sang vitiée & interrompuë par la disconvenance des sels acide & urineux volatile, excite dans le corps une infinité de tempête. Si c'est par diminution, il naîtra une infinité de maladies chroniques, les cachexies, les leucophlegmaties, & les anasarques, & les esprits n'étant ni bien exaltés, ni bien conditionnés, toutes les actions languissent, un engourdissement profond occupe les membres, le suc nourricier qui y est charié, dégenere en une gelée visqueuse, que les Anciens appelloient pituite excrementeuse, enfin

La fermentation du sang vitiée.

le ſang ſe met en grumeaux tres-dangereux. Si c'eſt par abolition, ou ſucceſſive ou ſoudaine, qu'on n'attende rien moins que des ſincopes, des épuiſemens de forces, & la mort même. Si c'eſt par augmentation, le corps s'échauffe prodigieuſement, le mouvement du ſang devient plus rapide, les inflammations, les inquietudes, les fiévres ardentes, les pleureſies, les ſquinancies. les rougeoles, les petites veroles, & autres ſemblables maladies nous attaquent. Si c'eſt par dépravation, il en viendra un grand nombre de calamités, comme les affections hiſteriques, le ſcorbut, la groſſe verole.

Les maladies des parties ſolides.

Les Maladies des parties ſolides ſont trois en nombre, ſçavoir les maladies d'intemperie, les maladies de conformation, & les maladies de compoſition.

Les maladies d'intemperie.

Les Maladies d'Intemperies ſont, lorſque les qualités ſenſibles des parties, comme la moleſſe, la dureté, la viſcoſité, la couleur, la conſiſtence en quoy conſiſte leur temperamment élementaire, & qui dépend de la differente conſtitution du ſang, ſouffre quelque changement par le vice de la nutrition de ces mêmes parties.

Les maladies de conformation.

Les Maladies de Conformation ſont, lorſque les parties organiques ſont vitiées ſuivant les trois diſmenſions differentes: car la longueur peut être vitiée ſelon la ligne droite, & la partie ſera trop longue, ou trop courte, ou ſuivant la ligne courte, & la partie ſera mal figurée. Lorſque la largeur eſt vitiée, la partie eſt trop groſſe, ou trop petite. Enfin quand la profondeur eſt vitiée, & plus ou moins ſolide ou poreuſe, les maladies des cavités, & des conduits s'en énſuivent, & principalement les obſtructions.

Les mala-

Les Maladies de Compoſition, ou de *Solution*

d'unité ſont, lorſque l'union des parties, & leur ſituation requiſe entre-elles eſt vitiée, comme dans les playes, les ulceres, les luxations, les fractures.

dies de composition.

Les Differences accidentelles des maladies ſont en grand nombre, parce qu'elles dépendent des circonſtances qui regardent les cauſes, le ſujet, les ſimptomes, le temps, le lieu &c. leſquelles ſont infinies. La premiere de ces circonſtances eſt la *Maniere d'affecter*, à raiſon dequoy les maladies ſont nommées *Contagieuſes*, & *Epidemiques*. La ſeconde eſt la *Partie affectée*, à raiſon dequoy les maladies ſont *Eſſentielles*, ou *par Conſentement*. La troiſiéme eſt la *premiere Origine*, à raiſon dequoy les maladies ſont *Aquiſes*, ou *Hereditaires*. Et la quatriéme eſt la *Qualité de la Cauſe morbifique*, à raiſon dequoy la maladie eſt *Maligne*, ou *Benigne*.

Les differences accidentelles des maladies.

Les Maladies contagieuſes & épidemiques ſont du genre des maladies fermentatives, & dépendent, ſelon *Ettmuller*, de certains écoulemens fermentatifs qui ſe mêlent avec la maſſe du ſang, & les autres humeurs contenuës, pour y joüer leur tragedie. La *Contagion* eſt lorſque ce levain écoulé d'un malade paſſe dans un autre, où il fermente, & produit la même maladie. L'*Epidemie* eſt lorſque ces écoulemens ſont receus avec l'air dans l'inſpiration, ou avec les alimens dans la deglutition, aprés quoy ils excitent des fermentations vitiées. L'*Ecoulement contagieux* reſſemble au levain des Boulangers qui a été tiré d'une maſſe de paſte fermentée, & ſert à faire fermenter une autre maſſe de farine, & l'*Ecoulement épidemique* reſſemble aux influences de la vigne en fleur, qui font troubler & fermenter le vin dans la cave. Le premier n'eſt autre choſe que l'eſprit vital, implanté, ou influant vitié & alteré, qui communi-

Les maladies contagieuſes ou épidemiques, d'où dépendent.

que le même vice & la même alteration à un autre sujet de même nature ; car quoique le levain contagieux soit extrêmement actif, il n'infecte pourtant que les sujets de même espece, & sur tout ceux de la même famille, il est renfermé sous un si petit volume, qu'il est imperceptible aux sens, & il se manifeste seulement par la cruauté de ses effets, ce qui ne peut convenir qu'à une matiere spiritueuse. Et comme il n'agit que sur des sujets de même espece, il faut qu'il y ait beaucoup de convenance avec les esprits vitaux de ces sujets-là, & qu'il soit de la même nature. Il y a donc deux choses à considerer dans les maladies contagieuses, sçavoir le levain morbifique, & l'esprit vital implanté ou influant, qui en est le sujet prochain. Celuy-cy non seulement constituë l'essence de la maladie contagieuse ; mais il fait encore que cette maladie n'attaque que les animaux de même espece ; ainsi la *Dysenterie castrale* ou *militaire* afflige les hommes seulement, non pas les chiens, ni les chevaux. Le *Claveau*, ou la *Peste* des brebis n'attaque point les hommes, ni les autres especes de brutes. Si le levain malin est attaché à l'esprit vital implanté, & si ses écoulemens sortent d'une partie déterminée, ou immediatement dans l'insensible transpiration, ou mediatement avec les excremens ; en sorte qu'ils soient plûtôt déterminés à une partie qu'à l'autre à raison de l'esprit implanté qui leur sert de vehicule, il arrivera que le levain contagieux ne s'attachera pas indifferemment à toutes les parties, mais à une seule. C'est par cette raison que les intestins seuls sont attaqués dans les dysenteries contagieuses, la gorge dans l'esquinancie, & la peau dans la galle. Si le levain morbifique est attaché à l'esprit influant, la masse du sang sera

Deux choses à considerer dans les maladies contagieuses.

generalement infectée, & il s'en ensuivra une maladie universelle, non pas particuliere, comme il paroît dans la petite verole, dans les fiévres petechiales, & autres maladies malignes; ainsi dans la dysenterie, le levain malin & contagieux est l'acide volatile, & tres-âcre, & il a pour vehicule l'esprit vital implanté des intestins, les portions qui s'en détachent, sortant avec les excremens, s'associent facilement dans un autre corps humain avec le même esprit des intestins, avec lequel il s'imbolise, & produit une pareille dysentere, c'est-a-dire, une maladie contagieuse particuliere; au contraire dans la petite verole, l'esprit influant infecté du levain contagieux, produit une maladie contagieuse universelle qui infecte tout le corps dans toutes ses parties, tant internes qu'externes, au lieu que dans la galle où l'esprit implanté de la peau est seul atteint, il ne se fait qu'une maladie particuliere de toute la peau.

Ces Ecoulemens morbifiques tiennent tous de la nature des sels, & *Simon Pauli* les reduit au genre des sels volatiles. Ils ne sont pas tous d'une même nature, ni d'une même qualité. Les uns participent de l'acide volatile âcre, comme ceux qui exhalent de la corruption des corps morts ensuite d'une grande défaite, & qui engendrent les fiévres pestilentielles; les autres viennent d'un acide specifique, comme dans la dysenterie épidemique, la petite & grosse verole. Ces levains morbifiques n'ont pas tous la même activité; les uns font paroître plûtôt leur puissance, comme dans la fiévre maligne, les autres plus tard, comme dans la grosse verole, ou la galle; les uns font plus, & les autres moins de mal. Une des principales raisons de cette diversité est la convenance des sujets à raison du temperamment & de la tisſure de la maſſe du ſang, & comme cette convenance ſe trouve ordinairement entre les parties, cela fait qu'ils ſont plus propres à recevoir les écoulemens morbifiques les uns des autres. La rage canine a quelque choſe de ſingulier, en ce que ſa contagion demeure cachée dans le corps ſans agir, même durant quelques années aprés la morſure. Et encore de ce que certaine idée contagieuſe ſemble tranſplanter dans l'archée de la perſonne morduë, des façons, & manieres canines. Le tarentiſme eſt de ce genre, dont la ſemence contagieuſe demeure toûjours ſans agir, & ne ſe reveille qu'au temps auquel on a été mordu par la tarentole.

Les maladies par conſentement.

On appelle maladie par conſentement, quand une partie affligée communique du mal à une autre, ſoit le ſien, ſoit le mal d'une autre nature. Le fondement de ce conſentement, ſelon *Ettmuller*, conſiſte dans la connexion des parties nerveuſes, qui ſont ou *continuës*, & par cette raiſon quand on eſt preſt de vomir, la lévre inferieure tremble, parce que la même membrane tapiſſe l'eſtomac, l'œſophage, la bouche, & les lévres : ou bien elles ſont *contiguës*, & de là vient que ceux qui ont la ſtrangurie ont en même temps des envies frequentes de décharger leur ventre, ou bien elles ſont jointes ſeulement par des *Lacis de nerfs*, d'où il arrive que le calcul des reins eſt accompagné des tranchées du ventre, du vomiſſement, de la dyſurie, à cauſe que le lacis du meſentere, d'où les reins reçoivent des nerfs, en envoye des rameaux à toutes ces parties. Par conſequent les nerfs du rein qui ſont voiſins du lacis, étant obligés par la douleur à faire des ſoubreſauts ou criſpations convulſives, tous les autres nerfs qui communiquent à ce lacis, ſouffrent de pareilles convulſions. Il n'y a que les parties nerveuſes à qui on puiſſe attribuer proprement cette ſorte de conſentement, ou ſimpathie, d'autant qu'elles ſont comme des cordes & des membranes imbibées d'eſprits animaux, tenduës, & diſtribuées à toutes les autres parties. Or ſi on pince ou frappe une de ces cordes, ou de ces membranes à une de leurs extremités, toute la chaîne & le tiſſu recevra le même mouvement qui parcourra toute la ſubſtance des nerfs ou membranes, tant contiguës que continuës, attendu que ce mouvement eſt entretenu & ſoûtenu, tant par la continuation de la tenſion, que par les tremouſſemens tres-rapides des eſprits animaux. Auſſi voit-on que, lorſque les membranes du cerveau viennent à être piquées, tout le corps tombe dans des convulſions épileptiques, & quand la membrane interne du nés eſt irritée, la poitrine ne manque gueres de treſſaillir, d'où s'enſuit l'éternuëment. La cauſe de ces phenomenes n'eſt autre choſe que la connexion des nerfs de la membrane du nés avec les nerfs intercoſtaux. Ce ſont là les veritables conſentemens des parties.

Quand il arrive que la circulation du ſang tranſporte les excremens vitiés d'une partie à une autre, en ſorte que celuy-cy en demeure malade; on ne doit pas appeller cela conſentement, mais ſeulement un tranſport de la matiere morbifique, puiſque la ſeconde partie n'eſt affligée qu'enſuite de l'autre, & par denteropathie, non par ſimpathie. Il y a pluſieurs autres affections qu'on dit qui viennent par conſentement, quoy qu'elles dépendent plûtôt de l'alteration de toute la maſſe du ſang, ou de l'imagination, & de l'agitation des eſprits animaux qui s'en enſuit, ou de quelque autre cauſe. Tel eſt le conſentement prétendu des testicules avec le poûmon, & la trachée-artere; car souvent la toux des poûmons se change en une tumeur aux testicules, & dans l'âge de la puberté, la virilité des testicules altere tellement la trachée-artere, que la voix en devient plus grosse & plus forte. Un epitheme de suc de grande joubarbe appliqué avec du vinaigre & du vitriol sur les testicules, dissipe en peu de temps la plus forte yvresse. Le même épitheme appliqué sur le foye, arrête l'hemorragie du nés, & lors qu'on marche à pieds nuds sur du pavé de marbre froid, les tranchées viennent, le ventre se lâche, & quelquefois la tête fait mal. Chacun sçait la simpathie des mammelles avec la matrice, & que celle-cy demange, quand on patine les premieres. Les femmes histeriques sont sujettes à avoir un grand froid au derriere de la tête, & que les praticiens attribuent à la matrice, dautant que celle-cy n'est pas plûtôt guerie que le froid cesse.

Les maladies hereditaires.

On appelle Maladies hereditaires, celles qui passent des peres aux enfans, comme la gravelle, la goute, la phtisie, la douleur nephritique, & la melancolie, qui sont longues, & presque incurable.

Leur cause.

Leur cause n'est pas moins cachée que la generation même. *Vanhelmont* dit que les maladies chroniques des parens, la goute, par exemple, ne cause de la douleur, qu'en affectant fortement les esprits. Cette affection produit certain caractere ideal, qui demeurant gravé dans les esprits, & se mêlant avec les idées naturelles dans l'acte de la generation, devient la cause de la maladie hereditaire qui s'en ensuit; ainsi la maladie qui passe des peres aux enfans est imprimée sur l'archée seminale de la semence des parens; pour paroître en son temps; car il dort, pour ainsi dire, & il ne se réveille qu'à l'occasion de quelque cause, & alors il développe ses anciennes idées. *Ettmuller* dit, que les maladies hereditaires consistent dans l'esprit influant du pere, alteré par l'esprit implanté de quelque partie qui a été long-temps malade, lequel a beaucoup dégeneré de son temperamment. Cet esprit influant étant communiqué au fœtus dans la generation, & s'implantant à certaines parties dans leur formation, y augmente successivement, & de jour en jour, l'alteration contre nature qu'il a receuë autrefois, laquelle s'exalte toûjours jusqu'à ce qu'il produise dans le fils un mal semblable à celuy du pere.

Les maladies malignes.

On appelle Maladie maligne, celle qui ne paroît pas mechante quant à ses signes & à sa forme externe, quoy qu'elle soit effectivement tres-mechante, mortelle, & veneneuse, comme la fiévre maligne, dont les signes de sa mortalité sont la violence soudaine des simptomes, & l'abbatement subit des forces sans aucune cause manifeste, & la fiévre militaire remarquable par trois simptomes cruels, qui sont une grande cardialgie avec des inquietudes, un mal de tête insupportable avec le delire, & une squinancie fâcheuse de la langue.

Les signes de leur mortalité.

La nature des fiévres malignes.

Les Fiévres malignes sont les plus frequentes des maladies malignes, mais leur nature est bien cachée. Les uns accusent la corruption particuliere, ou la coagulation du sang, comme *Vvillis*. Les autres accusent la dissolution du sang causée par un alcali volatile tres-âcre, comme *Sylvius*. Les autres accusent une putrefaction vermineuse, comme *Languis* & *Hartmannus*; mais personne n'explique exactement leur essence, ni la maniere dont elles nuisent, parce qu'elle est tres-cachée.

Ettmuller remarque en general que les esprits sont particulierement attaqués dans les fiévres malignes, tantôt les esprits vitaux avec la masse du sang, d'où s'ensuit l'abbatement subit des forces, la frequence, la celerité, & la petitesse du poux, avec la disposition à suer. Tantôt les esprits animaux, & le sisteme nerveux, d'où s'ensuivent les insomnies, les delires, les convulsions, sans aucune disposition à suer. En un mot, la cause des fiévres malignes ne tend qu'à détruire les esprits influans.

Les temps ou les degrés des maladies, d'où ils dépendent.

Les Temps ou les degrés des maladies demandent une attention particuliere, principalement dans les fiévres, & entre-autres dans les aiguës. Leur redoublement, ou leur remission successive dépendent des degrés de la fermentation du sang, laquelle produit les autres simptomes, & les signes de la coction dans les maladies salutaires, ou de la crudité des humeurs dans les maladies mortelles. La *Coction* n'est autre chose que la separation des excremens morbifiques, causée par la fermentation dans le sang; de même que la lie se separe du vin par la fermentation qui luy arrive, une partie des excremens separés & précipités, est absorbée par l'humeur aqueuse, entraînée dehors par les urines, & fait le sediment du fonds de l'urinal, qui est le signe que la coction est faite.

Que les temps des maladies sont les regles de la bonne pratique.

Les Temps des maladies cy-dessus, sont les regles de la bonne pratique, & l'Aphorisme d'*Hippocrate. Cocta non cruda medicari oportet &c.* se doit entendre non seulement des purgatifs, mais de toutes les évacuations sensibles, des urines & des sueurs. Même comme la nature ne fait ses évacuations que dans le temps de l'état de la maladie, quand la coction est faite, le Medecin à son

ſon imitation ne doit employer que des précipitans au commencement, & dans l'augment, & reſerver les ſudorifiques, & les autres évacuatifs pour l'état.

Les ſimptomes des maladies de trois ſortes.

Les Simptomes ſont du nombre des choſes contre nature. On entend par *Simptomes* certains accidens qui ſuivent la conſtitution de la partie bleſſée par la maladie, comme l'ombre ſuit le corps, ils dépendent par conſequent de la maladie, ou immediatement, ou mediatement. Il y a trois ſortes de ſimptomes. Les premiers ſont les ſimptomes des actions bleſſées, qui ſont ou abolies, ou diminuées, ou augmentées, ou dépravées. Les ſeconds ſont les ſimptomes des excremens, & les troiſiémes les ſimptomes des qualités changées. Ce qui ſuit l'ordre naturel; car les vices des excremens.ou des qualités changées ne peuvent pas arriver, que les actions, particulierement les digeſtions & les diſtributions, ne ſoient auparavant vitiées.

D'où ſe tirent les differences des cauſes morbifiques.

Les Differences des cauſes morbifiques, ſelon *Ettmuller*, ſont de pluſieurs ſortes. 1. *A raiſon de ſa liaiſon avec l'effet*, la cauſe morbifique ſe diviſe en immediate, ou prochaine, & en cauſe mediate, ou éloignée. 2. *A raiſon de la coexiſtence avec le corps malade*, la cauſe eſt externe ou interne, & l'une & l'autre par rapport à la liaiſon des cauſes avec leur effet. 3. *La cauſe eſt fortuite* ou caſuelle, & neceſſaire ou naturelle. 4. *Les cauſes neceſſaires* ſont, ou les choſes naturelles, ou non naturelles, ou contre nature; celles-cy ſont principalement les vices des humeurs. 5. *La cauſe prochaine* ſe diviſe en *efficiente formelle*, & en *efficiente materielle.* La premiere eſt l'eſprit qui eſt l'auteur du mouvement des actions, tant dans l'état de ſanté, que dans l'état de maladie. La cauſe efficiente materielle eſt quelque matiere viciée qui irrite l'eſprit, & le pouſſe au mal, c'eſt la cauſe occaſionnelle, au langage de *Vanhelmont*; ainſi dans le mal de dents, la cauſe efficiente formelle de tous les ſimptomes, eſt l'eſprit en deſordre qui donne le ſentiment de douleur à la partie & la cauſe efficiente materielle ou occaſionnelle eſt l'acide fiché dans la racine de la dent. 6. *La cauſe efficiente materielle* eſt ou conjointe ou antecedente, ou procataretique, qui ſont pluſieurs cauſes qui conſtituent par leur concours la cauſe materielle.

Ce que c'eſt que ſigne.

Le Signe, ſelon *Ettmuller*, eſt une choſe connuë qui conduit à la connoiſſance d'une autre choſe inconnuë; ainſi le ſigne doit tomber ſous les ſens, & conduire l'eſprit où les ſens ne ſçauroient aller, & le déterminer à découvrir, en raiſonnant, la choſe inconnuë par celle qui eſt connuë. Ce qui fait que l'eſprit connoît l'inconnu par le connu, n'eſt autre choſe que la liaiſon ou connexion qui eſt entre les deux dernieres. Si cette liaiſon eſt neceſſaire, les ſignes ſeront pareillement neceſſaires, & on appelle ordinairement ces ſortes de ſignes, *Signes pathognomoniques*, qui ſont en petit nombre. Que ſi la connexion n'eſt que contingente, les *Signes* ſeront ſeulement *probables*. Les choſes qui ont connexion enſemble ſont les cauſes & les effets reciproquement; les choſes qui ſe ſuivent mutuellement, ou de ſoy, ou par accident, enfin toutes les choſes qui ont quelque autre liaiſon entre-elles. On établit ſur ce fondement trois ſources univerſelles de ſignes; la premiere qui eſt des effets ou des choſes qui ſuivent, comprend les trois ſortes de ſimptomes, & on y rapporte le poux, les urines, les choſes qui aident, & celles qui nuiſent. La ſeconde eſt

Signes patognomoniques.

Signes probables.

Trois ſources univerſelles de ſignes.

des choses qui précedent, ou des causes tant internes qu'externes, & communes que propres, à quoy on rapporte la constitution du malade qui le dispose à telle ou telle maladie, soit naturellement, à raison de son temperamment, de ses proprietés hereditaires, de son sexe &c. soit accidentellement, à raison de l'âge, de l'éducation, & du genre de vie. La troisiéme est des choses essentiellement attachées, c'est-à-dire, de l'affection même contre nature qui tombe quelquefois sous les sens.

Entre les signes diagnostics ou prognostics, les principaux sont ceux qui se tirent des urines & du pouls, parce qu'ils designent immediatement l'état de la puissance & vertu vitale qui a son fondement dans le sang.

Pourquoy les signes diagnostics ou prognostics se tirent des urines, & du poux.

Deux sortes d'urines.

Il y a deux sortes d'urines, l'urine de la boisson, & l'urine du sang. La premiere démontre les qualités de l'aliment, des alterations qu'il a receuës dans les premieres voyes, & de la digestion qui en a été faite. La derniere montre la constitution du sang, qui dépend de la fermentation des particules, sur tout des salines qui composent sa liqueur, & marque les changemens qui luy arrivent à raison de sa pureté, ou de son impureté cacochymique. Le poux dénote l'état de la fermentation vitale du sang dans le cœur, & celuy de la distribution à toutes les parties. En un mot, l'urine montre l'état de la premiere, & de la seconde digestion qui se font l'une & l'autre par voye de fermentation, & le poux marque l'état tenu du mouvement fermentatif du sang que de son mouvement circulaire qui dépend du premier.

Ce qu'elles démontrent

Les urines & le poux trompent souvent.

Le Jugement qui est fondé sur l'inspection de l'urine, est quelquefois trompeur & incertain, principalement dans les fiévres malignes. Il en eſt de même du poux qui trompe ſouvent à raiſon des diverſes paſſions qui le changent, & de ſes battemens irreguliers, à quoy quelques-uns ſont naturellement ſujets. Le poux des femmes febricitantes trompe ſouvent les Medecins, & ſouvent dans le même ſujet le poux eſt bon au bras droit, & tres-mechant au gauche, comme *Bartholin* l'a remarqué, à cauſe d'un ulcere ou abſcés au poûmon du même côté.

Le poux donne deux connoiſſances pour le prognoſtic.

On peut tirer deux connoiſſances du poux, ſur leſquelles on appuyera ſon prognoſtic. La premiere eſt l'état de la fermentation vitale du ſang dans le cœur. La ſeconde eſt la qualité des forces, grandes ou petites, ſuivant la fermentation & les eſprits du ſang.

Poux intermitent ſans danger, en trois cas.

Les Poux foibles, petits & frequens joints enſemble, ſont tres-mauvais, excepté dans les grandes douleurs. L'incontinence, & le manque de poux eſt auſſi dangereux, ſinon dans trois cas, ſçavoir dans les fiévres malignes, dans la pleureſie, & dans le mal hypochondriaque confirmé, ou le ſcorbut : car les experts ſçavent que le poux varie beaucoup dans ces maladies, qu'il y eſt ſouvent intermitent, & ſans qu'on en meure, & que le battement redevient enſuite fort, avec la palpitation du cœur.

Le prognoſtic des maladies.

La Maladie eſt quelquefois plus forte que le Medecin, qui doit par cette raiſon connoître par une ſçavante conjecture, & déterminer de bonne heure, ſi la maladie eſt curable, & par quels remedes ; en un mot, il doit ſçavoir l'évenement de la maladie, le temps de l'évenement, & la maniere de l'évenement : Il ne doit pourtant pas condamner abſolument perſonne, dautant qu'on ne peut pas ſçavoir préciſément tout ce qui regarde les malades, à cause du temperamment particulier de chacun, à raison dequoy il se fait souvent des miracles dans la Medecine, & beaucoup de malades qu'on avoit crû perdus, en sont revenus contre l'esperance des Medecins.

Le fondement du prognostic.

Le Fondement du Prognostic consiste dans une consideration meure & circonspecte des forces de la nature & de la violence de la maladie, on compare l'une avec l'autre, & on juge laquelle aura le dessus, & par quels remedes. Ce prognostic est un veritable procés, le malade est l'accusé, la maladie est le demandeur, les signes sont les témoins, sur tout ceux qui se tirent des choses qui suivent. Les fonctions naturelles témoignent pour le malade, les simptomes pour la maladie. La nature est l'Avocat, le Medecin est le Juge qui condamne une des deux parties, ou suspend son jugement, si l'affaire est douteuse, & renvoye les parties au Conseil d'en haut.

C'est un veritable procés.

Les crises des maladies.

Pourquoy elles sont rares dans les pays froids.

Ce Procés s'échauffe particulierement au temps de la crise, qui fait un changement soudain en mieux ou en pis. Les crises sont pourtant rares dans les pays froids, où les corps sont solides, nourris grossierement, & souvent infectés du scorbut. Le sang par consequent y est moins boüillant que dans les pays chauds, & peu propres à recevoir ces changemens subits & critiques. Par cette raison on y neglige les crises, & on fait bien, parce qu'un bon Medecin les doit prévenir, d'autant plus que les jours de crises sont incertains, & qu'il en arrive beaucoup de bonnes hors des septiémes jours. Un Medecin qui se repose sur la crise, & attend qu'elle vienne, donne tout le fardeau à porter à la nature pour être spectateur, non pas Medecin; car celuy-cy est le serviteur de la nature, & la doit servir. Ce qu'il fera en avançant la coction avec des précipitans, & en évacuant doucement les matieres cuites par de doux diaphoretiques, & autres semblables remedes. *Ferdinand* dit, que les crises des maladies croniques arrivent depuis le trente jusqu'au quarante. L'année climaterique qui vient de sept en sept ans, a quelque chose de critique, & on la peut appeller la grande crise.

Crises des maladies longues. L'année climaterique.

DES TUMEURS EN GENERAL.

Ce que c'est que la tumeur.

LA *Tumeur*, selon *Ettmuller*, est la grandeur d'une partie augmentée contre nature en longueur, largeur, & profondeur.

Les causes generales des tumeurs

Les Causes en general de toutes les tumeurs, ou de la grandeur augmentée, sont 1. Les parties mêmes hors de leur situation naturelle, & disloquées, qui tombent sur la partie voisine, comme on le remarque dans les hernies, & dans les luxations qui ne sont jamais sans tumeur. 2. Quelque humeur qui grossit la partie, parce que son mouvement circulaire est arrêté, & qu'elle s'épanche, ou enfin, parce qu'il s'y en engendre une nouvelle. 3. Les vents qui la gonflent: car il arrive souvent, sur tout aux genoux, des tumeurs remplies de vent, qu'on prend pour un abscés avant qu'on les ouvre.

Comment l'épanchement des humeurs produit les tumeurs.

L'Epanchement produit les tumeurs, lorsque le cours des humeurs est interrompu dans les canaux des parties, & dans les vaisseaux capillaires, ce qui cause ou un épanchement simple, ou une congestion & amas qui se fait peu à peu. Le premier arrive aux tumeurs ordinaires; le second aux tumeurs critiques, & autres semblables. Dans le premier toute l'humeur qui circule, s'arrête indifferemment ; dans le ſecond il ſe fait une eſpece de philtration, de ſorte que certaines parties de l'humeur s'arrêtent, & les autres continuent leurs cours.

L'Epanchement ſimple à l'égard du ſang, forme toutes les inflammations, toutes les contuſions, les ériſipeles, & les autres tumeurs de cette nature, celuy-là de la limphe, fait les tumeurs ademateuſes & ſereuſes, les hydropiſies univerſelles, & particulieres, auſquelles on peut ajoûter la concretion du lait dans les mammelles, & les lochies retenuës au tour de la matrice.

Que l'épanchement ſimple du ſang produit les inflāmations, les contuſions, les ériſipeles.

La Congeſtion qui ſe fait peu à peu, & ſucceſſivement, cauſe les abſcés & les tumeurs critiques, ce qui arrive lorſque les particules du ferment des fiévres les plus craſſes, & de plus difficile digeſtion, s'arrêtent à cauſe de leur groſſiereté, de leur concretion, ou de l'amas qui s'en eſt fait pendant que le ſang & la limphe conſervent leur circulation naturelle. De là dépendent les bubons peſtilentiels, les cloux, les parotides, les charbons &c. comme auſſi les ſcyrrhes des viſceres, les écroüelles qui naiſſent autour des glandes ; car la partie trop viſqueuſe du ſang & ou de la limphe s'embarraſſe, & s'attache facilement, & la plus tenuë paſſe outre, ce qui gonfle la partie, & c'eſt là la maniere dont les tumeurs ſont faites par épanchement.

Que la congeſtion cauſe les abſcés & les tumeurs critiques.

Les autres tumeurs procedent d'une humeur qui s'engendre, ou s'amaſſe de nouveau dans la partie, comme quand l'aliment propre de la partie s'y arrête, & s'y accumule plus qu'il ne faut, cet aliment eſt ou corrompu, ou trop, ou trop peu alteré.

D'où procedent les autres tumeurs.

Il eſt corrompu, quand quelque levain vitieux caché dans la partie, fait dégenerer l'aliment qui

D'où vient la corruption de l'aliment des parties.

y eſt apporté en differens ſucs corrompus qui s'amaſſent ſucceſſivement, & produiſent une tumeur, de là vient que les abſcés ou les ulceres déja mondifiés, reproduiſent de nouvelles tumeurs, & de nouveaux abſcés, qu'on attribuë ordinairement fort mal-à-propos aux fluxions qui tombent ſur ces parties; de là vient encore que la carie des os n'ayant pas été bien guerie, reproduit aprés la conſolidation de l'ulcere une nouvelle tumeur & un nouvel abſcés.

On peut attribuer à cette même cauſe le bubon verolique qui ſe forme ſucceſſivement dans les glandes des aînes aprés l'approche d'une femme gâtée, les nodus, les cancers des mammelles, & les exoſtoſes veroliques qui proviennent de la malignité de l'acide qui corrompt la nourriture des os, & forme ces tumeurs.

D'où procede le trop ou trop peu d'alteration.

L'Aliment trop peu alteré ou changé, étant diſtribué trop abondamment à la partie, y engendre des tumeurs en quelque façon ſemblables, comme ſont les tumeurs calleuſes des os où il y a eu fracture, les excreſcences, & la production exceſſive des chairs dans les ulceres mondifiés, l'augmentation prodigieuſe des viſceres, les nodus, & les ganglions.

L'Aliment trop alteré venant à s'amaſſer dans les parties, y engendre preſque de pareilles tumeurs qui ſont toutes les excreſſences, comme les verruës, les polypes, les corps qui peuvent être mis au nombre des verruës, les potirons, & toutes les tumeurs qui ſont contenuës dans leur membrane propre, tels que ſont les atheromes, les ſteatomes, les meliceris, & les autres de cette nature.

D'où vient l'épanchement des humeurs.

L'Epanchement des humeurs arrive, ou par le défaut des tuyaux qui empêchent la circulation à cause qu'ils sont trop étroits, ou par le défaut de l'humeur qui ne sçauroit circuler à cause de sa grossiereté, ou du peu de proportion de ses particules avec la configuration des pores de la partie.

Les Tuyaux & les pores sont retrecis ou par la compression des corps voisins, ou par quelque ligature, ou par l'obstruction d'une matiere visqueuse & mucilagineuse qui a été épaissie par le froid, ou coagulée par quelque acide, ou enfin par la contraction & le resserrement des fibres de la partie causé par la douleur, ce qui en resserre necessairement les petits pores.

D'où procede le retrecissement des tuyaux.

La Grossiereté de l'humeur & l'épanchement qui en arrive vient d'un chyle trop crud ou trop visqueux qui n'a pas été bien brisé dans la premiere, la seconde & la troisiéme coction, ou du froid ou de l'acide qui coagule & épaissit les humeurs, ou enfin de quelque remede externe ou topique incrassant appliqué mal-à-propos, raison qui doit faire rejetter tous les repercusifs & les astringens dans les fractures & les luxations, s'ils ne sont ordonnés exactement.

D'où vient la grossiereté de l'humeur.

Enfin la mauvaise configuration des particules de l'humeur les empêche de passer par les pores, il arrive même que ces particules se trouvant, pour ainsi dire, réünies ensemble par un mouvement de précipitation, elles sont en quelque maniere separées de la masse du sang, dans laquelle neanmoins elles nagent, & sont charriées jusqu'à ce qu'elles s'embarrassent dans les pores des parties, où elles demeurent pendant que le reste du sang y passe facilement, comme on voit arriver dans les abscés des crises.

L'Aliment même bien alteré peut faire des tumeurs, en s'accumulant contre nature, lors qu'il

Comment l'aliment

même bien alteré produit des tumeurs.

y a dans la partie un levain corrompu, & singulierement d'une acidité maligne qui change, & fait dégenerer l'aliment qui y est distribué en differens sucs dépravés, qui s'amassent petit à petit, & produisent des tumeurs & des abscés.

Comment l'aliment trop peu alteré en produit aussi.

L'Aliment trop peu alteré produit aussi des tumeurs, lorsque quelque cause externe, par exemple, le travail, dilate les pores des parties, & en force les fibres; c'est pourquoy elles reçoivent alors une trop grande quantité d'aliment qu'elles retiennent & amassent dans l'entre-deux de leurs membranes désunies; ainsi la distension de quelque tendon de la main, causée par le travail produit à la longue un ganglion aux orteils, & la compression ou froissement des tendons des orteils par le soulier, engendre des cors aux pieds, ou d'autres tumeurs, suivant la constitution de la partie offensée.

Comment l'aliment trop alteré, sans être corrompu, excite des excrescences.

Enfin l'aliment trop alteré sans être corrompu, excite des excrescences renfermées dans des membranes propres, lesquelles suivant l'alteration de l'aliment qui se philtre au travers de diverses membranes, sont remplies, tantôt de suif, tantôt de boüillie, tantôt d'une autre matiere semblable, qui a quelque analogie avec la matiere dont elle est formée, les polipes mêmes & les verruës naissent de cette maniere, ce qui n'arrive pas sans quelque effort, & sans quelque violence du dehors, ou s'il n'y a point eu de violence externe, rarement ces tumeurs paroissent-elles, qu'il n'y ait eu auparavant quelque legere érosion causée par un acide corrompu, c'est ainsi, par exemple, qu'il sort quelquefois des polypes des petits ulceres du nés.

DU PHLEGMON, OU DE l'Inflammation des Abscés, & des Sinus.

Ce que c'est que le phlegmon.

LE *Phlegmon*, ou l'*Inflammation* est une tumeur qui arrive aux parties charneuses, accompagnée de chaleur, de rougeur, de douleur, & de battement, produite par le croupissement du sang & des autres liqueurs arrêtées dans les tuyaux, ou extravasées hors de ces mêmes vaisseaux.

D'où vient la tumeur, la chaleur, la rougeur, la pulsation, & la douleur.

La Tumeur, selon *Ettmuller*, vient de l'obstruction qui bouche les vaisseaux; en sorte que le suc nourricier de la partie est obligé de s'arrêter. La *Chaleur* vient de la fermentation des sucs, causée par la matiere subtile. La *Rougeur* est occasionnée, parce que les vaisseaux se trouvent gonflés par l'abondance du sang. La *Pulsation* & la *Douleur* viennent de la forte tension des vaisseaux, & de l'irritation que les particules âcres des liqueurs épanchées causent aux fibres nerveuses. Les grands phlegmons sont toûjours accompagnés de la *Fiévre*, parce que les levains de la tumeur rentrent dans la masse du sang, où ils excitent une fermentation, en quoy consiste la nature de la fiévre.

Les causes du phlegmon.

Les Causes du phlegmon sont internes & externes. Celles du dehors sont comme les contusions, les fractures, les piqueures, les playes, & le déreglement des choses non naturelles qui peuvent causer des inflammations par le mauvais usage que l'on en fait. Par exemple, qu'une partie soit meurtrie, les fibres sont comprimées, elles se serrent en s'approchant les unes auprés des autres, le sang & les autres liqueurs nourricieres sont chassées de leurs tuyaux, elles se répandent dans l'interstice des fibres. Dans cette sorte expression du sang &

des autres liqueurs, la situation & l'arrangement de leurs particules n'étant plus les mêmes, les pores des particules alcalines par où la matiere subtile avoit auparavant un cours libre, changent de figure, deviennent obliques, ou plus étroites dans leur milieu, qu'à la superficie, ou bien ces pores sont occupés par les sels acides qui ont rompu leurs liens. La matiere etherée qui coule sans interruption par tous les pores de nos parties, trouvant ces chemins retrecis, elle entre avec effort dans les pores alcalines du sang; mais trouvant d'abord un obstacle qu'elle ne peut surmonter, elle est reflechie sur ses pas, & de là repoussée dans le sang qu'elle agite d'un mouvement fort rapide, & ce mouvement inégal & irregulier dure autant de temps, que la matiere du premier élement trouve des obstacles qui l'empêchent de continuer son mouvement en ligne droite, aussi vîte que son agitation le demande; c'est-à-dire, que ce mouvement dure tant que les acides sont engagés dans les pores des alcalis; ainsi il faut, afin qu'il cesse, que les particules alcalines soient brisées, ou que les acides soient chassés de leurs pores.

Lorsque les alcalis & les acides se sont mêlés ensemble, les soufres qui étoient joints avec les alcali se trouvent seuls dans la serosité; c'est pourquoy le phlegme les pressant de tous côtés, joint ensemble tous leurs petits rameaux, ce qui compose ensuite des grumeaux, lesquels étant poussés dans l'ouverture des tuyaux, les bouchent, en sorte que le sang & les autres liqueurs n'y peuvent couler. Cette coagulation dure jusqu'à ce que les alcali se soient dégagés des acides, & qu'ils se soient remêlés de nouveau avec les soufres, en developpant, & en étendant toutes leurs branches. Dans les fractures où il y a des pieces d'os separés qui compriment, ou qui piquent les chairs, il se fait un phlegmon, parce que les tuyaux étant comprimés ou déchirés, le suc nourricier s'arrête ou s'extravase dans les fibres de la partie; de là l'on doit conclure que toutes les inflammations sont causées par des humeurs épaissies, & coagulées dans les tuyaux des parties.

Ce qu'on vient de dire pour expliquer l'inflammation, fait voir que ce n'est pas seulement le sang ou la bile qui cause le phlegmon, comme les Anciens l'ont dit; mais encore toutes les autres liqueurs lors qu'elles sont extravasées, & qu'elles ne circulent plus; car il est certain que, plus il y a de liqueurs extravasées, plus la tumeur est considerable, les fibres de la partie en sont plus tenduës & plus bandées, ce qui augmente la douleur. Toute inflammation suppose donc une tumeur, & toute tumeur une obstruction; car dans tous les phlegmons il faut y considerer deux choses, les parties qui sont bouchées, & celles qui font l'obstruction, le phlegmon étant different selon la structure des parties, & aussi selon la nature des particules qui font l'obstruction, qui peuvent être ou salines & alcali, ou acides, ou sulphureuses.

Le Phlegmon des parties membraneuses & tendineuses ne se dissipe pas si tôt, mais il dure quelquefois long-temps; au contraire le phlegmon des parties charneuses cesse en peu de temps. Toute inflammation qui ne s'en va point par l'insensible transpiration, suppure toûjours, ou elle dégenere en cangreine par l'application des remedes froids & astringens. L'inflammation des parties internes est tres-dangereuse, & souvent mortelle, plus elle est grande, & plus elle est à crain-

Le prognostic du phlegmon.

dre. Si le phlegmon eſt aux parties que l'on appelle nobles, il n'y a gueres d'eſperance. On guerit plus facilement l'inflammation dans les jeunes gens que dans les vieillards, parce que les vieilles gens ont les parties du corps plus fermes & plus roides que les jeunes gens, & leurs liqueurs nourricieres ſont plus remplies de ſels fixes.

Le Prognoſtic du phlegmon ſe prend encore de la malignité des cauſes, & de la violence des ſimptomes. Si l'inflammation eſt aux parties glanduleuſes, il y a du danger, parce que la gangrene s'y peut mettre aiſément. Enfin les phlegmons où la douleur eſt grande ne gueriſſent pas ſi-tôt que lorſque la douleur & la chaleur ſont moderées.

La cauſe des abſcés.

Les Abſcés ſont cauſés par une humeur qui ſe jette ſur une partie, parce que le mouvement circulaire en a été arrêté à cauſe de ſa groſſiereté, ou par quelque obſtruction, parce que les tuyaux & les pores ſe ſont retrecis, ou par compreſſion des corps voiſins, ou par quelque ligature trop ſerrée, ou par l'obſtruction d'une matiere viſqueuſe & mucilagineuſe qui s'eſt épaiſſie par le froid, ou coagulée par quelque acide, ou enfin par la contraction ou le reſſerrement des fibres de la partie cauſé par la douleur.

La Groſſiereté de l'humeur, & l'épanchement qui en arrive, vient d'un chyle trop crud & trop viſqueux, qui n'a pas été bien préparé dans les coctions, du froid ou de l'acide qui coagule, & épaiſſit les humeurs, ou par quelque topique incraſſant appliqué mal-à-propos, comme font les forts aſtringens & repercuſifs.

Deux ſortes d'abſcés.

L'on diſtingue deux ſortes d'abſcés; il y en a où la matiere eſt renfermée dans un kiſte, & il y en a d'autres qui n'en ont point. Les abſcés où la matiere eſt renfermée dans un ſac ſont de trois ſortes, ceux où la matiere reſſemble à de la boüillie, ſont appellés *Atheroma*. Il y en a d'autres où la matiere reſſemble à du miel, & on les nomme *Meliceris*; enfin il y en a d'autres où la matiere reſſemble à du ſuif, & on les appelle *Steatome*. Il y a encore des abſcés où l'on trouve des choſes extraordinaires, comme ceux dans leſquels on voit des poils, des matieres oſſeuſes, ou des matieres endurcies comme du charbon, des coquilles, des pierres.

Les Signes qui marquent que les abſcés ſe forment, ſont une grande douleur à la partie, une inflammation, un battement, & la tumeur augmente peu à peu. Quand le pus eſt fait, le battement & la douleur ceſſent, la tumeur eſt plus mollete que dans le commencement, où il y a toûjours tenſion, & devient blanche en quelques endroits.

Les ſignes que l'abſcés ſe forme, & que le pus eſt fait.

Le Pus qui ſort de l'abſcés n'eſt pas toûjours le même, il eſt plus ou moins corroſif, livide, vert, clair, blanc, un peu épais, ce qui dépend de la nature de la tumeur, & du ſejour que le pus a fait dans cette partie, & auſſi du different arrangement de l'humeur; ainſi ſi dans cette humeur il y a beaucoup de ſels âcres & corroſifs, il eſt certain que le pus qui s'en formera ſera âcre & corroſif.

D'où procedent les diverſes couleurs du pus.

Le Prognoſtic des abſcés ſe conſidere par rapport aux cauſes, & par rapport à la partie malade; par rapport aux cauſes, il y en a un que les Anciens appellent critique, il arrive aux maladies aiguës, il eſt cauſé par l'amas de la matiere morbifique. Cette criſe eſt quelquefois ſalutaire, & quelquefois mortelle. Celuy qui n'eſt pas critique eſt ſouvent ſans danger, il ne demande pour ſa gueriſon que l'évacuation de la matiere. Les

Le prognoſtic des abſcés.

abſcés ſont plus ou moins dangereux ſuivant les parties qu'ils occupent, ſi l'on en differe l'ouverture, il en pourra arriver de fâcheux accidens, comme la fiévre ou des convulſions, il ſe fera des ſinus dans les chairs voiſines. Les os ſe carieront, & s'abſcederont quelquefois juſqu'à la moële. Le pus que l'on appelle loüable, reſſemble à du chyle, ou au ſuc nourricier; au contraire le pus qui n'eſt pas loüable eſt âcre, il fermente le ſang, ce qui produit les fiévres, il ronge, & corrode les vaiſſeaux, ce qui donne lieu au ſuc nourricier de s'extravaſer.

La cauſe des ſinus.

Les Sinus ſont cauſés par les particules âcres du pus qui croupit dans les abſcés. Lorſque le pus a rongé par ſon acrimonie les tuyaux & les fibres d'une partie, les liqueurs nourricieres renfermées dans ces tuyaux ſe répandent au dehors, & leurs particules les plus volatiles ſe diſſipant, il ne reſte que les plus groſſieres qui s'attachent étroitement aux côtés des tuyaux qu'elles rendent enſuite calleux.

Leur Prognoſtic.

La Sanie ou le pus qui coule d'un ſinus, quand elle eſt claire, verte, noire, ou putride, ne ſignifie rien de bon; au contraire le pus qui eſt blanc comme du chyle, égal par tout d'une même conſiſtence, & ſans puanteur, promet toûjours une prompte gueriſon. C'eſt un bon ſigne, lorſque la douleur ceſſe, & que la tumeur diſparoît. Si en comprimant un peu la partie, on ſent de la douleur, il y a lieu de croire que les parties nerveuſes & tendineuſes ſont ulcerées. Lors qu'il coule d'un ſinus une liqueur claire, noire, & puante, c'eſt une marque que l'os eſt carié; ſi elle eſt épaiſſe & viſqueuſe, le ſinus eſt dans les chairs. L'âcreté de la ſanie ne vient que de l'abondance des acides mêlés avec le ſuc nourricier, ſa puanteur

teur ne peut venir que de l'exaltation des soufres grossiers qui se trouvent mêlés avec ces pointes salines ; sa couleur jaune vient du mêlange des sels & des soufres qui donnent à la matiere un arrangement de surface propre à causer le jaune. Les sinus sont difficiles à guerir, lors qu'ils deviennent durs & calleux.

DU BUBON, ET DE L'ANTRAX.

LE *Bubon* est une tumeur qui arrive ordinairement sous les aisselles, aux aînes, ou proche les oreilles ; elle est accompagnée d'inflammation, de chaleur, de rougeur, de douleur, & de pulsation. Ce que c'est que le bubon.

Il y a deux sortes de bubon, un simple, qui n'est accompagné d'aucun fâcheux accident, il y en a un autre qui est malin, ce dernier se divise en venerien, & en bubon pestilentiel. Les bubons simples arrivent ordinairement aux jeunes gens, c'est ce que le vulgaire appelle des glandes, on les prend dans le monde pour la marque de l'accroissement ; au contraire les bubons malins sont les effets de la peste & de la verole. Deux sortes de bubon.

Les Bubons sont causés par le sang ou par la limphe qui est devenuë âcre & acide, & qui s'est embarrassée dans les tuyaux des glandes. Dans les fiévres il arrive assés souvent des bubons, parce que tout ce qu'il y a d'âcre dans la masse du sang, fait un coagulum qui s'arrête dans les glandes cutanées, & dans les vaisseaux capillaires, c'est d'où vient que dans la peste où le sang est chargé de particules âcres, les bubons sont si ordinaires. Les causes des bubons.

Les Fiévres malignes, les fiévres pestilentielles & la peste, qui ne different entre-elles que du L'origine des fiévres malignes, des pestilentielles, & la peste.

plus ou du moins, n'ont point d'autre origine, ſelon *Ettmuller*, que les particules dures, longues, pointuës, & tranchantes qui s'élevent de temps en temps des matieres ſoûterraines qui contiennent des ſels arſenicaux qui ſe mêlent avec l'air que nous reſpirons dans la maſſe du ſang, elles y cauſent d'étranges ravages en ſe fourrant dans les pores des alcali, & en coagulant les ſoufres. Les ſoufres étant coagulés, ils s'oppoſent au mouvement du ſang, & des autres liqueurs, en bouchant les tuyaux & les glandes, & les alcali ſe trouvant bouchés par ces pointes ſalines, la matiere ſubtile qui n'y peut pas paſſer, fait un reflux dans le ſang qui met le trouble & le deſordre par toute ſa maſſe, en déſuniſſant ſes principes.

Les cauſes du bubon venerien.

Le Bubon venerien eſt preſque toûjours cauſé par un acide âcre qui vient d'une humeur corrompuë, & qui s'inſinuë dans l'uretre, & de là dans la maſſe du ſang par les vaiſſeaux ſanguins de cette partie. Cet acide n'eſt pas long-temps dans le ſang ſans y cauſer du changement; car s'uniſſant avec les alcali, les ſoufres ſe coagulent; ces ſoufres coagulés, & ces alcali chargés & penetrés de ces ſels âcres, étant portés par la circulation dans les glandes des aînes & des aiſſelles, ils s'y arrêtent, & ils y cauſent des obſtructions qui ſont enſuite autant d'obſtacles qui s'oppoſent au mouvement du ſang, & au cours de la matiere ſubtile.

Les ſignes du bubon ſimple.

Le Bubon ſimple ſe connoît à une tumeur qui reſiſte au toucher, à la rougeur, à la douleur, & à une petite fiévre. Lorſque le bubon arrive tout à coup, ſans qu'il ait été précedé d'aucune cauſe manifeſte, on l'appelle *Simptomatique*. Le bubon qui arrive aprés une maladie eſt appellé *Critique*. Cette criſe guerit quelquefois la maladie. Le bubon malin ou pestilentiel est accompagné de simptomes tres-violens, puis qu'il est suivi de tous les accidens de la peste. Ce sont les glandes des aisselles qui sont presque toûjours le sejour du bubon pestilentiel, il arrive pourtant quelquefois aux glandes des aînes, au contraire le bubon venerien vient toûjours aux glandes des aînes, & tres-rarement aux glandes des aisselles. Ce bubon est accompagné de quelques accidens de la verole. Quand les bubons commencent ils sont d'un rouge pâle, aprés ils deviennent rouges & vermeils, & quelquefois aussi d'un rouge obscur & noirâtre. Il y a toûjours beaucoup de chaleur & d'inflammation. Il y a des temps où la tumeur est cachée fort avant sous la peau, dans cette occasion les glandes sont mobiles, & dans la suite ces glandes grossissent considerablement, elles deviennent immobilles, dures, & tenduës. Le bubon paroît quelquefois d'abord, avant que la fiévre ait précedé, ou bien il survient aprés la fiévre, ce qui surprend le malade. Tout cela ne peut venir que de la diversité des matieres qui le produisent, lesquelles sont plus ou moins de temps à se développer.

Le prognostic des bubons.

Lorsque les bubons sont long-temps à meurir, il s'en fait quelquefois des fistules. Si l'on ne guerit bien-tôt le bubon venerien, & si la matiere devient âcre, il en faut craindre les accidens. Le bubon pestilentiel est dangereux, parce qu'il peut causer la gangrenne, la carie, & la mort. Il n'y a rien à craindre pour le bubon simple. C'est la même chose pour les bubons causés par les ulceres, & par les blessures exterieures.

Les Bubons qui succedent à des fiévres malignes & à la peste, sont funestes, soit qu'ils se forment aux aînes, aux aisselles, & aux glandes du col. Dans les personnes delicates les bubons sont plus à craindre que dans les personnes fortes & robustes. On doit encore plus apprehender dans un temps chaud que dans une saison temperée. Les remedes internes & externes doivent être employés au plûtôt dans les bubons pestilentiels.

Les Bubons des aînes qui paroissent de bonne heure, qui sont rouges sans dureté, ou qui vont en pointe, ne sont que salutaires; au contraire si les forces manquent, si l'on vomit les alimens & les medicamens, si l'on a des défaillances, & les extremités froides, & le dedans du corps brûlant comme une fournaise, si les excremens sont copieux, noirs ou livides, & les urines puantes & noirâtres, & si l'on a le visage d'un homme mourant, ce sont des marques évidentes d'une mort prochaine.

Pour les bubons qui viennent au col, aux oreilles, & qui sont accompagnés d'une grande douleur de gorge, & d'une difficulté d'avaller, on en doit encore craindre la suite. Les bubons environnés d'un cercle en forme d'iris, & qui sont livides & noirs, sont des avant-coureurs d'une mort prochaine, c'est encore un mechant signe, quand les bubons disparoissent, si aprés y avoir appliqué un vesicatoire, & l'avoir laissé huit ou dix heures, l'on ne voit point de vessies, ni d'humidités, c'est une mechante marque.

Les Bubons du col sont plus dangereux que ceux des aînes, parce qu'ils peuvent suffoquer le malade. Aux endroits où les bubons ont accoûtumé d'arriver, s'il s'y fait des charbons, c'est un mechant signe. Les bubons se terminent comme les autres tumeurs par la resolution, par la suppuration, par l'endurcissement, & par la corruption. Ainsi comme dans toutes les tumeurs la resolution & la suppuration sont bonnes, de même l'endurcissement & la pourriture sont mauvaises.

Le Charbon appellé des Grecs *Antrax*, arrive indifferemment à toutes les parties du corps, c'est une tumeur aussi rouge, & aussi ardente qu'un charbon, c'est pourquoy on luy en a donné le nom. Il est quelquefois accompagné de la peste, quoy qu'il arrive souvent sans qu'aucune cause pestilentielle l'ait précedé, & il differe du bubon en ce qu'il occupe les parties tendineuses, & celuy-cy les glanduleuses. Definition du charbon

Sa Cause est presque la même que celle du bubon, excepté que la matiere est plus âcre & plus ardente. Le charbon étant toûjours produit par les particules du sang les plus massives, les plus âcres, & les plus tranchantes, lesquelles comme une eau forte, ou comme un cautere potentiel, rongent & déchirent les parties, en produisant des ulceres chancreux, & corrosifs. Sa cause.

Le Bubon, selon *Ettmuller*, commence ordinairement par une démangeaison, on voit s'élever sur la partie une grosse pustule, ou plusieurs petites pustules ensemble de la grosseur d'un grain de millet, lesquelles bien-tôt aprés forment une grosse tumeur dure dont la circonference est environnée de ces petites pustules comme d'une couronne, & le centre ou le milieu fait voir un ulcere corrosif & rongeant, qui ronge souvent les parties voisines. Aprés la guerison de ces charbons, il en reste toûjours une grande cicatrice à cause de la perte de substance. Ses signes.

Dans les antrax la gangrene s'y met quelquefois. Il y a des charbons qui ne commencent pas par une grande pustule, mais par un ulcere couvert d'une croute noire, semblable à la brûlure d'un fer chaud. Cette croute est tantôt noirâtre, & tantôt cendrée, il y a autour du charbon un cerne rouge qui est fort douloureux. Aprés la chûte de la croute, il n'en sort pas toûjours du pus ; mais il est rempli d'une chair spongieuse, qui quitte la partie saine, & qui laisse un ulcere profond. Les accidens qui accompagnent souvent le charbon, sont une fiévre ardente, une grande douleur, des nausées, le vomissement, des palpitations de cœur, la défaillance, le delire, la convulsion, & des ardeurs d'entrailles.

Son prognostic.

Il n'y a point de guerison à esperer quand les charbons de rouges & enflammés qu'ils étoient d'abord, se changent & disparoissent. Ceux qui arrivent aprés une fiévre pestilentielle aux aines, ou aux aisselles, & qui sont noirs & livides, sont tres-difficiles à guerir. Il est plus facile de les guerir, lors qu'ils paroissent avant la fiévre pestilentielle. Les petits charbons rouges, & qui sont seuls ne font pas de peine à guerir.

En general l'on doit regarder tous les charbons comme tres-funestes & dangereux, & l'on sçait que l'Empereur *Constantin Copronyme* mourut d'un charbon qui luy vint au pied. Les charbons qui viennent aux parties membraneuses & nerveuses causent des douleurs insupportables, & durent tres long-temps. Il y en a qui suppurent, & d'autres qui ne suppurent jamais. Quelques-uns sont avec la fiévre, & quelques-autres sont sans fiévre. Les charbons internes sont plus à craindre que les externes.

Les Charbons qui arrivent aux aines, aux aisselles, & proche des parties nobles sont tres-dangereux ; ceux qui sont noirs sont à craindre, à cause qu'ils marquent la mortification, c'est la même chose pour les charbons livides & jaunâtres. Moins il y a de charbons sur le corps, &

moins il y a de danger, les plus gros sont plus à craindre que les plus petits. C'est un signe terrible quand les charbons disparoissent tout à coup. Ceux qui viennent avant la fiévre pestilentielle ne sont pas dangereux comme ceux qui viennent aprés. Le charbon qui se joint au bubon passe pour mortel, aussi-bien que celuy qui fait une fusée en forme de queuë.

DU PHYGETON, DU PHYMA, & du Furoncle.

LE *Phygeton* est un tubercule rouge, & enflammé, ou plûtôt une tumeur erisipelateuse des glandes cutanées, qui ne suppure point, avec une chaleur brûlante, & une douleur piquante, produite par une limphe âcre arrêtée dans les glandes de la peau. Ce que c'est que le phygeton.

Les Causes du Phygeton sont internes & externes, aussi-bien que celles des autres tumeurs. Pour les causes internes, c'est toûjours l'acide de la masse du sang qui coagule la limphe, & les autres liqueurs dans les glandes cutanées. Les causes exterieures sont les contusions, & tout ce qui est capable d'arrêter & de coaguler les liqueurs nourricieres qui se filtrent dans les glandes de la peau. Ses causes.

On connoît le Phygeton à une tumeur en maniere d'érisipele, il y a de la chaleur, de la dureté, de la douleur, & de la tension; quelquefois aussi il y a de la fiévre avec une soif & des veilles. Dans le commencement il y a du battement, on sent une pesanteur à la partie avec une chaleur brûlante, elle est rouge & enflammée, le malade frissonne, rarement cette tumeur vient-elle à suppu- Ses signes.

Son prognostic. *Le Phygeton* est difficile à guerir à cause des glandes ; car c'est une chose certaine que toutes les tumeurs des glandes sont plus difficiles à guerir que celles des parties charneuses.

Definition du phyma. Sa cause. Ses signes. *Le Phyma* est une petite tumeur aux glandes, qui ne differe du phygeton, que parce qu'il suppure facilement, & qui dépend de la fermentation du suc nourricier avec la limphe acide, la tumeur est plus petite, moins douloureuse, & la chaleur & la rougeur ne sont pas si grandes.

Son prognostic. *Le Phyma* arrive souvent aux enfans, il est plus facile à guerir dans un âge tendre, que dans un âge plus avancé. Cette tumeur est long-temps à suppurer.

Ce que c'est que le Furoncle. *Le Furoncle* connu sous le nom de *Clou* en François, est une petite tumeur accompagnée de chaleur, de rougeur, & de douleur, qui arrive tantôt à une partie, & tantôt à l'autre.

La cause du Furoncle. *Cette Tumeur* vient d'un sang acide & coagulé avec un chyle épais & grossier; car dans ces tumeurs les sels alcali ne sont pas assés volatiles, parce qu'il y a trop d'acides dans le sang, de sorte qu'il ne s'en separe que difficilement des sels volatiles, des parties huileuses, & des esprits si necessaires à la conservation de la vie, ainsi le sang manquant de sels volatiles alcali, & de soufres éthérés, il devient épais & grossier; c'est pourquoy il s'embarrasse dans les parties musculeuses, & produit cette tumeur.

Ses signes. *Le Furontle* est tres-rouge, dur, avec une chaleur brûlante. Dans le commencement on a souvent le frisson & la fiévre, on souffre beaucoup, quand cette tumeur veut suppurer, on sent un battement avec une chaleur & une inflammation qui s'étendent fort au large sur la partie. Cette tumeur est plus ou moins grosse; elle est quelqueſois de la groſſeur d'un œuf, d'autre fois plus petite. Quand elle s'en va, une autre revient, elle dure quelquefois des mois entiers; la matiere qui en ſort eſt épaiſſe comme de la bouë mêlée avec du ſang. Cette tumeur perce ſouvent par pluſieurs petits trous, il en ſort une liqueur claire & limpide, & la dureté ſe diſſipe. La matiere eſt quelquefois recuite par de gros caillots que l'on a de la peine à faire ſortir.

La Viſcoſité de la matiere du furoncle eſt une cauſe qui en retarde la ſuppuration; car comme la matiere eſt épaiſſe dans le clou, il faut auſſi plus de temps, afin qu'elle puiſſe ſe ſubtiliſer, & s'attenuer pour ſe cuire, puiſque la ſuppuration n'eſt autre choſe qu'une fermentation des ſucs extravaſés, & arrêtés dans la partie.

Son prognoſtic.

Quoy qu'il n'y ait point de danger pour le furoncle, l'on voit pourtant que les enfans à qui cette tumeur arrive, deviennent maigres & deſſechés, ils ont ſouvent une difficulté de reſpirer. On a vû ſucceder à cette petite tumeur un ulcere tres-difficile à guerir, ſur tout lors qu'elle perce par un trou rond & profond. Dans les ſaiſons chaudes & humides qui occaſionnent la fermentation des humeurs, cette tumeur devient épidemique. Dans les ſcorbutiques & dans les adultes elle eſt plus difficile à guerir que dans les enfans.

DE L'ECHYMOSE.

Ce que c'eſt que l'échymoſe.

L'*Echymoſe* eſt un épanchement de ſang ſous la peau qui s'eſt extravaſé des vaiſſeaux rompus par quelque coup ou chûte.

Comment elle ſe forme.

Pour expliquer comment l'échymoſe ſe forme, imaginons-nous, dit un Auteur moderne, que quelque chose de pesant vienne à tomber, ou à frapper rudement nôtre corps, il est certain que les vaisseaux se trouvant pressés par la force du coup s'approchent, & se serrent les uns contre les autres, & le sang s'échappe de leurs orifices dans la partie où ces vaisseaux se terminent. La compression aussi-tôt change l'arrangement des particules du sang, & la matiere subtile ne trouvant plus ses passages libres, elle agite confusément les particules du sang les plus subtiles, comme les alcali volatiles, & les particules du flegme les plus delicates. Les autres particules grossieres du sang, comme les acides, les souffres, & les alcali fixes s'unissant ensemble, elles ne manquent pas de s'arrêter dans la partie.

Ses signes. *Les Signes* de l'échymose sont la tumeur molle & livide, qui est quelquefois avec peu ou point de douleur, & quelquefois avec inflammation, tougeur & chaleur.

La Lividité de l'échymose vient du sang coagulé, & le sang se caille quelquefois en grumeaux, parce qu'il devient acide.

Son prognostic. *La legere* échymose est sans danger; elle gâte seulement la peau, en la tachant d'une marque livide. Lorsque le sang est en petite quantité, ou il se resout insensiblement, ou il suppure; quelquefois aussi il cause la gangrenne & le sphacele, en comprimant la partie. La grande échymose suppure presque toûjours, à cause de la grande quantité de sang épanché qui ne peut se resoudre. L'on remarque que l'échymose, & la contusion de la jambe & du pied ont de la peine à guerir, particulierement dans les scorbutiques, & dans les personnes qui sont d'une mechante habitude.

DE L'ERISIPELE, ET DES HERPE'S.

L *Erisipele* ou *Rose* est une tumeur qui ne s'étend que sur la peau, mais qui ronge comme du feu, qui se répand prodigieusement en longueur & en largeur, & accompagnée d'une grande rougeur, d'une chaleur brûlante, & d'une douleur piquante, & quelquefois du mal de tête, & de la fiévre, laissant une marque blanche quand on la presse avec le doigt, qui redevient incontinent rouge. La definition de l'érisipele.

La Chaleur de l'érisipele vient de la fermentation, la *Douleur piquante* vient des acides qui piquent les fibres nerveuses ; la *Rougeur* vient du sang arrêté dans les rameaux capillaires qui se terminent à la surpeau ; la *Douleur de tête* est causée par ces mêmes acides qui irritent les membranes du cerveau ; la *Fiévre* vient du mêlange des acides & des alcali volatiles. La tumeur est un peu *sensible* dans l'érisipele, parce que la matiere qui le produit est volatile, & en petite quantité, c'est ce qui fait que dans cette maladie la chaleur & la tension ne sont pas si grandes que dans le plegmon. Ses signes.

L'Erisipele ne vient pas de la bile comme on croit, mais plûtôt d'un acide subtil & volatile qui fait une effervescence fiévreuse avec le sel volatile de la masse du sang, s'étendant en un certain espace de la peau, où il coagule le sang dans les vaisseaux exterieurs, & le dispose à faire un épanchement, ce qui fait que l'érisipele arrive plûtôt aux parties nerveuses & sanguines tout ensemble, qu'aux parties sanguines seulement. Sa cause.

L'Erisipele des parties externes est facile à guerir. L'on remarque que les érisipeles qui ne gueris- Son Prognostic.

sent point, dégenerent le plus souvent en ulceres ; & que ceux qui succedent aux fractures & aux parties où les os sont découverts, ont pareillement beaucop de peine à guerir. Les érisipeles de la tête & du visage sont encore dangereux, aussi-bien que ceux des parties internes, comme du foye, des intestins, de la matrice, & de tous les autres visceres. Quoique l'érisipele soit rarement mortel, on a pourtant vû des personnes en mourir, pour s'être servis mal-à-propos de remedes froids, & repercussifs.

Lors qu'aprés une petite démangeaison, la surpeau se separe en écailles, & que la peau reprend sa couleur ordinaire, c'est un des bons signes qu'on ait à souhaiter pour des malades ; car c'est une marque que l'érisipele se termine par l'insensible transpiraaion : au contraire, lorsque l'érisipele retourne des parties externes aux internes, c'est un signe mortel, selon *Hippocrate*.

Ce que c'est que la herpe

La Herpe ou le *Serpigo* sont de petites pustules ulcerées. Il y en a de deux sortes, l'une qu'on appelle *Miliaire*, & l'autre *Rongeante*. Il paroît dans la premiere de petites pustules à la peau de la grosseur d'un grain de millet, qui la rendent inégale. Les herpes rongeantes sont des pustules ulcerées qui ambulent sur la peau, & qui la creusent.

Sa cause

Les Herpes sont causées par la désunion des particules sereuses, huileuses & volatiles du sang. Dans ces maladies les vaisseaux de la peau sont rongés par l'humeur qui en coule, laquelle est si âcre, qu'elle ronge aussi les parties voisines, d'où il paroît de petites pustules, qui viennent de ce que les glandes miliaires de la peau sont un peu corrodées. Cette maladie est ordinaire aux enfans. Dans la herpe que l'on appelle miliaire, la limphe est plus épaisse, & plus visqueuse, parce qu'elle a perdu ses parties volatiles. Cette herpe s'appelle seche & écailleuse, parce qu'elle a de petites écailles.

Les Herpes seches & rongeantes sont causées par une limphe âcre, qui faisant effervescence, excite la démangeaison, la douleur, & la chaleur qu'on ressent dans ces maladies.

Les Herpes ont le même prognostic que l'érisipele. La herpe humide se guerit plus facilement que celle qui est seche & rongeante. L'on voit souvent aprés la guerison des herpes malignes, arriver de fâcheuses maladies, comme l'apoplexie, la phtisie &c. Dans les scorbutiques il arrive encore assés souvent des ulceres malins tres-difficiles à guerir, parce que le sang de ces malades est ordinairement rempli de sels âcres qui penetrent comme l'eau-forte.

Son Prognostic.

DE L'OEDEME, ET DU SCYRRHE.

L'*Oedeme* est une tumeur molle, blanche, sans chaleur, sans douleur, qui ne fait point de resistance au toucher, & qui arrive souvent aux jambes, & rarement aux bras.

La definition de l'œdeme.

La Cause de l'œdeme est une limphe épaissie, arrêtée dans les vaisseaux limphatiques de la partie, ou épanchée hors de ses vaisseaux, laquelle par son sejour acquiert une acrimonie acide qui la rend épaisse & visqueuse comme de la gelée, à peu prés de même que lors qu'on verse un acide sur la decoction de corne de cerf, il s'en fait aussi-tôt une gelée blanche. On a dit que l'œdeme est sans chaleur, à cause que la limphe étant grossiere & visqueuse, la matiere subtile y trouve des passages de tous côtés.

Sa cause.

Il est occasionné ou par de longues maladies qui dissipent tellement les parties volatiles & huileuses du sang, qu'il ne reste aprés qu'une limphe grossiere sans esprits, laquelle ne peut circuler qu'avec peine, ou par le grand froid qui resserre les pores, & qui épaissit les liqueurs ; aussi voit-on que ceux qui ont souvent les pieds dans l'eau sont plus sujets à l'œdeme que les autres ; enfin les alimens acides & visqueux qui font un chyle crud & propre à épaissir la limphe, occasionnent souvent la tumeur œdemateuse.

Son prognostic.

L'œdeme qui vient sans aucune cause manifeste est dangereux, & souvent il est l'avant-coureur d'une maladie longue. C'est un mechant signe, lorsque les pieds deviennent œdemateux dans la phtisie, ou dans une hemorragie, cela marque que la limphe & le sang n'ont plus de sel volatile. L'œdeme dans les personnes d'un bon temperamment n'est pas à craindre, cependant cette tumeur ne laisse pas de durer long-temps, elle suppure rarement à cause de la viscosité de sa matiere. On a vû des œdemes se gangrenner, ce qui venoit de la compression que la matiere faisoit aux liqueurs nourricieres. La même chose arrive quelquefois dans les hydropiques.

Ce que c'est que le scyrrhe.

Le Scyrrhe est une tumeur dure, resistante au toucher, immobile, sans chaleur ni douleur, engendrée petit à petit, & occupant outre les glandes les parties charnuës, soit externes ou internes, comme les visceres.

Sa cause.

Cette Tumeur, selon *Ettmuller*, provient de la coagulation du sang pur: car le scyrrhe succede souvent aux inflammations mal pansées, sur tout par les repercussifs & les astringens, ou du chyle crud & visqueux, qui étant distribué avec le sang, ou avec quelque vehicule étranger, engendre en se coagulant une tumeur dure ; de là vient que les œdemes dégenerent quelquefois en ſcyrrhes. On peut mettre ſous ce genre la tumeur des mammelles, à cauſe du lait, laquelle ſe change ſouvent en ſcyrrhe, ou en écroüelles. Le ſang & le chyle viſqueux joints enſemble, s'amaſſent, s'accumulent, & ſe coagulent encore en paſſant ſucceſſivement par les pores des parties, & particulierement des viſceres, où ils s'arrêtent, & engendrent des ſcyrrhes par le moyen de l'acide contre nature, ou trop abondant, ou trop fixe, ou trop auſtere, ou pechant de quelque autre maniere.

Les Signes du ſcyrrhe ſont la dureté & l'indolence, qui accompagnent toûjours le legitime ; car la douleur & la lividité ſont les ſignes de l'illegitime, & du faux, qui tient quelque choſe du cancer. Ses ſignes.

Le Scyrrhe eſt dur, parce qu'il eſt cauſé par un ſang, & une limphe plus épaiſſe que ceux de l'œdeme. Et il eſt inſenſible, parce que les ſels ſont enveloppés dans les ſoufres terreſtres, ce qui empêche leur action ſur les fibres nerveuſes.

Le Scyrrhe donne de la peine à guerir à cauſe de ſa dureté, qu'il faut toûjours avoir ſoin de ramollir, & de reſoudre, s'il ſe peut. Si le ſcyrrhe eſt ſans douleur, il eſt incurable ; au contraire s'il a encore du ſentiment, on en peut eſperer la gueriſon, parce que c'eſt une marque que l'obſtruction n'occupe pas tous les tuyaux, & qu'il y en a encore pluſieurs d'ouverts, par où coulent les liqueurs & les eſprits. Dans les perſonnes infirmes & maigres, & dans les vieillards les ſcyrrhes ſont incurables, ces tumeurs les accompagnent juſqu'à la mort. Elles finiſſent ſouvent par des cancers, à cauſe de l'abondance des acides corroſifs qui ſe trouvent dans leur ſang. La même choſe peut ar- Son prognoſtic.

river, pour s'être servi mal-à-propos des émoliens & des resolutifs. Si les scyrrhes suppurent, on n'en doit esperer que des cancers, & des fistules incurables.

DU CANCER.

La definition du cancer.

Ses signes.

LE *Cancer* est une tumeur particuliere & seule de son genre, au commencement elle est à peine de la grosseur d'un pois ou d'une féve; mais à la suite du temps, tantôt plûtôt, tantôt plus tard, elle s'augmente beaucoup. Lors qu'elle est petite, & qu'elle commence, elle represente une petite tumeur dure, noirâtre, & quelquefois livide, importune par ses picotemens. Quand elle a pris son accroissement, la tumeur paroît dure, plombée, & livide, causant une douleur supportable au commencement, & insupportable dans l'augmentation, & lors qu'il est exulceré, la douleur est si vive, qu'il semble que ce soit de l'eau-forte qui corrode, & qui consume les parties charnuës voisines, ajoûtés à cela uue corruption & une puanteur extrême dans l'ulcere. Lorsque le cancer est dans son augmentation, & qu'il est prêt de s'ulcerer, la chaleur est forte, la pulsation piquante & fâcheuse, les veines d'alentour sont gonflées, & remplies d'un sang noir, & elles s'étendent comme des jambes d'écrevisses, jusqu'à ce que le cancer dégenerant en ulcere, fasse mourir miserablement le malade, si on ne prévient ce malheur, en l'extirpant avec le fer ou le feu.

Le Cancer se forme rarement de luy-même, si ce n'est aux mammelles, il survient souvent aux autres tumeurs, particulierement aux scyrrhes & aux écroüelles qui sont mal pansées.

Les

Les Mammelles sont plus sujettes aux cancers que les autres parties, & aprés les mammelles les parties glanduleuses, c'est pourquoy les ulceres y sont d'autant plus dangereux, qu'ils ont de la malignité du cancer.

Les Parties externes du visage, comme la bouche, le nés, & les lévres, sont aprés les glandes les plus sujettes au cancer, qui naît comme cancer, & on le nomme la *Noli me tangere*, & *Loup*.

Les parties les plus sujettes au cancer.

L'Offence externe de ces parties, par exemple, la contusion de la mammelle peut donner occasion à la naissance du cancer, son levain peut y demeurer long-temps caché pour se manifester au temps de sa maturité, & s'augmenter ensuite par le surcroît des causes internes, & particulierement de la suppression des mois & des hemorroides.

La Cause du cancer, selon *Ettmuller*, est un acide volatile, extrêmement corrosif, & presque de la nature de l'arsenic, dans lequel *Hildanus* reconnoît ingenieusement deux venins, l'un corrosif, & l'autre putrefiant. Cet acide se tient caché dans le cancer, dans son commencement, dans son augmentation, & avant qu'il soit ulceré; mais il se manifeste bien d'abord qu'il est ulceré. La raison pourquoy il demeure caché, c'est qu'il ne reçoit point de nouvel acide de surcroît, ou qu'il n'est point irrité par aucuns remedes externes qui le mettent en effervescence, sinon la moindre irritation luy fait faire effervescence, & alors le levain se donnant carriere, & occupant plus d'espace, il forme un ulcere chancreux, ou un cancer exulceré. Tandis que le cancer est caché, ou qu'il n'est point exulceré, on le nomme *occulte*, quand il est exulceré, on l'appelle *Cancer manifeste*.

La cause du cancer.

Les Signes que l'occulte devient manifeste, & s'exulcere, sont la douleur qui survient, la pul-

Les signes du cancer ulceré.

sation qui est plus forte, plus piquante, & plus douloureuse, la chaleur & la tumeur qui sont extraordinaires, jusqu'à ce que l'ulcere soit formé.

D'où vient la douleur.

La Douleur est incomparablement plus grande dans le cancer ulceré, que dans les autres especes de cancer, parce que les particules acides, âcres & vitrioliques, & les alcalines volatiles qui fermentent ensemble, en secoüant les fibres nerveuses, ne manquent pas de les rompre, & l'on conçoit aisément qu'il n'y a rien de plus capable pour produire de la douleur que des particules longues, pointuës, & tranchantes des deux côtés comme des lancettes, telles que sont ces matieres qui fermentent, & dont la figure des parties ressemble à celle de l'eau-forte.

La puanteur.

La Puanteur du cancer ulceré ne peut aussi venir que de l'exaltation des parties huileuses, & sulphureuses qui ont quitté les autres principes grossiers.

Qu'il demeure long-tems caché.

Le Cancer demeure quelquefois caché plusieurs années, parce que la limphe acide qui le cause est épaisse, ce qui fait que les sels corrosifs y peuvent demeurer enveloppés un tres-long espace de tems; mais lorsque ces sels se sont une fois developpés par la fermentation, le cancer qui n'étoit d'abord qu'un petit tubercule, paroît tout d'un coup sous la forme d'une grosse tumeur ronde, inégale, & livide, avec des vaisseaux enflés tout à l'entour, qui representent à peu prés les pieds d'une écrevisse, d'où cette tumeur a pris son nom. Elle est toûjours avec une grande douleur, parce que les sels âcres qui ne se trouvent plus enveloppés, commencent à piquer les fibres nerveuses.

La diversité de la matiere.

La Matiere qui coule des cancers ulcerés n'est pas toûjours d'une même consistence, tantôt elle est liquide & blanche, & tantôt elle est plus épaisse. Tout cela ne vient que du mêlange des liqueurs,

& de la differente ſtructure des vaiſſeaux des glandes.

La Fiévre lente qui accompagne le cancer ne vient que des ſels qui ſe ſont reſouts dans la limphe, leſquels paſſant enſuite dans la maſſe du ſang, le fermentent.

La fiévre lente.

La Partie chancreuſe eſt livide ou cendrée; cette couleur eſt produite par le ſuc nourricier qui eſt coagulé par les acides, juſques dans les plus petits rameaux capillaires des glandes & de la peau, la tiſſure de la partie devient plus poreuſe, ainſi la lumiere qui tombe deſſus ne trouvant plus la même ſuperficie, il en doit reſulter le noir, ou la couleur livide qui paroît. La calloſité & la dureté des bords du cancer ne viennent que des obſtructions cauſées par des ſels âcres qui ſe ſont fourées fort avant dans les pores des chairs.

La lividité.

Il n'y a point de maladie plus fâcheuſe, & qui doive donner plus d'apprehenſion au malade qu'un cancer ulceré. Il n'y en a point auſſi qui donne plus de peine, & qui fatigue davantage un Chirurgien, parce que ce mal eſt preſque toûjours incurable. Cette crainte a fait dire à *Hippocrate*, qu'il vaut mieux ne point toucher aux cancers occultes : car ſi vous les touchés, ajoûte ce grand homme, vous aigriſſés le mal, & vous avancés la mort du malade. En effet, lorſque vous vous ſervés de remedes pour guerir le cancer, vous mettés en agitation la limphe âcre, les ſels ſe développent, ce qui cauſe dans la ſuite d'étranges ravages.

Le prognoſtic du cancer.

Les Cancers de la matrice, des inteſtins, des yeux, & du palais ſont incurables; au contraire ceux des parties exterieures, comme ceux des mammelles, peuvent quelquefois guerir, ou par l'extirpation, ou par des medicamens qui adoucissent, & qui détruisent l'âcreté corrosive des liqueurs.

DE LA GALLE, DE LA LEPRE, de la Gratelle, & des Taches.

Ce que c'est que la galle.

LA *Galle* est appellée des Grecs *Psora*, & des Latins, *Scabies*, parce qu'elle s'éleve en écailles. Il y en a deux especes, une humide, & l'autre seche, qui cause une grande démangeaison.

Ses signes.

Dans le commencement de la galle on sent de grandes démangeaisons, & l'on a beaucoup de plaisir à se grater; mais ensuite la douleur est la recompense du plaisir, la peau devient rouge, inégale, & ridée, lorsque la galle est tout-à-fait formée. On dit que la galle & l'amour sont faciles à connoître, parce que dans l'une & dans l'autre il est difficile de se cacher. Dans la galle la démangeaison est beaucoup plus grande la nuit que le jour, parce que la chaleur du lit met en agitation les particules salines de la galle, en leur causant une grande fermentation. Cette démangeaison a quelque chose de bien importun, puis qu'on ne sçauroit presque s'abstenir de galler. Quelquefois les pustules de la galle sont grosses, & quelquefois elles sont petites, seches, ou humides. Quand elles suppurent, elles font de petits ulceres qui se couvrent d'une croute, laquelle tombe par écailles, quand elle est seche, & qu'on se galle.

Sa cause.

La Galle est causée à peu prés de même que l'érisipele, & les herpes: car dans la galle, les glandes miliaires, & les tuyaux limphatiques de la peau sont rouges par des sels âcres, avec cette difference, que ces glandes & ces tuyaux qui sont déchirés par ces particules salines, le sont plus profondement dans la galle que dans l'érisipele. Il se fait des pustules & des ulceres dans la galle, qui sont tantôt secs, & tantôt remplis d'une limphe âcre. Enfin ces ulceres sont plus ou moins grands, parce que la peau n'a pas par tout la même tissure, qu'elle est plus lâche & plus serrée en quelques endroits qu'en d'autres.

D'où vient qu'elle se communique.

La Galle se communique facilement, selon *Ettmuller*, parce qu'il s'en exhale un acide volatile qui penetre aisément les pores de la peau, ce qui cause des obstructions en arrêtant le sang & la limphe dans les petits vaisseaux de la peau. Comme cet acide se trouve d'abord enveloppé par la viscosité de la limphe, & embarrassé dans les petits tuyaux de la peau, où la figure de ses parties ne luy permet pas de couler librement, il demeure quelque temps sans action; mais aprés, lorsque les liqueurs coagulées par l'acide, viennent à se développer par la chaleur de l'air exterieur qui touche la surface du corps, & par la matiere subtile qui coule dans les pores de ces liqueurs, où son mouvement se trouve retardé par ces pointes salines, qui retrecissent le diametre des petites tubes de la peau, alors cet acide volatile se fait sentir par une démangeaison, & se manifeste par ces petites pustules âcres & rongeantes qui ulcerent la peau.

On voit donc par là que la galle est causée par un acide plus subtil & plus exalté que celuy qui fait les furoncles; puisque cet acide se communique facilement par les sueurs, ce qui n'arrive pas dans ceux qui ont des clous.

Comment elle se communique.

Il n'est pas difficile d'expliquer comment la galle se communique, si l'on fait reflexion que la sueur d'un galleux est toute remplie d'une acide volatile, qui peut s'insinuer dans toutes les parties du corps, & de là être charié avec le sang & la limphe jusqu'au cœur; d'où il revient ensuite à l'habitude du corps, & là il précipite la limphe dans les vaisseaux limphatiques, & dans les glandes cutanées de la peau, parce qu'il n'y a point de parties plus propres à recevoir ce ferment étranger que celles cy, qui sont les mêmes pour la structure & la configuration des parties, que celles d'où vient le ferment étranger.

D'où vient la démangeaison, & principalement de la nuit.

La Démangeaison de la galle vient des particules fines & delicates, que le sang qui passe dans la partie met en agitation, en les faisant heurter les unes contre les autres; mais comme ces parties n'ont pas beaucoup de masse, & que l'impression qu'elles reçoivent du sang est foible, elles ne touchent que legerement les fibres nerveuses, en leur donnant de petites secousses, ce qui excite un doux chatoüillement dans la partie.

La furieuse démangeaison qui arrive la nuit, n'a point d'autre cause que la chaleur: car lorsque nous sommes au lit bien couverts, tout nôtre corps transpire, & les liqueurs arrêtées en quelques endroits fermentent extraordinairement; ainsi les petites parties longues & pointuës, fichées dans les glandes de la peau, doivent recevoir beaucoup d'agitation.

D'où procede le renouvellement des pustules.

Il revient de nouvelles pustules aprés la chûte des premieres, parce que ces pustules, en se desséchant, communiquent une partie de leur levain au sang, lequel aprés avoir circulé avec le sang de nôtre corps, revient à repasser dans les mêmes glandes où il s'embarrasse, & produit de nouvelles pustules. Les autres phenomenes sont faciles à expliquer.

Le progno-

La Galle n'est pas une maladie bien dangereuſe, mais fort incommode par la démangeaiſon inſupportable qu'elle cauſe. Un galleux eſt toûjours reſpecté comme un homme de qualité ; veut-il manger ou boire, il a toûjours ſon fait à part, & ſon verre à l'écart.

ſtic de la galle.

Si la Matiere de la galle rentre dans la maſſe du ſang, il en peut arriver de fâcheux ſimptomes, comme des palpitations de cœur, l'épilepſie, l'apoplexie, des douleurs de poitrine, des catharres ſuffocans, une toux convulſive, la diarrhée &c. Quelquefois la galle n'eſt qu'une medecine qui ſert à purifier le ſang de ſes impuretés, & pour lors cette galle eſt toûjours favorable.

La Galle de la tête eſt la plus difficile à guerir. Si la galle occupe beaucoup de parties, elle eſt plus dangereuſe. On guerit difficilement celle qui a ſes puſtules groſſes, & en grand nombre, & qui font beaucoup de démangeaiſon, auſſi-bien que celle qui fait des ulceres aux jambes & aux pieds. La galle ſeche ſe guerit plus difficilement que celle qui eſt humide. Quand on neglige ce mal, il dégenere facilement en lépre.

La Lépre ordinaire, ſelon *Ettmuller*, eſt une obſtruction generale de toutes les glandes de la peau, ou bien de quelque partie ſeulement. Il y a dans la lépre des écailles comme du ſon, cette galle farineuſe eſt accompagnée d'une grande démangeaiſon.

La definition de la lepre.

L'Elephantiaſis qui eſt une eſpece de lepre plus maligne que la premiere, parce que les ſels qui la cauſent, ont plus d'âcreté, eſt accompagnée de croutes, de tubercules durs, de vilaines taches livides, & d'ulceres par tout le corps.

La Lépre commence d'abord par une peſanteur de tout le corps, le malade eſt ſtupide, hebeté, endormi, triſte, chagrin, ſon ſommeil eſt

Ses ſignes.

interrompu de temps en temps par des ſonges triſtes & affreux : Eſt-il couché ſur le dos, du moment qu'il commence à dormir, le voila attaqué de l'incube, ou de quelque autre maladie ſoporeuſe. On en voit qui ſe levent en dormant, & vont courir de côté & d'autre. Il y a des lepreux qui deviennent ſi amoureux, qu'ils ont toûjours l'inſtrument droit. Cette maladie s'appelle le priapiſme ou *Satyriaſis*. Quelquefois les lepreux ont la reſpiration difficile, leur haleine ſent mauvais, le poux eſt petit, inégal, la ſoif eſt grande, & l'appetit eſt diminué. Le ventre eſt dur, les urines ſont ſouvent ſemblables à celles des juments. La peau eſt dure, âpre & inégale, le viſage & tout le reſte du corps eſt livide, ils rendent à tous momens des vents par haut & par bas, parce que les alimens ſe digerent mal, il s'en forme une ſubſtance viſqueuſe qui ſe rarefie extraordinairement, & ces vents ne trouvant point d'autre paſſage que l'orifice ſuperieur & l'inferieur, ils ſortent avec impetuoſité par ces deux endroits.

Si le Mal augmente, tous les accidens augmentent auſſi à proportion, le nés ſe bouche, il devient gros & difforme, ce qui empêche la reſpiration. On voit ſur le viſage & ſur le front des tubercules d'un rouge obſcur, ſans douleur, & mobiles. Tout le viſage eſt enflé, & ſemé de taches livides & noirâtres, le front devient épais, ridé, les ſourcils pendent à cauſe de la peſanteur des tubercules, les paupieres ſont enflées, & renverſées, les jouës s'enflent, & groſſiſſent, les lévres ſont pendantes, groſſes, & enflées, le menton groſſit, la partie ſuperieure de l'oreille que l'on appelle en Latin *Pinna*, eſt plus ronde dans ſa circonference, & avec cela un peu plus étroite. L'inferieure au contraire que j'appelle *Lobe*, eſt plus grosse, & plus épaisse, les parotides sont enflées, elles font une grosse tumeur. Le regard est affreux, les yeux paroissent d'un jaune tirant sur le rouge, on y voit quelquefois cette petite membrane que l'on appelle l'*Ongle*, qui les empêche de voir, en s'étendant sur la prunelle. Les yeux roulent dans la tête, les cheveux & la barbe tombent, la langue est plate, & toute grainée de petites éminences jaunâtres, le palais & la gorge en sont encore tout remplis. Les malades ne peuvent avaler que difficilement, ils ont la voix rude. Les ranules & les veines des tempes sont enflées, aussi-bien que toutes les autres veines des parties inferieures qui sont toutes variqueuses, parce que le sang s'y engorge par la difficulté qu'il trouve dans son cours. La tête, le col, & les extremités superieures & inferieures, & tout le reste du corps sont remplies de tubercules. La peau des extremités devient rude & inégale comme du chagrin, & s'éleve par écailles qui sont blanches ou livides. Lorsque ces écailles sont tombées, il en reste de vilains ulceres rongeans, la peau de la plante des pieds, & celle des doigts des mains se crevassent; enfin il arrive que tout le corps se consume, & se fond en pourriture, ce qui fait que l'on apperçoit bien-tôt les os, mais sur tout les omoplates qui s'avancent comme les aîles des oiseaux.

Les Ulceres qui restent aprés la suppuration des tubercules, ont leurs bords élevés, durs, & calleux. Quand on les touche, il en coule du sang, cependant ces ulceres n'ont point de sentiment. On peut y enfoncer fort avant une aiguille, ou bien y jetter de l'eau boüillante, sans que le malade en ressente la moindre douleur, ce qui est une marque de gangrene, & que les fibres nerveuses sont embarrassées par une matiere visqueuſe & groſſiere qui empêche l'impreſſion des objets de ſe communiquer juſqu'au cerveau.

Lorſque la lépre eſt à ſon dernier degré, on a vû quelquefois tomber les doigts des mains & des pieds, le nés, les oreilles, & les parties naturelles. Les ongles ſe détachent de leurs racines, & tombent, il ſort de tout le corps une horrible puanteur, enfin cette lepre eſt accompagnée d'une fiévre hectique qui deſſeche, & qui conſume peu à peu le malade.

Cette Maladie eſt hereditaire, lorſque le pere ou la mere s'en trouve infecté. Elle ſe gagne encore par l'atouchement, en couchant avec un lepreux, en mangeant, ou en beuvant avec luy, en mettant du linge qui luy a ſervi. Enfin elle ſe communique auſſi facilement dans les approches impures, parce que la ſemence entraîne la partie la plus ſubtile de ce venin, laquelle penetrant dans les rameaux capillaires, & dans les glandes des parties naturelles, eſt portée enſuite avec la limphe dans toute la maſſe du ſang, auquel elle communique ſon caractere.

La cauſe de la lépre.

La Cauſe de la lepre ſont des particules terreſtres & viſqueuſes, mêlées avec des ſels fixes, âcres & acides, qui ſe trouvent en abondance dans le ſang des lepreux qui eſt épais & acide, & avec lequel elles fermentent aiſément, à cauſe qu'elles ſont heterogenes. Cette fermentation les pouſſe à la ſuperficie du corps, à peu prés de même qu'on voit le tartre & la lie du vin qui fermente, s'attacher aux côtés du tonneau, où ils ſont pouſſés par le mouvement propre du liquide, & par le mouvement de la matiere ſubtile qui fait boüillonner le vin, laquelle trouvant ces parties avancées vers le milieu de la liqueur, elle les chaſſe pour ſe faire paſſage du centre à la circonference, ou aux côtés du tonneau, contre lequel elles s'attachent par l'inégalité de leurs figures. Tous les sels fixes & grossiers de la lépre sont donc poussés par le mouvement du sang, & par celuy de la matiere subtile jusqu'à la superficie du corps, ou penetrans par le mouvement qui leur reste les petits vaisseaux capillaires, & les glandes cutanées de la peau, ils s'embarrassent dans ces glandes, sans pouvoir se pousser plus loin, pour sortir par les canaux excretoires de la peau, ou pour rentrer par les extremités des veines ; c'est pourquoy ces sels s'amassant de plus en plus dans les glandes, ils coagulent la limphe, & font grossir les glandes, & tous les petits vaisseaux de la peau, & c'est tout cela ensemble qui produit ces vilains tubercules, & ces ulceres incurables qui couvrent le corps des lepreux.

Quant au Prognostic. Si la lepre est suivie de tous les simptomes, dont on a parlé, elle est incurable : mais si elle n'est pas entierement confirmée, & que le malade soit jeune & vigoureux, on peut esperer quelque chose de sa guerison, quoy qu'absolument la lepre soit un mal tres-difficile à guerir.

Son Prognostic.

L'Impetigo ou la gratelle est une galle avec des pustules plates & rongeantes qui naissent comme des écailles de son. Il y a deux sortes de gratelle, l'une où les pustules sont petites, & l'autre où elles sont larges & rongeantes, avec une grande démangeaison.

La definition de l'impetigo.

Deux sortes de gratelle.

Cette Maladie a des accidens bien moins fâcheux que la lepre ; car les petits ulceres qui arrivent quelquefois dans la gratelle n'ont point de malignité, & ces ulceres ne se gagnent point par contagion, comme on gagne ceux de la lepre ; mais ils viennent seulement de la disposition du

Ses figures.

ſang, & des autres liqueurs, ou du déreglement du regime, ou des reſtes de quelques maladies mal gueries, comme du ſcorbut, de la verole &c.

Ses cauſes.

Les Ulceres de la gratelle ne ſe répandent pas par tout le corps, comme ceux de la lepre; mais ils occupent ſeulement quelque partie, comme les bras, les jambes, les cuiſſes, ou d'autres parties. Ces ulceres ſont produits par une limphe ſubtile coagulée par l'acide dans les glandes cutanées de la peau. Les parties ſubtiles de cette limphe s'étant évaporées, ce qui reſte s'épaiſſit, & ſe deſſeche en écailles, qui tombent les unes aprés les autres comme du ſon. S'il arrive que la limphe ſoit ſi âcre, qu'elle ronge les vaiſſeaux capillaires qui portent le ſang aux glandes, & qu'elle ronge auſſi les tuyaux excretoires, & les glandes, pour lors il s'extravaſe beaucoup de limphe qui ſe durcit, & qui ſe change en croute.

L'Alphos & Leucé.

Les Taches Alphos & *Leucé* ſont égales, & ſans aucune âpreté, elles rendent ſeulement la peau difforme. L'*Alphos* eſt blanche, & la *Leucé* auſſi; mais cette derniere tache penetre plus avant la peau. Ces taches font tomber les poils & les cheveux, à la place deſquels il en revient de blancs, & déliés comme du poil folet. On remarque que lorſque la tache *Leucé* eſt ancienne, elle ne rougit point en la frottant, ſi on la pique, il n'en ſort point de ſang, mais une ſanie aqueuſe.

Leurs ſignes.

Leur cauſe.

Le Sel âcre qui s'arrête dans les glandes cutanées, & qui eſt diſſout dans la limphe, changeant le tiſſu de la peau, les puſtules paroiſſent blanches, parce que ces particules ſalines ſortans des pores de la peau, ſe ramaſſent ſous la ſurpeau qui eſt compacte & ſerrée, & s'attachant à ſa ſuperficie, elles en changent la couleur, & c'est ce qui fait la tache nommée *Alphos*. Enfin si l'âcreté de la limphe ronge les glandes ovalaires, le poil tombe, & cette tache est appellée dans cette occasion *Leucé*, parce qu'elle est plus claire que l'*Alphos*.

La Gratelle, l'*Alphos*, & la tache *Leucé* sont plus ou moins difficiles à guerir, selon que leur matiere a plus ou moins d'âcreté, & selon que ces maladies se trouvent jointes avec d'autres. Leur prognostic.

DES PHLYCTAINES, DE L'HIDROA, des Epinictides, du Terminthus, du Physadracia, & du Fic.

LEs *Phlyctaines* sont de petites pustules qui gâtent la peau, & qui font de la démangeaison & de la douleur, on les appelle *Feu volage*. Ces pustules ou vessicules contiennent une limphe âcre ou acide qui ronge les vaisseaux limphatiques de la peau, cette liqueur soûleve l'épiderme en de petites vessicules, desquelles il coule une serosité jaune ou blancheâtre, semblable à celle qu'on voit couler des vessies qui ont été faites par l'eau boüillante. Ce que c'est que les phlyctaines

Quoique les phlyctaines soient sans danger, elles ne laissent pas de causer des dartres & des ulceres rongeans, quand on ne les a pas bien traitées.

L'Hydroa sont de petites pustules rouges qu'on appelle échauboulures, elles viennent de l'âcreté de la sueur, & n'ont point d'autre incommodité qu'un peu de démangeaison. L'Hydroa; Sa cause.

Les Ephinictides sont de petites pustules de la grosseur d'une féve, livides, ou noirâtres, & quel- Les ephinictides.

quefois blancheâtres, accompagnées d'inflammation & de douleur.

Leur cause. *Elles sont causées* par une obstruction des glandes & des petits tuyaux de la peau; ces petites pustules arrivent la nuit, elles sont toûjours avec une grande douleur, parce que les particules salines irritent les fibres nerveuses. La lividité de ces pustules ne vient que du sang, & des autres liqueurs coagulées.

Les Ephimélides sont aussi dangereuses, elles gâtent seulement la peau par de petites pustules qui viennent à s'ulcerer.

Le terminthus. *Le Terminthus* sont de petits tubercules ronds, noirs & verts, semblable à la herpe ulcerée, qui arrivent le plus souvent aux jambes des scorbutiques, & des verolés. Il est causé par la limphe qui a perdu ses parties aqueuses & volatiles, & qui est devenuë âcre & corrosive.

L'essera. *L'Essera* sont de petites pustules écailleuses, semblables à celles de la galle, excepté qu'elles sont plus élevées. Cette maladie est causée par une limphe visqueuse, elle est commune aux ouvriers qui travaillent aux mines, elle se guerit facilement, & revient aussi de même.

Le phydracia. *Le Phydracia* sont de petites pustules qui arrivent pour l'ordinaire à la tête, causées par une limphe âcre & subtile qui a rongé les petits vaisseaux de la peau, & qui s'est extravasée entre la peau & la surpeau. Elle se guerit aussi aisément, & recidive de même.

Le fic. *Le Fic* est une petite tumeur qui vient à plusieurs parties, comme aux yeux, aux paupieres, au menton, à l'anus, au bout des doigts, & dans le vagin. Cette petite excroissance est appellée fic, parce qu'elle pend en maniere de figue. Il n'a point d'autre cause que les particules grossieres du ſuc nourricier, qui ſont devenuës viſqueuſes, terreſtres, & acides, & qui ſe ſont embarraſſées dans les glandes, & dans les petits tuyaux de la peau. Il eſt difficile de le guerir par les remedes, ordinairement on ne le guerit qu'en le coupant.

DES TUMEURS ENKISTE'ES, de l'Atheroma, du Meliceris, du Steatoma, & de l'Emphyſeme.

ON appelle Tumeurs enkiſtées celles qui renferment une humeur particuliere dans une membrane propre, leſquelles reçoivent differens noms, ſelon la diverſité de cette humeur. On les appelle *Meliceris*, quand l'humeur contenuë eſt ſemblable à du miel, *Atheroma*, quand elle eſt ſemblable à de la boüillie, *Steatoma*, quand elle reſſemble à du ſuif, ou à de la graiſſe. La definition des tumeurs enkiſtées.

Comme toutes les tumeurs enkiſtées ne viennent que de la dilatation de quelque vaiſſeau limphatique, dit *Ettmuller*, la membrane qui forme le kiſte n'eſt auſſi que la dilatation de quelque vaiſſeau limphatique; car de même qu'une aneuriſme n'eſt qu'une dilatation d'artere, & une varice, une dilatation de veine, de même auſſi le kiſte n'eſt qu'une dilatation d'un vaiſſeau limphatique, ou la limphe ſe coagule, & ſe change en une matiere tantôt ſemblable à de la bouillie, tantôt à du miel, & quelquefois auſſi à du ſuif, ce qui dépend tant du ſejour que la limphe extravaſée a fait dans la partie, que de ſon different mêlange avec d'autres liqueurs. Ce que c'eſt que le kiſt.

Cette Dilatation vient de pluſieurs cauſes, ou de l'obſtruction d'une glande qui preſſe le vaiſſeau limphatique qui eſt à côté, ce qui occaſionne ſa Sa cauſe.

dilatation, parce que la liqueur se trouve arrêtée dans son cours, ou bien elle arrive par quelque coup ou chûte qui rompt, ou qui affoiblit un vaisseau limphatique; car la limphe trouvant le vaisseau rompu, ou amainci, elle s'extravasera, ou elle le dilatera facilement, parce qu'il n'a pas assés de resistance.

Comment se forment les tumeurs Ateroma, Meliceris, & Steatoma

Lorsque dans les tumeurs enkistées, il se trouve plus de sel fixe mêlé avec la limphe, que d'acide, il se fait une matiere épaisse comme de la boüillie; car l'experience fait voir que les sels fixes épaississent les liqueurs, mais non pas jusqu'à les rendre dures comme font les acides, principalement lors qu'il s'en trouve beaucoup. Si la limphe se trouve épaisse & visqueuse, & qu'elle soit mêlée avec des acides, le mêlange qui en resulte est semblable à du suif, comme on le remarque dans le steatoma. Pour le meliceris, il vient des parties huileuses, spiritueuses, & sulphureuses, mêlées avec la limphe, ce qui luy donne une consistence de miel.

Leur prognostic.

Toutes ces tumeurs sont difficiles à resoudre, à cause de la viscosité de la limphe; & quoique d'elles-mêmes elles soient presque toûjours sans danger, elles ne doivent pas neanmoins être negligées, parce qu'il en peut arriver des ulceres, des excroissances, & d'autres difformités.

Ce que c'est que l'emphyseme.

L'Emphyseme est une tumeur pleine de vent, renfermé dans un kist particulier, qui cede aux doigts, & qui n'est pas si dur que l'œdeme.

Sa cause.

Il est causé par l'obstruction des pores & des canaux excretoires de la peau, qui ne permettent pas une libre transpiration; c'est pourquoy les vapeurs qui ne peuvent sortir, s'assemblent sous la peau, ou entre les muscles, dans lesquels elles forment une tumeur venteuse appellée *Emphyseme*.

L'Emphyseme

L'Emphyseme est plus ou moins de temps à guerir, selon les differentes parties qu'il occupe. On ne doit point ouvrir cette sorte de tumeur, mais tâcher à la resoudre. Son Prognostic.

DES VERRÜES, DES CORNES, & des Fungus.

LEs *Verruës* ne sont que des excroissances charneuses, qui rendent la peau difforme. Elles sont causées par le suc nourricier qui ronge par son acrimonie les vaisseaux limphatiques de la peau, les sucs s'extravasent, & se coagulent par l'acide en une substance spongieuse & molasse. Lors qu'il en arrive aux parties naturelles, ils sont toûjours produits par quelque maladie venerienne, & ils sont plus difficiles à guerir que les autres. Celles qui sont enracinées dans les tendons sont aussi dangereuses; car alors on ne sçauroit les ôter entierement, sans exposer le malade à de grands dangers, comme sont la douleur, l'inflammation, la convulsion.

La definition des verruës.

Leur cause.

Les Cornes sont des excroissances dures qui viennent ordinairement sur les os, par le moyen de l'aliment qui en exude. Elles sont toutes difficiles à guerir. Le plus seur remede c'est de les couper.

Le Fungus est une excroissance de chair molle, comme un champignon qui vient ordinairement autour des articles, par la trop grande dilatation, ou par le déchirement des membranes, ou par le relâchement violent des fibres tendineuses. Ce qui donne occasion au suc nourricier de s'extravaser en abondance, & de se coaguler en s'arrangeant irregulierement pour former cette chair

Ce que c'est que le fungus.

Sa cause.

molle, que l'on appelle fungus.

Les parties où il arrive.

Ces Fungus viennent plus ordinairement sur les membranes du cerveau, que sur d'autres parties comme on le voit dans les playes de tête, lors qu'on n'a pas eu le soin de les garantir de l'accés de l'air.

Son Prognostic.

Les Fungus restent quelquefois plusieurs années, lors qu'ils sont aux jointures, ils en empêchent le mouvement. Quelquefois ces fungus font de la douleur; mais il faut pourtant remarquer qu'en comprimant les nerfs, ils diminuent le sentiment & le mouvement de la partie. Il s'en fait souvent des tumeurs chancreuses, principalement lorsque le suc nourricier devient corrosif.

DES ULCERES, ET DES FISTULES en general.

La definition de l'ulcere.

L'*Ulcere* est une solution de continuité dans les petits vaisseaux qui composent les membranes, les muscles & les glandes, d'où le suc nourricier s'extravase, s'aigrit, & ronge ces parties.

Ses especes.

Il y a diverses especes d'ulceres, par rapport aux matieres qui en coulent. Lorsque le pus qui coule d'un ulcere est blanc, bien cuit, inégal, & sans puanteur, c'est un ulcere *simple*, & facile à guerir, & lors qu'il coule beaucoup de serosité, cet ulcere se nomme *sanieux*, & on ne le guerit point que ces humidités ne soient taries. Si la sanie est épaisse, noire, livide, cendrée, ou de quelque autre couleur, & qu'elle soit adherente aux parois de l'ulcere, on l'appelle *sordide*.

Les Ulceres rongeans qui tiennent du cancer s'appellent *Loups*. Ils arrivent ordinairement aux cuisses, & aux jambes, ils sont toûjours accompagnés de cruelles douleurs. Enfin lors qu'ils sont au visage & au nés, on les appelle, *Noli me tangere.*

Il y a encore d'autres especes d'ulceres, comme des ulceres *vermineux*, parce qu'on y trouve des vers, des ulceres avec *Hypersarcose*, parce qu'ils ont des chairs fongueuses, des ulceres *scorbutiques*, qui accompagnent toûjours le scorbut, des ulceres *avec tumeur & inflammation*, enfin des ulceres qui sont accompagnés de gangrenne & de carie.

La cause des ulceres.

La Cause des ulceres, selon *Ettmuller*, est une acrimonie acide & contenuë dans le sang, & les autres liqueurs, laquelle corrompt l'aliment propre de la partie, & le change en un excrement âcre ou sanie, dont l'espece la plus douce est le pus, ce qui consume & corrode peu à peu les fibres & la substance charnuë de la partie.

Cette mecanique paroît dans les abscés qui succedent aux inflammations, & à quelques autres causes, qui ne sont que des ulceres commençans, & dans les playes qui dégenerent en ulceres. Car dans ces affections l'aliment de la partie corrompuë s'aigrit, s'attache aux lévres de la playe, & corrompt l'aliment balsamique qui y est apporté, ce qui augmente également l'acrimonie acide, & l'ulcere.

Lors qu'il y a beaucoup de vaisseaux rompus, il s'écoule beaucoup de matiere qui dépend toûjours de la grandeur de la tumeur qui accompagne l'ulcere, & de la fermentation des sucs; car plus la tumeur occupe d'étenduë, & plus la fermentation est grande, & plus l'ulcere est grand & profond.

Quand le pus est blanc, épais, & sans puanteur, c'est une marque qu'il y a beaucoup de vaisſeaux lactés qui ont été déchirés ; quand la matiere eſt jaune , c'eſt un mêlange des particules volatiles exaltées des liqueurs nourricieres, avec d'autres liqueurs acides & huileuſes. La puanteur du pus ne vient que de la fermentation qui fait évaporer les ſels volatiles ; en ſorte qu'il n'y a que les ſels fixes qui reſtent, & les ſoufres groſſiers qui bleſſent l'organe de l'odorat.

Les Ulceres ſcorbutiques ſont difficiles à guerir, parce que le ſang etant tout rempli de ſels âcres, ces ulceres ſont ſans ceſſe abbreuvés par ces parties ſalines corroſives qui en empêchent la réünion.

Les Ulceres ſordides viennent de ce qu'il y a parmi le pus beaucoup de particules viſqueuſes, & embarraſſantes, qui s'attachent par leurs petits rameaux aux côtés de l'ulcere.

L'Ulcere avec carie eſt cauſé par un acide extraordinairement âcre & corroſif, qui perce, & qui déchire les petites parties oſſeuſes.

L'Ulcere avec hyperſarcoſe vient auſſi d'un acide qui déchire, & qui corrode les vaiſſeaux ſanguins, de maniere que le ſuc nourricier qui s'extravaſe autour de ces vaiſſeaux, produit en ſe coagulant, une excroiſſance fongueuſe.

Les ſignes

Toutes les fois que l'on voit couler du pus, il y a toûjours un ulcere. Si le pus eſt blanc comme de la crême, & ſans odeur, on l'appelle loüable. Les autres ulceres jettent un pus jaune, vert, âcre, limpide & quelquefois épais.

Les Ulceres ſecs & arides qui ne rendent point de pus, ſont tres-difficiles à guerir.

L'Ulcere Phagenidien ainſi appellé, parce qu'il ronge, & qu'il devore les parties voiſines comme la gangrenne, a les bords durs, gros, & enflés, il s'aigrit par les remedes, la douleur en est insupportable, les malades en sont tourmentés le jour & la nuit. Le fonds de cet ulcere est tout plein de sinus ; les fibres, les veines, & les arteres paroissent à découvert. La serosité qui en coule est âcre & puante, enfin cet ulcere est un veritable cancer. Souvent l'érisipele & la herpe sont les causes de cet ulcere.

L'Ulcere où l'os est corrompu, jette une matiere épaisse comme de l'huile tres-abondante, jaune ou verte, elle a une mechante odeur, la chair est toûjours molle, spongieuse, livide ou jaunâtre. Jamais il ne se cicatrisera, que la carie ne soit emportée. Si on le ferme, il s'ouvre de luy-même, & donne plus de peine à guerir.

Les Ulceres scorbutiques sont tout à l'entour blüâtres, avec de petits points blancs, le pus qui en coule n'est pas blanc, ni huileux ; mais c'est une sanie visqueuse & épaisse qui sent mauvais.

Les Signes des ulceres sordides sont à peu prés les mêmes, la matiere qui en coule est comme du lard fondu, gluante, & épaisse, cet ulcere arrive ordinairement à ceux qui sont cacochymes, parce que leur sang manque de fluidité.

On remarque cinq sortes de matieres qui coulent des ulceres, sçavoir, le pus, la sanie, l'ichor, la sorditie, & le virus. Cinq sortes de matiere qui coulent des ulceres.

Le Pus est une matiere blanche, épaisse, bien cuite, & sans puanteur, ce n'est proprement que le suc nourricier de la partie, ou le chyle qui s'est coagulé en une matiere semblable à de la crême. Le pus.

La Sanie est une matiere sereuse qui sent l'acide, & qui est salée, ce n'est que la limphe qui est devenuë âcre, lors qu'elle est mêlée avec le sang, c'est ce que l'on appelle pus sanguinolent. La sanie.

L'Ichor est une humeur claire, sulphureuse & L'ichor.

ſalée, qui coule de la plûpart des ulceres.

La ſorditie. *La Sorditie* eſt une matiere épaiſſe comme du lard fondu.

Le virus. *Le Virus* eſt une humeur claire, âcre, & puante, qui empêche la réünion des ulceres.

Le prognoſtic des ulceres. *L'Vlcere* eſt d'autant plus facile à guerir, que le pus eſt blanc, un peu épais, & ſans mauvaiſe odeur, & il donne dautant plus de peine, que le pus eſt jaune, ou vert, & puant.

Ceux qui viennent d'une gangrenne dans le ſcorbut, & dans l'hydropiſie ſont dangereux, au contraire ceux qui viennent aprés un phlegmon, ou aprés quelque autre tumeur ſont faciles à guerir.

Les Vlceres ſanieux, ou ceux qui jettent un pus épais comme du lard, ou ceux qui occupent les jointures, & qui ſont proches des gros vaiſſeaux, ne ſe gueriſſent qu'avec beaucoup de difficulté.

La plûpart des ulceres ſont le plus ſouvent ſuivis de la maigreur de tout le corps. On guerit rarement les ulceres des hydropiques, à cauſe du continuel écoulement de la ſeroſité âcre qui lave ces ulceres.

Les Vlceres des parties nerveuſes ſont dautant plus difficiles à guerir, qu'ils naiſſent facilement; car leur aliment étant fort temperé, & moins empreint de ſel volatile âcre, que celuy des parties ſanguines, il s'aigrit facilement d'abord qu'il s'altere, & ſe corrompt, & par le défaut de correctif il devient d'autant plus âcre, que l'eſprit animal ſe diſtribuë, s'actuë, & s'exhale plus promptement dans ces parties. Au contraire les parties ſanguines qui abondent en ſel volatile, âcre, & huileux, contractent plus difficilement l'acide, & rend les ulceres plus benins.

Les Ulceres des glandes donnent plus de peine à guerir que les autres, parce que les glandes ſeparent ſans ceſſe de la maſſe du ſang une limphe qui empêche par ſon âcreté la réünion.

La Fiſtule eſt un ulcere inveteré, ſinueux, & profond, dont l'entrée eſt étroite, & le fond large avec dureté & calloſité des bords. La definition de la fiſtule

La Fiſtule eſt de pluſieurs ſortes; car elle eſt droite ou oblique, avec un ou pluſieurs ſinus, ſuperficielle ou profonde, occupant les parties principales, ou n'étant que dans les muſcles en ſe terminant aux os, aux tendons, aux ligamens. Ses eſpeces.

Elle eſt produite par un acide vitié dans un degré aſſés étendu, qui ſe creuſe peu à peu des ſinus fort avant dans les chairs. Sa calloſité vient de ce que les parties les plus branchuës du pus, compriment & rident les vaiſſeaux en s'attachant aux parois de l'ulcere. Cette caloſité eſt cauſe qu'elle n'eſt ni ſenſible, ni douloureuſe. Sa cauſe.

On connoît que la fiſtule a pluſieurs ſinuoſités par la quantité de la matiere qui en ſort, on diſtingue ſa figure & ſa profondeur par le ſtilet, on juge qu'elle eſt dans les chairs par le ſentiment de ſa moleſſe, & par le pus blanc & égal qui coule en abondance. Quand elle eſt aux parties nerveuſes, le malade reſſent beaucoup de douleur en la ſondant, & il en coule un pus épais comme de l'huile. Lors qu'elle eſt dans les vaiſſeaux ſanguins, il en ſort du ſang avec le pus; ſi elle penetre dans les os, on ſent de la reſiſtance en ſondant, & l'on fait de la douleur, à cauſe que l'on touche le perioſte. S'il y a carie, on ſent non ſeulement de la reſiſtance, mais auſſi de l'inégalité avec la ſonde. Le pus qui coule de la fiſtule eſt noirâtre, clair, & de mauvaiſe odeur. La calloſité eſt facile à connoître. Ses ſignes.

Son Prognostic.

La Fistule simple & recente qui ne va pas avant dans les chairs, & qui se trouve à de jeunes gens qui se portent d'ailleurs assés bien, se guerit facilement; au contraire celle qui est vieille, qui a des sinus profonds, & les bords extrêmement durs & calleux dans des personnes d'une mechante constitution, est difficile à guerir.

Celle qui penetre les parties membraneuses, les tendons, les ligamens, les jointures, les vertebres, les côtes, la poitrine, & le ventre sont dangereuses, à cause des accidens qui l'accompagnent, comme la fiévre, la maigreur de tout le corps, & la syncope. Souvent cette fistule dégenere en un ulcere phagedenique.

DE LA GANGRENNE, & du Sphacele.

Ce que c'est que la gangrenne.

LA *Gangrenne* est un commencement à la mortification, comme la sphacele est une totale mortification. Le mot de *Gangrenne* veut dire *Manger*, parce que la gangrenne devore & ronge les parties comme le cancer. Le mot de *Sphacele* signifie *j'Etrangle*, ou *je donne la mort*, parce que dans le sphacele il n'y a plus de resource, puisque les parties sont mortes.

Ses causes.

Les Causes de la gangrenne sont en general, tout ce qui peut en quelque maniere arrêter la distribution, & la circulation du sang, & des esprits vitaux dans les parties; car lors qu'on ôte ces causes, la partie recouvre d'abord sa vigueur naturelle: c'est la raison pourquoy la gangrenne & le sphacele surviennent si souvent aux inflammations par l'application indiscrete des remedes astringens, repercussifs & emplastiques, qui bouchent les pores en empêchant la circulation ; car alors le ſang extravaſé croupiſſant ſe corrompt exterieurement, & communique la mortification à la partie ; au commencement, c'eſt la gangrenne, quand elle eſt confirmée, c'eſt le ſphacele.

La Cauſe de la gangrenne & du ſphacele eſt l'extinction de la chaleur naturelle, qui conſiſte, ſelon *Ettmuller*, dans un acide volatile & ſpiritueux, qui fait la fonction de cauſe efficiente dans la ſtructure, & la coagulation, ou plûtôt dans la premiere formation de la partie ; cet acide vital ſe conforme, & ſe ſepare continuellement par le ſang & l'eſprit vital, auſquels ſe joint une ſalure & une acidité occulte qui abordent à la partie ; ainſi tout ce qui détruit cet acide, & tout ce qui eſt capable d'en empêcher l'entretien, produit la gangrenne & le ſphacele ; & il s'enſuit que c'eſt principalement l'alcali qui peche en ces affections, en tant qu'il prend le deſſus ſur l'acide, ou qu'il le détruit ; de là vient que la pourriture & la puanteur de la partie ſuit la gangrenne & le ſphacele, ce qui marque que l'alcali agit contre l'acide, & qu'il diſſout le ſoufre de la partie ; c'eſt pourquoy ces ſortes de mortifications ſurviennent plus ſouvent aux parties nerveuſes qu'aux ſanguines.

Pourquoy la gangrenne attaque plûtôt les doigts des mains & des pieds, & les autres extremités.

La Gangrenne attaque plûtôt les doigts des mains & des pieds, & les autres extremités, parce que ces parties ont peu de vaiſſeaux ſanguins, & par conſequent peu de ſang pour les échauffer, à quoy il faut encore ajoûter que l'impetuoſité du ſang étant beaucoup rallentie, & les eſprits en petite quantité, c'eſt la raiſon pour laquelle les extremités ſont plus ſujettes aux obſtructions.

Pourquoy dans l'aſcite

Dans l'hydropiſie aſcite l'on voit ſouvent ſurvenir la gangrenne aux parties inferieures, plûtôt la gangren ne survient souvent aux parties inferieures plûtôt qu'aux superieures.

qu'aux superieures, parce que ces parties sont comprimées par le poids de l'eau, l'on doit encore penser que la limphe étant âcre & corrosive, elle peut facilement déchirer les vaisseaux ; d'ailleurs dans les hydropiques, comme il y a beaucoup d'obstructions dans les visceres, il y a aussi peu d'esprits, & peu de chaleur dans les parties, parce que le sang ne s'y porte qu'en petite quantité.

Pourquoy le defaut du suc nourricier cause la gangrenne.

Le Défaut du suc nourricier cause encore la gangrenne, parce que, lorsque tous les tuyaux d'une partie sont boûchés, ou comprimés de telle sorte, qu'elle ne reçoit plus de nourriture, il est impossible qu'elle ne se desseche, & qu'elle ne meure, & c'est d'où vient que la gangrenne est si ordinaire dans les gens maigres & foibles, & qui ont été épuisés par de longues maladies.

Pourquoy les fortes ligatures causent la gangrenne.

Les fortes Ligatures causent aussi la gangrenne, parce qu'elles interceptent le cours des liqueurs ; ainsi la partie se trouvant privée de sang & d'esprits, il ne faut pas s'étonner si elle se mortifie.

Pourquoy la gangrenne arrive par la morsure des animaux venimeux.

La Gangrenne arrive encore par la morsure des animaux venimeux, & par celle des chiens enragés, parce que ces animaux, en mordant, meurtrissent les parties, & laissent dans la playe un ferment acide qui passe dans la masse du sang, d'où naissent ces fiévres malignes, ces delires, & tous ces autres accidens qu'on remarque dans ceux qui ont été piqués ou mordus par des animaux venimeux ; mais ce qui contribuë le plus à la gangrenne, quand on a été mordu, ce sont les dents de l'animal qui froissent, qui rompent, & qui déchirent tous les petits vaisseaux de la partie, ce qui donne occasion au sang & aux autres liqueurs de s'extravaser, & de comprimer fortement les nerfs.

La Brûlure cause encore souvent la gangrenne, parce que le mouvement actif & rapide du feu rompt & déchire tous les vaisseaux, de maniere que le sang & les esprits ne pouvant plus couler à la partie, il faut necessairement qu'elle tombe en mortification.

Pourquoy la brûlure cause souvent la gangrenne.

La Gangrenne a encore souvent pour cause les grandes contusions, parce qu'elles contribuent au déchirement des vaisseaux; elle est aussi quelquefois causée par des charbons, & par le scorbut.

Pourquoy les grandes contusions causent souvent la gangrenne.

On demande, comment la chaleur de la partie diminuë dans la gangrenne? On répond, que dans cette maladie les tuyaux de la partie sont si comprimés par les liqueurs qui font effort pour y entrer, que ces vaisseaux se rompent, d'où les sucs s'extravasent, & l'on n'y remarque plus de fermentation, parce qu'ils ont perdu leurs principes fermentatifs, qu'ainsi la partie étant privée de sang & d'esprits, elle doit perdre sa chaleur & sa vie, de la même maniere qu'on le voit arriver aux plantes qui se dessechent, & qui se corrompent, lors qu'on en fait sortir le suc en les écrasant, ou en les mettant en presse, au lieu qu'un secret pour les conserver dans leur couleur naturelle, c'est de ne les gueres comprimer, pour ne point déranger les petites fibres qui les composent,

Comment la chaleur de la partie diminuë dans la gangrenne.

La Gangrenne vient aux scorbutiques, parce que leur sang est épais & grossier, & qu'il manque d'esprits. Les pustules qui paroissent dans le cours de cette maladie sont remplies d'une serosité rougeâtre ou jaune, elles sont causées par les sels âcres du sang & de la limphe qui déchirent les petits vaisseaux sanguins & limphatiques de la peau, d'où s'extravase le suc nourricier qui s'amasse entre la peau & la surpeau.

Pourquoy la gangrenne vient aux scorbutiques.

Pourquoy dans la gangrenne la partie enflammée devient noirâtre, livide, & se flettit.

Enfin dans la gangrenne la partie enflammée devient non seulement noirâtre & livide, mais encore elle se flettit, parce que l'obstruction arrêtant le mouvement des liqueurs, elle les empêche d'y couler, & les tuyaux n'étant plus ouverts, ni tendus par le sang, ils s'affaisent les uns sur les autres, & la partie perd sa couleur naturelle. Il n'y a plus même de sentiment, parce que les nerfs ne sont pas seulement comprimés, mais aussi parce qu'ils sont rompus; en sorte que les esprits ne pouvant couler à la partie, ni les nerfs recevoir d'ébranlement, c'est une necessité qu'il n'y ait plus de sensation.

Les signes de la gangrenne.

C'est une marque de gangrenne, lorsque la couleur rouge de la partie devient bientôt jaune & livide, avec des pustules pleines d'une serosité sanglante, semblable à de la laveure de chairs. D'abord que la mortification veut s'emparer d'une partie, la chaleur, la douleur, & le battement qu'on y sentoit diminuent, la tumeur qui étoit grosse, enflée, & tenduë s'abbaisse. Si on la touche, l'impression du doigt y demeure, comme dans l'œdeme, parce que la partie n'a plus de ressort.

Lorsque la gangrenne est causée par le froid, la douleur est piquante, la partie est livide & froide comme de la glace. Quand elle vient d'hydropisie, la douleur est d'abord petite, ensuite elle augmente, le poux cesse, ou il devient foible & languissant, la partie devient livide, & n'a plus de sentiment. Lors qu'elle arrive par le défaut du suc nourricier, dans le commencement on ne sent point de douleur, il n'y a ni tumeur, ni inflammation; mais la partie devient froide, pesante & engourdie, cette gangrenne arrive plûtôt aux extremités du corps, qu'aux autres parties, comme aux mains, aux pieds, au nés, aux oreilles.

Quand la gangrenne arrive pour avoir trop serré, ou pour avoir bandé trop fortement une partie, on y voit une tumeur dure avec une inflammation, & de petites vessies pleines de serosité, la douleur est grande, la partie devient noire, pesante, immobile, la peau se separe des chairs. Si l'on y fait une incision, il n'en sort qu'une vapeur avec un peu de limphe.

Enfin si la gangrenne vient de la morsure, ou de la piqueure des animaux venimeux, il arrive dés le commencement une fiévre maligne, des défaillances, des vomissemens, des delires, & d'autres simptomes qui se remarquent dans les fiévres pestilentielles.

Le Sphacele qui commence, se fait connoître par la chaleur, la rougeur, la douleur, la pulsation, & la tension qui augmentent. Les signes du sphacele.

Le Sphacele ou la mortification parfaite se connoît à la noirceur de la partie, & à une enflure molle, les arteres ne battent plus, & le sentiment est tout-à-fait aboli, en touchant la partie, elle ne s'enfonce presque pas, il n'y reste point de fosse, & la peau quitte les chairs. Il s'exhale de la partie une odeur insupportable, & d'abord qu'on la découvre, on voit une fumée qui s'en éleve.

Dans le commencement du sphacele, la partie devient noirâtre & froide, parce que les esprits n'y peuvent couler à cause de l'obstruction, l'acide & l'alcali demeurent sans mouvement, & ainsi il ne se fait point de fermentation : car dans cette maladie tous les vaisseaux, sans en excepter aucun, sont comprimés, ou entierement rompus, & l'on a toûjours une fiévre maligne, comme dans la peste. L'on voit par là que le sphacele est une parfaite corruption des vaisseaux & des liqueurs, & que la gangrenne au contraire est une mortification imparfaite, c'est à-dire, que dans cette indisposition il y a encore quelques petits vaisseaux d'ouverts, par où les esprits & la partie la plus subtile du sang peuvent couler; au lieu que dans le sphacele tous les tuyaux étant rompus, il ne se fait plus de circulation.

La Cause qui occasionne cette forte obstruction est telle. Le sang étant chargé de particules grossieres, & de sels âcres & corrosifs, il circule lentement. S'il trouve des tuyaux un peu serrés, comme sont tous ceux qui composent les chairs, il s'y arrête, & par ses parties âcres & corrosives il rompt & déchire les fibres, & ces fibres étant une fois rompuës, elles se retirent, & se frisent par les bouts, comme il arrive aux cordes à boyau des instrumens de Musique, lesquelles se retirent & se frisent lors qu'elles viennent à se rompre, ce qui vient de leur ressort. C'est pour cette raison que les esprits ne peuvent couler dans la partie qui perd sa chaleur, son mouvement, & sa vie: car la vie des animaux ne vient pas de la presence de l'ame, comme l'a crû l'antiquité, puis qu'il n'y a point d'ame dans les animaux, & ainsi leur vie aussi-bien que la nôtre ne dépend que du mouvement des liqueurs qui remuent les ressorts de la machine, & non point de l'ame qui n'a nul commerce avec la vie.

Le prognostic de la gangrenne & du sphacele.

De quelque cause que la gangrenne vienne, c'est toûjours une maladie fâcheuse & difficile à guerir. Si elle ne fait que commencer, & qu'elle ne soit que dans les chairs, sans occuper les nerfs, les veines, les tendons, & les autres parties, elle n'est pas incurable; au contraire si la mortification est totale, & que le sphacele se soit emparé de la partie, il n'y a plus d'esperance de guerison.

La Gangrenne des parties internes, comme du cerveau, du foye, de la rate, du mesentere, des intestins, & des reins est mortelle. Celle des parties molles & spongieuses, comme des gencives, du palais, des narines, des oreilles, & des parties naturelles, est difficile à guerir. La gangrenne qui vient au scrotum, & aux jambes des hydropiques est à craindre, à moins qu'on ne mette d'abord en usage des remedes propres pour arrêter le progrés de cette funeste maladie.

La Gangrenne qui vient de cause externe, comme d'une contusion, d'une brûlure, d'une fracture, ou d'une playe, est moins dangereuse, & plus facile à guerir que celle qui vient de cause interne. La gangrenne qui arrive dans un âge avancé par le défaut du suc nourricier est presque toûjours incurable.

Lors qu'il coule un pus blanc d'une gangrenne, c'est une marque que la partie corrompuë se separera de la saine. Si l'on ne remedie pas de bonne heure à la gangrenne, elle se terminera bien-tôt en sphacele, parce que l'obstruction augmente toûjours de plus en plus.

Dans les jeunes gens on doit beaucoup esperer pour la guerison de la gangrenne, parce que les liqueurs sont plus fluides & plus spiritueuses que dans les vieillards, où les parties manquent de sang & d'esprits; c'est pourquoy la gangrenne qui arrive à ces derniers est presque toujours incurable, & souvent même mortelle.

Dans le sphacele ou dans la mortification totale, il n'y a rien à esperer pour la guerison, c'est une partie morte qu'il faut retrancher au plûtôt, de crainte qu'elle ne corrompe les autres. Si le sphacele commence, & que les accidens cessent d'eux-mêmes, ou par les remedes, c'est un bon ſigne ; au contraire, c'eſt une mechante marque, quand les ſimptomes augmentent, que la partie devient noire, & qu'il s'en éleve une odeur cadavereuſe ; & lors qu'il prend une ſueur froide au malade, qu'il tombe en delire & en ſincope, la mort vient bien-tôt aprés avec un friſſon & un tremblement de tout le corps.

DE LA BRULURE.

La definition de la brûlure.

LA *Brûlure* eſt une diviſion dans les parties ſolides, cauſée par les particules du feu, accompagnée d'inflammation, d'une douleur ardente, & de petites veſſies à la peau.

Ses degrez.

Elle a trois degrés, ſelon *Ettmuller*; le premier, c'eſt lorſque la chaleur attaque ſeulement la ſurpeau, où elle excite ſucceſſivement de petites veſſies ou ampoules. Le ſecond degré, c'eſt quand outre la ſurpeau, la peau même eſt brûlée, où il s'éleve incontinent des ampoules, & la peau commence à ſe rider, & à ſe retirer. Enfin le troiſiéme degré, c'eſt lorſque la ſurpeau, la peau, la chair, les nerfs, les arteres, & les os mêmes ſont brûlés, ce qui fait mourir toute la peau qui ſe change en une ſcharre ou croute, qui venant à tomber, laiſſe ordinairement un ulcere tres-profond.

La Difference de ces degrés vient de la diverſité des cauſes enflammées, qui ont fait la brûlure, ou du temps plus ou moins long que la cauſe brûlante a été appliquée à la partie brûlée. Le degré le plus leger de brûlure, c'eſt quand l'eau boüillante, la paille, le linge, & ſemblables choſes allumées touchent la partie; car il ne ſe fait qu'un empireume ſuperficiel. Les huiles, & les choſes huileuſes & âcres, comme la poix,

le

le miel, la cire fonduë, & l'eau-forte causent une plus grande brûlure, sur tout si elles demeurent long-temps sur la partie. Ce sont les metaux enflammés ou fondus, comme l'or, le fer, le plomb, & l'argent qui font la plus grande brûlure, & ordinairement avec escharre, à cause du feu qui y est concentré.

Lorsque la brûlure est superficielle, la peau est rouge, & un peu enflée, on sent une douleur piquante. Quand elle penetre plus avant, la partie est rouge, fort enflée, & douloureuse, avec des pustules à la peau, on sent une tension à la partie. Enfin dans les grandes brûlures où tout est noir, & desseché, sans sentiment, & sans mouvement, & où la chair qui a été brûlée, vient à quitter le vif, il reste ensuite un grand ulcere profond & putride, & bien souvent il en arrive la gangrenne & le sphacele. Ses signes.

La Tumeur qui arrive dans la brûlure, ne vient pas de la fluxion des humeurs faite par l'attraction, comme le disent les Anciens; mais elle est causée par obstruction comme toutes les autres, le suc nourricier étant obligé de s'arrêter dans la partie par les obstacles qu'il rencontre dans son chemin, parce que tous les tuyaux sont rompus & dérangés. Or ils sont rompus & brisés, parce que le feu par son grand mouvement, & par ses parties extrêmement penetrantes en a separé les petites particules. D'où vient la tumeur.

La grande Douleur que l'on sent dans l'instant de la brûlure, est causée par les petites particules du feu qui separent, & qui divisent par leur extrême agitation les fibres nerveuses de la peau, ce qui excite dans le cerveau un mouvement qui donne occasion à l'ame de sentir de la douleur. La grande douleur dans l'instant de la brûlure.

La Douleur qui se fait sentir aprés la brûlure, La douleur ne vient pas du feu puis qu'il n'en reste point dans la partie brûlée ; mais elle vient de la grande agitation qui continuë quelque temps dans les fibres nerveuses, & aussi de la fermentation des liqueurs qui sont devenuës âcres.

aprés la brûlure.

Les petites vessies de la peau.

Les petites Vessies de la peau viennent du déchirement que le feu cause aux vaisseaux limphatiques de la peau ; car lorsque le feu touche, il en resserre d'abord tous les vaisseaux ; de maniere que la limphe qui les trouve retrecis s'y engorge, & les remplit en si grande quantité, qu'elle ne manque pas de les crever, & de s'extravaser sous la surpeau.

Ces Vessicules peuvent encore venir de la transpiration empêchée, parce que dans la brûlure l'embouchure des canaux excretoires se resserrant, la liqueur qui a coûtume de se separer dans les glandes cutanées de la peau, ne pouvant le faire, elle croupit dans les petits vaisseaux qui les composent, & par l'âcreté qu'elle acquiert, elle les déchire, & s'extravase entre la peau & la surpeau. La serosité contenuë dans ces vessies fait de la douleur, parce qu'elle est remplie de sels âcres qui irritent les fibres nerveuses.

Pourquoy l'eau-forte brûle comme le feu.

L'Eau-forte brûle comme le feu, parce qu'elle est composée de sels extrêmement aigus & tranchans, qui coupent, qui rompent, & déchirent les parties molles de nôtre corps, ainsi son action si penetrante ne vient que de la figure de ces particules salines ; puisque c'est par elles qu'elle agit sur les metaux les plus durs.

Pourquoy l'or enflammé brûle plus fortement que les autres metaux.

L'Or enflammé brûle plus fortement que les autres metaux, parce qu'il a ses parties extrêmement liées, pesantes, & fort massives, & avec cela de si petits pores dans chaque molecule, qu'il n'y a que la matiere du premier élement qui puisse y trouver passage.

Le Fer rouge brûle avec beaucoup de force, parce que ses molecules sont assés massives, & qu'elles ont plusieurs angles qui penetrent, & s'insinuent fort avant dans les parties, en les désunissant les unes des autres, comme feroient des coins qu'on chasseroit dans une piece de bois à grands coups de maillet. Le fer ayant ses parties moins serrées que quelques-uns des autres metaux, il augmente de volume lors qu'il est embrasé.

Pourquoy le fer rouge brûle avec beaucoup de force.

L'Eau boüillante agit à peu prés de même que les metaux, quand elle brûle, mais pourtant il y a quelque difference; car l'eau ne boüilt, & ne s'échauffe, que parce que le feu entrant dans ses pores, en écarte toutes les parties, en leur donnant beaucoup de mouvemens; en sorte que les particules de l'eau qui sont extrêmement rarefiées par cette agitation, en s'écartant les unes des autres, elles font élever la liqueur d'où elles sortent par boüillons, c'est ce que l'on peut voir dans un chaudron à demi plein d'eau boüillante; ainsi toute la vertu que l'eau boüillante a de brûler, vient plûtôt des parties du feu qui l'ont émeuë & agitée, que des parties de l'eau, lesquelles étant delicates, molles & flexibles, n'ont pas la force de separer par elles-mêmes les parties de nôtre peau, comme sont les metaux qui sont durs, roides, & solides.

Pourquoy l'eau boüillante agit à peu prés de même que les metaux, quand elle brûle.

L'Huile brûle comme l'eau boüillante; mais avec cette difference que l'huile étant composée de parties branchuës, accrochées les unes aux autres, tous ces rameaux retiennent mieux la matiere subtile que l'eau, aussi l'huile brûle-t-elle plus fortement que l'eau.

Pourquoy l'huile brûle comme l'eau boüillante.

Le Prognostic de la brûlure se prend de la cause

Le prognostie de la brûlure.

de la partie & des accidens. Si la brûlure est legere, on la guerit aisément, & souvent il ne reste point de cicatrice : mais si la brûlure penetre, & que les membranes, les muscles, & les tendons soient brûlées, elle est tres-dangereuse, & quelquefois mortelle.

La Brûlure des yeux, des intestins, & des autres parties membraneuses, est bien à craindre, parce que ces parties delicates ont tres peu de vaisseaux ; ainsi étant brûlées, elles se dessechent faute de suc nourricier. Si les gros vaisseaux d'une partie sont brûlés, la gangrenne s'y met le plus souvent.

La Brûlure qui arrive à un corps d'une mechante habitude, ou à un scorbutique, cause de vilains ulceres rongeans. Celle des parties nerveuses est accompagnée de convulsions qui sont quelquefois mortelles, lorsque ces convulsions sont par tout le corps, comme l'a remarqué *Hippocrate*.

Il n'y a point de brûlure plus dangereuse que celle qui est causée par le feu de la foudre, principalement lorsque cette flamme est extrêmement ardente, & remplie de sels volatiles, & penetrans. La difficulté de guerir la brûlure qui a été faite par la foudre, ne vient pas d'une qualité pestiferée, ou de quelque autre vertu surnaturelle qui soit dans le tonnerre ; mais cette difficulté vient plûtôt de ce que le soufre par ses particules branchuës s'attache étroitement aux parties de nôtre corps ; en sorte qu'on a de la peine à le faire quitter, à quoy il faut encore ajoûter la crainte & la consternation où se trouvent ceux qui sont frappés du tonnerre ; car cette crainte extraordinaire suffit pour suspendre tout d'un coup le cours des esprits.

Enfin la brûlure faite par de l'huile boüillante, par de la cire d'Espagne, de l'eau de savon, d'alun, & de vitriol, est dangereuse, & le plus souvent accompagnée de fâcheux accidens.

DES PLAYES EN GENERAL.

LA *Playe* est une division, ou une solution de continuité recente, sanglante, faite dans une partie molle & charnuë par quelque cause externe. La definition de la playe.

Les Playes sont simples ou compliquées. Les *simples* sont celles qui n'ont que la seule division des chairs, sans être accompagnées d'aucun accident; au contraire les playes *compliquées* sont accompagnées de plusieurs accidens, comme de l'inflammation, de la contusion, de la perte de substance &c. La division des playes.

Les Causes des playes sont toutes exterieures, comme tout ce qui peut diviser les parties, lesquelles peuvent être piquées, ou coupées, ou meurtries. Les playes faites par les animaux venimeux, & en colere, sont des piqueures ou des morsures. Les balles des armes à feu sont encore des causes ordinaires des playes contuses. Leurs causes.

Les Signes des playes exterieures sont manifestes, puis qu'on voit une division dans les chairs; mais les playes interieures ne se reconnoissent pas aisément. Nous en parlerons en leurs lieux. Leurs signes.

Pour ce qui est du Prognostic, on demande d'abord, si la playe est mortelle, ou non, ce qu'il ne faut pas confondre avec cette autre question, si elle est curable ou incurable; car il y a plusieurs playes incurables, & qui ne se peuvent guerir durant un long temps, qui ne sont pas pour cela mortelles ; ainsi lors qu'un homme qui a la grosse verole reçoit une playe, elle sera difficile à guerir, & peut-être incurable, dégenerant en un ulcere opiniâtre & malin, mais elle ne sera, comme on a déja dit, mortelle.

Les playes mortelles.

La Playe mortelle est celle qui donne necessairement la mort ; ce qui arrive, ou parce qu'il se fait un écoulement de sang excessif, & qu'on ne peut arrêter, ou parce qu'il y a quelque viscere necessaire à la vie blessée considerablement. On remarque aussi, non pas combien la partie est blessée, mais la simpathie qu'elle a avec une autre, par exemple, si la convulsion survient à une playe qui paroît legere, mais qui soit à un nerf, cette playe-là est mortelle. En general, pour rendre une playe mortelle, il faut que le mouvement & la distribution des esprits animaux soit blessée ; car quand cela est, l'animal meurt.

La playe du rameau iliaque.

La Playe qui coupe le rameau iliaque à la jambe est mortelle, parce que l'hemorragie qui s'ensuit ne peut être arrêtée. Par la même raison les playes profondes du foye sont mortelles, parce que les vaisseaux considerables qu'il renferme, font une hemorragie qu'on ne sçauroit étancher.

Les playes du cœur.

Les Playes du Cœur ne sont pas toûjours mortelles, si elles ne sont grandes, & ne penetrent dans ses ventricules, & principalement dans le gauche. Les blessures superficielles du cœur, qui ne touchent qu'au parenchime musculeux, ne sont pas mortelles, quoique peut-être la mort survienne à cause des grands vaisseaux des poûmons qui ont été offensés par le passage de l'instrument.

Les playes des intestins du ventricule.

Les Playes des intestins, du ventricule, & de la vessie, à cause de leur tissure nerveuse, ne se réünissent presque jamais, ce qui fait qu'elles sont tres-perilleuses, & que souvent elles causent la mort.

Les Playes de la partie tendineuse du diaphragme ne peuvent se réünir, à moins qu'elles ne soient tres-petites ; ainsi elles deviennent mortelles, parce qu'elles empêchent la respiration, & que le plus souvent l'inflammation s'y met.

Les playes du diaphragme.

Les Playes du cerveau sont differentes. Celles qui ne blessent que la substance corticale sans une grande contusion, si on les panse bien, sont moins dangereuses ; celles qui penetrent profondément la substance moëlleuse sont ordinairement mortelles.

Les playes du cerveau.

Toutes les playes où il y a une grande inflammation, une fiévre continuë, des convulsions, & d'autres fâcheux simptomes, sont fort à craindre. Celles des nerfs & des tendons ne sont pas non plus sans danger, à cause des convulsions, il en coule une serosité qui n'est qu'une limphe extravasée. Si un nerf ou un tendon est entierement couppé, il y a moins de danger, que lors qu'ils ne le sont qu'un peu.

Les playes avec inflammation, fiévre continuë, convulsion.

La Piqueure des nerfs & des tendons a des accidens tres-fâcheux, ce qui n'arrive pas lors qu'ils sont tout-à-fait coupés. 1. Lorsque le nerf n'est que piqué, le cours des esprits animaux n'est point empêché dans le muscle où le nerf se distribuë, au contraire ils y coulent en plus grande abondance, à cause de l'irritation que les sucs extravasés causent aux restes des fibres de la corde nerveuse. 2. Dans la piqueure du nerf, c'est sa membrane exterieure extrêmement sensible qui est plûtôt irritée que la moëlle du nerf. 3. Puisque la membrane du nerf est ébranlée ; c'est une necessité que les enveloppes du cerveau, du cervelet, & de la moëlle de l'épine le soient aussi.

Les playes & piqueure des nerfs.

ce qui doit causer la convulsion. 4. Comme la convulsion particuliere d'une partie ne vient que de la piqueure, ou de l'irritation du nerf de cette partie, causée par quelque humeur âcre ; de même aussi la convulsion universelle de tout le corps ne peut être produite que par des humeurs ou des sels âcres qui corrodent les membranes du cerveau, du cervelet, & de la moëlle de l'épine. On en voit tous les jours de funestes experiences dans les fiévres ardentes, & dans les autres maladies où le sang est tout rempli d'acides ; car ce sang montant à la tête avec rapidité, la vapeur âcre qui s'en separe, irrite puissamment toutes les parties membraneuses du dedans de la tête, c'est ce qui produit ces terribles convulsions.

Il est aisé de voir par tout ce qu'on a dit, pourquoy une simple piqueure de nerf est plus dangereuse que lorsque le nerf est entierement coupé ; car lorsqu'il est tout-à-fait coupé, ses extremités se retirent, & les chairs voisines le mettent à couvert contre l'action des acides & de l'air ; car l'air est extrêmement nuisible aux playes des nerfs & des tendons, parce que parmi ses particules il y en a beaucoup d'âcres qui s'élevent de tous les corps terrestres, & qui remplissent l'athmosphere.

C'est un bon signe dans les playes, lorsque le pus est loüable, & bien cuit.

Lorsque l'on apperçoit dans les playes un pus loüable, & bien cuit, comme l'on parle ordinairement, c'est un bon signe, parce que la playe ne sera pas long-temps à guerir. En Esté les plus petites playes ne sont pas sans danger, à cause des accidens qui peuvent en arriver, comme la gangrenne &c. parce que dans la grande chaleur de cette saison, le sang n'est pas si spiritueux que dans l'hyver, à cause qu'il s'en dissipe beaucoup par la transpiration.

Pourquoy la grande chaleur est contraire aux playes.

Le grand Froid n'eſt pas moins nuiſible aux playes que la grande chaleur, parce que le froid en coagulant les liqueurs nourricieres, empêche l'inſenſible tranſpiration, ce qui cauſe ſouvent une inflammation, & la gangrenne.

Pourquoy le grand froid eſt nuiſible aux playes.

C'eſt un mechant ſigne, ſelon les Anciens, lorſque dans les grandes playes il n'y a point de tumeur, & il vaut mieux, ſelon les Modernes, que les playes ſoient ſans tumeur, que d'être fort tumefiées; parce, diſent-ils, que s'il n'y a point de tumeur, c'eſt une marque que les liqueurs ne ſont point arrêtées dans leur cours, qu'au contraire ſi la playe eſt avec une groſſe tumeur, c'eſt un ſigne que les tuyaux de la partie ſont comprimés, & que les liqueurs ſont arrêtées dans leur cours.

Pourquoy les playes ſans tumeur ſont moins dangereuſes.

Les Playes qui ont été long-temps à l'air ſe gangrennent preſque toûjours, à cauſe de l'acide de l'air. Les playes d'arquebuſades ſont plus dangereuſes que toutes les autres, à cauſe de la grande contuſion que la bale a fait en paſſant au travers des parties.

Pourquoy les playes expoſées long temps à l'air ſe gangrennent

Les Playes empoiſonnées, & celle des animaux venimeux ſont dangereuſes, ſi l'on n'y remedie pas d'abord, elles cauſent la mort. Il eſt plus difficile de réünir les playes rondes, que celles ou les bords ſe touchent, ce qui n'a pas beſoin d'explication.

Pourquoy les playes empoiſonnées ſont tres-dangereuſes.

Les Playes qui penetrent la tête, la poitrine, & le ventre, ſont plus dangereuſes que celles des parties charneuſes. Les piqueures cauſées par l'aiguillon des gueſpes, des abeilles, & des autres inſectes ſont dangereuſes, parce qu'il peut en arriver des inflammations, des convulſions, la gangrenne, & quelquefois la mort, particulierement quand on a été piqué d'un ſcorpion. Si

Pourquoy les piqueures des abeilles, des gueſpes, & autres inſectes ſont perilleuſes.

l'on fait reflexion que les insectes qui piquent avec un aiguillon, versent une liqueur corrosive comme de l'eau-forte, & que cet aiguillon est dur comme de la corne, on voit bien que l'animal ne sçauroit piquer que l'aiguillon n'entre fort avant ou dans les nerfs, ou dans les tendons, ou dans les autres parties membraneuses; cet aiguillon est creux comme une petite seringue, par où l'insecte chasse la liqueur en piquant.

On traittera des playes en particulier, en parlant des maladies de chaque partie.

DES FRACTURES EN GENERAL, de la Carie, & des Nodus veroliques.

La definition de la fracture.

L*A Fracture* est la division de la continuité des os par quelque cause externe, comme sont les coups, les chûtes, & les efforts.

Les divisions des fractures.

Les Fractures sont completes, incompletes, & compliquées. *Completes*, lorsque l'os est entierement rompu. *Incompletes*, lorsque l'os n'est rompu qu'en partie. *Compliquées*, lors qu'elles sont accompagnées de playes.

Leurs especes.

On établit ordinairement cinq especes de fractures, par rapport aux differentes figures de l'os rompu. On appelle la premiere *Raphanidon*, lorsque l'os est rompu également, & en travers comme une rave; la seconde *Skidakidon*, lorsque l'os est fendu dans sa longueur. La troisiéme *Eisonica*, *ad unguis formam*, parce que le bout de l'os se trouve arrondi comme l'ongle. La quatriéme *Alphitidon*, lorsque l'os est brisé en plusieurs pieces. La cinquiéme *Cataapotrausin*, quand une squille d'os est tout-à-fait separée.

Ses signes.

Les Signes qui nous font connoître que l'os est

entierement cassé en travers, sont le bruit que le malade ou les assistans ont entendu, un enfoncement dans l'endroit de la fracture, la privation du mouvement dans la partie, un craquement de l'os que l'on entend en le touchant, la partie plie quand on la presse, & elle prend une figure courbe, l'accourcissement de la partie, si les bouts de l'os passent les uns par dessus les autres, il y a ordinairement tumeur & douleur dans l'endroit de la fracture. Celle-cy est causée par le déchirement du perioste, & par la compression de la moële, trois ou quatre jours aprés que l'os est remis, il survient inflammation, laquelle approche de l'erisipele qui est tantôt simple, & n'occupe que la peau qui est au dessus de la fracture, & tantôt accompagnée de frisson & d'horreur, suivie d'une grande chaleur. La cause de cet érisipele survient du déchirement des parties nerveuses, tendineuses, & membraneuses, principalement quand le corps est cacochime, qui altere l'aliment de l'os, lequel contracte une acidité, qui irritant les parties nerveuses, produit l'érisipele. Cette fracture faite en travers est d'autant plus aisée à guerir, qu'elle est simple; mais fort difficile, & fort dangereuse, lors qu'elle est accompagnée de quelque playe.

La Fente qui arrive dans la longueur de l'os est plus difficile à connoître que la fracture complete & de travers, principalement si elle est petite. Pour la bien connoître il faut toucher la partie, afin de tâcher d'appercevoir quelque inégalité, comme on feroit dans un bâton fendu. Il faut demander au malade, si en tombant, ou en se choquant, il n'a point entendu craquer l'os; si la tumeur est venuë peu de temps aprés, & s'il n'a point senti descendre quelque matiere peu à peu.

Cette fissure est d'autant plus aisée à guerir, qu'on la connoît bien ; mais si on la neglige, & si on ne la traite pas methodiquement, il y survient un ulcere, & si la carie succede à la fente, elle est tres-dangereuse, puis qu'il en faut ordinairement venir à l'extirpation du membre.

Le prognostic.

Les Fractures ne sont point mortelles par elles-mêmes, c'est toûjours par accident, comme lors qu'elles sont accompagnées d'une grande contusion qui passe en gangrenne.

Les Fractures des articles sont tres-dangereuses, à cause des parties membraneuses & des vaisseaux, la partie devient difforme, & l'os a une grande difficulté à la remuer, à quoy deux choses contribuent, 1. La matiere du cal qui se répand dans la boëte de l'article, laquelle venant à s'ossifier, fait une liaison de la tête de l'os avec sa cavité, cette union s'appelle *Anchylose*. 2. La matiere du cal ne tombe pas toûjours dans l'article ; mais elle fait des bosses irregulieres sur la superficie exterieure des apophises, ce qui cause ensuite une difficulté dans le jeu des muscles & des tendons. On conçoit bien qu'il faut du temps à ces cordes pour mouvoir la partie, avant qu'elles se soient allongées par dessus ces tambours ; c'est pourquoy il arrive le plus souvent qu'on reste estropié.

Les Fractures dans lesquelles les os sont peu élevés, font moins de pointes, & celles de travers dont les os ne sont pas hors de leur place, sont bien plus faciles à guerir que les autres.

Si l'Os fracturé est cassé en morceaux, & en éclats, la maladie est dangereuse, parce qu'elle est toûjours accompagnée d'une playe apparente, ou occulte, qui blesse les parties membraneuses, & menace d'un abscés.

Lors qu'il y a deux os dans la partie, & qu'ils sont tous deux fracturés, le danger est bien plus grand que quand il n'y en a qu'un ; parce que l'os qui n'est point rompu soûtient celuy qui l'est, & le membre aussi, il sert d'appuy, il tient l'os fracturé en sa place naturelle, & il n'est pas necessaire de faire une grande extension pour le remettre.

Les Fractures qui sont au milieu de l'os sont moins dangereuses, que lors qu'elles sont proche l'articulation; parce que dans celle-cy il est bien plus difficile de remettre & de raffermir l'os, parce qu'il y a quantité de tendons & de nerfs autour de l'article, qui peuvent causer beaucoup d'accidens.

La Fracture de l'os sans playe, & sous les parties molles, est aisée à guerir ; mais si elle est avec playe & contusion, elle cause des douleurs, des inflammations, des convulsions, & quelquefois la gangrenne.

Les Os se réünissent plûtôt ou plus tard, selon qu'ils sont plus ou moins grands, & plus ou moins poreux. Les petits os se réünissent ordinairement en vingt-cinq jours. Les grands se consolident en quarante ou cinquante jours : L'os femur est le plus long-temps & le plus difficile à consolider, parce qu'il est couvert de muscles tres-larges & épais, qui empêchent de le remettre & de l'affermir, il retombe quelquefois, il prend une mauvaise figure, & rarement il se remet sans que le malade reste boëteux.

Si l'on est trop long-temps à remettre l'os dans sa place, la réünion en sera plus difficile, parce que les sucs qui coulent au bout des os venant à s'ossifier, les pores se bouchent; de sorte que les sucs de l'os n'enfilant plus ses canaux, il est impossible qu'il se réünisse.

Les Os sont plus cassans dans l'hyver que dans une autre saison, peut être parce que le froid resserrant les pores, & les canaux des os, ils en sont moins humectés, étant privés d'une grande partie de l'huile du sang qui les adoucit, & les rend plus flexibles.

Les Os se réünissent plus facilement dans les jeunes gens, que dans les vieillards, parce que les os des enfans étant plus poreux, plus mols, & leurs canaux plus larges, ils sont humectés par les parties les plus huileuses & balsamiques du sang qui fait leur réünion.

Les Os des femmes grosses ne se réünissent que difficilement, peut-être, parce que la nature est entierement occupée à la nourriture du fœtus, ce qui fait que les os de la femme n'en reçoivent pas tant de nourriture.

Les Fractures obliques se tiennent bien mieux dans la situation que l'operateur leur donne, que celles qui sont faites en travers, parce que les bouts de l'os fracturé obliquement se soûtiennent, & s'appuyent l'un sur l'autre, ainsi les obliques sont plus faciles à guerir que les transverses.

Ce que c'est que la carie

La Carie est une veritable gangrenne des os, causée par des sucs âcres & corrosifs qui percent, & qui déchirent les petites fibres osseuses.

Ses signes.

Rarement voit-on une carie qui ne soit accompagnée de quelque ulcere sordide, ou bien d'une fistule ; car de même qu'un ulcere ronge les parties molles & charneuses, de même aussi la carie ronge & déchire les fibres osseuses. Le pus qui coule des ulceres où les os sont cariés, est huileux, & extrêmement puant, tantôt il est jaune, tantôt il est verdâtre ; mais il est presque toûjours fluide, & en plus grande quantité que des autres ulceres. On remarque que ce pus est si âcre, qu'il noircit les emplâtres & les compresses ; la chair qui environne les os cariés est molle & spongieuse. Ces ulceres s'ouvrent quelquefois d'eux-mêmes aprés avoir été gueris. En touchant l'os avec le stilet, on sent sa superficie inégale, comme piquée de plusieurs petits trous.

Son prognostic.

On guerit difficilement la carie des os, principalement lors qu'elle est causée par des ulceres qui ont duré long-temps, parce que ces ulceres ne sçauroient se cicatriser, à cause des sucs âcres qui en empêchent la réünion. La carie des jointures est plus difficile à guerir que celle du milieu des os, à cause de la difficulté qu'il y a d'y porter les medicamens, & aussi parce que la carie est dans les apophises. La carie accompagnée de la verole est encore tres-fâcheuse à guerir, & quelquefois elle ne quitte les malades qu'au tombeau.

La definition des nodus.

Les Nodus veroliques sont des petites tumeurs dures qui naissent au milieu des os, & dessus, & causent une douleur insupportable durant la nuit, nommée *Osteocope*.

Leur cause.

Ils proviennent d'un acide verolique malin qui attaque les os, qui corrompt leur aliment, lequel étant corrompu, & empreint de cet acide, s'amasse au milieu de l'os à la longue, & y produit ces nodus, & ensuite l'acide corrodant les parties voisines, y fait des ulceres putrides, qui accompagnent souvent jusqu'à la mort.

DES FRACTURES DU CRANE.

NOus ne parlerons pas icy des fractures du crane, parce que nous en traitterons dans les maladies de la tête.

DE LA FRACTURE DU NE'S.

De la fracture du nez.

LA *Fracture* du nés a toûjours pour cauſe des coups & des chûtes aſſés violentes. Les ſignes ſont un enfoncement, le nés eſt tords & difforme. Si on ne le rétablit, il y ſurvient des ulceres puans, des excroiſſances de chairs qui forment quelquefois des polypes incurables. On a de la difficulté à reſpirer par le nés, & on perd l'odorat.

DE LA FRACTURE DE LA MÂCHOIRE *inferieure.*

De la fracture de la mâchoire inferieure.

IL *y a* plus à craindre, lorſque la mâchoire inferieure eſt fracturé dans ſes angles, que lors qu'elle l'eſt à ſa baſe; parce que dans les angles de la mâchoire inferieure, il y paſſe des vaiſſeaux, & le tendon du crotaphite s'y attache, ce qui cauſe des convulſions, des obſtructions, & quelquefois des abſcés: mais le plus funeſte accident c'eſt la mort.

DE LA FRACTURE *de la Clavicule.*

De la fracture de la clavicule.

SI *la Fracture* de la clavicule eſt complete, c'eſt-à-dire, ſi elle eſt entierement caſſée, le bout qui s'attache avec l'acromion deſcend avec l'omoplate, étant emporté par la peſanteur du bras.

Si elle eſt rompuë avec éclats, on ſentira un picotement & une douleur aiguë à la partie; ſi la clavicule

clavicule étoit fenduë en long, elle seroit plus grosse qu'elle ne doit être, ce qui se pourroit connoître en la comparant avec la clavicule saine.

DE LA FRACTURE DE L'OMOPLATE.

De la fracture de l'omoplate.

S*I le milieu* de l'omoplate est fracturé, l'os qui est fort mince dans cette partie, cede quand on le pousse, & il arrive un fort grand engourdissement dans le bras, à cause des nerfs qui se distribuent aux muscles de cette partie.

Si l'Omoplate est fracturé proche la cavité glenoide, elle est dangereuse, à cause des veines & arteres axillaires, & des nerfs qui y passent.

DE LA FRACTURE DES CÔTES.

De la fracture des côtes.

L*Es Côtes* superieures étant plus dures & plus fragiles que les côtes inferieures, elles se cassent aussi plus facilement, & les autres étant plus tendres, elles s'enfoncent qnelquefois sans se rompre.

Lors qu'une côte est entierement cassée, quelquefois les bouts avancent dans la poitrine, quelquefois ils se jettent en dehors, & quelquefois les bouts demeurent dans leur situation naturelle.

Si la Côte avance en dedans, elle comprime, & déchire la pleure, & quelquefois les poûmons, ce qui cause de grandes douleurs, & un piquement stable, on ne respire que fort difficilement, & avec douleur, on crache le sang, & la fiévre s'allume.

Si les bouts fracturés poussent en dehors, on y voit une éminence, si les deux bouts de l'os ſont encore bout à bout, il ne paroît aucun des accidens qu'on a rapportés; mais on ſent un craquement en pouſſant la côte avec le poûce.

DE LA FRACTURE DU STERNON.

De la fracture du ſternon.

LEs *Signes* qui marquent que les os du ſternon ſont fracturés, ſont un enfoncement dans la partie, des palpitations de cœur, une difficulté de reſpirer, la phreneſie, & quelquefois un crachement de ſang. Ces accidens arrivent par la compreſſion du mediaſtin, du cœur, des poûmons, des nerfs, & des vaiſſeaux.

DE LA FRACTURE DES VERTEBRES.

De la fracture des vertebres.

LEs *Signes* qui font connoître que le corps des vertebres du col, & du dos ſont fracturés, ſont que le bras devient paralitique, & perd le ſentiment, le bleſſé laiſſe aller involontairement ſes excremens, & il arrive quelquefois une ſuppreſſion d'urine.

La Fracture du corps des vertebres eſt fort dangereuſe, parce que la moëlle qui eſt l'origine de tous les nerfs eſt offenſée en cette occaſion. La fracture des apophiſes des épines n'eſt pas ſi dangereuſe que celle de leur corps, parce qu'elle ne bleſſe point la moëlle.

DE LA FRACTURE DU COCCIX.

De la fracture du coccix.

LEs *Signes* de la fracture du coccix ſont une ſuppreſſion des excremens, & quelquefois une paralisie du ſphincter, qui vient de ce que le coccix étant enfoncé par une chute, il comprime le rectum & le ſphincter, ajoûtés à cela une extrême douleur.

DE LA FRACTURE DES OS DES ILES.

LEs *Marques* qui indiquent que la crête des os des iles eſt caſſée, eſt un engourdiſſement de la cuiſſe juſqu'à la jambe du côté de la fracture, à cauſe que les parties nerveuſes en ſont affectées De la fracture de l'os des iles.

DE LA FRACTURE DES OS des Mains & des Pieds.

COmme on parlera des fractures des os des mains, & des os des pieds dans le quatriéme Livre, on y aura recours.

DES LUXATIONS EN GENERAL, de l'Engourdiſſement, & du Relâchement des Ligamens, de la Contuſion des Tendons, & de la Courbure des Jointures.

LA *Luxation* eſt une chûte de la tête de l'os hors de ſa cavité naturelle, arrêtée dans un lieu étranger avec perte de mouvement. La definition de la luxation.

La Cauſe de cette maladie eſt exterieure ou interieure. La *Cauſe exterieure* eſt quelque chûte, quelque coup qu'on a receu, ou quelques efforts violens qu'on a faits. La *Cauſe interieure* peut être une limphe, qui abbreuvant par trop les liga- Sa cauſe.

mens, les aponeuroſes, & les tendons des muſcles, les relâche, de ſorte que ces ligamens n'ayant plus leur fermeté naturelle, ils ne peuvent maintenir les os dans leur cavité & ſituation ordinaire.

Quand la cavité qui doit recevoir la tête de l'os eſt remplie de quelque matiere, il arrive que cette tête eſt rejettée hors de ſa place. Cette matiere eſt une gluë que la nature a miſe dans les articulations, afin d'en faciliter le mouvement en les tenant ſouples. Elle s'épaiſſit quelquefois par des acides, & ſe coagule en maniere de plâtre, qui remplit inſenſiblement la cavité qui doit recevoir l'os, & le chaſſe de ſa place, & c'eſt ce qu'on appelle luxation. Il arrive même quelquefois que la tête de l'os, les parties nerveuſes qui l'avoiſinent, & le ſinus, s'uniſſent, & ſe ſoudent enſemble par le moyen de cette gluë, d'où s'enſuit la perte du mouvement de tout le membre, laquelle eſt bien plus dangereuſe que la luxation ſimple.

L'engourdiſſement des ligamens.

L'Engourdiſſement des ligamens eſt une obſtruction faite par la coagulation du ſuc nourricier, ou occaſionné par pluſieurs cauſes; mais la plus ordinaire, c'eſt lorſque les parties tendineuſes ſont comprimées, ou par des tumeurs, ou par un cal, ou par de fortes ligatures; cet engourdiſſement peut encore venir par l'obſtruction des ligamens & des tendons, qui empêchera le paſſage des eſprits animaux; enfin il y a encore d'autres cauſes, comme des tumeurs, des excroiſſances de chairs, des matieres extravaſées, qui compriment les fibres des tendons & des ligamens, & qui empêchent les eſprits d'y couler.

Le relâchement des ligamens.

Le Relâchement des ligamens vient preſque toûjours de quelque cauſe exterieure, & violente, comme d'une chûte, d'une trop grande extenſion de membres, d'une abondance de ſuc nourricier qui les relâche, ou bien ce relâchement est produit par le déchirement des ligamens, ou par la trop grande extension de leurs petits fibres. Il peut encore venir par le défaut des esprits qui ne peuvent couler dans les petites fibres du ligament, ce qui leur fait perdre leur ressort, faute d'être tenuës bandées, & racourcies par les esprits.

La contusion ou foulure des parties nerveuses.

La Contusion ou *Foulure* des parties tendineuses & nerveuses, vient aussi toûjours de quelque cause violente, comme d'un coup, d'une chûte, qui dérange, ou qui rompt les petites fibres nerveuses, de maniere que les esprits animaux n'y sçauroient plus passer.

La courbure des jointures.

Les Causes les plus ordinaires de la courbure des jointures, sont la contraction des ligamens & des tendons des muscles qui retirent les parties, & qui les tiennent racourcies, comme on le voit souvent aprés la gueriſon des fractures & des luxations, aussi bien que dans le *Rachitis*, ou la chartre, qui est une maladie ordinaire aux petits enfans, & tres commune en Angleterre.

Il arrive ordinairement une courbure au corps de l'os des petits enfans; parce qu'ayant les os tendres & mous, la moindre violence est suffisante pour luy faire changer de figure.

Les Anchyloses succedent ordinairement aux anciennes luxations, & quelquefois à la goute inveterée.

Les signes de la luxation.

Si l'on compare l'os disloqué avec celuy qui est sain, on trouvera qu'il luy sera fort dissemblable en longueur, en figure, & en situation. Le membre luxé est ordinairement plus long que celuy qui ne l'est point, il a perdu son mouvement naturel, il n'a plus la même figure qu'il avoit lors qu'il étoit sain, il est souvent moins droit & moins étendu, il est trop tourné en dedans ou en dehors.

Il y a des luxations simples & composées, de parfaites, & d'imparfaites.

On appelle Luxation simple, lorsque l'os est simplement sorti de sa cavité sans aucun accident. On la nomme *Composée*, lors qu'il y a une playe, une tumeur, une douleur tres-grande. Si les accidens sont pressans, on y remedie plûtôt qu'à la luxation.

La Luxation parfaite est, lorsque l'os est entierement hors de sa boëte, l'imparfaite est, lorsque l'os n'est pas entierement hors de sa cavité.

Les signes de l'anchylose.

Les Signes de l'anchylose sont la maigreur de la jointure, le malade ne sçauroit remuer la partie, & quand on veut la prendre pour la remuer, on y sent beaucoup de resistance; mais il faut que l'anchylose soit ancienne. S'il n'y a pas long-temps que la luxation soit faite, l'anchylose est molle, le malade peut faire quelque mouvement de la partie, en touchant la tumeur, on n'y sent pas encore de dureté.

Les signes de l'engourdissement des ligamens.

On connoît l'engourdissement des ligamens à la perte du mouvement & du sentiment, le sentiment de la partie diminuë, on y sent un fremissement incommode, on ne sçauroit remuer la partie, on la sent pesante, parce que les esprits n'y peuvent couler, à cause de la compression des tendons & des ligamens.

Les signes du relâchement des ligamens.

Les Signes du relâchement des ligamens se prennent de toutes les causes violentes qui ont donné lieu aux jointures de s'allonger, & de s'étendre.

Les signes de la contusion des tendons.

La Contusion des tendons se connoît à la diminution du mouvement & du sentiment, & à toutes les causes exterieures qui ont précedé comme un coup, une chûte &c.

Les signes

On connoît la courbure des jointures à la veuë,

la partie eſt toûjours maigre, & ſouvent cette courbure eſt accompagnée d'un ammaigriſſement dans les parties.

de la courbure des jointures.

Le prognoſtic des luxations.

La Luxation du femur eſt la plus difficile de toutes à remettre, & celle du talon eſt la plus dangereuſe. La luxation du femur eſt difficile à remettre, parce qu'elle ne peut arriver que par une cauſe tres-violente, cet os étant attaché par un fort ligament dans la cavité de l'os de la cuiſſe, qui empêche que cet os puiſſe être deboëté, à moins qu'il ne ſe rompe, ou qu'il ne ſe relâche beaucoup. Lorſque ce ligament eſt rompu, il ne peut être réüni, & s'il eſt ſi fortement relâché, que l'os ſoit ſorti de ſa place, il ſera fort difficile de le remettre dans ſon état naturel, étant dans un lieu ſi enfoncé, & recouvert de tant de muſcles, qu'il eſt difficile que la vertu des remedes puiſſe aller juſqu'à ce ligament, de ſorte que cet os ſe remet rarement, & le bleſſé reſte boëteux pour toute ſa vie, à moins que ce ne ſoit un enfant qui guerit bien plus facilement qu'un adulte, à cauſe du long repos qu'il prend.

La Luxation de la plante du pied eſt tres-dangereuſe à cauſe des ſept os, & de la quantité des tendons qui s'y rencontrent; mais auſſi cette luxation eſt tres-rare.

Lors qu'on remet cette luxation les douleurs ſont grandes, & la convulſion arrive quelquefois, parce que les tendons, qui ſont des parties fort douloureuſes, ſe dilatent, & ſe déchirent. Si l'offenſe eſt petite, il ſurvient une inflammation; mais ſi elle eſt grande, il arrive des fongus dans les articles, & ſouvent la convulſion arrive.

De toutes les luxations il n'y a que celle de l'épine, de la mâchoire inferieure, lors qu'elle eſt complette, & de la tête avec la premiere vertebre qui ſoient mortelles. Les luxations des vertebres ſuperieures ſont fort dangereuſes, parce qu'elles compriment la moële, & que cette compreſſion interrompt le cours des eſprits animaux.

Les Luxations parfaites ſont plus difficiles à remettre que les imparfaites, parce que dans celles-cy la tête de l'os étant encore ſur le bord de ſa cavité, elle n'a pas un ſi grand chemin à faire, & il ne faut pas tant d'efforts pour la remettre.

Les Luxations qui ont été cauſées par le relâchement des ligamens qui attachent & maintiennent les os dans leurs boëtes, ſont faciles à remettre ; mais elles ſont difficiles à retenir.

La Jointure du bras avec l'omoplate, & celle du poignet étant peu ſerrés, ils ſe diſloquent auſſi fort aiſément.

Les Luxations des femmes, des enfans, & des perſonnes maigres, ſont plus aiſées à remettre que dans les hommes robuſtes.

Les Ecartemens des os ſont plus difficiles à reduire, & à guerir, qu'une vraye luxation, parce que ces os étoient, pour ainſi dire, collés dans les endroits où ils s'appuyoient ; c'eſt pourquoy il eſt difficile qu'ils ſe raffermiſſent aprés à leur place.

Si les Ligamens ſont rompus, la luxation eſt incurable, comme on le voit à la luxation parfaite de la cuiſſe dans ceux qui ſont avancées en âge.

Lors qu'un os n'a qu'une tête, il ſera plus aiſé de la remettre dans ſa cavité, que s'il en avoit deux.

Lorſque les luxations ſont anciennes, il eſt difficile de les remettre, parce que les ligamens s'endurciſſent, la cavité ſe remplit, auſſi bien que le paſſage par ou l'os doit paſſer pour le faire retourner dans ſon lieu naturel.

La Luxation qui eſt accompagnée de playe ou

de fracture, eſt plus dangereuſe, à cauſe de la convulſion, de la douleur, & des autres accidens qui ſurviennent.

Dans les luxations où les bords des cavités des os ſont rompus, les os étant remis à leur place, retombent tout auſſi-tôt, parce qu'ils n'y peuvent être retenus.

Le prognoſtic de l'engourdiſſement, & du relâchement des ligamens.

L'Engourdiſſement des ligamens & des tendons n'eſt pas un mal à negliger, à cauſe de la paralyſie, de l'amaigriſſement, de la gangrenne, de la ſphacele, & autres accidens qui en peuvent arriver. On guerit difficilement le relâchement des ligamens, ſouvent même aprés l'avoir gueri, il en reſte une paralyſie, & une foibleſſe dans la partie.

Le prognoſtic de la contuſion des tendons.

La Contuſion des tendons & des parties nerveuſes eſt encore à craindre, parce que le plus ſouvent elle cauſe une paralyſie ou un engourdiſſement avec des delires, la fiévre, des tumeurs, des gangrennes, la convulſion, & la mort.

Le prognoſtic de la courbure des jointures.

La Courbure des jointures eſt plus incommode que dangereuſe, parce qu'elle n'eſt point à des parties nobles, & neceſſaires à la vie. Si elle eſt ancienne, elle eſt incurable ; mais ſi elle ne l'eſt pas, on pourra la guerir.

DE LA LUXATION DES OS du Crane.

De la luxation des os du crane.

LA Luxation des os du crane peut venir d'une trop grande humidité, qui abbreuvant les os, les rend obéïſſans & lâches, principalement ſi les ſutures du crane n'étoient pas fort affermies, ou bien par une trop grande quantité de ſang, qui ſe portant dans les vaiſſeaux qui arroſent la duremere, comprimeroit les os du crane, & les ſepareroit peu à peu par leur continuelle pulſation,

Les Signes de cette indiſpoſition ſont manifeſtes, on ſent avec la main les os du crane qui ſont ſeparés les uns des autres, & ſi la diviſion eſt trop grande, on ſent le battement du cerveau, en mettant la main ſur la tête du bleſſé, & les tegumens cedent au toucher.

DE LA LUXATION DES OS DU NE'S.

De la luxation des os du nés.

LA *Cauſe* de la luxation des os du nés eſt quelque coup qu'on a receu, ou quelque violente chûte qu'on a faite.

Les Signes de cette maladie ſont manifeſtes, il paroît une petite cavité entre l'os du front, & les os du nés qui branlent quand on les touche, le nés eſt tout contrefait, & l'on ne reſpire que difficilement par ce conduit.

DE LA LUXATION *de la Mâchoire inferieure.*

De la luxation de la mâchoire inferieure.

LA *Luxation* de la mâchoire inferieure vient le plus ſouvent de ce qu'on ouvre la bouche trop grande en baaillant. Cette luxation arrive ordinairement en la partie anterieure, & rarement en la poſterieure, à cauſe des apophiſes mamillaires qui l'empêchent de reculer en arriere; la mâchoire ſe luxe quelquefois d'un côté, & quelquefois de tous les deux.

Quand la mâchoire n'eſt luxée que d'un côté, elle eſt tournée de travers, le côté diſloqué eſt plus plat & plus enfoncé que le côté ſain, auquel il paroît une tumeur, la bouche du malade demeure ouverte, il ne la peut fermer, ni mâcher les alimens, les dents ſont plus avancées en devant que celles de la mâchoire ſuperieure, & ne répondent pas aux dents ſemblables de la mâchoire ſuperieure ; car les canines ſe rencontrent ſous les inciſives qui ſont tournées vers le côté non luxé, auſſi bien que le menton.

Lorſque la mâchoire eſt diſloquée des deux côtés, elle pend ſur la poitrine, & la ſalive coule involontairement de la bouche, parce que les glandes parotides ſont comprimées. On voit les muſcles temporaux tendus, le malade ne ſçauroit fermer la bouche, ni remuer la langue.

Lorſque la mâchoire eſt luxée des deux côtés, elle eſt plus difficile à remettre, que ſi elle ne l'étoit que d'un côté, & les accidens en ſont plus grands, ſi elle n'eſt auſſi-tôt remiſe, la convulſion, la douleur extrême, la fiévre, & l'inflammation autour de la gorge ne manquent pas d'arriver, & le malade meurt en dix jours.

DE LA LUXATION de la Clavicule.

De la luxation de la clavicule.

LA *Clavicule* ſe diſloque ordinairement du côté de l'acromion, & difficilement du côté du ſternon, parce que la premiere côte luy ſert d'apuy.

Lorſque la clavicule a quitté l'acromion, on a peine à lever le bras, l'acromion fait une éminence, on y voit une cavité, parce que la clavicule eſt deſcenduë en bas.

Cette maladie eſt difficile à guerir dans les vieillards, parce que les ligamens étant endurcis, & comme oſſifiés, il eſt difficile qu'ils ſe recolent, quand ils ont une fois été rompus.

DE LA LUXATION DES VERTEBRES.

De la luxation des vertebres.

LA *Luxation* des vertebres vient exterieurement par un coup, une chûte, une forte compreſſion, ou interieurement par le relâchement des ligamens, causé par une abondance de limphe, des abscés, & des tumeurs aux jointures des vertebres.

La Dislocation des vertebres est complete ou incomplete. Lorsque la luxation des vertebres du col est complete, le malade meurt bien-tôt, si elle n'est promptement remise à cause de la violente compression que la moële & les nerfs souffrent. Si la luxation des vertebres du col n'est qu'incomplete, le col demeure tors, le visage devient livide, & le malade a une difficulté de parler & de respirer.

Les Vertebres du dos se peuvent luxer exterieurement, interieurement, à droit & à gauche. Lors qu'elles sont luxées interieurement, on voit un enfoncement dans le lieu de la vertebre luxée. Si la vertebre est luxée exterieurement, il paroît une tumeur au dehors. Si la vertebre est disloquée par le côté, on y voit une éminence qui n'est pas ordinaire.

Lorsque la vertebre du dos est disloquée interieurement, il suivient au malade une difficulté d'uriner, & de rendre les autres excremens, on ne remuë la cuisse qu'avec difficulté, & elle devient froide, parce que l'origine des nerfs qui sont distribués à cette partie, sont comprimés, ce qui empêche que les esprits y soient portés. Lorsque la vertebre est luxée interieurement difficilement y peut on apporter du remede, parce qu'on ne la peut repousser du côté du ventre.

Si les Enfans ont les vertebres du dos voûtées, les côtes ne croissent point, ou tres peu, elles s'élargissent aussi fort peu, & elles se jettent en dedans, ce qui fait que la poitrine ne prend pas une belle capacité, & que le sternon s'éleve en pointe, & c'est la cause pour laquelle les malades deviennent asthmatiques, les poûmons se trouvant trop pressés.

Si l'Epine eſt convexe dés l'enfance, elle ne croît plus, les bras & les jambes augmentent beaucoup.

Les Luxations des vertebres des lombes cauſent ſouvent une paralyſie dans les cuiſſes, à cauſe de la compreſſion des nerfs, qui empêche l'influence des éſprits animaux.

Lorſque les os du coccix ſont diſloqués, le malade ne peut lever le talon vers la feſſe, ni ployer le genou qu'avec difficulté, il ne ſe peut tenir aſſis, & ne va à la ſelle que fort difficilement.

DE LA BOSSE DE L'EPINE.

LA *Boſſe* conſiſte dans une mauvaiſe conformation de l'épine, où les vertebres ſe jettent en dehors, ou ſur les côtes, en faiſant une groſſe éminence. Cette boſſe eſt cauſée ou par une luxation, ou bien on eſt boſſu dés la naiſſance. La luxation des vertebres eſt ſouvent cauſe de la boſſe, parce qu'elles reſtent ainſi courbées en arc. La boſſe de naiſſance vient de quelque mouvement violent du fœtus, qui a donné une mechante figure à l'épine. On devient encore boſſu en ſe tenant courbé en marchant, comme on le voit arriver aux petits enfans qui deviennent boſſus, lorſque leurs nourrices n'ont pas eu le ſoin de tenir leur liſiere droite en les faiſant marcher. La Boſſe.

La Boſſe ſe connoît à la veuë, au toucher, & aux accidens qui l'accompagnent. Ses ſignes.

Les Boſſus deviennent pour l'ordinaire phtiſiques, parce qu'ayant la poitrine étroite, les viſceres & les vaiſſeaux étant comprimés, il en arrive des obſtructions par le long ſejour des liqueurs nourricieres qui deviennent acides.

Dans les enfans la boſſe n'eſt pas une maladie qu'on ne puiſſe guerir, pourvû qu'il n'y ait pas long-temps que l'épine ait pris cette mechante fi- Son prognoſtic.

gure ; mais dans les perſonnes plus avancées en âge, c'eſt une maladie incurable.

Si la Boſſe eſt au deſſus du diaphragme, les côtes ne croiſſent qu'en devant, la poitrine eſt étroite par les côtés, & par devant elle ſe termine en pointe, c'eſt ce qui fait que la plûpart des boſſus ont peine à reſpirer. Ils ont tous la voix rude, & déſagreable, on leur trouve auſſi les poûmons preſque toûjours durs & ſcyrrheux.

Ceux où la boſſe eſt au deſſous du diaphragme, de ſorte que les vertebres des lombes font un arc, ces pauvres boſſus ſont ſujets aux maladies des reins & de la veſſie ; il leur arrive quelquefois des abſcés qui ſuppurent, ils ont les cuiſſes & les jambes maigres & décharnées, ils ſont le plus ſouvent impuiſſans, ils ont tres-peu de poil aux parties naturelles, & au menton. Enfin preſque tous les boſſus ne vivent pas long-temps, & l'on en voit peu qui aillent juſqu'à ſoixante ans, ſelon la remarque d'*Hippocrate*.

DU RACHITIS.

Le Rachitis

Ses ſignes.

LE *Rachitis* ou la Chaartre eſt une maladie de la moëlle de l'épine & de ſes nerfs. Les enfans qui en ſont attaqués ont toutes les parties au deſſous de la tête maigres & deſſechées, & toutes les jointures prodigieuſement groſſes, leur peau eſt pendante & ridée comme un cuir uſé. On diroit d'abord en la voyant, qu'il y a beaucoup plus de chair, qu'il n'y en a dans quelques endroits du corps. Ces enfans ſont languiſſans, ils n'ont aucun ſoûtien, leur poitrine eſt ſerrée, le ſternon fait une pointe aiguë en devant, & qui reſſemble à peu prés à la carine d'un vaiſſeau, ou à la poitrine d'une vieille poule maigre. Les bouts des côtes attachés au ſternon ſont tous remplis de nœuds,

& quelquefois les côtes grossissent tant qu'elles se touchent toutes ; c'est pourquoy ils respirent avec tant de peine, que lorsque le mal en est venu jusques-là, ils meurent peu de temps aprés.

La cause du rachitis.

La Cause du Rachitis, selon les uns, consiste dans l'obstruction de la moëlle de l'épine & de ses nerfs, & selon les autres, dans la distribution inégale du suc nourricier, & dans celle des esprits animaux ; car il est certain, disent-ils, que le sang, le chyle, & la limphe contribuent beaucoup à la nourriture des parties, pourvû qu'il n'y ait point d'obstructions dans les nerfs qui empêchent l'influence des esprits.

Son Prognostic.

Le Rachitis n'est pas une maladie fâcheuse, ni mortelle, à moins que les accidens ne soient considerables, & que la maladie ne soit jointe avec la phtisie, la fiévre hectique, l'hydropisie des poûmons, ou du ventre.

Si l'Enfant vient au monde avec le rachitis, ou que la maladie commence d'abord aprés la naissance, elle est tres-dangereuse, & le plus souvent mortelle. S'il y a une grande disproportion dans les parties avec un grand dessechement, la maladie est fâcheuse, & difficile à guerir.

Si le Rachitis est accompagné d'une grande difficulté de respirer, d'une fiévre hectique, d'une hydropisie des poûmons, de l'ascite, il n'y a guere esperance de guerison.

Tous les enfans qui ne guerissent point avant la cinquiéme année, demeurent valetudinaires pour le reste de leur vie. Si la galle survient dans cette maladie, c'est un bon signe, elle en guerira plûtôt. Enfin si tous les accidens diminuent au lieu d'augmenter, il ne faut point douter que la maladie ne guerisse en peu de temps.

DE LA LUXATION DES CÔTES.

De la luxation des côtes.

LEs *Côtes* se luxent par des efforts violens, par des chûtes, ou par des coups qu'on a reçûs.

Les Côtes luxées s'enfoncent en dedans, ou bien elles s'élevent en dehors.

Lorsque la côte est enfoncée en dedans, on voit une cavité proche les vertebres du dos où elle s'article; mais si la côte sort en dehors, on voit une tumeur sur la partie, dans l'une ou l'autre luxation, on respire avec douleur & difficulté, on a de la peine à se plier, & à se dresser, parce que la côte pique, & comprime les muscles.

DE LA LUXATION DU CARTILAGE *Xiphoide.*

De la luxation du cartilage xiphoide.

LE *Cartilage* xiphoide se renverse, & se courbe en dedans, principalement dans les femmes & dans les enfans, que cette indisposition fait quelquefois mourir tout dessechés, parce que le foye & l'orifice superieur du ventricule sont blessés, & les vaisseaux étant fortement comprimés, cette compression empêche la circulation du sang. On voit une enfonceure dans la partie inferieure de la poitrine, on respire difficilement, & avec douleur.

DE LA LUXATION DES OS *des Mains & des Pieds.*

COmme nous parlerons dans le quatriéme Livre des Luxations des os des mains & des pieds, on y aura recours.

L'Anatomie

L'ANATOMIE DU CORPS HUMAIN, AVEC SES MALADIES.

LIVRE PREMIER.

De la Tête.

CHAPITRE PREMIER.

De la Tête en general.

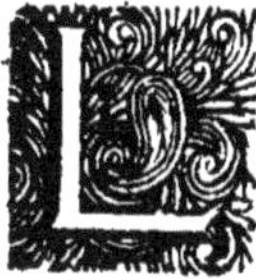

LA *Tête* appellée des Grecs *Kephale*, & des Latins *Caput*, est une partie dissimilaire & organique, destinée de la nature pour être le siege de l'ame, & le domicile du cerveau. Ce que c'est que la Tête.

Elle est *située* en la partie superieure, & la plus éminente du corps. Les uns croyent que cela est ainsi, parce qu'il a été necessaire & bien séant que l'entendement fût placé au lieu le plus haut, comme étant la reine de toutes les facultez ; Les autres pensent que c'est afin, que tout ainsi que d'un lieu élevé, on pût mieux connoître & distinguer par la vûë, par l'odorat, & par l'ouïe la nature Sa situation.

des objets, & quels ſont ceux qu'on doit rechercher, ou fuïr. D'autres enfin veulent, que c'eſt afin que le cerveau qui doit envoyer un ſuc animal à toutes les parties par le moyen des nerfs, le puiſſe faire commodement du haut en bas, parce qu'étant d'une ſubſtance peu ſolide, & nullement capable de faire impulſion, il luy auroit été impoſſible de le faire autrement; en quoy il differe du cœur, qui pouſſe ſans peine le ſang arteriel juſqu'au ſommet de la Tête, parce qu'il eſt au contraire d'une ſubſtance ſolide & ferme, & qu'il a des fibres tres-forts.

Sa Figure. Sa *Figure* eſt ſpherique, élevée par devant & par derriere, & un peu applatie ſur les côtez. Toutes les autres figures, comme celles qui ſont trop pointuës, ou trop larges, la longueur ſe changeant en largeur, ſont dépravées & defectueuſes, & troublent ſouvent le cerveau dans ſes fonctions.

Sa Grandeur. La *Grandeur* de la Tête eſt plus conſiderable en l'homme qu'en tous les autres animaux, à proportion de ſon corps, parce que ſon cerveau, ce noble viſcere eſt beaucoup plus grand; celle qui eſt d'une grandeur mediocre paſſe pour la mieux conformée; cependant s'il y avoit à choiſir d'une groſſe Tête ou d'une petite, la groſſe ſeroit préferée, pourveu que les autres parties y correſpondiſſent.

SaDiviſion. *On la diviſe* en partie cheveluë, & en partie non cheveluë: Celle-là eſt appellée par les Latins, *Calva*, *Crane*, ou *Teſt de la Tête*; on nomme celle-ci *Face* ou *Viſage*.

On diviſe la partie cheveluë, en ſa partie de devant que les Latins appellent *Synciput*; en celle de derriere qu'ils nomment *Occiput*, en ſon ſommet qu'ils nomment *Vertex*, & en celle des côtez qu'on nomme *Tempes*, parce qu'on croit qu'ils marquent les temps & les âges, à cause que les cheveux y blanchissent plûtôt qu'ailleurs. A l'égard du *Visage*, on le divise en la partie qu'on nomme *Front*, & en celles qui sont au dessous, sçavoir le nez, les joües, & la bouche, que l'on a coutume de nommer specialement & particulierement le *Visage*.

La *Region du Front* s'étend depuis la racine du nez jusqu'aux cheveux; delà le *Synciput* s'avance jusques à la suture coronale, entre laquelle & la suture l'ambdoïde est compris le *Bregma* ou le *Sommet*, auprés duquel sont les *Tempes*, qui sont les os situez sur les côtez entre les yeux & les oreilles. La partie de derriere qui s'étend depuis le commencement de la suture lambdoïde, jusques à la premiere vertebre du col est appellée *Occiput*.

La *Tête* en general se divise en parties externes ou contenantes, & en parties contenuës; les premieres sont de deux sortes, communes & propres; les communes sont l'épiderme ou surpeau, la peau & la graisse, les parties contenantes propres sont le pericrane, le perioste, le crane, la dure mere, & la pie mere. Les internes ou contenuës sont le cerveau, & le cervelet.

CHAPITRE II.

Des Poils, & de leur generation.

COmme la *Tête* est plus couverte de poils que les autres parties, nous expliquerons ici leur nature. Pourquoy on traite ici des Poils

Les *Poils* & les *Cheveux* sont des corps déliez, longs & ronds, froids, secs, flexibles, formez des fuligines épaisses du sang, & poussez par la Ce que c'est que les poils & les cheveux.

chaleur vers la ſuperficie du corps, pour luy ſervir de couverture, de deffenſe, & d'ornement à la Tête.

Pourquoy les femmes n'ont pas de la barbe.

On demande, ſi ces poils ſont donnez pour ornement à la Tête, pourquoy cet ornement croît-il dans les hommes á la barbe, & non dans les femmes? On répond que la raiſon de cela eſt, que comme l'Auteur de la nature a voulu mettre de la diſtinction entre les parties ou inſtrumens de la generation des ſexes, il a auſſi voulu qu'il y en eût dans leurs ornemens, & c'eſt pour cette fin qu'il a accordé á l'homme la barbe aux environs de la bouche pour un ornement viril, lequel auroit été déſagreable & peu honnête à la femme, & qu'ainſi au premier aſpect, & ſans regarder les parties genitales, on peut connoître par les ſeuls ornemens exterieurs la diſtinction du ſexe. Et c'eſt auſſi pour cela que les enfans mâles, dautant qu'ils ne ſont pas encore arrivez à la perfection de la virilité, n'ont point encore de barbe, laquelle leur croît ſeulement, lorſqu'ils deviennent capables de l'acte viril, c'eſt-à-dire, de la generation.

Leur matiere.

La *Matiere* des cheveux & des poils, ſelon les uns, ſont les vapeurs fuligineuſes & excrementeuſes, craſſes & terreſtres de la troiſiéme coction; Et ſelon les autres un ſuc épais, viſqueux, terreſtre, engendré du ſang, ou de quelque autre humeur, & préparé d'une maniere ſpecifique, dont l'épaiſſeur ou terreſtrité paroît par la dureté des poils, par leur viſcidité, par leur fermeté, & par leur flexibilité. Ils diſent que c'eſt de cette matiere, c'eſt-à-dire, de ce ſuc agité par la chaleur dans les parties propres à la generation, & à l'implantion des poils qu'ils ſont engendrez, animez, augmentez, étendus en long, & enſuite nourris; Et qu'en effet ce suc qu'ils tirent du corps par leurs racines étant porté par leurs pores jusques à leurs extremitez, les nourrit, & passe en leur substance, de la même façon que la nutrition a coutume de se faire, & de proceder dans les plantes. Ils ajoûtent que ce suc s'engendre, c'est-à-dire, se cuit & se prepare dans toutes les parties d'où il doit sortir des poils; que cette préparation se fait dans les temps où ces parties sont devenuës propres & disposées pour cette sorte de coction, & comme de ces parties les unes acquierent plûtôt cette disposition ou aptitude, les autres plus tard, il arrive de là que dans les unes les poils sortent de meilleure heure, comme à la tête, aux paupieres, aux sourcils, dans les autres plus tard, comme à la barbe, au pubis, aux aiselles, à la poitrine.

Leur Forme.

La *Forme* des poils est double, l'une est essentielle, l'autre accidentelle. La forme essentielle est leur temperament froid & sec. Leur forme accidentelle est leur figure longue, recourbée, droite, crépuë, ronde, quarrée, triangulaire; ils empruntent leur figure de la configuration des pores par où ils ont passé, lesquels s'étendent principalement en long; ainsi que l'on voit parfaitement dans les soyes de pourceau. Le Microscope fait voir qu'ils sont creux, comme de petits tuyaux, ce qui est confirmé par une maladie appellée *Plica*, à laquelle les Polonois sont sujets, & dans laquelle il sort du sang par l'extremité des cheveux. On remarque qu'ils ne croissent point du tout à la paume de la main, à la plante des pieds, & aux cicatrices, à cause que les pores de ces parties sont trop serrez; qu'ils sortent en grande quantité, & tres-longs à la partie cheveluë de la tête, à cause que la peau est en cet endroit-là plus épaisse qu'en nul autre du corps, où ils naissent en petite quantité, & tres-déliées. On observe encore qu'ils sont attachez à la peau par des racines ou petites bulbes ; que ceux qui sont d'un temperament humide ont le poil plus doux, & que ceux au contraire qui sont plus secs, l'ont plus dur.

Leur Cause efficiente.

La *Cause efficiente* des poils selon *Diemerbroeck*, est une chaleur convenable, qui agit sur une matiere pareillement convenable, laquelle elle dispose à recevoir cette espece d'animation, qui est propre aux poils, & quoique dans les corps morts, dans lesquels les poils croissent pendant quelque temps, il semble qu'il n'y reste plus aucune chaleur, il y en reste neanmoins assez, & elle est telle, qu'elle suffit pour leur generation qui ne requiert pas une trop grande chaleur. Or cette chaleur agissant sur une matiere disposée, forme, anime, & pousse en avant les poils, qui étant ainsi poussez, se dessechent par le froid qui les environne, & deviennent durs. C'est aussi de là que vient, que les poils qu'on apporte en naissant, par la raison qu'ils ont été long-temps dans un lieu tres-humide, sont au temps de la naissance tres-mols & tres-humides; mais incontinent aprés la naissance, l'air les rend tres-secs & durs. On observe que lorsque la chaleur est trop violente, elle brûle les racine des poils, & les fait tomber, ou les empêche de croître, comme on voit aux Ethiopiens, & que lorsqu'elle est trop foible, elle ne pousse pas assez les vapeurs fuligineuses à la superficie, & ne desseche pas suffisamment la matiere pour en former des poils.

Leur Division.

On *divise* les poils en ceux qui naissent avec nous, *Congeniti*, tels que sont ceux de la tête, des paupieres, des sourcils, & en ceux qui aprés la naissance, & à certain temps determiné, poussent & croissent en certains endroits du corps, *Postgeniti*, tels que sont ceux du menton, des aisselles, & du penil. Ces derniers ne viennent aprés la naissance que dans le temps environ que la semence commence à venir aux garçons, & les purgations aux filles. Il ne vient point de ces poils au menton des filles, parce que les menstrües en évacuent la matiere.

Pourquoy il ne vient point de poil au menton des filles.

La *diversité* des poils est tres-grande; mais quoiqu'elle soit remarquable en tous les poils du corps, elle l'est neanmoins beaucoup plus dans les cheveux: car ils different 1. En *quantité*, d'où vient qu'en certains ils sont dés la naissance même clairs, & en petite quantité, en d'autres extrêmement abondans, & cela selon qu'il y a plus ou moins de cette matiere convenable dont ils sont engendrez. Que si dans la suite on devient chauve, cela ne vient pas seulement de la petite quantité de cette matiere, mais de son vice ou de son ineptitude, ou de ce que les pores par lesquels ils sortent sont bouchez. 2 En *épaisseur*; ainsi les uns sont déliez, les autres épais, selon la diversité de la largeur des pores, c'est-à-dire, des voyes par où ils passent, & aussi selon l'abondance ou le manque de matiere. 3. En *longueur*, ainsi les uns les ont plus courts, les autres plus longs. En general les femmes les ont beaucoup plus longs que les hommes, à cause de la surabondance de la matiere, & de la disposition & aptitude des pores: car si les pores sont trop larges, ils tombent avant que de parvenir à une suffisante longueur, que s'ils sont trop étroits, alors leurs racines s'y attachent fortement, & la matiere survenant en abondance, ils deviennent tres-longs. 4. *Par leur qualité exterieure*; ainsi les uns les ont mols & ten-

Leur Diversité.

dres, les autres durs, les uns frisez, les autres unis, les uns secs, les autres humides. Tout cela vient en partie de la diversité de la matiere dont ils sont engendrez, & selon qu'elle participe plus en secheresse ou en humidité, & en partie de la differente disposition des pores, selon qu'ils sont plus ou moins droits, tortueux, ou d'autre maniere; De là vient aussi qu'en certains endroits, comme à la tête, au pubis, à la barbe, les uns sortent touffus, & sans ordre, & d'autres avec quelque ordre comme aux paupieres. 5. En *couleur*, ainsi les uns sont roux, les autres noirs, les autres blancheâtres, les autres blancs ou mêlez.

La cause de leur couleur.

La *Difference* de couleur dans les cheveux vient de la diversité des humeurs qui se mêlent au suc dont ils sont nourris; S'il s'y mêle de la pituite, ils seront tirans sur le blanc; ainsi nous voyons que les pituiteux, qui dés leur naissance sont de temperament froid, ont les cheveux blancs; S'il s'y mêle des fuliginositez comme brûlées par trop de chaleur & trop de coction, ils seront noirs, ainsi ceux qui sont chauds, & en qui, & à cause que les coctions se font en eux parfaitement, il s'engendre beaucoup de ces fuliginositez, ont les cheveux noirs; S'il s'y mêle de la bile jaune, ils seront roux, comme les bilieux ont coûtume d'être; Si en un endroit de la peau la pituite prédomine, & dans un autre les fuliginositez brûlées, ou la bile, ils auront de diverses couleurs, en un lieu blancs, en un autre noirs, en un autre blonds ou roux: Et l'on voit aussi de telles couleurs imprimées sur la peau même, lorsque de semblables humeurs s'y figent, & s'y arrêtent. Ainsi quelques-uns ont d'un côté de la tête les cheveux blancs, & de l'autre noirs, & dans les chiens & les chevaux de couleurs mélangées;

On voit la même difference de couleur, & dans leur peau & dans leurs poils, parce que dés leur naiſſance leur peau a été imbuë de telles humeurs, & ces couleurs y perſiſtent ſans danger, tant que ces humeurs y demeurent fichées. Que ſi par hazard il s'y mêle dans la ſuite des temps d'autres humeurs, alors les couleurs changent; Ainſi dans les chevaux, & dans les chiens de couleur mêlée, les poils, à meſure qu'ils approchent de la vieilleſſe, deviennent blancs par l'augmentation & le mêlange abondant de la pituite, & les taches de la peau qui auparavant étoient noires, deviennent pareillement blanches.

On voit auſſi delà pourquoy les Egiptiens, les Arabes, les Indiens, les Eſpagnols & les Italiens ont pour la plûpart les cheveux noirs. La raiſon en eſt, qu'ils habitent dans des Regions chaudes, & qu'ils uſent de vins & d'autres alimens chauds, ce qui engendre en eux beaucoup de fuliginoſitez, leſquelles étant comme brûlées par cette chaleur, & enſuite mêlées au ſuc alimentaire des poils, luy impriment cette couleur, laquelle enſuite par le moyen de ce ſuc, eſt communiquée aux cheveux mêmes. Au contraire, les Hollandois, les Anglois, les Ecoſſois, & les autres peuples Septentrionnaux ont les cheveux tirans ſur le blanc, parce qu'ils habitent un pays froid, ce qui engendre en eux beaucoup de pituite, qui donne cette couleur au ſuc dont les cheveux ſont nourris: & c'eſt delà que vient qu'il y en a peu entr'eux qui ayent les cheveux parfaitement noirs, & pluſieurs en qui juſques à la moitié de l'âge viril, la couleur tient le milieu entre le blanc & le noir. Ajoûtez que par cette même raiſon, il y en a pluſieurs parmy cette nation-là qui blanchiſſent tôt, ce qui n'arrive pas de même dans les pays chauds, où les cheveux viennent blancs beaucoup plus tard. La preuve que c'eſt là la veritable cauſe de la diverſité & du changement de couleur dans les cheveux, eſt qu'ils ne conſervent pas toûjours celles qu'ils ont eu dés la naiſſance; mais que ſelon que le temperament de l'homme change, & qu'il s'engendre ou s'amaſſe dans le corps de nouvelles humeurs, la couleur des poils change auſſi. Ainſi ils deviennent roux dans les bilieux par le mêlange de la bile, & blancs dans les pituiteux, & la peau étant teinte par d'autres humeurs vicieuſes, ils contractent la couleur de l'humeur qui la teint. Ainſi à meſure que l'on approche de la vieilleſſe, ils deviennent de jour en jour plus blancs, non par défaut de matiere alimentaire; mais c'eſt qu'à raiſon de la froideur de l'âge, il s'engendre dans le corps grande abondance de pituite qui ſe mêle à ce ſuc dont les poils ſont nourris, & qui le rend blanc.

Pourquoy les cheveux ou poils de la tête deviennent plûtôt blancs que ceux des autres parties du corps.

On voit par tout cela tres-manifeſtement, pourquoy les poils de la tête blanchiſſent plûtôt que ceux du pubis, des aiſelles, des jambes &c. La raiſon en eſt, que la tête eſt la partie du corps où il ſe ramaſſe le plus de pituite, laquelle ſe répandant dans ſa peau, il ne ſe peut pas que dans la vieilleſſe, qui de ſoy eſt froide, elle ne ſe mêle plus étroitement au ſuc alimentaire des poils, qu'elle ne fait dans la jeuneſſe, pendant laquelle les humeurs cruës ſe cuiſent mieux, tant à cauſe du plus de chaleur, que parce qu'il s'en fait une plus grande diſſipation. Or ce mêlange étroit de la pituite cauſe premierement en cette matiere la couleur blanche, laquelle enſuite eſt communiquée aux cheveux; mais dans les autres parties, comme au pubis, aux aiſelles, à la poitrine qui ſont plus chaudes, la pituite s'y ramaſſe plus tard, ce qui fait que les poils y blanchissent plus tard.

On tire aussi de la figure des poils les signes du temperamment, tant de la peau que de tout le corps. Ainsi la couleur blanche désigne le temperament pituiteux, la rousse le bilieux ; celle qui tient des deux un temperament qui participe aussi de l'un & de l'autre, même quelquefois par la constitution des poils, on juge des maladies cachées, & des inclinations de l'ame : ainsi c'étoit principalement par leur couleur que l'on connoissoit, & l'affection, & la guerison de la lépre, que le Texte sacré décrit dans le vieux Testament. Les poils longs, doux & droits indiquent un esprit doux & benin, les crêpus un inconstant ou colerique, une promptitude & déliberation à faire les choses, les mols la pusillanimité, & les durs sur tous ceux qui tendent vers le noir, la fermeté d'esprit & de corps. Les poils rudes & longs dans les bras sont la marque d'un esprit fier & inflexible.

Les Signes du temperament du corps.

CHAPITRE III.

Des Maladies des Poils.

Les maladies des poils.

L*Es principales* maladies qui arrivent aux cheveux sont l'Alopecie, & la Plique-Polonoise.

Ce que c'est que l'Alopecie.

L'*Alopecie* est une maladie dans laquelle les cheveux quittant leur couleur naturelle, deviennent blancs, tombent, & laissent des places vuides ; Elle est ainsi nommée du mot Grec *Alopex*, qui signifie un Renard, parce qu'en Esté il arrive une muë au renard, en sorte qu'une partie de son poil tombe.

L'*Opiasis* est quand une partie de la Tête est entierement denüée de poil, & a des taches &

marques ſemblables à celle du ſerpent, que les Grecs nomment *Ophis*.

Sa Cauſe.

L'*Alopecie* eſt causée par les particules de la Limphe, qui ſont devenuës ſalines, roides & piquantes, & qui ſe trouvent mêlées avec le ſuc nourricier. Cette ſeve n'étant pas propre à nourrir les cheveux, la racine ſe deſſeche, & ils tombent à la fin, parce qu'ils ne tiennent plus dans leurs pores, qui ſont devenus plus grands en ſe deſſechant.

Son Prognoſtic.

L'*Alopecie* qui vient de la phtiſie ou de la verole, eſt difficile à guerir, parce que le levain acre de la maſſe du ſang s'eſt porté à la tête, & qu'il ne peut être à un plus haut degré d'acreté. Il eſt difficile de faire revenir les cheveux dans ceux qui ſont chauves, parce que les glandes de la peau ſe ſont endurcies, & que la peau eſt devenuë dure & calleuſe.

Ce que c'eſt que la Plique-Polonoiſe.

La *Plique-Polonoiſe* conſiſte dans une mauvaiſe conformation des cheveux, qui paroiſſent tellement pliez, & entortillez enſemble, qu'on ne ſçauroit les démêler, d'où elle a pris le nom de *Plique*. Elle eſt dite *Polonoiſe*, d'autant qu'elle eſt regionale aux Polonois, principalement à ceux qui ſont proches des montagnes. Cette incommodité arrive non ſeulement au poil de la Tête, mais auſſi à celuy des autres parties qui ſont un peu plus longs; & ſi on vient à le couper durant qu'il eſt ainſi entortillé, on voit qu'il jette du ſang. On remarque ſouvent avec cela, que les ongles principalement des gros orteils deviennent longues, noires, & inégales, reſſemblant en quelque façon à des cornes de bouc; Enfin il y ſurvient ordinairement des douleurs de tête, de jointures, & des autres parties, une grande abondance de vermine, & des convulſions frequentes.

La *Cause* de cette maladie consiste dans le changement de figure de petits vaisseaux des glandes de la peau. Par exemple, lorsque plusieurs pores de la peau par où sortent les poils, se joignent ensemble, & qu'ils se détournent de leur chemin, les cheveux qui en sortent, se trouvant trop serrez, s'embarassent & s'entortillent ensemble. La viscosité du suc des glandes où s'attachent les cheveux, contribuë beaucoup à les coler ensemble. Sa Cause.

La *Cause* antecedente du Plica dépend toûjours de quelques levains qui croupissent dans les premieres voyes. Lorsque ces levains passent dans la masse du sang, ils l'épaississent; mais particulierement la limphe, qui s'embarasse par sa viscosité dans les glandes entamées de la peau de la Tête.

Cette incommodité n'est pas sans danger, s'il reste quelque portion de l'humeur pernicieuse dans ce corps, à cause des fâcheux accidens qu'elle produit, comme les douleurs & convulsions violentes; que si neanmoins la nature s'en décharge entierement sur les cheveux, alors on ne souffre point d'autre mal, que cette fâcheuse contorsion des mêmes cheveux, laquelle plusieurs personnes ont portée fort long-temps, & dans une assez bonne santé. Son Prognostic.

Quelquefois ce poil entrelassé tombe enfin de luy-même, si la matiere du mal vient à manquer; il faut neanmoins se donner bien de garde de le couper: car il y a danger de rendre les malades sourds & aveugles, & d'augmenter beaucoup les autres maux qu'ils souffrent, en ôtant à la nature le moyen de nettoyer le corps de ses impuretez, qu'elle avoit accoûtumé de jetter en cet endroit.

EXPLICATION DE LA FIGURE I.

Qui represente l'effigie d'un Homme vivant, avec les parties principales externes de l'Abdomen, les vénes que les Chirurgiens ouvrent ordinairement, & les lieux où ils appliquent les cauteres potentiels.

A. L'Hipochondre gauche.
B. L'Epigastre.
C C L'Hipogastre.
D. Les Iles.
E E. Les Aines.
F. La Region du Pubis.
G. L'Umbilic.
H. La petite Fosse du Cœur.
I. Le Col.
K. La Véne du Front.
L. La Véne des Tempes.
M. La Véne jugulaire.
N. La Véne Cephalique.
O. La Véne Basilique.
P. La Véne mediane ou commune.
Q. La Véne Cephalique de la main droite.
R. La Salvatelle.
S S S S. La Véne Saphene qui descend au pied.
T. La Véne Saphene dans le même pied.
V. La Véne Sciatique.
X X. Le lieu où l'on applique les cauteres potentiels dans le bras, & dans la cuisse.

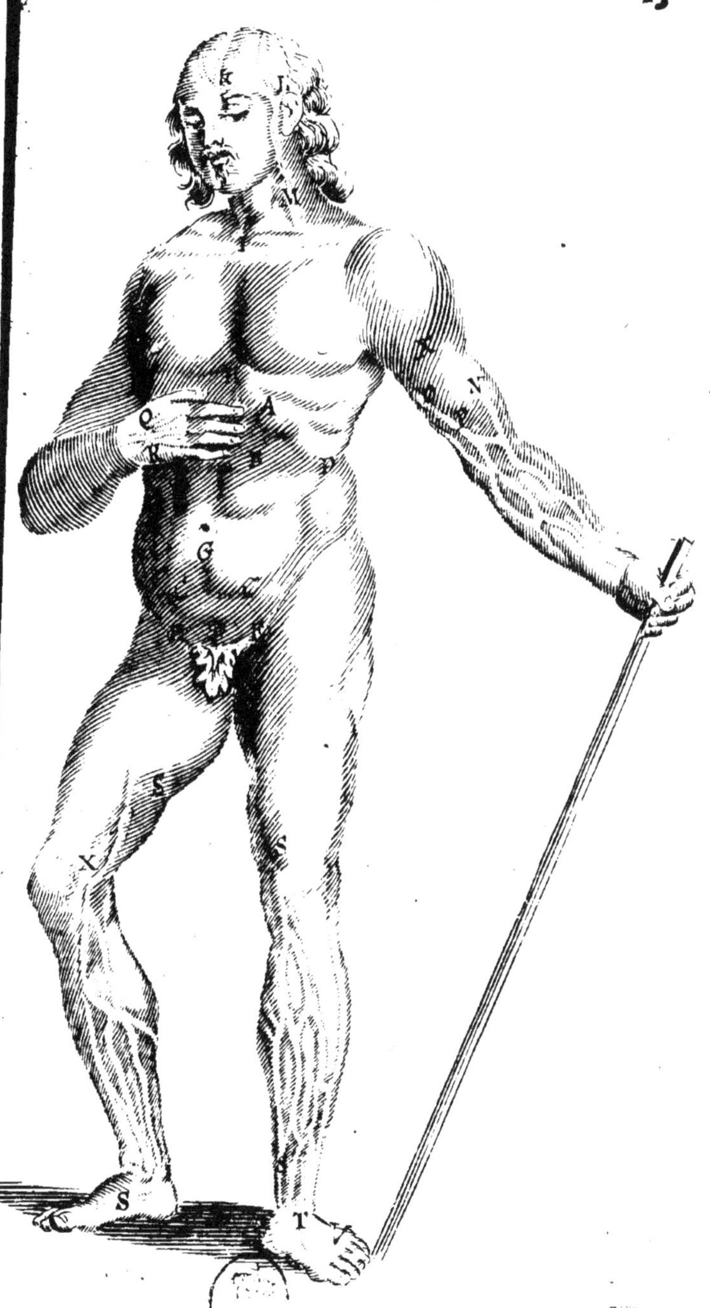

CHAPITRE IV.

Des Enveloppes exterieures de la Tête.

Enveloppes exterieures de la Tête.

APrés les poils suivent les enveloppes exterieures de la Tête, qui sont la Cuticule, la Peau, la Graisse, le Panicule charneux, les Muscles, le Pericrane, le Perioste, & le Crane. Nous parlerons des quatre premieres en general, comme étant communes à tout le corps, avant que de faire remarquer ce qu'elles ont de particulier dans la Tête.

Ce que c'est que la Cuticule.

La Cuticule est une pellicule tres-mince, compacte & insensible, étenduë sur la peau, à laquelle elle est si fort adherente, qu'il est impossible de la démontrer seule, à moins que de l'en separer par la force du feu, en la faisant élever en petites vessies.

Son Origine.

On croit communément qu'elle est formée des humiditez qui s'élevent de la peau qui est au dessous d'elle, lesquelles sont épaissies par la secheresses de l'air qui l'environne; mais on se trompe, puisqu'elle a son principe de la semence, aussi-bien que la peau, & les autres parties solides.

Ses Usages.

Ses usages sont de couvrir la peau, & de la rendre unie & égale, d'empêcher la trop grande dissipation des humiditez par les orifices des vaisseaux qui y aboutissent, d'émousser ou moderer la subtilité du sentiment du toucher, qui ne se pourroit faire sans douleur, si l'impression des objets se faisoit immediatement sur les fibres & sur les nerfs qui se terminent à la peau.

Ce que c'est que la Peau.

La *Peau* est un voile membraneux & épaix, étendu

étendu exterieurement & generalement sur tout le corps, afin que ce corps pût distinguer & juger du degré des qualitez tactiles, & aussi afin de se deffendre en quelque façon contre l'impetuosité de la rencontre fortuite des corps étrangers, qui du dehors peuvent l'offenser.

Elle est formée de la semence, de même que les autres parties, & elle a une substance qui luy est propre, & dont la nature tient le milieu entre le nerf, la membrane, & la chair. Elle n'est pas absolument sans sang, ni elle n'a pas un sentiment aussi vif que le nerf. Elle n'est pas si mince que la membrane, ni aussi abondante en sang que la chair ; mais elle est comme une membrane presque sanguine, presque nerveuse, & presque charneuse, laquelle à raison de ce qu'elle approche de la nature de la chair, est plus épaisse que les autres membranes, & à raison qu'elle participe de celle de nerf, a un sentiment beaucoup plus aigu & plus vif. Son origine & sa substance.

Lindanus dit qu'elle est composée de deux substances, l'une nerveuse qui est l'exterieure, & l'autre charneuse qui est l'interieure : car il compare la peau à l'écorce d'une orange, dont la partie exterieure qui est de couleur d'or, est plus mince, plus dure, plus douce, & plus poreuse, & l'interieure qui est blanche, est plus épaisse, plus molle, plus relâchée, & plus spongieuse, & il croit qu'il en est de même à l'égard de la peau. Sa Composition.

Les Anatomistes modernes remarquent que la peau est formée de fibres entrelassez ensemble en forme de rets qui en font l'épaisseur, qu'il y a une infinité de petites glandes situées au dessous de ces rets, qu'à chacune de ces glandes il y vient une petite artere, qu'il en sort une venule, & qu'un vaisseau limphatique partant de la glande,

EXPLICATION DE LA FIGURE II.

Qui represente dans l'Homme les cinq Tegumens communs du corps, & les Muscles qu'ils couvrent.

A A. La Cuticule ou Surpeau.
B B B B. Le Derme ou Peau.
C C C C. La Graisse.
D D D D. Le Pannicule charneux.
E E. Une partie des Muscles de la Poitrine découverts.
F F F. Quelques commencemens des grands Muscles dentelez anciens.
G G. H H. I I. Les Muscles obliques descendans de l'Abdomen dans leur situation.
G. H H. Les principes dentelez des mêmes Muscles.
I I. I I. Les tendons des Muscles obliques descendans, sous lesquels paroissent les Muscles droits de l'Abdomen, avec les Aponeroses nerveuses.
K K. La ligne-blanche de l'Abdomen.

perce ce rets, & se termine à la superficie de la peau. La connoissance de cette structure nous a découvert de quelle maniere se font les sueurs; que c'est avec justice que l'on regarde la peau comme l'égout universel du corps, & que l'évacuation qui se fait par l'insensible transpiration est tres-salutaire. On voit donc qu'une assez grande quantité de sang étant portée par autant d'arteres, qu'il y a de glandes, est rapportée par autant de petites veines, & que passant par les porositez des glandules, il s'en filtre une serosité, qui sortant par le vaisseau excretoire, fait la matiere de la sueur. Quand cette serosité est en petite quantité, elle se desseche sur la peau, & fait ce que nous nommons la crasse. La premiere de

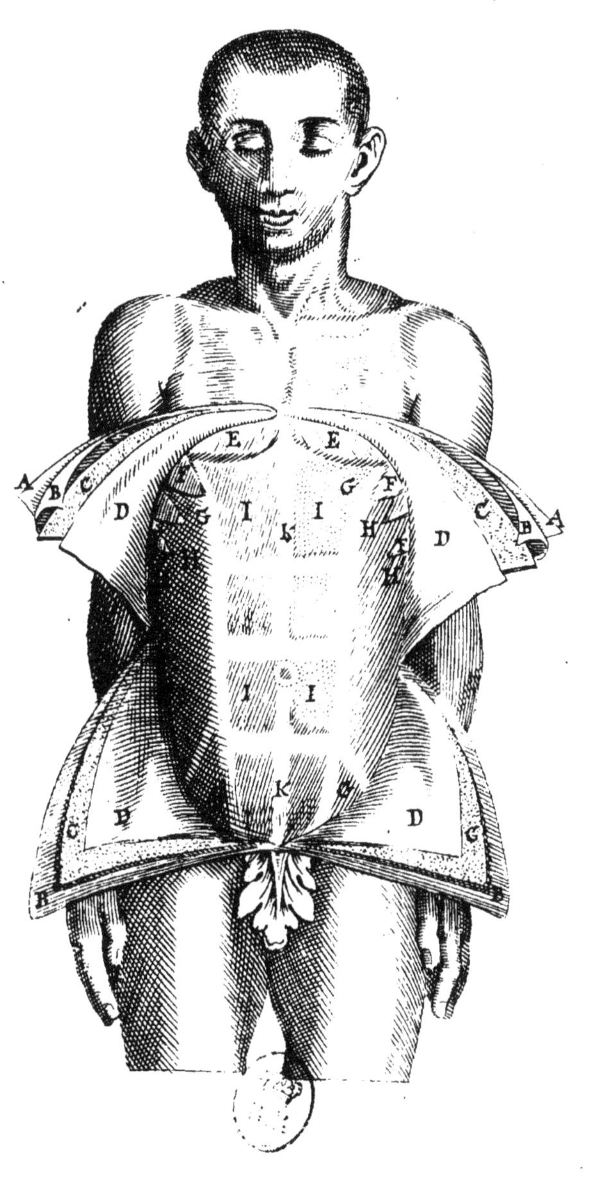
E
E
A
B
C
F
G
F
D
G
I
I
H
D
C
B
A
K
I
I
K
G
D
D
C
C
B
B

ces évacuations fait des crises qui guérissent un grand nombre de maladies tres-dangereuses ; la seconde n'est pas moins avantageuse, parce que se faisant sans cesse, elle purifie, & rafraîchit le sang, & en fait une dissipation qui est necessaire pour la santé. Cette humidité qui sort continuellement par les pores de la peau, des vaisseaux excretoires ou limphatiques, sert encore à humecter la peau & la surpeau, qui sans cela deviendroient tres-seches, ce qui nuiroit alors au sentiment du toucher.

Ses differences.

La peau eu égard à sa substance, differe en grosseur, petitesse, épaisseur, delicatesse & dureté, selon la varieté des temperamens, de l'âge, du sexe, des pays, & des parties. Elle est six fois plus épaisse que la cuticule, & elle l'est beaucoup plus à la tête, au col, au dos, aux cuisses, & à la plante des pieds, qu'elle ne l'est au visage, à la paume des mains, & aux autres parties. Elle s'allonge aux femmes grosses, aux hydropiques, & à ceux qui deviennent extraordinairement gros & gras. En Esté elle est plus rare & plus molle qu'en Hyver, ses pores en sont aussi plus ouverts, d'où vient que la transpiration se fait mieux l'Esté que l'Hyver.

Si elle est l'instrument du toucher.

On demande si la peau est l'instrument du toucher? On répond qu'à proprement parler, la membrane est l'instrument du toucher, & qu'ainsi la peau, entant qu'elle est de nature membraneuse, a du sentiment ; mais comme aux particules qu'elle a en soy, doüées de sentiment, il s'en mêle aussi d'autres plus grossieres qui n'en ont point du tout, il arrive de là que son sentiment est en quelque façon temperé, c'est-à-dire, ni trop grossier, ni trop vif.

Son temperament.

Son Temperament, eu égard aux premieres

qualitez, eſt temperé, & ſon ſentiment mediocre : car comme ſon uſage eſt de ſervir au toucher, afin qu'elle pût reſſentir plûtôt, plus ſeurement, & avec moins d'incommodité les injures exterieures, auparavant que les parties interieures en fuſſent bleſſées, elle a dû neceſſairement avoir un temperament qui tint le milieu entre les qualitez tactiles, & à la faveur duquel elle diſcernât exactement, & ſentît toutes les extremitez ou ſurface des corps. Et comme c'eſt principalement par les mains qu'on a coûtume d'examiner, de rechercher, & d'obſerver l'état des qualitez tactiles, par cette raiſon auſſi la peau interieure des mains eſt tres-temperée, & d'un ſentiment mediocre, pourveu neanmoins qu'elle ne ſoit pas endurcie par le travail, & ne devienne pas calleuſe.

Sa Figure eſt plane, car elle n'en a point d'autre qui luy ſoit particuliere, & ſi on luy en voit quelque autre, quelle qu'elle ſoit, elle la prend des parties qui ſont au deſſous d'elle ; ainſi ſelon la configuration qu'elle en reçoit, elle paroît ou égale, ou inégale, ou s'avançant en dehors & convexe, ou retirée en ſoy, applatie & concave. Sa Figure.

Elle a en pluſieurs endroits differentes lignes ou lineamens, comme auſſi des interſections ou vides, à la vûë, ou conſideration deſquelles les Chyromanciens pronoſtiquent, & promettent de grandes merveilles. Ses lignes ou interſections.

Elle eſt continuë par tout à l'exception des endroits où il faut qu'elle ſoit percée pour donner paſſage à ce qui doit neceſſairement entrer dans le corps, ou en ſortir, comme à la bouche, aux yeux, au fondement, à la matrice, aux pores. Quand ceux-cy viennent à être bouchez, ou par trop ouverts, ils rendent le corps ſujet à de grandes incommoditez. Ses Trous.

Sa Connexion. *Elle est* adherente aux parties qu'elle couvre immediatement, ce qui la rend par tout immobile, excepté sur le front. Elle a communication avec toutes les parties principales par le moyen des veines, des arteres, des nerfs, & des limphatiques, qui en se terminant en rameaux capillaires dans sa substance, luy apportent le sang dont elle a besoin pour sa nourriture, & les esprits animaux qui luy communiquent un sentiment tres-exquis.

Ses Poils. *La peau* de l'homme est toute veluë; celle de la femme l'est moins. L'on découvre aisément ceux de la tête, du visage, des aisselles, & des parties naturelles; mais tres-difficilement ceux qui sont à la superficie de la peau, puisque celle qui paroît la plus unie a à chaque porosité un petit poil qui en sort, & qui a sa racine dans une de ces petites glandes dont la peau est parsemée. Ce petit poil se voit plus ou moins, selon qu'il est blond ou brun.

Sa couleur. *Sa couleur* est diverse. 1. *Selon la diversité des pays.* Ainsi en certains pays elle tire sur le roux, comme dans les Scythes, en d'autres sur le jaune, comme dans les Persans, au témoignage d'Hippocrate, aux autres elle est noire, comme dans les Ethiopiens, dans ceux qui habitent le Bresil, & dans les Negres; en d'autres elle tient le milieu entre le jaune & le noir, comme dans ceux qui habitent la Mauritanie; en d'autres enfin elle est blanche, comme dans les Europeans, & dans les Asiatiques. 2. *Selon la diversité des temperamens.* Ainsi elle est blanche dans les pituiteux, tirant sur le jaune dans les bilieux, brune & tirant sur le noir dans les melancoliques, vive & éclatante dans les sanguins. 3. *Selon la diversité des corps qui sont au dessous d'elle*; ainsi si elle est adherente à la chair, comme aux joües, elle est de couleur plus rouge ; si à beaucoup de graisse elle blanchit, si à quelque partie seche & ridée elle est jaune, si à de grandes veines elle est livide. 4. *Selon la diversité du Soleil plus ou moins chaud*. Ainsi elle est beaucoup plus brune & plus approchante du noir, en ceux qui sont continuellement exposés au Soleil, qu'en ceux qui vivent à l'ombre.

Ses usages sont de couvrir & d'envelopper toutes les parties du corps, d'être l'organe de l'attouchement, & de servir d'émonctoire aux humeurs qui sortent par les sueurs, & par la transpiration. Ses usages.

Les Mammellons ou petits corps nerveux qui sortent de la peau, & sont recouverts de l'épiderme, sont l'organe principal du toucher. *Malphigius* demontre que la peau est tissuë d'une infinité de fibres nerveuses, d'arteres, & de veines capillaires qui se détachant de la peau, font ces mammellons recouverts de la surpeau, lesquels plus ils sont en nombre & grands, plus le toucher est exquis, comme au bout des doigts ; au contraire moins il y en a, & plus ils sont petits, moins le toucher est exact. Les petits Mammellons, ou corps nerveux de la peau sont l'organe principal du Toucher.

Les objets externes appliquez à la surpeau, frottent & pressent à travers diversement, non seulement selon l'arrangement & la conformation des petites particules de leur surface ; mais encore suivant le mouvement & le repos des mêmes particules, les mammellons nerveux gonflez d'esprits animaux ; ceux-cy émûs à cette occasion, communiquent leur mouvement & leur agitation au cerveau, qui étant apperçu par l'ame, se nomme le *Toucher*. L'objet qui touche est appellé *Tangible*, & la maniere dont il touche est appellée Comment se fait le Toucher.

vulgairement *Qualité tactile.* Ainſi lorſque la ſurface inégale de quelque corps, à raiſon de la diverſe ſituation de ſes particules, agit ſur les mammellons qui ſont rangez de telle maniere, que les uns ſoient touchez, les autres non, il s'y fait un mouvement interrompu & inégal, à l'occaſion de quoy on dit que l'objet eſt raboteux & âpre. Lorſque tous les mammellons ſont touchez également, on dit que le corps eſt uni & poli. Si les mammellons preſſent l'objet, & celuy-cy cede, on dit qu'il eſt mou; s'il reſiſte, on dit qu'il eſt dur. Si quelques particules de l'objet s'attachent aux mammellons, on dit qu'il eſt humide, ou gluant; ſi rien ne s'y attache, il eſt ſec. Quand l'objet excite dans les mammellons un mouvement rapide & violent, on dit qu'il eſt chaud; s'il n'en fait point, on dit qu'il eſt froid. Lorſque l'objet ne touche qu'un ou deux mammellons, on dit qu'il pique, & eſt aigu; s'il en touche pluſieurs doucement, on dit qu'il eſt obtus. On peut raiſonner de même à proportion de tous les objets tangibles.

On veut croire que les mammellons ſont l'organe principal du toucher, mais ils ne ſont pas l'organe total; ce ſont les fibres nerveuſes qui forment les mammellons, leſquelles tantôt ſont ſeules, comme dans les parties internes, & tantôt unies avec les muſcles: car dans tous ces cas, lorſqu'elles ſont tenduës & remplies d'eſprits animaux, & que quelque objet externe vient à les toucher, elles ſont ſecoüées par certaines vibrations qui ſe communiquent au cerveau, & font le ſentiment du *Toucher*; ce qui eſt manifeſte quand on touche une playe, & par la douleur des parties nerveuſes, où les fibres nerveuſes ne forment point de mammelons: mais pour ne rien confontre icy, il y a cette difference, que le ſentiment du *Toucher* qui ſe fait dans les mammellons eſt naturel & doux, & eſt proprement le ſens du *Toucher*, & que le *Toucher* qui ſe fait dans les fibres nerveuſes eſt toûjours violent, douloureux, & preſque contre nature. Ainſi le ſentiment de la piqueure, de la diſtenſion, & de la ruption des membranes, ou des fibres nerveuſes pures, ne déroge point à l'organe ordinaire & naturel du *Toucher*, qui ſont les mammellons.

Ce que c'eſt que la graiſſe.

La *Graiſſe* qui eſt ſous la peau eſt un corps mol & blanc, formé de la partie la plus huileuſe & ſulphureuſe du ſang, laquelle étant déchargée des extremitez des arteres capillaires dans les petites cellules de la membrane adipeuſe, s'y condenſe ou par le froid moderé, ou par le repos des parties, ou par les acides qui s'y trouvent. On dit communément que les oiſeaux & les brebis meurent quelque fois de graiſſe; mais on prétend que le ſang n'en eſt pas moins la cauſe, parce que ne pouvant plus ſe changer en graiſſe, & ſe trouvant en trop grande abondance pour être contenu dans les vaiſſeaux, il redonde & étouffe la chaleur naturelle.

Sa matiere.

La matiere de la graiſſe eſt le ſang, non pas indifferemment de toute ſorte de ſang, mais de celuy-là ſeulement, qui eſt huileux & ſulphureux, bien cuit, & qui par coction a été fait de la partie aërienne, & la plus pure de l'aliment; d'où vient que ceux dont le ſang n'eſt pas huileux, & qui au contraire eſt brûlé, bilieux, melancolique, mal cuit, ſereux, ſalé, ou par quelque cauſe que ce ſoit, acre (tel qu'eſt celuy des Scorbutiques, & des Hypochondriaques,) ceux-là, dis-je, ne deviennent pas gras; par la raiſon que les particules acres, excitant dans le ſang une fermentation trop violente & trop acre ; où il ne s'y engendre pas assez grande quantité de parties huileuses, sulphureuses ; ou celles qui s'y engendrent, se consument avant qu'elles puissent être separées de la masse du sang, & apposées aux membranes. Il paroît aussi de là pourquoy les enfans prennent à la verité bien de l'embonpoint, & sont tendrement & mollement replets ; mais neanmoins ne deviennent pas gras, parce que le sang est en eux tres-sereux, & que les particules les plus solides & les plus huileuses passent toutes en l'aliment, & en l'accroissement des parties solides.

Sa Cause efficiente.

La *Cause* efficiente principale de la graisse est la chaleur, non pas excessive, laquelle dissipe trop, ni aussi petite, qui ne cuit pas bien, & ne resout pas suffisamment les vapeurs, mais moderée. Sa cause moins principale, ou secondaire, est la condensation qui se fait des vapeurs qui ont été excitées par cette chaleur sur les membranes, qui de leur nature sont un peu froides. Et on ne doit pas être étonné que cette condensation se fasse lorsque ces vapeurs heurtent contre des membranes qui ne sont pas absolument froides, mais qui sont moderément chaudes ; puisqu'on voit que le plomb fondu, quand on le retire du feu, se fige & se reprend d'abord, quoiqu'on le repose en un lieu assez chaud, pourveu neanmoins que ce lieu soit moins chaud que le feu même. Or ce n'est pas contre les membranes seulement que ces vapeurs huileuses, sulphureuses heurtent, ni toûjours sur leur seule surface qu'elles se condensent : car si ces membranes sont poreuses, ces vapeurs s'insinuent de toutes parts dans leurs pores, les penetrent toutes en s'unissant à elles, & deviennent leurs propres parties, & c'est ainsi que la graisse se disperse generalement par toutes les membranes qui ſont de cette nature-là, telle qu'eſt la membrane qui eſt immediatement ſous la peau. Que ſi les membranes ſont plus fermes, plus compactes, & ſans pores, il ne croît alors de la graiſſe que ſur leur ſurface, comme nous voyons qu'il arrive quelquefois dans les inteſtins, dans le cœur, & en quelques autres parties qui ſont revêtuës d'une membrane ſolide.

Comment ſe fait la ſeparation des particules huileuſes & graiſſeuſes d'avec la maſſe du ſang.

La *Separation* des particules huileuſes & graiſſeuſes d'avec la maſſe du ſang, ſe fait ſelon le docte *Malphigius* par le moyen de certaines glandes adipeuſes, deſtinées à cette fonction, & de ces glandes les particules huileuſes ſont répanduës dans de certains conduits particuliers, qu'il nomme conduits adipeux, d'où enſuite elles ſont versées çà & là ſur les membranes.

Le Temperament de la graiſſe.

Le *Temperament* de la graiſſe eſt moderément chaud, quoiqu'elle ſe condenſe au froid, & qu'elle ſoit moins chaude que le ſang. Ce temperament paroît 1. de ſa matiere qui eſt un ſang bien cuit, aërien, & ſulphureux. 2. De ſa cauſe efficiente qui eſt la chaleur. 3. De ſa forme qui eſt d'être huileuſe. 4. De ſa fin, qui eſt d'aider à la coction des parties, & de deffendre par ſa chaleur du froid du dehors. 5. De ce qu'elle prend facilement feu, & qu'elle ſe change aiſément en flamme, comme ſi elle étoit de nature approchante de la flamme : car rien de froid ne ſe peut proprement enflammer.

Les lieux où elle vient.

L'on ne trouve point de graiſſe dans le cerveau, aux lévres, dans la partie ſuperieure de l'oreille, à la verge, ni aux teſticules, auſquels endroits elle ſeroit à charge, & incommode ; mais il y en a toûjours quelque peu dans toutes les autres parties, & beaucoup autour du cœur, aux reins, aux teſticules, aux feſſes, & aux articles.

La membrane adipeuse.

Comme la graisse qui entoure le corps se forme sur la membrane qui lui est propre, la même chose arrive aussi à la graisse des autres parties : car par tout où l'on en voit, comme dans les entre-deux des muscles, dans les reins, & dans les autres parties ; là aussi on trouve differentes membranes tres-delicates qui pendent aux fins, ou extremitez des vaisseaux en forme de petites bourses, cellules, ou lobules creux, & qui sont adherentes à une certaine autre membrane plus épaisse, étenduë par dessous, & qui en est comme le fondement ou base. C'est dans ces cellules que se conduisent & se ramassent les petites boules, ou globules de matiere graisseuse ou huileuse, à mesure qu'elle se separe du sang, & c'est ainsi que de plusieurs de ces petites bourses, remplies de cette matiere adipeuse, jointes & appliquées les unes aux autres, se forment les grands morceaux, ou grumeaux de graisse. *Malphigius* a observé par le moyen de ses microscopes que ces bourses sont figurées en diverses manieres, que les unes sont plates, les autres ovales, les autres de toute autre figure, & qu'elles sont liées les unes aux autres, en parties par les membranes dont elles sont formées, en partie par des petits lassis de vaisseaux. Or il est à remarquer qu'il n'y a pas de ces petites bourses membraneuses attachées à toutes les membranes épaisses ; ce qui fait qu'il n'y a pas de la graisse generalement sur toutes les membranes, comme on le voit dans le poûmon, dans la vescie, sur les meninges, dans le foye, dans la ratte &c : car n'y ayant pas sur les membranes qui revêtent ces parties de ces petites bourses membraneuses, elles sont privées de graisse.

Sa Quantité.

La Graisse varie en differentes manieres. 1. *A raison de l'âge*. Elle est plus abondante dans la fleur de l'âge, que dans l'enfance, & dans la vieillesse. 2. *A raison du sexe.* Elle est en plus grande quantité dans les femmes, que dans les hommes. 3. *A raison du temperament du pays, & du temps de l'année.* Elle est en beaucoup moindre quantité dans les personnes chaudes & seches, que dans celles d'un temperament froid & humide. 4. *A raison du mouvement & du repos.* Elle est beaucoup plus abondante dans ceux qui sont sedentaires, & qui vivent sans affaires, & dans le repos, qu'en ceux qui sont occupez à des travaux penibles, & à de grands & serieux exercices. 5. *A raison de la nourriture.* Elle est beaucoup plus abondante en ceux qui font bonne chere, & qui usent de bons alimens, & en quantité, qu'en ceux qui vivent frugalement, & avec épargne. 6. *A raison des parties mêmes.* Elle est en abondance dans les parties où elle doit être tres-utile, & avoir un grand usage, comme dans l'abdomen, aux mammelles, aux fesses, & en plus petite quantité en celles dans lesquelles elle doit avoir un moindre usage, comme aux mains, & aux pieds, & il n'y en a point du tout en celles où elle seroit absolument inutile, & à charge, comme aux lévres, à la partie superieure de l'oreille, aux paupieres, au scrotum, & à la verge. 7. *A raison de la santé.* Elle est bien plus abondante dans les personnes saines, que dans celles qui actuellement se portent mal, ou qui sont mal saines.

Son usage est de deffendre le corps contre le froid, & autres injures du dehors, d'humecter, & lubrifier les parties, afin de rendre leur mouvement plus facile, de servir même à la nourriture & à l'entretien de la chaleur naturelle, & enfin d'empêcher la trop grande exaltation & dis- Son usage.

ſipation des ſels : car il n'y a rien qui adouciſſe tant l'acrimonie & l'acidité des ſels exaltez, que les matieres graiſſeuſes & huileuſes.

Ce que c'eſt que le Panicule charneux.

Le Panicule charneux eſt une membrane ſolide, faite du ſang, & de couleur jaunâtre qui couvre tout le corps depuis la tête juſqu'aux pieds.

Sa Situation.

Dans l'Homme il eſt ſitué immediatement ſous la graiſſe, & il ſe meut au front, au col, & aux bourſes, à cauſe des fibres ou des filets des nerfs qui ſont répandus dans ſa ſubſtance. En pluſieurs animaux il eſt couché immediatement ſous la peau, à laquelle il eſt fortement attaché, & il a ſous luy la graiſſe, ce qui fait que pluſieurs brutes ont la peau mouvante, afin que par ce mouvement elles puiſſent chaſſer les mouches, & tout ce qui leur peut nuire, comme on voit dans les chevaux, dans les bœufs, dans les cerfs, & dans les élephans.

Son Sentiment.

Il eſt d'un ſentiment tres-vif ; d'où vient qu'étant irrité par des humeurs acres, ou par quelque acide, comme dans les fiévres intermittentes, tout le corps reſſent de certaines ſecouſſes, que l'on appelle friſſon. Il eſt interieurement enduit d'une certaine humeur un peu viſqueuſe pour la lubrification & l'adouciſſement des muſcles, & pour rendre le mouvement plus facile.

Son Uſage.

Son uſage eſt de ſervir de baſe & de fondement à la graiſſe, de conſerver la chaleur naturelle des parties interieures, & de les deffendre des accidens qui leur arrivent du dehors.

Ce que c'eſt que la membrane commune des muſcles.

La Membrane commune des muſcles, que quelques-uns appellent propre, eſt une membrane déliée, blanche, & tranſparente, engendrée des fibres nerveuſes des muſcles, & deſtinée pour envelopper tout le corps à la reſerve du crane.

Son Uſage.

Son uſage eſt de couvrir les muſcles, & d'empêcher que dans leurs mouvemens ils ne changent de situation, & de leur communiquer le sentiment du toucher.

Les cinq tegumens communs de la tête.

Il y a peu de difference entre les Tegumens communs de la tête, & ceux du reste du corps. L'Epiderme & la peau y sont un peu plus épaisses pour garantir plus facilement cette partie contre la force des injures du dehors, & afin que les poils s'y attachent plus fortement, & plus promptement. La graisse est étenduë sous la peau, mais en tres-petite quantité, afin que la transpiration des vapeurs n'en soit pas empêchée. L'on y trouve aussi une infinité de glandules qui ont chacune un petit conduit qui aboutit à chaque pore, c'est delà que viennent les sueurs, qui sont souvent abondantes en cette partie, & qui se dessechant aussi-tôt qu'elles sont sorties, font la crasse de la tête; ce sont ces mêmes glandules qui forment encore les loupes qui viennent si souvent à la tête, lorsqu'elles sont engorgées & tumefiées; La peau n'a pas le sentiment si vif à la tête qu'aux autres parties, ce qui est facile à remarquer en se peignant. On attribuoit autrefois le mouvement du front & de l'occiput au pannicule charnu; mais la peau du front, & celle du derriere de la tête se meuvent par des muscles cutanez, qui sont les frontaux & les occipitaux qu'on expliquera en d'autres endroits.

Ce que c'est que le Pericrane.

Le Pericrane est une membrane deliée, molle, dense, ferme, & doüée d'un sentiment tres-exquis, à cause des nerfs dont elle est parsemée, lesquels à l'occiput se dispersent en elle, & dans les tempes. Le Pericrane entoure tout le crane, & se joint tres-fortement aux sutures dentelées, envoyant par les jointures des os, des fibres nerveuses à la dure mere, à laquelle elles s'unissent,

Son Usage.

d'où vient la grande simpathie qui est entre ces deux membranes, & que l'on croit vulgairement que le Pericrane en prend son origine; mais cette opinion n'est pas vraye, puisqu'elle a son principe dans le germe comme toutes les autres, & qu'il n'y a de communication entre ces membranes, que par le moyen seulement de certaines fibriles nerveuses. En haut, sur le devant, & sur le derriere il revêt immediatement le crane: (le perioste neanmoins entre deux,) mais en descendant sur les côtez, il s'en éloigne, & passe par dessus les muscles des tempes qu'il enferme pour les mieux garantir, non pas neanmoins tout-à-fait jusques à leur insertion, mais seulement jusqu'aux os jugaux, & dans ces endroits-là il est plus épais & plus dur qu'ailleurs. Outre cela il se porte jusqu'au nez, & il revêt les orbites des yeux, autour desquelles il jette pour ligament la tunique conjonctive.

Ses vaisseaux.

Le Pericrane aussi-bien que le perioste a des arteres, des veines, & des nerfs. Les arteres qui luy viennent des carotides, lui portent le sang vital, les veines reportent ce qui reste aprés sa nourriture dans les jugulaires exterieures, les nerfs qui sortent de la septiéme paire du cerveau, & de la seconde paire du cou, lui communiquent l'esprit animal, ce qui le rend si sensible & si douloureux dans les playes de tête.

Ce que c'est que le Perioste.

Le Perioste qui est étendu sous le Pericrane, & immediatement adherent aux os de la tête, est une membrane tres-mince & nerveuse, d'un sentiment tres-vif, par le moyen de laquelle le crane a du sentiment, aussi-bien que les autres os, si on en excepte les dents qui reçoivent leur sentiment en partie du perioste qui revêt leurs racines, & en partie du petit nerf qu'elles ont au dedans.

Le Crane n'est autre chose que l'assemblage des os de la tête. *Junius* croyoit qu'on l'appelloit ainsi, parce que les Grecs nomment *Kranos*, un casque auquel il ressemble, & à la façon duquel il couvre le cerveau. Ce que c'est que le Crane.

Sa Figure est ronde, non seulement afin de contenir davantage, mais aussi afin d'être plus solide; car M. *Boyle* ayant mis deux vaisseaux de verre dans sa machine pneumatique, d'où il avoit pompé l'air, & ensuite lui ayant donné du vent, en ouvrant un peu l'entrée, il remarqua que l'un de ces vaisseaux qui étoit parfaitement rond, se conserva tout entier, pendant que l'autre qui étoit d'une figure irreguliere, fut cassé par l'air qui y entroit avec beaucoup d'impetuosité. Sa Figure.

Sa Substance est osseuse pour la seureté du cerveau qui est mol; mais elle est plus molle en ceux qui sont nouvellement nez, & cartilagineuse & membraneuse en quelques endroits, sur tout prés des sutures, & plus en la region moyenne & superieure de la tête: ce qui a été ainsi ordonné par la nature, pour rendre l'enfantement plus aisé, afin qu'elle cede un peu à la compression: mais la substance du crane, selon *Riolan*, est 1. épaisse, & non pas deliée, afin qu'elle resiste plus fortement aux injures externes. 2. Rare, & non pas dense, afin qu'elle ne pese pas trop, qu'elle puisse contenir le suc pour son aliment, & que les vapeurs puissent s'exhaler. Sa Substance.

Le Crane se divise en deux Tables, qui sont comme deux lames appliquées l'une sur l'autre, entre lesquelles il y a le *Diploé*, qui est une substance moëlleuse, laquelle est pleine de cellules de differente grandeur, qui reçoivent leurs arterioles du cerveau, & qui donnent issuë à des venules qui vont se rendre dans les sinus de la dure Ses deux Tables, & le Diploé.

EXPLICATION DE LA FIGURE III.

Qui represente les Parties communes & propres de la Tête, & les membranes du Cerveau.

La I. Figure represente les Parties exterieures.

AAA. La Peau avec la Cuticule, & la racine des cheveux.
B. La vraïe Peau separée de la Cuticule.
D D D. La Membrane charnuë avec les Venules qui y sont répanduës.
E E. La situation exterieure des Muscles du front, & le trou O. par où sortent les nerfs.
F F. La graisse étenduë par le Crane.
G. Le Pericrane couvert du Perioste dans sa situation naturelle.
I. Le même separé du Perioste & renversé.
K. Le Perioste répandu sur le Crane.
L. Le même separé du Crane.
M M. Le Crane nud.
N. La Suture coronale.
P P. La Suture sagitale.
Q Q. Les Muscles temporaux couverts du Pericrane.

La II. Figure represente la partie superieure du Crane emportée, & les Membranes qui enveloppent le Cerveau.

A A. La Dure-Mere du Cerveau paroissant dans sa partie gauche.
b b b. Les Venes & les Arteres répanduës dans sa substance.
C C. Le Cerveau revêtu seulement de la Pie-mere.
d d. Les Anfranctuositez du Cerveau.
e e e e. Les vaisseaux dispersez dans la Pie-mere.
F. La Dure-mere renversée en bas.
G G G. Le Sinus superieur de la Dure-mere.

Fig. I.

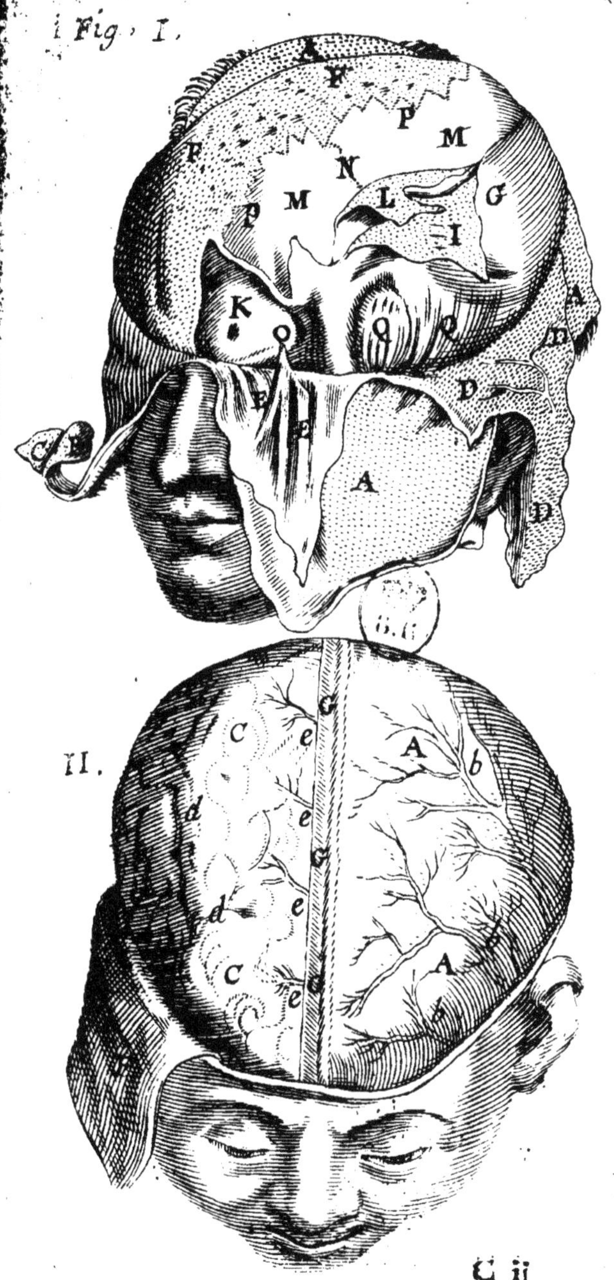

mere. C'eſt entre ces deux tables que ſe porte le ſang qui nourrit le crane, où il circule comme par tout ailleurs, & c'eſt le même ſang que l'on voit ſortir dans l'operation du trepan, lorſque l'on a coupé la premiere table de l'os.

Le dehors du Crane.

La Superficie exterieure & ſuperieure du crane eſt unie & polie; mais l'inferieure eſt fort raboteuſe & inégale, à cauſe des diverſes productions & appendices qui s'y rencontrent.

Le dedans du Crane.

Sa Superficie interieure & ſuperieure eſt pareillement unie & égale, à la reſerve de quelques canelures qui y ſont faites par les vaiſſeaux qui rampent ſur la dure-mere, lorſque le crane eſt encore mou & cartilagineux; mais il a ſa ſuperficie interieure & inferieure inégale, à cauſe des productions & des cavitez qui s'y trouvent.

Ses Trous.

Le Crane a pluſieurs trous qui ſont de differente grandeur; ils donnent paſſage à la moëlle de l'épine, aux nerfs, aux arteres, & aux veines qui rempliſſent ces trous, & qui les bouchent ſi exactement, qu'il n'y a ni vapeurs, ni fumées qui puiſſent y entrer, ni en ſortir, ſi ce n'eſt par les vaiſſeaux.

C'eſt le cerveau qui fait la grandeur de la tête.

On demande ſi c'eſt le crane qui donne la grandeur au cerveau, ou ſi c'eſt le cerveau qui fait celle du crane? On répond que la grandeur du crane dépend de celle du cerveau pour deux raiſons; la premiere eſt que la matiere qui environne le cerveau, & qui doit former le crane, s'étend plus ou moins que le cerveau eſt plus ou moins grand; & la ſeconde eſt que le crane n'eſt formé qu'aprés le cerveau; ce qui eſt ſi vrai, qu'on voit dans l'enfant qui vient de naître, que le cerveau eſt dans ſa perfection, lorſque le crane n'eſt encore que cartilagineux & à demi-oſſeux aux endroits des ſutures, & en la region moyenne

& ſuperieure de la tête, que l'on appelle la Fontaine, laquelle ne s'oſſifie que quelques années aprés ; De là vient que dans les accouchemens ces os n'étant pas encore durs, ils prêtent & cedent un peu à la compreſſion pour aider à la ſortie de l'enfant.

D'autres diſent que la nature formant en même temps toutes les parties d'un corps, on ne peut décider certainement, ſi c'eſt le cerveau ou le crane qui ſe communiquent leur figure l'un à l'autre, puiſqu'elle dépend ſouvent des mouvemens qui arrivent dans la formation du fœtus, ſoit naturellement, ou par accident.

Le Crane n'eſt pas composé d'un ſeul os, de peur que dans les chutes, dans les coups, & dans les ſecouſſes qu'il pourroit recevoir des corps durs qui heurteroient contre, il ne ſe fendît ou ſe briſât entierement, & qu'ainſi les operations du cerveau qu'il renferme, ne fûſſent empêchées ; mais il eſt formé de pluſieurs, diſtinguez par des jointures qu'on appelle des ſutures, afin que s'il arrive qu'il ſoit frappé en l'un de ſes os, la fente ne s'étende que juſques à la ſuture, par laquelle il eſt joint à l'os le plus proche.

Pourquoi le Crane eſt composé de pluſieurs os.

Les Sutures ſe diviſent en propres & en communes. Les propres ſont celles qui ſervent à diviſer les ſeuls os du crane ; elles ſont vrayes ou fauſſes.

Les Sutures.

Les vrayes ſont celles qui s'uniſſent en forme de dents de ſcie, & ſont trois, la Coronale, la Lambdoide, & la Sagitale.

Les vrayes.

La Coronale ainſi nommée, parce qu'elle a la figure circulaire, eſt celle du devant de la tête. Elle s'étend depuis une tempe juſqu'à l'autre, & joint l'os du front avec les deux parietaux.

La Coronale.

La Lambdoide ainſi appellée, parce qu'elle eſt

La Lambdoide.

faite comme un A Grec, est opposée à la précedente. Elle monte du derriere de la tête aux oreilles, & unit l'os occipital avec les deux parietaux.

La Sagitale.

La Sagitale ainsi nommée, parce qu'elle est droite comme une fleche, *Sagitta*. Elle vient de la pointe de la Lambdoide jusqu'à la Coronale, & joint les deux parietaux.

Le Bregma.

La Rencontre de ces deux sutures est appellée *Bregma* ou *la Fontaine de la tête*, parce qu'en cet endroit le crane ne se durcit en os que long-temps aprés la naissance, pendant lequel temps quand on y porte la main, on sent le mouvement de la dure-mere.

Sutures fausses, ou squammeuses.

Les Sutures fausses sont celles qui se joignent en forme d'écailles de poisson, c'est pour cela qu'on les appelle écailleuses, ou squammeuses. Elles sont deux, une de chaque côté; elles joignent les parties superieures & plus minces des os petreux avec les parietaux.

Sutures communes.

On appelle Sutures communes celles qui separent les os du crane d'avec ceux de la face. Elles sont quatre, la Transversale, l'Etmoidale, la Sphenoïdale, & la Zigomatique.

Suture transversale.

La Transversale, ainsi nommée, parce qu'elle traverse la face d'un côté à l'autre, commence à un des petits angles de l'œil, & passant par le fonds des orbites, & par la racine du nez, elle va finir à l'autre petit angle; c'est elle qui separe l'os coronal d'avec ceux de la face.

Suture Etmoidale.

L'Etmoidale ainsi appellée à cause qu'elle tourne tout au tour de l'os Etmoide, le separe des os qui le touchent.

Suture Sphenoidale.

La Sphenoidale ainsi nommée, parce qu'elle environne tout l'os Sphenoide, le separe de l'os Coronal, des os Petreux, & de l'Occipital.

La Zigomatique se nomme ainsi, parce qu'elle est toute dans le Zigoma; elle est fort petite, & elle separe l'os petreux par son Apophyse d'avec l'os de la Pommelle.

Suture Zigomatique.

Les usages des Sutures sont de donner attache à plusieurs petits filamens qui suspendent la dure-mere, de permettre le passage aux vaisseaux qui entrent, & qui sortent du Diploé, & d'aider à la transpiration; D'où vient que ceux qui les ont trop serrées, sont sujets à des douleurs de tête insupportables, parce que cette transpiration ne se peut pas faire.

Les usages des Sutures.

Les os du Crane sont propres ou communs; les propres sont ainsi nommez, parce qu'ils ne servent qu'au Crane. Ils sont six, sçavoir le Coronal, l'Occipital, les deux Parietaux, & les deux Temporaux. Les communs sont ceux qui servent au Crane & à la face. Ils sont deux, sçavoir le Sphenoide, & l'Etmoide.

Les huit os du Crane.

L'os Coronal ou Frontal est tres-grand, & tres-dur, & occupe tout le devant de la tête; sa figure est semi-circulaire, & il est terminé en haut par la Suture coronale, & en bas, & interieurement derriere les Orbites de l'œil par la suture transversale.

L'os coronal.

Les parties de cet os sont solides ou caves; les solides sont quatre Apophyses, dont il y en a deux aux grands angles des yeux, & deux autres petits qui servent à former les cavitez des Orbites. Les parties caves sont de trois sortes, Trous, Fosses, & Sinus. Les Trous sont deux, un de chaque côté à la partie superieure de l'Orbite, par où passe une partie du nerf de la troisiéme paire. Les Fosses sont quatre, sçavoir deux externes, qui font la partie superieure de chaque Orbite; & deux internes, qui forment les petites cavitez

Ses Apophyses, ses trous, ses fosses, & ses sinus.

anterieures du Crane. Les Sinus ſont deux, appellez Surciliers, parce qu'ils ſont placez à la partie inferieure de ces os proche des ſourcils. On a donné pluſieurs uſages à ces Sinus ; les uns diſent qu'ils ſervent à la voix, d'autres veulent qu'ils contiennent un air qui ſert de vehicule aux odeurs, d'autres, qu'ils ſervent de reſervoir, tant aux humeurs aqueuſes qui forment les larmes, qu'à une humeur moëlleuſe qui rend l'œil gliſſant; d'autres qu'ils ſont les magaſins d'une humeur macilagineuſe qui eſt proprement la morve qui découle par le nez ; enfin d'autres, qu'ils ne ſont faits que pour rendre cet os plus leger.

Les os parietaux.

Les os parietaux ſont ainſi nommez, parce qu'ils forment les parois de la tête. Ils ſont d'une ſubſtance plus deliée, plus rare, & plus tendre que celle des autres os, & cela pour donner plus de facilité à l'évaporation des vapeurs, à raiſon de laquelle dans les petits enfans qui abondent toûjours en humidité, ils ſont membraneux & mous, & c'eſt ſeulement dans la ſuite, ſçavoir le plus ſouvent lorſque les enfans commencent d'avoir l'uſage de la parole, que les os s'endurciſſent peu à peu.

L'uſage de l'ouverture membraneuſe.

Or cette ouverture membraneuſe a deux uſages. 1. Afin que les vapeurs groſſieres & viſqueuſes, qui le plus ſouvent ſont en tres-grande abondance dans les cerveaux humides des enfans, puiſſent s'exhaler, & ſe diſſiper plus commodement par cet endroit-là peu épais. 2. Afin que dans l'enfantement ces os ſuperieurs ſe joignant tant ſoit peu par la compreſſion, fiſſent que la tête de l'enfant eût plus de facilité à ſortir par le paſſage étroit des os de l'Hypogaſtre.

Sa Figure, ſa ſituation, & ſa connexion.

Leur Figure eſt convexe, & demi-circulaire ; leur grandeur ſurpaſſe celle des autres os de la tête, leur ſituation eſt aux parties laterales qu'ils occupent toutes ; La Suture Sagitale les joint ensemble par leur partie superieure, la Coronale les unit par leur partie anterieure à l'os du front, la Lambdoide les joint par leur partie posterieure à l'os Occipital ; & enfin la Suture squammeuse les unit par leur partie inferieure aux os petreux.

Ces os ont leur superficie externe fort polie ; mais l'interne est inégale, à cause des impressions que les arteres de la dure-mere y ont faites par leur battement continuel, dans le temps qu'ils n'étoient pas encore ossifiez. Ses inégalitez.

L'os Occipital est opposé à l'os Coronal. Sa substance est dure, épaisse, dense, & plus solide que celle des autres os du Crane, pour mieux resister aux injures de dehors, qui pourroient offenser le derriere de la tête, où il est impossible de les prevoir. Son épaisseur neanmoins n'est pas toute égale, étant en certains endroits plus mince, en d'autres plus épaisse. L'os occipital. Sa substance.

Cet os est moins grand que le Coronal. Sa figure approche de la triangulaire, il est interieurement concave & convexe au dehors. Il est situé à la partie posterieure de la tête qu'il occupe toute. Il est borné par la Suture Lambdoide, & par la Sphenoidale ; l'une le joint aux parietaux, & l'autre l'attache à l'os Sphenoide. Sa grandeur, sa figure, sa situation & ses bornes.

Les parties de cet os sont solides ou caves ; les solides sont deux Apophyses appellées coronées, qui sont couvertes d'un cartilage doux & glissant, & receuës par les Sinus de la premiere Vertebre, où elles servent à l'articulation de la tête. Ses Apophyses.

Les parties caves sont de deux sortes, ou Trous, ou Fosses. Les Trous sont ou communs, ou propres. Les communs sont deux, un de chaque côté avec les os petreux ; ils donnent passage aux Ses trous & ses fosses.

nerfs vagues, & aux veines jugulaires internes. Les propres sont cinq, le premier est impair & fort grand, c'est par lui que sort la moëlle de l'épine; les deux autres donnent issuë aux nerfs de la langue, & les deux derniers donnent entrée aux arteres cervicales. Les Fosses sont deux, & toutes deux internes & fort grandes, pour contenir le petit cerveau.

Les os des temples.

Les os des tempes sont ainsi appellez, à cause qu'ils montrent l'âge de l'homme, & que les cheveux qui sont sur ces tempes blanchissent les premiers. Leur partie exterieure & superieure est appellée squammeuse, parce qu'elle est fort mince, & unie en maniere d'écaille; & leur partie inferieure & interieure qui contient l'organe de l'oüye, est nommée petreuse ou pierreuse à cause de son inégalité, & de la dureté qui lui est particuliere, laquelle a dû necessairement être telle, pour être plus capable de faire retentir le son.

Leur figure, leur situation, & leurs bornes.

La Figure de ces os approche en leur partie d'en haut de la circulaire, auquel endroit leur surface est égale & polie; mais en leur partie d'en bas & interieurement, elle est raboteuse, & inégale par plusieurs petites éminences qui s'y élevent en maniere de pointes de rocher. Outre cela leur substance est mince sur les côtez; mais en bas & interieurement elle est beaucoup plus épaisse. Ils sont situez aux parties laterales & inferieures de la tête, & bornez en haut par la suture fausse qui les unit aux parietaux, par derriere par la Lambdoide qui les joint à l'Occipital, & par devant & en bas par la Sphenoidale qui les attache à l'os Sphenoïde.

Ses Apophyses.

Les parties qu'on remarque dans ces os sont éminentes ou caves. Les parties éminentes sont les Apophyses internes ou externes. Les internes ſont deux, une de chaque côté, qui eſt comme un gros rocher, dans lequel ſont les cavitez de l'oüye, & les trois oſſelets qui y ſervent. Les externes ſont trois, la Maſtoide, ainſi appellée, parce qu'elle reſſemble à un mammelon, la Stiloide, parce qu'elle a la figure d'un ſtilet, & la Zigomatique qui s'avançant en dehors, & ſe joignant à une éminence qui eſt à l'os Malum, forme l'*os Zigomatique* ou *Jugal*, ainſi appellé, parce que par ſa figure il reſſemble en quelque maniere à un joug attaché à deux têtes de bœuf. Il s'étend comme un pont depuis l'œil juſqu'à l'oreille, & il eſt tres-dur & ſolide. Il eſt produit de côté & d'autre par de groſſes racines, & il s'amoindrit en approchant du milieu où il eſt plus grêle. Or il eſt deſtiné pour affermir & garantir tant le muſcle Temporal, que le commencement du muſcle Maſſeter, & auſſi afin que le tendon du muſcle Crotaphyte fût comme muni d'un rampart pierreux, & que l'os des joües qui avance, en fût ſoûtenu par un appui.

Les parties caves de ces os ſont de trois ſortes, Trous, Foſſes, & Sinus.

Les Trous ſont internes & externes; Les internes ſont deux, par l'un deſquels, qui eſt l'anterieur & le plus petit, paſſe une Arteriole, & par l'autre qui eſt le poſterieur & le plus grand, le nerf de l'oüye, lequel entre dans les Sinus ou cavitez interieures, où incontinent aprés qu'il y eſt entré, il ſe diviſe en deux rameaux, & ſe porte par deux differens trous interieurs dans le Sinus ſuperieur, & auſſi dans celui d'en bas, c'eſt-à-dire, dans le Labirinthe, & dans la coquille. Les Trous externes ſont trois; le premier eſt le conduit de l'oreille qui s'ouvre en lui par un large orifice, & qui de la partie de derriere ſe portant

Ses trous.

obliquement vers le devant & le haut se retressit insensiblement, soit afin que l'air battu qui est entré par un large conduit, se ramasse en ce lieu étroit, & qu'ainsi l'oüye en soit plus parfaite, soit aussi afin que son impetuosité se brisant un peu dans ces détours & tortuositez obliques, la membrane du tambour en soit plus doucement frappée. Le second trou qui est étroit, court & oblique, donne passage à une veine, laquelle des cavitez interieures va aux jugulaires. Le troisiéme trou est situé entre les productions mammaires, & l'appendice stiloide, & il finit dans le conduit qui va de l'oreille à la bouche.

Ses fosses.

Les Fosses sont aussi internes ou externes; elles sont les cavitez moyennes de la basse du cerveau; les externes qui sont aussi deux, servent à l'articulation de la machoire inferieure.

Ses sinus.

Les Sinus sont deux; L'exterieur qui est le plus grand, & qui est couvert d'un Cartilage, est situé entre le conduit de l'oüye & la production de l'os jugal, qui reçoit la plus longue tête de la machoire inferieure; L'inferieur qui est plus petit, & qui est commun à l'os Occipital, est situé au haut de la production mastoïde.

Les trois osselets de l'oreille.

Dans l'os petreux est renfermé l'organe de l'oüye, qui a en soi trois cavitez, le Timpan, le Labirinthe, & la Coquille, & aussi les trois osselets, l'Enclume, le Marteau, & l'Etrier. On leur a donné ces noms, à cause de la ressemblance qu'ils ont avec ces trois instrumens. Ces os sont aussi grands & aussi durs dés la premiere conformation, qu'ils le sont pendant toute leur vie; ils sont joints & articulez de maniere, que l'Apophyse du marteau est attachée au tambour, & articulée par sa tête dans la cavité de l'Enclume; on remarque à cette Enclume deux jambes, dont

Leur grandeur, & leur articulation.

la plus courte est posée sur le Tambour, & la plus longue sur l'Etrier. Enfin l'Etrier dont les deux branches sont posées sur une base large, reçoit le petit Tubercule de l'Enclume par sa partie superieure & pointuë.

L'on trouve aux enfans un quatriéme os que l'on appelle Orbiculaire ou Circulaire ; il est fait comme un anneau, sur lequel cette membrane qu'on appelle Tambour, est étenduë, de même que la peau d'un tambour l'est sur une quaisse, & c'est ce qui lui en a fait donner le nom. Le Tambour.

Ces Osselets ainsi articulez sont attachez au Tambour par une corde tres-deliée qui sert à les bander, & à les cacher ensuite avec le secours des petits muscles qui y sont. Ces parties étant ainsi disposées, & frappées par l'impulsion de l'air qui y entre, representent au cerveau par leurs petits mouvemens les sons tels qu'ils y ont été portez. La Corde.

Le premier des deux os communs au crane & à la face, est le *Sphenoide*. On l'appelle *Cuneiforme*, non pas tant parce qu'il ressemble à un coin, comme parce qu'il est entreposé entre les autres os en maniere de coin. Or d'autant qu'il a differentes figures, on l'appelle *Multiforme* ; *Os basilaire*, parce qu'il fait la base du crane, & *Os colatoire* à cause que la glande pituitaire est posée sur lui, & qu'il sert à faire écouler la pituite du cerveau. L'os Sphenoïde.

Il est situé au milieu de la base de la tête, & il est environné de toutes parts des os propres du crane, & de ceux de la machoire superieure, à laquelle il est joint par des sutures bâtardes, & par des harmonieuses, qui souvent s'effacent dans l'âge avancé. Sa situation.

Sa Substance est épaisse en son milieu, & dans ses expensions laterales elle est mince, dure, & en maniere d'écailles, qui dans les enfans jusqu'à Sa substance.

la douziéme année semble être solide; mais dans les adultes elle est composée de deux tables ; ayant entr'elles une cavité spongieuse, qui paroît principalement au dessous de la selle.

Cet os a des Apophyses, des trous, des fosses, & des Sinus.

Ses Apophyses.

Les Apophyses sont externes & internes. Les externes sont au nombre de quatre, dont on en voit deux sur le devant, tout auprés du Septum osseux qui est entre les narines & le palais, auquel endroit il est adherant à la machoire superieure. On les nomme *Perigoides*, *Aliformes*, & quelques-uns *Ailes de chauve-souris*, à raison de je ne sçai quelle ressemblance. Les deux autres sont sur le derriere, & s'étendent par deux pointes vers le Stiloïde. Les internes qui sont aussi au nombre de quatre, sont opposées les unes aux autres. On les nomme *Clinoides*, parce qu'elles ressemblent en quelque façon aux pieds d'une table, ou d'un lit. Les deux de devant qui sont les plus grosses, & dont la base est assez large, vont toûjours en amoindrissant, & se terminent en pointe; Les deux de derriere s'élevent peu en la plûpart des sujets; mais elles representent comme un mur, & ne sont considerées que comme une seule production, le plus souvent neanmoins aprés s'être étenduës en largeur, elles s'élevent & finissent en deux pointes, tant soit peu creuses dans leur milieu. Ainsi ces quatre productions, avec l'espace qui est entr'elles, sont à raison de quelques ressemblances qu'elles ont avec une selle Turcique, appellées *Selle de cheval*, *selle du Sphenoide*, *selle Turcique*, & d'un seul nom *Selle*, *Ephippium*.

Il n'est point cribleux,

Il faut remarquer touchant cette selle, que la plûpart des Auteurs disent, que l'os Sphenoide est cribleux, & percé de quantité de petits trous pour le passage de la pituite qui s'est ramassé dans les glandes ; mais qu'ils se trompent, car la cavité de l'os de la selle est couverte d'une écaille continuë, dure, compacte, & qui n'est percée d'aucun trou en quelque part que ce soit, en sorte qu'il est impossible d'y en découvrir, quelques penetrans qu'on ait les yeux.

Les Trous sont ou communs avec les deux os petreux, que l'on appelle jugulaires ou propres, qui sont douze, six de chaque côté. Le premier est le *Transcolatoire*, qui sert de décharge à la glande pituitaire. Le second est l'*Optique*, par où passe le nerf du même nom. Le troisiéme est le *Moteur*, par où sort le nerf qui fait mouvoir l'œil. Le quatriéme est le *Crotaphite*. Le cinquiéme le *Gustatif*; & le sixiéme le *Carotide*, par où entre l'artere Carotide. Ses trous.

Les Fosses sont trois ; une interne qui est sur la selle du Sphenoide, & qui sert de base à la glande pituitaire ; & deux externes qui sont dans les Apophyses pterigoides. Ses fosses.

Les Sinus sont deux, placez dans la partie moyenne du corps, qui represente la selle à cheval ; l'un en dehors qui est long & profond, & sert de siege au muscle pterigoide interieur, l'autre en dedans qui est presque quarré, & il reçoit la glande pituitaire. Il y en a qui disent qu'il y entre de l'air par plusieurs petits trous, lequel s'y perfectionne, & sert à entretenir l'esprit animal. Ses sinus.

Le second & le dernier des os communs au crane & à la face, est l'*Etmoide*, appellé par quelques-uns *Os cribleux*, ou *Cribliforme*, parce qu'il est percé dans sa partie superieure comme un crible, & par d'autres *Os spongieux*, à cause que sa partie inferieure est toute spongieuse. Il est situé L'os Ethmoide.

au milieu de la base du front, entre la partie convexe des yeux, & remplit la cavité des narines.

Sa grandeur, & sa connexion.

Cet os est le plus petit de tous ceux qui composent le crane; il est joint à l'os coronal dans sa partie superieure par une suture commune, que l'on appelle Ethmoïdale, & à l'os Sphenoïde par la Sphenoïdale.

Sa division.

L'on divise l'os Ethmoïde en trois parties; en superieure, que l'on nomme cribleuse, qui est percée d'une infinité de petits trous, dont quelques-uns sont droits, & plusieurs obliques & tortueux. En inferieure, qui est spongieuse, ayant de petites cavitez en forme de labyrinthe, & de petits trous tortueux remplis d'une chair tres-fongueuse, & qui separe la cavité des narines en deux; & en parties latterales, qui sont pleines & plattes, & qui font partie de l'Orbite.

La Crête de Coq.

Cet os a en son milieu une production oblongue, triangulaire, laquelle se termine en pointe; on l'appelle *Crista galli, Crête de coq*, parce qu'elle en a en quelque façon la ressemblance. Elle divise, tout ainsi qu'un Septum, l'os cribleux en deux parties, & elle distingue les productions mammaires du cerveau entr'elles. La crête de coq a sur le devant en la partie d'en haut une protuberance inégale, avec une certaine asperité sinueuse, à laquelle le Sinus superieur de la faulx est fortement attaché.

Le Vomer.

Il y a une autre production qui de la partie d'en bas s'oppose à la crête de coq, laquelle est mince & dure, & elle fait par sa partie superieure la separation des narines, d'où vient qu'on la nomme *Vomer*, & le *Diaphragme, ou l'entre-deux des narines.*

L'usage des trous cribleux.

L'on donne deux usages aux trous cribleux; l'un de donner passage à plusieurs petites fibres, qui venant des productions mammillaires, vont

se

se répandre dans les tuniques qui tapiſſent les cavitez des narines, & l'autre de filtrer les ſeroſitez abondantes du cerveau, leſquelles coulant le long de ces mêmes fibres, tombent dans les narines.

CHAPITRE IV.

Des Maladies des Enveloppes exterieures de la Tête.

LEs principales maladies qui arrivent aux enveloppes exterieures de la tête, ſont le Teſtudo, le Talpa, la Teigne, l'Hydrocephale, les Playes, les Fractures, les Tumeurs gommeuſes, & les Exoſtoſes du crane.

Les maladies des parties exterieures de la tête.

Le Teſtudo eſt une tumeur molle, & aſſez grande, dans laquelle eſt contenuë une matiere ſemblable à de la graiſſe, enveloppée d'un Kiſt, ou membrane deliée.

Ce que c'eſt que le Teſtudo, & le Talpa.

Le Talpa eſt une autre tumeur preſque ſemblable à la precedente, ayant ſeulement un trou dans ſon milieu, qui a beaucoup de rapport à celui que fait une taupe en terre, d'où elle a tiré ſon nom.

Le Kiſte de ces tumeurs peut être formé par les fibres des membranes de la tête, qui étant corrodées, déchirées, & détachées les unes des autres, elles s'allongent, & elles jettent çà & là d'autres petits fibres qui ſe réüniſſent, & compoſent un ſac par leur reünion, qui renferme des matieres que produit le ſuc qui exude au travers des membranes bleſſées.

Leurs cauſes.

Ces Tumeurs ſont aiſées à connoître, mais de tres-difficile gueriſon, parce qu'elles s'attachent ſouvent au crane, & le corrompent, ce qui donne

Leur Prognoſtic.

la mort au malade, si on n'y remedie dés le commencement.

Ce que c'est que la Teigne.

La Teigne est une gale épaisse avec des écailles & des croutes de couleur cendrée & jaunâtre, & d'odeur mauvaise, qui ronge la racine du poil de la tête, & le fait tomber.

Ses especes.

On en constituë trois especes, dont la premiere appellée *Squammosa* ou *Furfureuse*, parce qu'en la frottant elle jette de petites écailles, ne rend que tres-peu de matiere. La seconde nommée *Ficosa*, parce qu'on trouve sous la croute de petits grains de chair semblables à ceux d'une figue, jette une matiere sanguinolente. Et la troisiéme appellée *Corrosive*, a plusieurs ulceres, & un grand nombre de petits trous, par lesquels sort une sanie liquide, & un peu rougeâtre, & elle est souvent accompagnée de la chute du poil.

Sa cause.

Outre ces trois especes, on en remarque encore une quatriéme moins maligne, & familiere aux petits enfans, qui leur couvre souvent tout le visage; on croit qu'elle vient de l'impureté du sang dont ils ont été nourris dans le ventre de leur mere, de même que du vice & de la corruption du lait.

La Teigne vient d'un ferment particulier contenu dans les glandes de la peau. Ce ferment précipitant les parties salines du suc nourricier, les pores de la peau en deviennent plus larges, & les cheveux qui ne tiennent plus, ne manquent pas de tomber.

La Teigne est une maladie contagieuse que les enfans se donnent les uns aux autres. L'on a remarqué avec un bon microscope de petits vers aux cheveux des teigneux qui rongeoient leurs racines, de même que les vers rongent les étoffes. Ces petits insectes ne viennent pas de pourriture, & l'on a peine à croire qu'il y ait jamais eu d'animaux qui n'ayent été produits par le mâle & par la femelle, & principalement ceux qui laissent leur semence ou leurs œufs dans les corps qui leur servent de nourriture; il y a même certains corps & certaines plantes que ces insectes choisissent plûtôt que d'autres pour en faire leur nid; & quelquefois on remarque sur la même plante plusieurs especes d'insectes qui y ont fait leur nid en même temps. Il ne faut donc plus s'étonner, si on voit tant de vers & d'insectes qui mangent les plantes & la chair, c'est toûjours dans le temps de la corruption de ces mixtes, que les semences de ces insectes se développent, parce que ces matieres venant à se fermenter, elles le font germer, de même qu'il arrive au grain dans la terre quand il a été fermenté.

D'où viennent les petits vers qu'on remarque dans la Teigne.

Les petits vers dont on a parlé, & que l'on apperçoit dans les cheveux des teigneux, sortent des petits œufs qui sont attachez aux cheveux, comme le fruit à l'arbre. Aussi-tôt que ces vers sont éclos, ils s'occupent à ronger les cheveux, de même que les chenilles rongent les feüilles.

Son Prognostic.

La Teigne est une maladie qu'il ne faut pas negliger, sur tout lorsqu'elle commence, parce qu'elle est plus facile à guerir.

Ce que c'est que l'Hydrocephale.

L'Hydrocephale est une tumeur aqueuse de la tête, qui dépend d'une abondance de serositez extravasées hors de ses vaisseaux.

Elle est plus familiere aux enfans.

Cette maladie est plus ordinaire aux enfans, qu'aux personnes plus avancées en âge, parce que dans les enfans les membranes des arteres & des vaisseux limphatiques sont tendres, minces & delicates, ce qui est cause que le sang & la limphe les dilatent aisément: c'est pourquoy il en peut arriver facilement des obstructions.

Sa cause.

L'Hydrocephale eſt ordinairement cauſée par la limphe qui s'échappe de ſes canaux naturels, ou veines lymphatiques, ce qui arrive par quelque obſtruction, par les coups, les cheutes, les playes, les compreſſions, enfin tout ce qui eſt capable de faire une ſolution de continuité peut produire cette maladie.

Quelquefois la lymphe eſt renfermée entre la peau & le pericrane, ou entre le crane & la dure-mere; quelquefois elle eſt renfermée entre le cerveau & ſes membranes, & quelquefois même dans les ventricules du cerveau. Dans toutes ces occaſions les vaiſſeaux s'affoibliſſent, leurs pores s'ouvrent extraordinairement, & laiſſent paſſer dans la ſuite les parties les plus groſſieres du ſang, ce qui donne lieu à de fâcheuſes obſtructions.

Ses ſignes.

Lorſque l'Hydrocephale eſt entre le pericrane & le crane, la tumeur eſt molle au toucher. Si l'eau eſt renfermée entre le crane & la dure-mere, ou dans la ſubſtance du cerveau, on a une grande douleur de tête, & un grand aſſoupiſſement, la tête eſt groſſe & peſante, elle eſt enflée aux enfans, le front leur avance en avant, & les yeux pleurent.

Si l'Hydrocephale eſt cauſée par la lymphe, on le connoit au flottement de l'eau que l'on ſent; lorſqu'on preſſe fortement la tumeur. Si la maladie vient d'une contuſion, d'une playe, ou d'une forte compreſſion de la tête, il y aura toûjours du ſang répandu & amaſſé ſous la peau.

Pourquoi la Limphe ne cauſe pas l'apoplexie, lors qu'elle eſt dans les ventricules du cerveau.

On demande pourquoi la lymphe ne cauſe pas l'apoplexie lorſqu'elle eſt contenuë dans les ventricules du cerveau? On répond que cette liqueur n'eſt pas entierement privée d'eſprits, & qu'elle ne vient pas tout à coup, mais qu'elle s'amaſſe peu à peu, ce qui ne cauſe pas un ſi grand dérangement dans les nerfs, que si le torrent de la liqueur inondoit la tête tout à coup.

Les enfans meurent ordinairement de l'Hydrocephale; Si la tête des enfans grossit de jour en jour, c'est un mauvais signe: car elle marque qu'il y a beaucoup de vaisseaux limphatiques ouverts ou rompus. Si les eaux sont répanduës dans les ventricules du cerveau, il n'y a point de guerison à esperer.

Son Prognostic.

Comme la lymphe n'est pas long-temps dans les ventricules du cerveau sans descendre vers la nuque, elle causera bien-tôt des obstructions dans la moëlle de l'épine, d'où il se formera une paralysie; mais pour lors il faut que la lymphe soit seulement en petite quantité: car s'il y en a beaucoup, elle bouchera la moëlle dans son principe, ce qui causera infailliblement la mort.

Si l'Hydrocephale est accompagnée de l'épilepsie, de l'apoplexie, ou de la lethargie, la mort n'est pas fort loin.

S'il arrive un saignement de nez, c'est une marque que la lymphe est acre & piquante: cette maladie dure quelquefois long-temps, & quelquefois on en meurt bien-tôt; Si l'eau est renfermée entre les tegumens, on en peut guerir; mais si elle est sous le crane, il n'y a pas grande esperance.

Les playes de la tête se divisent en celles qui sont exterieures, & non penetrantes, & en celles qui sont interieures, & penetrantes.

Division des playes de la tête.

Les exterieures se divisent aussi en celles qui sont avec fracture du crane, ou sans fracture, comme lors qu'elles ne vont pas plus avant que le pericrane.

Les grandes contusions des tegumens de la tête sont toûjours accompagnées d'un épanchement

D'où vient l'épanchement du sang, & la gangrene aux playes de la tête.

considerable de sang, & de lymphe, ce qui fait une grosse tumeur liquide, qui suppure dans la suite.

La Gangrene survient quelquefois à ces grandes contusions, parce que les liqueurs arrêtées n'ayant plus de commerce avec celles qui circulent, elles se trouvent privées d'esprits, elles deviennent acres & corrosives, de sorte qu'elles rongent les petits tubes qui ont été écrasez par la meurtrissure, & qui n'ont plus de liaison, parce qu'ils sont tout rompus & désunis. On voit donc par là, que la cause immediate de la contusion dépend de deux choses, du mélange confus de tous les petits tuyaux qui ont été rompus, & de l'acrimonie du sang & des autres liqueurs nourrissieres qui achevent de rompre ces petits tubes, que la force du coup avoit commencé à désunir.

Pourquoy les playes du pericrane, & des muscles crotaphites sont dangereuses.

Les playes du Pericrane ne sont pas sans danger, non plus que celles des muscles temporaux, ou crotaphites, à cause de la douleur, de la fiévre, de la convulsion, & des autres fâcheux accidens qui souvent les accompagnent.

Pourquoy les blessures de la tête se guerissent difficilement dans ceux qui ont la verole, ou le scorbut.

Les blessures de la tête & des autres parties du corps se guerissent tres-difficilement dans ceux qui ont la verole, ou le scorbut, parce que leur sang contient un acide acre & corrosif, comme une eau forte qui empêche la réunion. Chacun sçait que pour la réünion il faut un suc nourrissier, dont les particules soient douces, souples, pliantes, & composées de petites branches propres à s'acrocher ensemble, & à former de nouvelles filieres, lesquelles puissent donner moyen au suc nourrissier qui survient toûjours de nouveau, de s'y ranger sans cesse, pour reparer la bréche.

Pourquoy

Il n'y a rien de plus pernicieux pour les playes

de la tête, que l'accez de l'air, parce qu'il eſt chargé d'un acide qui coagule le ſuc nourriſſier à l'embouchure des petits tuyaux des parties coupées, & que ce ſuc enſuite par ſon âcreté mortifie les parties.

l'air eſt pernicieux aux playes de la tête.

Les playes de tête ſont encore tres-dangereuſes dans ceux qui ſont d'une méchante habitude. Elles ſont auſſi plus dangereuſes l'Eté que l'Hyver; & toutefois dans ces playes l'air doit être chaud, dit-on ordinairement: car l'air froid eſt tres-nuiſible aux playes, parce qu'étant rempli d'un acide nitreux, il ſe fourre dans les pores, il les dérange, & les détruit, & qu'en coagulant les liqueurs nourriſſieres, il donne lieu à la gangrene. Enfin ſi l'on pouvoit empêcher que l'air n'entrât dans la playe au moment qu'elle vient d'être faite, & qu'il ne s'écoulât rien des tuyaux, la playe infailliblement ſe réüniroit en tres peu de temps.

Pourquoy les playes de la tête ſont plus dangereuſes l'Eté que l'Hyver.

La cauſe de la fracture du crane vient de quelque chute, ou de quelque coup qu'on a receu par quelque inſtrument tranchant, ou contondant; Cela fait que le crane peut être offenſé en deux manieres, par inciſion, ou par contuſion. Par inciſion, ſi le coup a été donné par quelque inſtrument tranchant; Par contuſion, ſi le coup a été donné par un inſtrument non tranchant, ou par quelque chute.

Les cauſes de la fracture du crane.

On a pourtant établi cinq eſpeces de fractures, qu'on appelle fente, contuſion, inciſion, enfonceure, & contrefente; mais il ſemble qu'on les peut reduire à l'inciſion, & à la contuſion: car la fente, l'inciſion, & la contre-fente ne ſont qu'une eſpece qui ſe reduit à l'inciſion; l'enfoncement & la contuſion font la ſeconde eſpece.

Ses eſpeces.

Il y a deux eſpeces de contuſions, l'une ne détruit point la continuité, qu'on appelle Thlaſis,

Deux eſpeces de contuſion.

& l'autre la détruit, qu'on nomme Enthlasis.

Ce que c'est que le Thlasis.

La contusion qui ne détruit point la continuité, est appellée *Thlasis*, laquelle n'est qu'un enfoncement de l'os sans être rompu, qui arrive principalement aux enfans, parce qu'ils ont les os encore fort tendres, ils sont pliants, & cedent aux coups, ce qui fait qu'ils ne rompent pas, comme on voit qu'un vaisseau d'étain s'enfonce sans se rompre, parce que cette matiere est flexible, & pliante.

Ce qu'on appelle Rogmé & Trikismos.

Lorsque la contusion ne détruit point la continuité, il y a égalité dans l'os, & l'on apperçoit seulement une fente. Lorsque cette fente est apparente, on l'appelle *Rogmé*; mais si elle est insensible, on l'appelle *Trikismos*, ou fente capillaire.

Trois sortes d'incisions.

L'on fait de trois sortes d'incisions qui sont Ecopé, Diacopé, & Apokeparnismos.

Ecopé.

Ecopé est lors qu'on a receu quelque coup à plomb qui n'emporte pas la piece, & que le coup fait seulement une incision.

Diacopé.

Diacopé est lorsque le coup a été donné obliquement, & qu'il penetre dans la substance de l'os sans la couper.

Apokeparnismos.

Apokeparnismos est lorsque le coup a entierement emporté la piece de l'os.

Esphlasis.

On appelle Esphlasis ou *Enthlasis* l'enfonceure qui détruit l'égalité & la continuité de l'os, & qui se fait avec quelque squille. Il y en a de trois especes, qui sont l'Ecpiesma, l'Angisoma, & le Camarosis.

Lecpiesma

L'Ecpiesma est lorsque le crane est enfoncé, & qu'il y a des squilles qui pressent la dure-mere.

Angisoma.

L'Angisoma est lors qu'il y a un enfoncement avec un squille qui se separe, & que cette squille passe sous l'os sain.

Le Camarosis, & ses especes.

Le Camarosis ou Voutture se subdivise en cinq especes. Dans la premiere espece de Camarosis, une partie de l'os s'enfonce en se cassant, & l'autre partie se releve.

Dans la deuxiéme espece de Camarosis, l'os s'enfonce sans aucune fente: cette enfonceure n'arrive ordinairement qu'aux enfans.

La troisiéme espece de Camarosis est une contusion où les bords sont enfoncez, & le milieu de l'os reste enlevé en voute, laissant du vuide par dessous.

La quatriéme espece de Camarosis est celle dans laquelle l'os se releve de lui-même par une vertu de ressort. Cette espece d'enfonçure n'arrive qu'aux enfans dont les os sont encore membraneux, ce qui fait qu'ils ont la vertu de faire ressort.

La cinquiéme espece de Camarosis arrive lorsque la seconde table de l'os s'enfonce, & que la premiere table se remet en son état naturel. Cette espece d'enfonçure ne peut arriver qu'aux enfans, parce que les adultes ayant les os fort durs & secs, ils n'ont point la vertu de faire ressort.

En combien de manieres arrive la contre-fente.

On dit que la contre-fente arrive en trois manieres, dans le même os, en divers os, & en differentes tables.

La Contre-fente arrive dans le même os quand la partie superieure est frappée, & que l'inferieure se casse.

La Contre-fente arrive en divers os, lorsque par exemple l'on tombe sur l'occipital, & que le coronal se fracture.

Enfin la contre-fente arrive en differentes tables, lorsque la premiere est frappée, & que la seconde se casse.

Il n'y a aucune apparence que la contre-fente

arrive aux cranes ordinaires de la maniere qu'on vient de dire ; & si cela est arrivé, il faut que ce soit dans les hommes dont le crane ne fait qu'un os : car on trouve plusieurs cranes humains dans lesquels on n'observe aucunes sutures ; de sorte que dans ces cranes l'os étant continu, il n'est pas difficile de concevoir, que le parietal gauche, par exemple, ayant été frappé par quelque rude coup demeure entier, le parietal droit venant à se fendre, parce que le crane ne faisant qu'une continuité, la partie qui a souffert le coup peut ceder, & le mouvement étant communiqué à l'autre côté, peut le feler, principalement s'il est inégal, & plus foible que l'autre.

Pour ce qui est du contre-coup dans les cranes ordinaires, c'est-à-dire, dans ceux dont les os sont separez par des sutures, la chose se fait en cette sorte.

Quand un homme a receu un coup sur la tête, il est tout étourdi, il tombe quelquefois sur le côté opposé sans se ressouvenir de ce qui s'est passé, & s'il est tombé plusieurs fois. Il peut donc arriver en cette occasion, que le coup qu'il a receu à la tête, lui aura fait une grande playe aux tegumens, sans lui casser le crane, & que la chute qu'il aura faite dans le temps qu'il a perdu la connoissance, n'aura pas fait de playe sensible aux tegumens, quoique l'os se soit fendu ; & comme le malade ne dit point qu'il soit tombé aprés le coup receu, parce qu'il ne s'en souvient pas, & que d'ailleurs on n'a point vû de playe du côté de la fracture, il aura été aisé à ceux qui l'établissent de se tromper dans cette conjecture.

Au reste il ne faut pas croire qu'un homme ne puisse tomber sur la tête, & se la casser sans se faire de playe, puisqu'on voit tous les jours des jambes cassées par des chutes & des coups recûs, sans qu'il paroisse de playes aux chairs.

S'il est arrivé, comme le veulent plusieurs Praticiens, que la table inferieure du crane se soit cassée, sans que la superieure ait été blessée: voicy comme il faut expliquer ce fait. On sçait qu'il y a un espace entre les deux tables du crane, laquelle est remplie d'un certain tissu d'osselets garnis de moëlle fort spongieux, & fort poreux; il faut que ces porositez soient remplies de quelque matiere, s'il est vray qu'il n'y ait point de vuide dans la nature, supposons que ce soit de l'air, un homme ayant receu un coup avec un instrument mousse, la table superieure peut un peu ceder sans se casser; en cedant elle comprime l'air qui se trouve entre les deux tables, la table inferieure étant d'un tissu trop serré, elle ne permet pas le passage à l'air, lequel étant poussé avec impetuosité de ce côté-là, il ne manque pas de la rompre. La raison qu'on vient d'apporter de la fracture de la table inferieure, pourroit encore favoriser l'opinion de ceux qui croyent que le crane se peut fendre par un contre-coup.

Il pourroit arriver qu'il y auroit de la matiere répanduë sur la Dure-mere, sans que la lame superieure du crane fût endommagée, ce qui peut arriver ainsi. La moëlle qui est renfermée entre les deux tables du crane, venant à se corrompre, & à s'aigrir pour quelque raison que ce puisse être, elle corrompt & carie la table inferieure du crane, elle l'use, & la perce, & la matiere tombe sur la Dure-mere.

Les signes qui démontrent que le crane est rompu ou fracturé sont de deux sortes, les uns conjecturatifs, & les autres certains. Les signes des fractures du crane.

Les signes conjecturatifs sont reconnus par les

Signes conjecturatifs.

accidens qui surviennent, comme si le malade blessé à la tête, y sent une grande douleur, s'il est tombé du coup à terre, s'il a eu quelque sincope, s'il a perdu la raison aprés être revenu de la défaillance, s'il a eu un vertige, ou ébloüissement des yeux, s'il a jetté du sang par le nez, par la bouche, & par les oreilles, s'il a un vomissement de bile; enfin s'il a des mouvemens convulsifs, fiévre, rêverie, & autres fâcheux simptomes.

Signes certains.

Les signes certains sont ceux qui se voyent à l'œil, l'os étant découvert, & qu'à l'atouchement du doigt ou de la sonde, on trouve la fracture qui est souvent même accompagnée de quelques accidens cy-dessus.

Leur Prognostic.

Les fractures du crane sont d'autant plus dangereuses, qu'elles sont grandes & profondes, que les squilles blessent la Dure-mere, & que le sang s'y répand, & s'y pourrit, ce qui donne lieu à l'inflammation, & à plusieurs fâcheux accidens.

Tumeurs gommeuses du crane.

Les Tumeurs gommeuses du crane sont des éminences dures, pour l'ordinaire sans douleur, attachées fortement au pericrane, & produites par l'âcreté du suc nourrissier.

Exostoses du crane.

Les Exostoses du crane sont de gros nœuds qui sont sur la superficie de l'os, causez par une matiere épaisse & gluante que l'acidité de la limphe a coagulée. Ces tumeurs sont ordinaires à ceux qui ont la verole.

Leurs signes.

Il est facile de connoître les tumeurs gommeuses du crane; on sent sur la tête des inégalitez qui resistent au toucher, & qui sont quelquefois douloureuses. Elles sont sans douleur, lors que le pericrane n'a plus d'attache avec la tumeur; mais lors que ces tubercules sont attachez avec le pericrane, sur tout dans ceux qui ont la verole, ces tumeurs leur font la nuit des douleurs insupportables, parce que les ſels acres de la tumeur venant à être agitez par la chaleur du lit, ils ébranlent les fibres nerveux du pericrane, & à la fin les os ſe carient à l'endroit de la tumeur.

On peut encore facilement connoître les Exoſtoſes, par ce qu'on en a dit d'abord en les definiſſant.

La cauſe des Tubercules & des Exoſtoſes du crane, & des autres os, ne vient que du ſuc nourriſſier des os, qui s'eſt coagulé par le mélange de quelque ſeroſité acre & acide, extravaſée hors de ſes vaiſſeaux, laquelle en rongeant les petits tuyaux oſſeux, a donné occaſion à l'épanchement du ſuc nourriſſier des os. Leurs cauſes.

Les Tubercules & les Exoſtoſes des os du crane, ſont plus dangereux qu'on ne penſe, parce qu'étant attachez aux membranes, ces membranes à la fin ſe conſument, & les os ſe carient. Si ces tumeurs ſont des ſuites de la verole, c'eſt un ſigne tres-mauvais, & qui nous marque que la limphe eſt dans ſon degré d'âcreté, puiſqu'elle ronge la ſubſtance des os. Leur Prognoſtic.

CHAPITRE V.

Des Enveloppes interieures du Cerveau, qui ſont la Dure-mere, & la Pie-mere.

LE *Crane* étant levé on voit les deux membranes qui enveloppent le cerveau qu'on nomme la Dure-mère, & la Pie-mere. On leur a donné le nom de *Mere*, parce que l'on prétendoit qu'elles étoient les meres de toutes les membranes du corps; On a ajoûté ce mot de *Dure* à l'externe, à cauſe de ſa force & de ſon épaiſſeur, & celuy Pourquoy les membranes du cerveau ſont nommées Dure-mere, & Pie-mere.

de *Pie* à l'interne, à cause de sa delicatesse.

Ce que c'est que la Dure-mere.

La Dure-mere est une membrane fort solide, & épaisse, qui enveloppe toute la masse du cerveau, laissant neanmoins une distance entr'elle & le cerveau, afin que les vaisseaux qui rampent dans sa duplicature ne soient point pressez; que le cours du sang ne soit point interrompu, & qu'elle puisse se mouvoir facilement.

Sa figure, sa grandeur & sa connexion.

Elle a la même figure, & la même grandeur que le cerveau, ne pouvant être ni plus grande, ni plus petite. Elle est fort adherente à la base du cerveau, & suspenduë au crane par les petits vaisseaux qui vont aux sutures. Elle est attachée à la Pie-mere par les nerfs, & par les arteres; & enfin elle s'accommode aux cavitez du crane, n'y ayant pas une fosse qu'elle ne tapisse.

Son mouvement.

La Dure-mere a un mouvement continuel de Diastole, & de Sistole, qui répond à celuy du cœur & des arteres, lequel ne lui vient point du cerveau qui est trop mol; mais elle l'a à cause du grand nombre d'arteres qui sont parsemées dans sa substance.

Sa duplicature.

Cette membrane est double comme les autres tuniques. Sa partie exterieure qui regarde le crane est plus rude, plus ridée, & moins sensible que l'interne, ce qui l'empêche d'être blessée par la dureté des os qu'elle touche. L'interne qui est du côté de la Pie-mere, est blanche, luisante, polie, & enduite d'une humeur aqueuse. Elle est doüée d'un sentiment tres-exquis, d'où vient qu'étant picotée par quelque humeur âcre, elle cause l'éternuëment en se retirant, & se relâchant tout d'un coup, & même des convulsions, & des douleurs fâcheuses, lorsqu'il est de plus longue durée.

Son sentiment.

Elle se redouble dans sa partie superieure; &

par ce redoublement qu'on nomme la *Faux*, elle ſepare le cerveau en deux; & comme cette membrane repliée eſt fortement tenduë, & qu'elle s'attache aux os voiſins, il s'enſuit que quand on eſt couché ſur un des côtez de la tête, le côté ſuperieur du cerveau ne preſſe pas l'inferieur. Cette membrane ſe redouble encore en un autre endroit, & ſepare le cerveau du cervelet; Cet autre redoublement eſt tendu comme le premier, & empêche que quand on eſt couché ſur le derriere de la tête, que le poids de la maſſe du cerveau ne comprime le cervelet. Outre l'uſage de ces redoublemens, qui eſt d'empêcher qu'une partie de cette moëlle ne preſſe l'autre, on en conjecture encore un ſecond, qui eſt que ces redoublemens ſont autant de points fixes, où les fibres charnuës qu'on peut ſuppoſer dans la Dure-mere, aboutiſſent. L'uſage de ces fibres ſera en comprimant la ſubſtance cendrée, de faire paſſer la liqueur qui y aura été filtrée dans la ſubſtance blanche. La Faux.

Il ſe forme quatre *Sinus* en cette duplicature; le premier qui eſt le plus élevé, & le plus long, s'étend dans la partie ſuperieure de la Faux, ſelon toute la longueur de la tête, depuis la racine du nez juſqu'au derriere, où il ſe diviſe en deux Sinus lateraux, qui tout auprés de la ſuture Lambdoïde, deſcendent à la baſe de l'Occiput, & ſe continuent avec le rameau interieur de la veine jugulaire. Au concours de cette diviſion commence le quatriéme Sinus, qui eſt plus court que les autres, & qui penetrant dans l'interieur, va juſqu'à la grande Pineale. Ce Sinus reçoit par la veine qui traverſe le Plexus-Choroïde, & qui lui eſt continuë, le ſang qui vient du troiſiéme Ventricule, & qui doit être reporté par les Sinus late- Ses quatre Sinus.

EXPLICATION DE LA FIGURE IV.

Qui represente la partie droite du Cerveau, separé jusqu'au fond, selon le cours du Ventricule.

A. Le Nez.
B. L'Oreille droite.
C C C C. Une portion de la peau de la Tête pendante.
D. L'origine des muscles de l'Occiput.
E. L'Orbite de l'œil.
F. L'os du front.
G. L'os de l'Occiput.
H H. Le côté gauche du Cerveau couvert de sa meninge épaisse.
I I I. La dure meninge pendante du côté droit.
K K K La Faux.
L. L'extremité de la Faux à la Crête de Coq.
M M M. Le Sinus superieur de la Faux.
N N. Le Sinus inferieur de la Faux.
O. Le grand Sinus du côté droit.
L. L'entrée du conduit superieur de la Faux dans le grand lateral.
Q. Le quatriéme Sinus, entre le Cerveau, & le Cervelet.
R. L'entrée du quatriéme Sinus dans le grand lateral.
S. Le Canal commun des grands conduits lateraux.
T T. Une partie des grands vaisseaux qui vont au Sinus superieur de la faux.
V V Une partie de la grande fente du Cerveau.
X. La partie inferieure & exterieure du Ventricule droit par où un petit rameau de l'artere Carotide passe par le Plexus Choroïde.
Y La partie posterieure & plus grande du Ventricule droit.
Z Une cavité un peu ronde du Ventricule droit, qui ressemble à un dé à coudre.
a La partie superieure & interieure du Ventricule droit sous le corps calleux
b La descente & l'Orifice du Ventricule droit dans le troisiéme, ou moyen
c c c Le Plexus Choroïde Glanduleux.

dd La

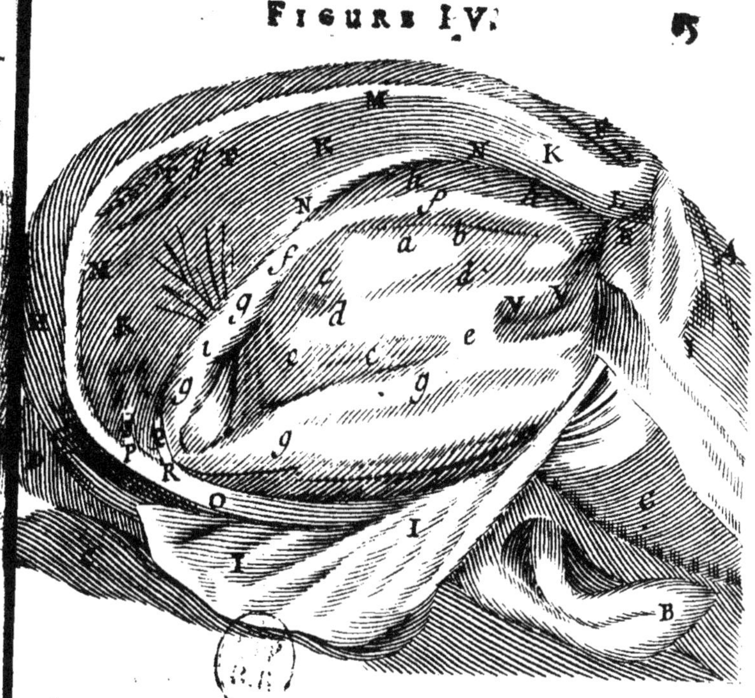

d d La racine de la moëlle de l'épine.
e Le Cerveau continué jusqu'à la moëlle de l'Epine.
f f Le Corps calleux.
g g g g La partie posterieure & inferieure du Cerveau continué jusqu'au corps calleux, & qui forme la cavité du Ventricule droit.
h h Une portion de la partie gauche du Cerveau qui paroît sous la Faux.
i i Les petites arteres qui rampent sur la superficie du Ventricule droit.

---

raux aux veines jugulaires.

On place ordinairement le *Pressoir d'Herophile* là où ces Sinus se réünissent. Le Pressoir d'Herophile.

On remarque dans ces Sinus 1. Que les vaisseaux qui se dégorgent dans le Sinus longitudinal sont disposez dans l'homme, de sorte que les troncs viennent s'y implanter d'une maniere opposée au Ce qu'on remarque dans les Sinus.

courant du ſang qui y eſt contenu ; car le ſang y coule du devant au derriere de la tête, au lieu que les veines viennent s'y décharger du derriere au devant : au contraire dans les animaux qui marchent la tête panchée vers la terre, les tuyaux qui ſe déſempliſſent dans le Sinus ſont diſpoſez ſuivant le cours du ſang. 2. Qu'on peut aiſément voir que les vaiſſeaux qui aboutiſſent dans le Longitudinal, rampent entre les deux tuniques de ce Sinus, avant que de s'y ouvrir, à peu prés comme l'uretere fait dans la veſſie ; Qu'il s'enſuit de là que les Sinus ne peuvent pas s'engorger de ſang, & qu'ils ne le reçoivent qu'à meſure qu'ils ſe vuident, vû que s'il y en avoit, il preſſeroit l'orifice des petits vaiſſeaux, & les empêcheroit de s'y décharger. 3. Que c'eſt dans cette ſeule partie de nôtre corps où les arteres s'anaſtomoſent manifeſtement avec les veines: c'eſt pourquoy ces Sinus battent comme de veritables arteres. 4. Qu'on voit dans le Sinus longitudinal de petites brides, & des fibres charnuës qui peuvent ralentir l'impetuoſité du cours du ſang, & empêcher que les parois ne s'écartent trop.

Outre ces quatre Sinus, on en a trouvé encore huit autres qui ſont fort apparens, quoiqu'ils ſoient plus petits que les précedens. Le premier eſt placé le long de la partie inferieure de la Faux, & va aboutir au quatriéme, le ſecond & le troiſiéme ſont placez entre le grand & le petit cerveau, & vont ſe rendre dans les lateraux, dont ils ne ſont gueres éloignez que de la largeur d'un poulce, ou environ. Le quatriéme, cinquiéme, ſixiéme, & ſeptiéme viennent de la baſe de l'os Sphenoide, & vont aboutir dans les lateraux, auſſi-bien que le huitiéme, qui viennent de la crête de l'os Occipital.

L'usage des sinus est de recevoir tout le sang qui n'a pû être employé dans le cerveau ; ce sang est apporté de toutes les parties par plusieurs veines, qui sont autant de ruisseaux qui se viennent décharger dans ces quatre rivieres, d'où il est ensuite conduit & versé dans les veines jugulaires, qui le reportent au cœur, afin de circuler de nouveau. L'usage des Sinus.

On doit remarquer que tous ces Sinus ont une figure courbée. Leur battement fait insinuer quantité de parties subtiles dans la substance corticale, & de la substance corticale dans la substance blanche, & si les arteres ne se joignoient pas immediatement aux Sinus, pour leur communiquer un sang subtil, le sang qui s'en retourneroit au cœur, n'auroit peut-être pas assez de mouvement.

Pourquoi la circulation du sang dans la tête se fait avec peine.

On doit remarquer icy que la circulation du sang de la tête, se doit faire avec peine en deux situations. La premiere, quand on a la tête panchée en devant : car pour lors le sang du conduit longitudinal monte, au lieu qu'ordinairement il descend. La seconde situation est, quand on est couché sur le derriere de la tête, & qu'elle est un peu basse : car pour lors le sang des jugulaires remonte, au lieu que dans une autre situation il descend.

Que les Sinus servent de bain marie.

Quelques-uns prétendent que l'usage de ces Sinus soit de former comme un bain, dont la chaleur douce & humide sert à la distilation des esprits dans la substance cendrée du cerveau.

D'où vient la pâleur & la rougeur du visage.

Vvillis a découvert dans ces Sinus de petites cordes ou fibres qui les traversent, & croit qu'elles sont la cause de la pâleur & de la rougeur du visage dans la honte, parce que, dit-il, que selon que ces fibres resserrent ou dilatent ces Sinus, le sang y vient, ou s'en retire, ce qui fait rougir ou pâlir,

Les usages de la Dure-mere.

Les usages de la Dure-mere sont, d'envelopper le grand & le petit cerveau, d'empêcher qu'ils ne soient offensez par la dureté de l'os, de diviser le cerveau en deux parties, & de le separer d'avec le cervelet, qui est le petit cerveau, de contenir une chaleur naturelle avec le sang qui sort du bain-marie, pour la generation des esprits animaux.

Ce que c'est que la Pie-mere.

La Pie-mere qui est immediatement sous la Dure-mere, est une membrane tres-fine, & tres-deliée, qu'on a peine à separer de la substance du cerveau, dans les plis & replis de laquelle elle s'enfonce, & descend jusques dans les anfractuositez les plus profondes, où elle conduit les veines & les arteres, ce qui fait qu'elle est beaucoup plus grande que la Dure-mere. De cette meninge deliée prend naissance une petite membrane extrêmement delicate, laquelle revêt les ventricules interieurs du cerveau.

Ses vaisseaux.

Elle est tissuë de quantité de vaisseaux tres-petits qui y forment plusieurs Plexus ou rets admirables, & qui penetrent profondement dans les glandes de la substance corticale. Ces vaisseaux viennent des arteres carotides, des cervicales, & des veines jugulaires qui se joignent ensemble çà & là par des entrelassemens & des inosculations mutuelles, afin que par ce nombre innombrable de petits vaisseaux, il se répande de toutes parts, & en tous les endroits du sang en suffisante quantité pour la nourriture du cerveau, & pour la confection des esprits animaux. *Vvillis* remarque entre ces Plexus grande quantité de petites glandes qui servent à separer une liqueur aqueuse qui humecte ces deux membranes. L'on prétend que cette Pie-mere est fort sensible, & que c'est dans cette membrane que les douleurs de tête ont leur siege principal.

Le siege des douleurs de tête.

L'usage de la Pie-mere est d'envelopper immediatement & mollement le cerveau, jusques dans ses replis & circonvolutions, & de conduire tous les vaisseaux qui entrent dans sa substance, ou qui en sortent.

Les usages de la Pie-mere.

CHAPITRE VI.

Des maladies des Membranes du Cerveau.

Les maladies des membranes du cerveau.

LEs *principales* maladies qui arrivent aux membranes du cerveau, sont les douleurs, l'inflammation, & les playes. Avant que de parler de la douleur de tête, nous dirons quelque chose de la douleur en general.

Ce que c'est que la douleur.

La douleur est une affection commune à tous les sens: car comme, dit *Etmuler*, ils se font tous par le toucher, ou par l'impression de l'objet sensible sur l'organe prochain, laquelle impression est suivie de certain mouvement des esprits dans les organes, ce qu'on appelle sens; s'il se fait une impression si violente sur l'organe qu'il en soit trop émeu, & fasse trop de vibrations, l'esprit sera par consequent agité avec rapidité & vehemence, d'où s'ensuivra le sentiment fâcheux qui resulte de l'impression contre nature, & trop violente de l'objet sur l'organe, ce qui est communément appellée *Douleur*. Ainsi l'émotion vehemente & contre nature de la retine par une lumiere brillante au sortir des tenebres, rend la vision douloureuse, l'ébranlement fort & violent de la membrane de l'ouïe, par un son trop grave & trop violent, rend l'ouïe fâcheuse & douloureuse: ce qui arrive pareillement quand on entend une musique sans accord & inégale. La même chose se trouve dans le goût, & dans l'odorat ; mais particulierement dans le toucher, lorsque les petites fibres nerveuses sont touchées par quelque objet qui les remuë fortement, & avec quelque violence, alors il s'ensuit certain sentiment fâcheux, qui est nommé proprement douleur.

L'organe du toucher, & comment la douleur se fait.

Nous avons déja dit que toutes les fibres sont l'organe du toucher, sçavoir celles des mammellons qui sont sous l'épiderme dans l'état naturel, & tout le reste du sistéme des fibres dans l'état contre nature, où la douleur se trouve particulierement. Ces fibres composées d'autres fibres tres-delicates, venant à être arrachées ou déchirées par l'action & le mouvement trop impetueux de l'objet, ou de quelque autre maniere, se détachent violemment l'une d'avec l'autre, ce qui fait des vibrations si violentes & si subtiles, que les esprits animaux sont à cette occasion portez avec rapidité au cerveau, où ils representent ce que nous appellons douleur : c'est pourquoy la douleur est souvent suivie de la convulsion, lorsque la premiere est longue ou violente, sçavoir à cause du mouvement impetueux & dereglé des esprits animaux, telle est la convulsion qui survient à la piqueure douloureuse d'un nerf.

Pourquoy la douleur est souvent suivie de la convulsion.

Pourquoy elle s'augmente, & devient insupportable

Si les fibres étant déja offensées, & un peu déchirées, sont touchées par un objet qui agisse par une impression seulement naturelle, alors elles redoublent leurs vibrations, & representent une nouvelle douleur. Par cette raison, pour peu qu'on touche aux parties blessées, on y cause des douleurs insupportables, beaucoup plus grandes neanmoins dans les parties nerveuses, qui ont beaucoup de fibres, que dans les parties sanguines qui ont moins de fibres, & qui les ont plus dispersées.

On connoît par là facilement la cause prochaine de la douleur. La cause éloignée est tout ce qui peut donner occasion à la douleur en touchant ; & comme il y a une infinité de choses, de là naissent les diverses manieres de douleur, & les differens noms qu'on luy donne. Les especes de douleurs sont innombrables, chaque objet agissant d'une maniere particuliere, & chaque partie recevant differemment l'impression. Les causes éloignées internes de la douleur sont principalement l'acide vicié, qui cause des douleurs, & des errosions tres-cruelles, en piquant : car il y a dans tous les acides des particules aiguës & dures en même temps, qui s'insinuent dans les fibres, les piquent, les déchirent, les separent, & causent cette douleur criante. Il y a même quelquefois un sentiment d'ardeur & de brûlure, par exemple, si on verse une petite goute d'esprit de nitre sur la peau, l'acide excessif de cet esprit donnera une douleur cuisante, avec un sentiment tel que le feu nous cause quand il nous brûle. Cette douleur se trouve dans la goute, dans la siatique, dans l'éresipele, dans la pleuresie, & dans les autres affections qui dépendent de l'acide. Cette douleur est tantôt vague, & tantôt fixe suivant que le sujet est plus ou moins mobile. La douleur vague se rencontre dans la goute vague scorbutique, la douleur fixe se trouve dans la goute ordinaire des articles, & dans la colique par un mucilage visqueux, acide, qui croupit dans les cellules du colon. Les causes externes sont les contusions, les playes, les déchirures, & les piqueures des parties nerveuses, qui excitent une douleur extrême.

Causes de la douleur.

On établit ordinairement dix especes de douleur. 1. *La douleur avec pesanteur*, dans laquelle

Les especes de douleur.

La douleur avec pesanteur.

on ressent une espece de poids pesant. Elle arrive aux parties peu ou point du tout sensibles, gonflées, sensibles, & farcies d'une matiere crasse & visqueuse, qui represente le sentiment de pesanteur. Comme à l'escyrrhe du foye, & au calcul des reins, lorsqu'il est gros & immobile. Cette matiere est tantôt grossiere, & peu acre, tantôt fluide, mais insipide ou douce, comme la pituite, le sang, le serum, la limphe.

La douleur piquante.

2. *La douleur piquante.* Elle est particuliere des membranes, on ressent alors de la douleur, comme si on piquoit les membranes avec des épingles, ou des instrumens pointus. Cette douleur se trouve dans la pleuresie &c. par l'acide, qui picote la membrane qui fait des crispations convulsives qui redoublent la douleur.

La douleur aiguë.

3. *La douleur aiguë.* Elle a du rapport avec la précedente, & est jointe à un sentiment de perceure ou crebration, comme dans la goute, dans l'éresipele, dans la colique, dans la cephalée par des viscositez plus ou moins acides, engagées dans la partie qui semble être percée par une terriere, ou par un pieu.

La douleur avec pulsation.

4. *La douleur avec pulsation.* Elle est ainsi nommée à cause du battement de l'artere qu'on y remarque exactement : car à mesure que l'artere bat, la douleur redouble. Elle arrive quand le mouvement du sang par les arteres est empêché dans quelque partie douloureuse, particulierement dans l'amas des humeurs, & dans les tumeurs qui y surviennent. Cette espece de douleur est propre aux inflammations, par exemple, à l'inflammation causée par une épine fichée dans le doigt.

La douleur Osteocope.

5. *La douleur Osteocope*, ou avec sentiment de fraction ou de contusion. On la nom meainsi,

parce qu'il ſemble qu'on rompt, ou qu'on frappe les os avec un marteau. Elle eſt familiere aux verolez, qu'elle afflige particulierement la nuit, & aux ſcorbutiques; le perioſte ou la membrane qui revêt les os, eſt ſeulement affectée & picotée par un acide viſqueux qui excite des douleurs profondes, comme ſi on frappoit, ou rompoit les os à coup de marteau.

La douleur avec tenſion.

6. *La douleur avec tenſion* particuliere aux parties membraneuſes, ou enveloppées de quelque membrane épaiſſe, & qui ne ſont d'elles-mêmes doüées d'aucun ſentiment du toucher, ou fort obſcurément. S'il ſe fait quelque amas dans ces ſortes de parties, la membrane qui les enveloppe ſe diſtend, & produit ce ſentiment; ainſi la moitié de la tête ſe diſtend quelquefois dans le mal de dents, & l'abdomen dans la colique venteuſe, dans le tympanites, & dans l'aſcite.

La douleur rongeante.

7. *La douleur rongeante*, ou mordicante avec démangeaiſon, comme ſi de petits vermiſſeaux rongeoient, & picotoient: C'eſt un âcre ſalé qui corrode & picote les parties membraneuſes.

La douleur déchirante.

8. *La douleur déchirante*, comme ſi quelqu'un nous déchiroit avec les ongles, arrive ſouvent aux cuiſſes, & eſt propre aux membranes. Elle procede d'un acide âcre, pur ou auſtere, familier aux ſcorbutiques: quoique le mal reſide en un ſeul point de la partie, elle eſt neanmoins quelquefois entierement affligée par le conſentement des membranes ou des nerfs.

La douleur avec ardeur.

9. *La douleur avec ardeur*, où il ſemble que des étincelles de feu nous brûlent. Elle dépend d'un acide âcre, ſubtil & volatile, qui afflige les parties fibreuſes & membraneuſes, comme dans l'ériſipele, où la partie membraneuſe ſolide ſouffre, comme ſi on y avoit verſé quelques goutes

d'esprit de nitre rectifié. Cette douleur ardente vient souvent de l'effervescence des humeurs contenuës, & de l'acide volatile prédominant.

La douleur engourdie.

10. *La douleur engourdie* qui est engendrée par un acide peu âcre, qui altere les fibres d'une maniere singuliere, & leur donne une espece de stupeur.

Prognostic de la douleur.

La douleur en quelque partie du corps qu'elle soit, n'est point à negliger, parce qu'elle annonce toûjours quelque maladie. Il arrive quelquefois dans les grandes douleurs, que le pouls est intermittent, ce qui ne doit pas étonner les Medecins, puisque c'est une chose assez frequente, & que le pouls reprend sa mesure ordinaire, d'abord que la douleur est passée.

La douleur de tête.

La douleur de tête est externe ou interne; l'externe occupe le Pericrane, & l'interne les deux meninges. Celle-là s'irrite en renversant les cheveux, & en touchant la tête; & celle-cy s'appaise en la pressant. Au reste l'une & l'autre douleur s'étendent jusqu'aux yeux, & font beaucoup de mal, parce qu'ils reçoivent des meninges leurs membranes cornées, & uvées, & du pericrane la conjonctive.

Ses especes.

La douleur est encore distinguée en cinq especes, qu'on nomme Cephalalgie, Cephalée, Migraine, Oeuf, & Clou.

La Cephalalgie.

La Cephalalgie est une douleur periodique assez cruelle, qui occupe toute la tête. Elle a coûtume d'incommoder aprés la crapule, dans les fiévres ardentes, & dans le changement d'air, & elle ne dure pas long-temps.

La Cephalée.

La Cephalée est une douleur de tête continuë & obstinée, qui a une cause fixe dans la tête, & enracinée dans quelqu'une de ses parties.

La Migraine.

La Migraine est une douleur periodique, ordinairement longue & opiniâtre, qui n'occupe que la moitié de la tête depuis la suture sagitale, qui separe la tête en deux regions, l'autre moitié étant sans douleur.

L'Oeuf.

L'Oeuf est une douleur d'une partie de la tête, entre la suture sagitale & la temporale, ainsi nommée à cause que la partie douloureuse n'excede pas la grandeur d'un œuf.

Le Clou.

Le Clou est une douleur qui n'occupe qu'une petite place de la grosseur d'un clou, où elle est fixe & arrêtée comme un clou qui y seroit fiché. Elle differe de l'œuf, à raison de la grandeur de la partie affectée, & parce que la douleur de l'œuf est tantôt plus, tantôt moins violente, au lieu que celle du clou est continuë & durable dans le même point, à moins que quelque cause externe ne l'augmente par hazard.

Pourquoy la douleur de l'Occiput est jointe avec un sentiment du froid.

Il arrive quelquefois que l'Occiput fait mal, sur tout aux femmes, & la douleur est alors jointe avec un sentiment de froid, comme s'il y avoit de la glace renfermée dans cette partie. Cette indisposition arrive par le consentement de la matrice. Les vieillards tant hommes que femmes, sont sujets à une semblable douleur froide du Sinciput; mais c'est d'une autre cause.

La Cephalalgie essentielle.

La Cephalalgie se distingue en essentielle & sympathique. Elle est essentielle lorsque la cause & l'origine du mal est dans la tête, par exemple, quand la douleur vient d'une playe à la tête. Elle est sympathique, ou par consentement, lorsque le vice est dans la masse du sang, ou dans quelques parties inferieures. Le consentement de ces parties produit la Cephalalgie sans aucun envoy de vapeurs ou d'humeurs par la seule communication des membranes de la tête avec toutes les parties membraneuses, & par certaines paires de nerfs: car comme le vomissement survient par le consentement seul aux contusions, & aux playes des membranes du cerveau; & comme le jeûne produit le vertige, par le consentement seul, de même le consentement du ventricule peut exciter une cruelle douleur de tête. La même chose se peut dire de la matrice: car le sistême nerveux de tout le corps compatit avec la matrice, ou avec les parties annexées, comme il paroît dans le travail de l'accouchement, où la convulsion survient quelquefois par la simpathie des membranes, & de toutes les parties nerveuses: Par consequent le vice de la matrice peut affliger les membranes sensibles, & causer une douleur cruelle.

La Cephalalgie simpathique.

La Tête est malade par consentement, par le vice de la masse du sang, lors qu'étant trop abondant & ramassé aprés la suppression d'une évacuation accoûtumée, ou agité par une effervescence contre nature, il distend les petits vaisseaux des meninges: c'est la cause assez frequente de la Cephalalgie; alors la douleur est jointe à certain sentiment de pulsation à la tête, & le mal plus ou moins grand, à proportion du gonflement de sang. Par cette raison la chaleur de l'Esté, & des jours caniculaires, & le Soleil où on demeure long-temps, font rarefier le sang, & celuy-cy rarefié, fait le mal de tête. Les exercices violens du corps qui augmentent la rapidité du mouvement circulaire du sang, & sa fermentation font le même effet. L'excez du vin & de la biere gonfle pareillement, & on est sujet à la Cephalalgie le lendemain de l'yvresse, à moins que la sueur de la nuit ne la previenne: Par cette raison le refroidissement de la tête, & la transpiration du sang empêchée, produit la Cephalalgie, lorsque les matieres qui doivent transpirer, demeurent dans le sang, & y font effervescence. La suppression des mois est suivie ordinairement par des Cephalalgies opiniâtres, & quelques femmes mêmes sont affligées par des grands maux de tête un jour ou deux avant l'éruption de leurs mois par le gonflement du sang qui arrive en ce temps-là. Toutes les fiévres tierces, les continuës, & les malignes sur tout, sont accompagnées de semblables douleurs de tête, comme nous voyons tous les jours par le gonflement, & la fermentation augmentée du sang.

De ce genre est l'acrimonie de la masse du sang dans le scorbut : car les scorbutiques sont tourmentez par des maux de tête tres-rebelles, & tres-vifs, qui ne viennent pas du vice propre de la tête, mais de la masse du sang abondante en sel âcre scorbutique qui picote les membranes du cerveau. Le consentement du ventricule donne pareillement la Cephalalgie, c'est l'espece la plus frequente, & on a vû une douleur atroce de tête jointe au vomissement d'un phlegme acide, & une migraine causée par une bile contre nature dans la cavité de l'estomac. Ceux qui ont des indigestions, les hypochondriaques, & les scorbutiques sont exposez aux douleurs de tête par le vice de l'estomac, qui est le plus souvent farci d'un mucilage visqueux. La matrice, comme nous avons déja dit, cause souvent des Cephalalgies, particulierement celles de l'Occiput, qui representent un sentiment de glace. Les reins donnent aussi le mal de tête, & on a vû une migraine causée par le changement de situation d'un calcul dans le rein du même côté. Enfin les vers des intestins donnent des maux de tête opiniâtres, en picotant, & rongeant les fibres nerveuses de ces parties.

Causes des Cephalalgies essentielles.

Les Cephalalgies par essence sont quand le mal & sa racine sont dans la tête même, comme dans le clou & dans l'œuf, lorsque quelque matiere visqueuse, acide, nommée vulgairement tartre, ou du sang grumelé, est ramassé sous le crane, ou en quelque autre endroit, & y cause une douleur fixe & limitée. C'est ce qui arrive frequemment, non pas toûjours dans la migraine, où le mouvement du sang est arrêté dans quelques rameaux des vaisseaux d'un côté de la tête : car la Duremere & le cerveau sont divisez en deux parties, dont l'une est attaquée dans la migraine. Le mal de tête est encore essentiel, lorsqu'il y a des vers engendrez dans le cerveau, ce qui est ordinaire dans la fiévre Hongroise, qu'on nomme vulgairement douleur vermiculaire de la tête, & on a vû des Cephalalgies rebelles & continuës, gueries par les vers qui sortirent par le nez. Les calculs engendrez dans le cerveau produisent le même effet, & terminent le mal par leur expulsion par le nez. Quelquefois certaine humeur lente & visqueuse, engendrée par le vice de la derniere digestion, ou de la digestion propre, s'insinuë entre les sutures du crane, & les detache l'une de l'autre avec beaucoup de douleur. La verole engendre des maux de tête terribles & implacables, particulierement dans la nuit, & cela se fait en cette maniere. L'acide malin qui surabonde dans la verole, corrompt tellement l'aliment prochain du crane, qu'il dégenere successivement en une matiere visqueuse & acide, qui se ramasse dessus ou dessous le crane, & y produit des tumeurs comme dans les autres os, que l'on appelle, nodus veroliques, qui rongent ensuite les os mêmes & le crane, d'où s'ensuit la carie & la douleur insupportable. Souvent il y a des abcez dans les parties internes de la tête, d'où s'ensuivent de grandes Cephalalgies, & on a vû un vomica interne, lequel s'étant rompu, le pus sortit par le nez, par la bouche, & par les yeux.

Les blessures externes de la tête, les contusions, les playes, les chutes, les fardeaux trop pesans, & telles autres causes laissent frequemment de longues Cephalées ou migraines, entant qu'ils offensent ou le crane, ou le pericrane, ou qu'ils font quelque fissure au crane, par où l'humeur, ou le suc nourrissier sort hors des deux tables, & tombe successivement sur les tuniques, ce qui excite la douleur; le sang extravasé fait la même chose.

La Lymphe vitiée, ou qui croupit en quelque endroit de la tête, ou quelque humeur visqueuse & acide qui se ramasse de la nutrition vitiée des membranes, ou déposé dans la tête de quelque autre maniere, excite des Cephalalgies tres-douloureuses & longues, sur tout aux vieillards. Si cette matiere qu'on connoît vulgairement sous le nom de tartre, occupe un côté de la tête, où elle empêche la circulation, c'est la migraine, à quoy les préparations du Mercure sont tres-bonnes, parce qu'elles dissolvent & attenuent la matiere qui occupe la tête. Cette même matiere est la principale cause du clou & de l'œuf, que le vulgaire nomme Cephalalgies, ou Cephalées par une cause froide, qui sont accompagnées d'une pesanteur de tête, ou d'une douleur avec pesanteur; la tête est plûtôt froide que chaude, la douleur est opiniâtre, & tourmente tant la nuit que le jour. A l'égard de la Lymphe, elle cause des douleurs de tête, comme il paroît par le catarrhe, particulierement par le corysa, ou enchifrenement, qui est accompagné au commencement d'une douleur avec tension par le vice de la Lymphe retenuë dans les glandes qui doivent l'exprimer.

Leurs Periodes.

Il y a une chose singuliere dans les Cephalalgies qui demande nôtre attention, sçavoir les Periodes qu'elles gardent regulierement : car on en a vû une qui commençoit au lever du Soleil, & alloit s'augmentant jusqu'à midy, qu'elle étoit dans sa plus grande violence, elle declinoit ensuite comme le Soleil. On a encore observé une migraine vehemente qui avoit duré quinze ans continuels, depuis un accouchement naturel, & qui fut appaisée sans aucun remede au bout de ce temps-là par l'accouchement d'un fils. Enfin on a vû une migraine periodique du côté droit, qui revenoit tous les huit jours, sçavoir le Lundy à la même heure, duroit trente heures avec beaucoup de vehemence, aprés quoy le malade demeuroit fort sain pour huit jours.

Les signes de la Cephalée.

On connoît que la Cephalée est par consentement, lors qu'aucune cause n'a précedé à la tête, ou quand il n'y a aucun vice dans les fonctions animales; de plus par la douleur changeante, tantôt plus, tantôt moins violente; au lieu que la douleur essentielle est continuë. Il y a des signes qui marquent la mauvaise constitution de la masse du sang. Les fonctions de quelques parties inferieures sont blessées, & suivant que cette partie va, le mal de tête augmente, ou diminuë. Quand la Cephalalgie est essentielle, il est difficile de connoître la cause dont elle dépend, parce que les vers, les calculs, les abscez de la tête sont tres-obscurs, & n'ont aucuns signes certains. La pesanteur de tête, l'assoupissement, la froideur, la vieillesse &c. témoignent assez que la migraine vient d'une Lymphe, ou d'une matiere sereuse, visqueuse,

visqueuse & acide, sur tout si ces signes se trouvent joints.

Les Urines cruës, c'est-à-dire, blanches, & claires, sont un mauvais signe dans les grandes douleurs de tête avec la fiévre aiguë. La douleur forte de la tête qui passe d'abord sans aucun changement critique, est mortelle, c'est une marque de la gangrene du cerveau, ou de la perte absoluë du sentiment dans les membranes du cerveau. Les parties externes froides dans la douleur de tête sont de mauvais augure. La douleur continuelle & vehemente au front & aux tempes, avec la fiévre aiguë, & un mauvais simptome arrivant le quatriéme jour, annoncent la mort au septiéme. S'il survient à la douleur de tête quelque excretion manifeste, ou d'eau, ou de sang, ou de pus par la bouche, par le nez, ou par les oreilles, dont il y a plusieurs exemples, c'est un signe de guérison; Si aprés la guérison des maladies des parties inferieures, il succede une douleur de tête violente sans aucune excretion manifeste, il y aura un abcez au cerveau; Si dans la fiévre jointe au mal de tête, on se plaint d'un mal de cœur, ou de quelque picotement, ou resserrement de poitrine, il surviendra un vomissement bilieux. Les douleurs de tête soporeuses avec pesanteur sont dangereuses aux femmes grosses.

Le Prognostic.

Si par quelque piqueure ou déchireure la Duremere souffre inflammation, on sent d'abord une douleur & une pesanteur à la partie, les yeux deviennent bouffis & enflammez, le visage est rouge & enflé, le malade est assoupi, la fiévre s'allume, il a le pouls dur & des frissons, & le sang sort souvent par le nez, par les oreilles & par la bouche, ce qui arrive aussi dans les grandes commotions du cerveau.

Les signes de l'inflammation de la Dure-mere.

Les ſignes de ſa piqueure ou dechirure.

On juge que la Dure-mere eſt piquée ou déchirée, quand il y a quelques ſquilles pointuës qui la percent.

Les ſignes de ſa compreſſion.

Si les os ſont enfoncez, ou bien que les pieces d'os ſoient écartées, ce qui fait juger qu'il y peut avoir du ſang épanché, en cette occaſion on peut dire que la Dure-mere eſt comprimée.

Les ſignes de ſa coupure.

Si l'inſtrument avec lequel la playe a été faite, eſt tranchant, & que la fracture occupe un grand eſpace, on peut dire que la Dure-mere eſt coupée.

Les ſignes de la matiere répanduë ſur elle.

Si l'os eſt fellé, & que le malade ſoit aſſoupi, qu'il ſorte du ſang par la bouche, par les oreilles, ou par le nez, ou bien ſi la fiévre s'allume, on peut dire qu'il y a de la matiere répanduë ſur la Dure-mere.

Les ſignes du ſang répandu.

Lorſqu'il y a du ſang répandu ſur la Dure-mere, ſon poids comprime le cerveau, & les arteres qui le ſoûlevent par leur battement, & c'eſt d'où vient la peſanteur.

Pourquoy les yeux deviennent bouffis & enflammez lorſque la Dure-mere eſt bleſſée.

Les yeux deviennent bouffis & enflammez, parce que les Sinus de la baſe du Crane étant des productions de la Dure-mere, recevant tout le reſidu du ſang qui vient des veines qui ſe diſtribuent à l'œil, ſi la Dure-mere ſouffre quelque inflammation, elle la communique aux Sinus, & elle s'oppoſe au retour du ſang, que les veines doivent verſer dans ces petits reſervoirs, & comme le ſang arteriel fait effort pour ſe dégorger, il faut neceſſairement que le globe de l'œil qui eſt preſſé par le flux du ſang arteriel, & par celuy du ſang venal, s'enfle, groſſiſſe, & s'enflamme.

Pourquoy l'inflammation des paupieres.

L'inflammation des paupieres vient de l'inflammation du Pericrane, parce que la membrane interieure des paupieres en eſt une production, & l'inflammation du Pericrane vient des coups & des playes qu'il a receu.

Il faut observer que l'inflammation des yeux n'arrive pas aussi-tôt que la blessure a été faite, elle ne paroît quelquefois que le troisiéme, le quatriéme, ou le cinquiéme jour, parce que l'inflammation ne se communique pas tout d'un coup, mais par degrez, & que la Dure-mere, par exemple, commençant à s'enflammer dans la partie superieure, l'inflammation a un grand trajet de chemin à faire avant qu'elle soit arivée aux yeux.

Pourquoy l'inflammation n'arrive pas aussi-tôt que la blessure a été faite.

Le visage ne devient dur & bouffi, que parce que l'inflammation de la Dure-mere oblige une partie du sang qui monte à la tête par les carotides internes, à regorger à l'endroit qu'elles percent la Dure-mere dans les parties voisines, & dans les carotides externes, dont les branches arrousent le visage.

Pourquoy le visage devient dur & enflé.

C'est aussi par cette raison que le sang sort du nez, des oreilles, & de la bouche, parce que le regorgement du sang fait qu'il se rompt des vaisseaux dans toutes ces parties.

Pourquoy le sang sort du nez, & des oreilles dans l'inflammation de la Dure-mere

L'assoupissement ne vient que de ce que la circulation du sang étant interrompuë, il sejourne dans les vaisseaux qui arrousent la Dure-mere, ils la compriment, & par leur compression ils ferment le cerveau; & s'il est vray que la veille ne vient que de ce que le cerveau est libre & ouvert, il s'en doit suivre que le cerveau étant pressé l'assoupissement doit arriver.

D'où vient l'assoupissement aprés les blessures de la Dure-mere.

La matiere qui s'est répanduë sur la Dure-mere venant à se corrompre, elle peut entrer ensuite dans le sang, & causer la fiévre: car il est manifeste qu'une goute de pus entrant dans le sang, doit causer la fiévre, comme on voit qu'elle arrive à ceux qui ont des abcez dans les poulmons, & même dans les parties exterieures du corps

D'où vient la fiévre aprés la blessure de la Dure-mere.

qui ne ſont gueres jamais ſans fiévre.

D'où vient que le poux eſt dur & profond.

Le Pouls eſt dur ou profond, parce que la circulation du ſang ne ſe faiſant plus avec liberté dans le cerveau, ſa décharge ne ſe fait pas ſi abondamment dans le cœur, qui ne le verſe pas avec tant de profuſion dans la grande artere, ce qui doit cauſer un pouls profond.

D'où viennent les friſſons.

Les Friſſons pourroient bien venir de ce que la matiere qui eſt répanduë ſur les membranes du cerveau, venant à s'aigrir par ſon ſejour, elle picote ces membranes, ce qui peut cauſer des mouvemens convulſifs aux meninges; ils mettent en deſordre tous les eſprits qui ſont dans le cerveau: de ſorte qu'étant pouſſez tumultueuſement dans les nerfs qui les portent dans les muſcles; cette irregularité avec laquelle les muſcles reçoivent les eſprits, cauſe les fremiſſemens ou mouvemens irreguliers, & mal ordonnez.

Pourquoy celuy qui a receu un coup tombe par terre.

Celuy qui a receu le coup tombe par terre, parce qu'ayant ébranlé toute la maſſe du cerveau, il met les eſprits en deſordre & en déroute, de maniere qu'étant portez ſans ordre tantôt d'un côté, tantôt d'un autre, s'ils abandonnent, par exemple, les nerfs qui ſe portent dans les muſcles qui font que l'homme ſe ſoûtient droit, ou bien s'il y en a plus dans un muſcle que dans un autre, il faut neceſſairement que le bleſſé tombe par terre, n'étant plus balancé par la contraction égale des muſcles.

Pourquoy on ne diſtingue plus les objets quãd on a receu le coup.

On ne diſtingue plus les objets, & on n'entend plus, on a perdu tous les ſens, parce que les eſprits n'étant plus portez avec ordre dans les organes, ou bien même les abandonnant, il faut que les ſenſations manquent.

Pourquoy les objets

Quand le bleſſé ſe releve, tous les objets luy ſemblent tourner, peut-être parce que le coup qu'il a receu, ayant mis les esprits dans un violent mouvement, & étant dereglez ils pirouëtoient autour du nerf optique, qui luy impriment quelque chose de leur mouvement, les rayons des objets de dehors tombant sur la retine, à laquelle les esprits ont imprimé leur pirouëtement, ces rayons de lumiere par lesquels nous voyons les objets suivant le même mouvement, il faut necessairement que les objets externes semblent pirouëter, puisque nous ne voyons que par le moyen des rayons qu'ils renvoyent, & à qui ce mouvement arrive comme aux esprits.

semblent tourner quand le blessé se releve.

On rend les urines & les excremens involontairement, parce que les esprits ne se portant plus dans le Sphinter de la vessie, & de l'anus, ils n'ont plus la force de se resserrer; d'où suit necessairement l'écoulement involontaire des excremens.

Pourquoy on rend les urines & les excremens involontairement.

La défaillance du cœur n'arrive que parce que les esprits ne s'y portent plus, ce qui fait que le cœur n'ayant plus la force de se contracter, il ne pousse plus le sang dans les parties, d'où vient la défaillance.

D'où vient la défaillance du cœur.

Le vomissement n'arrive que de ce que le cours des esprits ayant été interrompu pour un temps, & venant à reprendre tout d'un coup leur cours ordinaire par la grande quantité qui s'est ramassée dans le cerveau, ils viennent tout d'un coup à rompre les barrieres, & la digue, & se portent avec impetuosité dans le ventricule, où ils excitent le vomissement.

D'où vient le vomissement.

Si le vomissement arrive peu de temps aprés, c'est une marque que l'ébranlement n'a pas été fort grand; Au contraire, si le vomissement est long temps à arriver, c'est une marque que l'ébranlement du cerveau a été fort violent, parce

D'où vient que le vomissement est plus long temps à arriver, lorſque le cerveau a receu un grand ébranlement, que lors qu'il en a receu un petit.

que dans les grandes ſecouſſes du cerveau l'inflammation du cerveau en eſt plus grande, & auſſi par conſequent l'obſtruction : mais dans les petites ſecouſſes, l'inflammation n'étant pas fort grande, l'obſtruction ne doit pas auſſi être ſi grande ; ainſi les eſprits n'ont pas beſoin de tant de force, ni d'un ſi long-temps pour rompre les empêchemens qui s'oppoſent à leur retour dans le cerveau.

D'où vient que l'on rend la bile lorſque l'ébranlement du cerveau a été fort grand.

Quand l'ébranlement du cerveau a été violent, on rend de la bile dans le vomiſſement, au lieu que dans l'autre on ne rend que les alimens. On rend la bile, parce que les ſecouſſes du ventricule étant fort grandes, ces violens mouvemens agitent la veſſicule du fiel qui ſe dégorge dans le ventricule, ce qui fait qu'on vomit la bile ; au lieu que lorſque les mouvemens ne ſont pas violens, les ſoulevemens pouſſent les alimens ſans bile.

Cauſes qui peuvent produire l'épanchement du ſang ſur le cerveau.

La bleſſure du cerveau, & l'épanchement du ſang ſur ſa ſubſtance peut arriver par la grande commotion qui a rompu quelque vaiſſeau, ou bien par un coup qui a piqué ou rompu la Duremere, lequel a penetré juſqu'au cerveau, ou bien enfin c'eſt du pus qui eſt entré dans la Dure & Pie-mere qui s'épanche ſur le cerveau.

Les ſignes de cet épanchement.

Dans tous ces cas la fiévre ſurvient avec des redoublemens & des friſſons accompagnez de vomiſſemens, de convulſions, de délire, de lethargie, d'apoplexie, & quelquefois le foye ou les poûmons s'abſcedent.

Les ſignes qui marquent que les poulmons ou le foye s'abſcedent.

On connoît que le foye ou les poûmons s'abſcedent par une douleur fixe aux côtez de la poitrine, ou dans la region du foye, & par des friſſons réïterez.

Nous avons déja dit que la fiévre arrive par le pus

qui entre dans le ſang, & que les redoublemens viennent de l'augmentation du pus qui s'inſinuë dans le ſang. Ce pus qui s'eſt aigri dans le cerveau, venant à paſſer dans les veines, devient un ferment qui produit une efferveſcence au ſang, qui augmente ſon mouvement auſſi-bien que ſa chaleur, & toutes les fois que le ſang ſe charge d'une nouvelle matiere pourrie & purulente, les redoublemens arrivent.

D'où viennent l'efferveſcence & l'augmentation du mouvement du ſang.

Cette matiere aigre venant à entrer dans toutes les parties du corps, elle picote les nerfs, elle irrite les membranes & le ventricule, elle entre tantôt dans un muſcle, tantôt dans un autre, ce qui cauſe des friſſons, des vomiſſemens, des mouvemens dereglez & convulſifs, qui ſont des ſignes que la maſſe du ſang eſt infectée, que le cours des eſprits eſt fort agité, & que le délire & la lethargie doivent ſuivre.

D'où viennent les mouvemens dereglez, & convulſifs.

La grande inégalité du cours du ſang dans les redoublemens de la fiévre, & la matiere épanchée qui commence à penetrer & à corrompre la ſubſtance du cerveau, cauſent le delire.

D'où vient le delire.

Lorſqu'il y a beaucoup de ſang répandu ſur le cerveau, qu'il eſt dans un tres-grand mouvement, & dans une grande alteration, cela cauſe la lethargie.

D'où vient la lethargie.

La peſanteur du ſang épanché preſſe le cerveau, & la grande agitation du ſang fait que les parties groſſieres ſe débaraſſent des plus ſubtiles, qu'elles s'engagent à l'entrée des pores des glandes, & qu'elles ferment le paſſage aux eſprits, de ſorte que le cerveau ſe trouvant oppreſſé par le poids de la matiere, le malade tombe dans un profond aſſoupiſſement.

D'où vient l'aſſoupiſſement.

Mais lorſque cette matiere extravaſée ſe diſſipe, & que les parties groſſieres ſe dégagent par

D'où vient la phreneſie

qui survient à la lethargie.

l'impulsion du nouveau sang, les esprits s'élancent avec tant de force, & si confusément dans les parties, qu'ils renouvellent la phrenesie, qui succede à la lethargie, de même que la lethargie succede au delire. Dans cette espece de lethargie les yeux sont quelquefois ouverts, & troublez.

D'où vient l'apoplexie.

L'Apoplexie vient de ce que le sang se porte au cerveau avec tant d'impetuosité, & que la matiere épanchée s'y amasse en si grande quantité, qu'elle interrompt par sa pesanteur le cours des esprits, & contraint les Sinus de la Dure-mere, de regorger de toutes parts, ce qui empêchant que les arteres se puissent dégorger dans les veines, ni dans les Sinus, le cerveau se trouve si pressé de tous côtez, que le blessé tombe dans l'apoplexie, & que la mort n'est pas loin.

D'où vient que le foye & les poulmons s'abscedent dans les grandes blessures de la tête.

Le Foye & les poûmons s'abscedent dans les grandes blessures de tête par le pus qui vient du cerveau dans la masse du sang, & de là dans le foye & dans les poûmons.

D'où vient que les blessures sont plus dangereuses, lorsqu'elles approchent de la moele prolongée.

Les blessures du cerveau deviennent d'autant plus dangereuses, qu'elles sont voisines de la moëlle allongée, parce que la blessure a brisé une quantité de filets de nerfs qui sont dans le voisinage, & qui vont dans la substance blanche.

D'où vient que la fracture faite avec un instrument tranchant est moins dangereuse,

Si la fracture est faite par un instrument tranchant, elle n'est pas si dangereuse, que lors qu'elle est faite avec un instrument contondant, ou par quelque chute, parce que l'instrument qui coupe fait un petit ébranlement au cerveau, il n'offense que la partie dans laquelle son tranchant entre; mais les chutes & les corps contondans font des ébranlemens dans tout le cerveau qui y font mille petites playes, en cassans quantité de petits nerfs; Outre que les chutes & les corps meurtrissans font des playes contuses aux tegumens, ils brisent l'os en divers endroits, & ébranlent la Dure-mere qui se peut détacher du cerveau par ces violentes secousses.

que lors qu'elle est faite avec un instrument contondant.

Si la playe est faite avec une arme à feu, & qu'elle ait touché le cerveau ou la Dure-mere, on ne doit rien attendre du blessé. Ces sortes de coups ne se font qu'en emportant une partie de la substance du cerveau; elles le rendent si contus, qu'il faut que la pourriture arrive bien-tôt dans cette partie: mais si la blessure n'interessoit que le crane, la playe ne seroit pas mortelle.

Pourquoi la playe du cerveau faite avec une arme à feu est mortelle.

Quand on a receu quelque coup à la tête, & que les accidens paroissent, quand même il n'y auroit point de playe aux tegumens, il faut croire que le Crane a été cassé: car une personne pourroit recevoir un coup à la tête avec quelque instrument mousse, sans que les tegumens en fussent offensez; parce qu'étant molets, ils cedent au coup qui empêche leur division; mais le Crane étant fait d'une matiere solide, & qui ne cede pas, principalement dans les adultes, il faut necessairement qu'il casse, quand il est pressé avec trop de violence: C'est pour cette raison que l'on fait les grands mats de navires de plusieurs pieces, afin que chacune étant plus deliée, elle cede à l'impulsion du vent; au lieu que si elle n'étoit que d'une piece, il faudroit qu'elle fût fort grosse, & par consequent capable de resister beaucoup, & de casser aisément: C'est aussi pour la même raison qu'une épée se casse fort aisément dans le fourreau, sans qu'il soit rompu.

D'où vient que le crane peut être cassé sans que les tegumens soient blessez.

On peut encore juger du bon ou mauvais succez du coup receu par le bon ou mauvais temperament du sujet qui l'a receu, & par la violence avec laquelle il a été porté.

S'il n'y a qu'une felure, elle n'est pas si dange-

S'il n'y a

qu'une felure au crane, la playe n'est pas si dangereuse, que lorsque la piece est emportée, ou enfoncée.

reuse, que lorsque les pieces sont separées, & qui pressent, ou piquent les parties qui sont au dessous, particulierement quand elles sont engagées, & couchées les unes sur les autres; parce que dans cette situation la compression est beaucoup plus forte sur le cerveau: Outre que lorsque le Crane est ainsi brisé, cela nous doit faire juger que le coup a été fort violent, & qu'il a fait un grand ébranlement au cerveau, ce qui est toûjours fort dangereux.

D'où vient que la brisure de la Dure mere par des squilles est fort dangereuse.

Si la Dure-mere a été brisée par des squilles, la playe est fort dangereuse, à cause du sang répandu sur le cerveau, & de l'inflammation qu'elle souffre.

D'où vient que les grands ébranlemens du cerveau sont fort dangereux.

Les grandes commotions du cerveau sont fort dangereuses, parce que l'ébranlement ayant été universel, il a rompu des vaisseaux en tant d'endroits differens, qu'il est impossible de le décharger, & de le purifier de cette matiere étrangere, qui par son séjour ne manque de se pourrir, & d'infecter toute la masse du cerveau, d'où la mort s'ensuit.

D'où vient que si l'on vomit dans le temps du delire & de la lethargie, c'est un signe mortel.

Si le vomissement survient dans le temps du delire & de la lethargie, c'est un signe mortel, parce que c'est une marque que les esprits qui vivifioient le cerveau, l'ont abandonné, pour se précipiter dans les autres parties du corps, & principalement dans le ventricule.

D'où vient le grincement des dents, & ce qu'il signifie.

S'il survient de grincemens de dents, c'est une marque que le sang extravasé se pourrit, & qu'il corrompt la substance blanche du cerveau.

Les playes de la substance cen-

Les playes de la substance cendrée du cerveau ne sont pas toûjours mortelles, principalement quand l'ouverture du Crane est assez grande pour qu'on y puisse porter les remedes.

Mais si la playe penetre dans la substance blanche, elle est toûjours mortelle, à cause que cette substance étant faite d'un assemblage infini de petits nerfs qui sont coupez, la mort s'en doit suivre; & aussi parce qu'il est impossible de porter les remedes dans cette partie sans couper de grosses branches d'arteres qui sont cachées dans les anfranctuositez du cerveau, ce qui causeroit un épanchement de sang, auquel on ne pourroit apporter aucun remede.

drée du cerveau ne sont pas toûjours mortels.

Mais bien celles de la substance blanche.

CHAPITRE VII.

Du Cerveau.

Ce que c'est que le cerveau.

Les deux Enveloppes ou Meninges étant levées, on voit paroître le *Cerveau* qui est l'organe general du sentiment par le moyen duquel l'Ame qui dirige, & gouverne le corps, exerce, & accomplit les fonctions, tant des sens interieurs & exterieurs, que du mouvement volontaire : car c'est en luy qu'elle reçoit les sensations des parties qui sentent, & qu'elle en juge; C'est de luy que comme d'une source feconde elle envoye ses rayons bien-faisans, c'est-à-dire, les esprits animaux qui sont engendrez dans le cerveau, à toutes les parties sensibles du corps, & par eux elle rend toutes ces parties capables de faire des actions animales.

Sa formation.

La Delineation & formation du cerveau se fait immediatement du germe de la semence, & au même temps que celle des autres parties du corps : c'est pourquoy on doit rejetter la specieuse & brillante fiction de ceux qui disent, que le cerveau est formé des particules grossieres de la semence qui passent par les pores des arteres, que ces particules, à raiſon de la petiteſſe de ſes pores, s'étendent en de petits filamens, dont la ſubſtance du cerveau eſt faite, d'où vient qu'elle ſemble être un tiſſu de fibres, & qu'enfin, à raiſon de l'impetuoſité des eſprits qui viennent en foule de la glande pineale, & des arteres voiſines, elles creuſent par accident interieurement en cette ſubſtance diverſes cavitez ou ventricules.

Sa ſituation. *Il eſt ſitué* au lieu le plus élevé du corps, non pas à cauſe de ſa nobleſſe ſeulement, comme quelques-uns l'ont prétendu; mais pour la commodité des fonctions animales, dont il eſt le principal organe. Il eſt enfermé de toutes parts dans le crane, comme dans une boëte oſſeuſe, afin que rien ne puiſſe nuire à ſa ſubſtance qui eſt molle.

Sa grandeur *La Grandeur* du cerveau humain, eu égard à tout le corps, eſt plus conſiderable que celle du cerveau d'aucun autre animal : car elle ſurpaſſe en quantité le cerveau même de l'Elephant, & elle a le double du poids de celuy du bœuf. En effet il peſe quatre ou cinq livres. La raiſon qu'on apporte de ſa grandeur ſi conſiderable dans l'homme; c'eſt qu'étant le principe des fonctions de l'ame, ſes actions en ſont d'autant plus parfaites qu'il eſt grand.

Si la Lune concourt en quelque maniere à la grandeur du cerveau. *On demande* s'il eſt vray, que ſelon que les rayons de la Lune augmentent ou diminuent, la quantité du cerveau augmente auſſi ou diminuë? On répond que s'il paroît quelque diverſité dans la quantité du cerveau, il ne faut point tant l'attribuer aux differens temps des changemens de la Lune, auſquels on a fait l'ouverture du crane, comme à la diverſité de la conformation naturelle des parties, laquelle ne dépend point de la Lune.

Si l'uſage de Venus *On demande* encore, ſi le trop grand uſage de Venus diminuë le cerveau? On répond que le trop d'uſage de Venus debilite à la verité le cerveau ; mais que s'il le diminuë, c'eſt ce qu'on ne peut dire avec certitude. diminue le cerveau.

La Figure du cerveau eſt comme ronde vers le front, elle eſt un peu élevée. Sa ſurface exterieure eſt tortueuſe, ayant en la maniere des inteſtins pluſieurs plis, circonvolutions, & anfractuoſitez, qui étant revêtuës de la Pie-mere, & munies de pluſieurs petits rameaux capillaires des arteres carotides, & des veines qui viennent des jugulaires, deſcendent & penetrent fort avant dans la ſubſtance ; mais en haut elles ſont réünies & contenuës enſemble par la même meninge. Sa Figure.

Il a une ſubſtance particuliere, blanche, humide, molle, qui en la maniere des choſes graſſes, ſe fond plûtôt qu'elle ne ſe répand ou ſe diſſipe, quoique veritablement elle ne ſoit pas graſſe. Or elle eſt molle, parce qu'elle reçoit des impreſſions. Sa Subſtance.

La couleur & la moleſſe de ſa ſubſtance n'eſt pas égale par tout le viſcere : car dans ſa partie exterieure, tant que durent ſes replis & contours, ſa moleſſe eſt plus grande, & ſa couleur plus cendrée ; le reſte, qui eſt ſa partie interieure, eſt abſolument blanc & plus ſolide. Sa couleur & ſa moleſſe.

Comme la ſubſtance du cerveau eſt compoſée de beaucoup de parties de ſel mis en fuſion, & de peu de ſulphureuſes ; il arrive de là que ſa ſubſtance, ſi on la compare à celle des autres viſceres, eſt plus humide & moins chaude. Et c'eſt pour cette raiſon qu'on luy attribuë un temperament froid & humide : mais quoique ſa chaleur ſoit tres-foible, elle eſt neanmoins maniſeſte : En effet étant arroſée interieurement & de toutes parts de ſang arteriel, il ne ſe peut pas qu'elle n'ait en ſoy quelque chaleur. Son temperament.

Pourquoy le cerveau eſt moderement froid.

Le Cerveau eſt froid, parce qu'il eſt le ſiege du ſommeil. Il ne l'eſt pas neanmoins trop, parce que s'il l'étoit, l'homme ſeroit continuellement attaqué de fluxions.

Que le cerveau ſert ou nuit à la memoire ſelon que ſon téperament eſt temperé ou intemperé.

Quand on a le cerveau d'un temperament chaud & humide, on apprend & on oublie facilement les choſes; S'il eſt temperé, on n'a pas de peine à apprendre, & la memoire s'en conſerve longtemps; mais quand il eſt froid & humide, on ne ſe ſouvient de rien; & bien que la ſechereſſe puiſſe garder les images quand elles y ſont imprimées, neanmoins ſi la froideur l'accompagne, elle empêche l'imagination de s'en pouvoir ſervir.

Les arteres du cerveau.

Le Cerveau reçoit le ſang qui doit ſervir tant pour ſa nourriture, que pour la confection des eſprits animaux, par des arteres qui viennent des carotides & des cervicales; Celles qui viennent des cervicales ſe diviſent en de tres-petits rameaux, qui ſe déchargent principalement dans le cervelet, & celles qui viennent des carotides, répandent dans toute la ſubſtance du cerveau en haut & en bas, le ſang dont elles ſont pleines, & ce n'eſt pas ſeulement par ces petits rameaux inviſibles que ce ſang entre dans le cerveau, il y paſſe encore en forme de roſée par les propres pores de la ſubſtance de ce viſcere, & lorſque l'on fait des inciſions, on voit çà & là ſortir de ces petits vaiſſeaux & de ces pores un nombre innombrable de petits points rouges ou petites goutes de ſang.

Si les arteres entrent dans la ſubſtance du cerveau.

On demande ſi les arteres entrent dans la ſubſtance du cerveau? On répond que le ſang entre dans le cerveau, en partie par les arterioles, & en partie qu'étant verſé dans les pores, il eſt pouſſé & diſperſé en toute ſa ſubſtance, en la maniere que dans la circulation du ſang, il penetre &

traverse par tout la substance des parties : car si les arterioles du cerveau ne passoient pas par le travers de sa substance, il ne pourroit pas y être versé une quantité de sang assez grande, & si le sang n'entroit pas dans les pores, & que chacun des points innombrables de sang que l'on voit de toutes parts sortir dans l'incision faite dans sa substance, venoit d'autant de vaisseaux que l'on auroit coupez, certes il y auroit dans la substance une infinité de ces vaisseaux, & même elle n'en feroit qu'un tissu, ce qui neanmoins n'a pas de vrai-semblance.

Ce qui reste du sang qui a été versé dans le cerveau par les arteres carotides & cervicales, est aprés qu'il y a été cuit, déposé dans les veines des meninges, & dans les sinus pour être porté aux rameaux interieurs des veines jugulaires, & de là au cœur. Ses veines.

On remarque que ces vaisseaux sanguins, tant les arterieux que les veineux, pendant qu'ils montent au cerveau, ils se joignent les uns aux autres par anastomoses aux environs de la Dure & de la Pie-mere, & que cette jonction se fait non seulement entre les arteres & les veines, mais encore entre les arteres mêmes, sçavoir entre les carotides qui sont en l'un des côtez, & celles qui sont en l'opposé. On observe encore que les inosculations des vertebrales de chaque côté, tant entre elles-mêmes qu'avec les rameaux posterieurs des carotides, aussi-bien que les inosculations mutuelles des carotides, se font principalement vers la base du crane, tant au dessous de la Dure-mere, que dans elle-même. Les Anastomoses des vaisseaux.

Le Cerveau n'a dans sa substance aucun nerf: car comme il est l'organe general du sentiment, il a fallu necessairement que celuy qui juge de tous les Ses nerfs.

ſentimens & de tous les mouvemens animaux, fût luy-même ſans ſentiment & ſans mouvement animal; En effet, s'il en avoit, il luy ſeroit impoſſible de bien juger du ſentiment & du mouvement des autres parties, & cela par la raiſon que chaque ſens ne peut être mû que par un ſeul objet, comme la veuë par l'objet viſible, le toucher par l'objet palpable &c. Si donc le cerveau avoit été doüé de quelque ſentiment ou mouvement, l'ame n'auroit pû porter par ſon moyen un jugement juſte d'aucun ſentiment ou mouvement : c'eſt pourquoy il a été creé ſans ſentiment & ſans mouvement animal, & il n'a aucun nerf en ſa ſubſtance, quoiqu'elle contienne de tres-petites fibrilles, à peine viſibles, même par l'uſage du microſcope, leſquelles ſont les origines des nerfs; que luy-même ſoit formé de leur aſſemblage, & que par ſa moëlle allongée, il donne naiſſance generalement à tous les nerfs du corps.

* Son mouvement.

On demande ſi le cerveau ſe meut de ſoy par un mouvement animal ou naturel qui luy ſoit propre, ou s'il eſt mû par quelque autre principe? On répond que de ſoy le cerveau eſt immobile; mais que par accident il eſt mû continuellement par un autre que par ſoy, ſçavoir par le cœur, & cela non pas par un mouvement animal, mais par le mouvement naturel de ſiſtole, & de diaſtole, il ſuit exactement le mouvement des arteres. En effet le ſang arteriel pouſſé chaud & boüillant du cœur dans les arteres, étant arrivé en la ſubſtance du cerveau, ſur le champ elle ſe delicate; & ce même ſang s'étant dans la même ſubſtance d'abord refroidi, elle s'affaiſſe incontinent, & tombe ſur ſoy; De plus, ce n'eſt pas par les eſprits animaux, qui du cerveau s'écoulent dans le cœur; que ce viſcere-cy ſe meut, puiſqu'il faudroit que ce ce mouvement du cerveau precedât, & causât cet écoulement. Or si le premier mouvement du cœur précede celuy du cerveau, il est hors de doute, qu'il ne peut pas luy-même être produit par les esprits animaux qui n'influent qu'aprés ce premier mouvement. Enfin la raison enseigne que le cerveau ne peut pas se mouvoir de soy, puisque pour qu'en une partie il se fasse un mouvement de constriction & de dilatation, il faut necessairement qu'il y ait en elle des muscles, ou du moins des fibres tres-fortes, qui puissent se resserrer, & se retirer en elles-mêmes ; cependant le cerveau n'a ni l'un ni l'autre.

On demande encore, si ce mouvement du cerveau correspond absolument à celuy du cœur ; c'est-à-dire, si ces deux visceres se meuvent dans le même temps & instant, & d'une égale maniere ? On répond que le cerveau se dilate avec les arteres au moment que le cœur se resserre & s'affaisse, & que par consequent aussi il s'affaisse luy-même au même instant que le cœur se dilate ; Et aussi ceux-là jugent bien, & veritablement, qui disent que le mouvement du cerveau est contraire à celuy du cœur, & que lorsque par la sistole le cerveau est resserré, alors le cerveau s'éleve par la diastole.

Si le mouvement du cerveau est semblable à celuy du cœur.

Quoique le mouvement du cerveau soit accidentel, il est neanmoins tres-necessaire, sçavoir, afin que lorsque ce viscere se dilate, il reçoive des arteres le sang arteriel, & que lorsqu'il s'affaisse, il pousse tant les esprits animaux qui ont été faits de ce sang, vers les nerfs, que le residu du sang dans les sinus & les veines de la Dure-mere, ce qui ne pourroit se faire sans ce mouvement.

La necessité du mouvement du cerveau.

Les usages du cerveau sont d'être l'organe prin-

Les usages du cerveau.

cipal des fonctions de l'ame, & de filtrer l'esprit animal conjointement avec le suc nerveux, qu'il distribuë à toutes les parties du corps par le moyen des nerfs.

Sa division.

On divise le cerveau en deux regions, la droite & la gauche, entre lesquelles s'insere la duplicature de la Dure meninge, faite en maniere de faux. Cette division neanmoins ne s'étend que jusques au corps calleux; mais si on prend le cerveau pour tout ce viscere qui est enfermé dans le crane, on le divise en cerveau, & en cervelet, entant que par l'entremise de la Dure-mere, ils sont selon leur plus grande partie, separez l'un de l'autre.

Sa composition.

Le Cerveau est composé de deux substances differentes, la premiere est la substance corticale, autrement dite corps cendré; la seconde est la medullaire, que l'on appelle corps calleux. Ces deux substances ne different pas seulement en couleur, mais encore en consistence; ainsi la substance corticale est grisâtre, & fort molle; la moëlleuse est blanchâtre, & moins molle.

Sa substance corticale, pourquoi de couleur cendrée.

La Substance corticale est ainsi appellée, parce qu'elle est comme l'écorce du cerveau qu'elle environne de toutes parts; On la nomme aussi corps cendré, parce qu'elle est grisâtre comme de la cendre. Or elle est de couleur cendrée, parce qu'elle reflechit moins de lumiere vers nos yeux, en en émoussant une partie dans ses pores; mais d'autres attribuent la cause de cette couleur cendrée à un sel armoniac qui abonde dans le cerveau, qui par sa volatilité s'est sublimé à la partie superieure, ne pouvant passer plus avant à cause du crane qui l'arrête.

Pourquoy distinguée par quanti-

Cette partie est distinguée par quantité de *Sillons* & anfractuositez, qui servent à l'introduction des vaisseaux dans le cerveau par le moyen de la Pie-mere, qui descend jusqu'au fonds de ces sillons. Et parce que ce sont comme autant de pores par où la matiere des esprits entre dans le cerveau, les animaux qui ont plus de ces anfractuositez, doivent former beaucoup plus d'esprits, & avoir par consequent plus de sagacité, puisqu'elle dépend principalement de cette liqueur subtile. Et comme les fonctions animales de l'homme demandent beaucoup plus d'esprits que celle de la bête, on peut dire que ceux qui ont moins de ces anfractuositez, ont beaucoup moins d'esprit, puisqu'ils n'exercent pas si bien les principales fonctions de l'ame, que ceux qui ont plus de ces sillons : c'est pourquoy les petites têtes qui n'en peuvent avoir que fort peu, & sur tout les têtes pointuës qui en contiennent encore moins, parce que leur partie cendrée est fort petite, étant trop pressée par cette figure, qui va en se retressissant en haut, sont sujets à la folie.

té de sillons & anfractuositez.

M. Malpigius dit, que cette substance cendrée n'est autre chose que l'assemblage d'une infinité de petites glandes, de figure ovale rangées les unes auprés des autres ; Et on remarque que cette substance corticale a ses parties plus écartées, & ses pores plus ouverts que les autres substances du cerveau, & que quand on y seringue quelque liqueur par les arteres, elle ne penetre que dans la partie corticale, & ne passe point dans la substance medulaire.

Les glandes qui font la partie corticale du cerveau.

Comme toutes les glandes qui servent à la filtration ont un vaisseau particulier, dans lequel elles se déchargent de la liqueur qu'elles ont filtrée ; aussi ces glandes du cerveau ont chacune leur tuyau particulier, par lequel coule l'esprit animal qu'elles ont filtré du sang qui y est porté par les

Les tuyaux qui font le corps medullaire.

EXPLICATION DE LA FIGURE V.

Qui represente le côté gauche du Cerveau renversé sur le côté droit, qui est ôté, & aussi la grande fente du même côté.

a a. L'oreille gauche.
b b. La peau de la tête pendante.
c c. Une partie de l'os du front.
d. L'orbite de l'œil.
e e e. La cavité du crane dans laquelle étoit contenuë la partie inferieure du cerveau.
f f. La dure mere pendante.
h h h. Le cerveau gauche revêtu de la pie-mere.
i i i. La grande fente du cerveau gauche, qui est dessus la racine de la moële de l'épine.
K K. La racine gauche de la moële de l'épine, qui paroît au fond de la grande fente avec de nouvelles traces d'anfractuositez, & les vaisseaux qui sont distribuez en ce lieu.
L L L. Les anfractuositez du cerveau, suivies des rameaux de l'artere carotide.
m m m m. Les rejettons de l'artere carotide, qui finissent au grand conduit lateral gauche.
n n. Le grand conduit lateral gauche, qui a été gravé trop étroit.
o o. Le petit conduit lateral gauche.
p. L'entrée du petit conduit lateral dans le plus grand.

---

arteres carotides & vertebrales. *Vvillis* prétend qu'elles servent aussi à en filtrer le suc nerveux, qui est une liqueur huileuse & tres-subtile, qui sert de vehicule aux esprits animaux, & avec le sang de nourriture aux parties, ce que l'on peut observer aux bras & aux jambes paralitiques, qui ne recevant plus de ce suc, deviennent maigres.

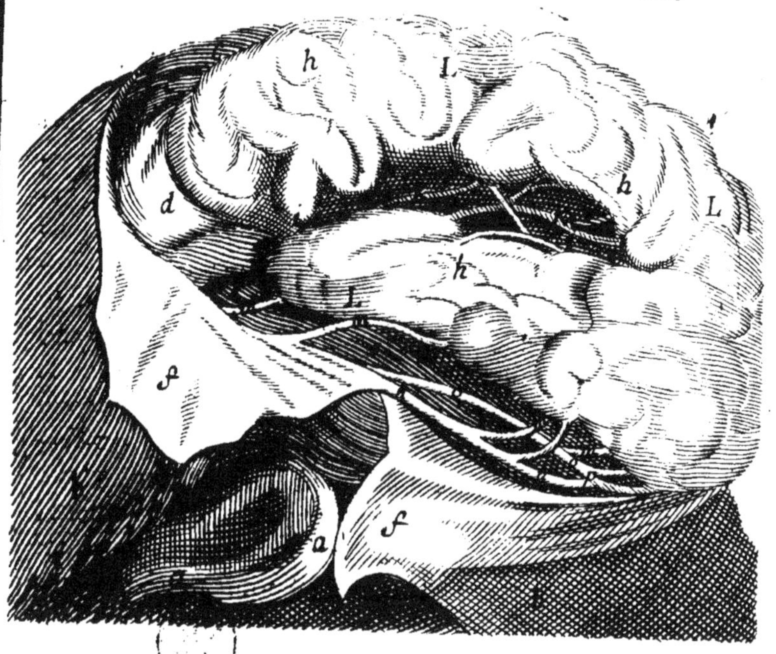

Regius & *Hogelande* veulent que dans les détours ou anfranctuositez de la partie cendrée, soient conservées les especes qui font la memoire, de sorte qu'ils se rencontrent dans les hommes en plus grand nombre, & plus diversifiez que dans les autres animaux, à cause qu'ils ont plus de memoire. Le siege de la memoire.

M. Duncan croit aussi que c'est dans la substance cendrée que l'ame se ressouvient des choses. Il en rapporte deux raisons principales, dont l'une est prise de sa fermeté, & l'autre de sa situation. *Sa fermeté*, dit-il, me le persuade, parce que les conduits qui servent à la memoire, ne sçauroient se conserver, & demeurer ouverts dans une substance molasse qui s'affaisseroit d'abord, comme nous voyons que les caracteres qu'on imprime sur une bouë fort détrempée, ne ſont point de durée ; au lieu qu'elle les conſerve plus long-temps, quand elle a acquis plus de fermeté & de conſiſtence. *Sa Situation* me confirme dans ce ſentiment, parce qu'étant la plus haute partie du cerveau, les ondulations n'y parviennent pas, à moins qu'elles ne ſoient extraordinairement fortes : c'eſt pourquoy nous ne nous ſouvenons que des choſes qui ont frappé vivement nos ſens ; mais on ne manque jamais de ſe ſouvenir de ces objets qui ont donné un grand mouvement aux eſprits, & même d'y réver la nuit, parce que les eſprits pouſſez avec beaucoup de force ouvrent dans la partie cendrée du cerveau contre laquelle ils vont heurter, une voute fort large dans laquelle ils rentrent fort aiſément, & y prennent la même modification qu'ils avoient quand ils l'ont ouverte : C'eſt pourquoy les enfans révent la nuit ſur les choſes affreuſes dont on leur a parlé : car les objets excitent dans leurs eſprits des ondulations violentes qui ouvrent de grands conduits dans leur tendre cerveau.

En quoy conſiſte la grande ſcience.

Il ajoûte que la grande *ſcience* conſiſte dans la multitude de ces conduits ou de ces moules admirables qui modifient les eſprits pour leur faire repreſenter les objets, & que l'*Ignorance* au contraire n'eſt autre choſe que leur privation, & parce que ce n'eſt qu'à force de pouſſer les eſprits qu'on en fait parvenir les ondulations à la partie ſuperieure du cerveau, il faut neceſſairement que la ſcience coûte beaucoup de peine.

D'où vient le pouls fâcheux aux douleurs de tête.

On voit dans ces anfractuoſitez beaucoup de rameaux qui viennent des arteres carotides, auſquelles on pourroit attribuer ce poulx fâcheux qui arrive en quelques-uns aux douleurs de tête prés de la region des tempes.

Le corps medullaire eſt ainſi appellé, parce

qu'il eſt d'une ſubſtance molle, comme de la moëlle, elle l'eſt cependant moins que le corps cendré. Il eſt ſitué directement ſous le cendré, de ſorte que la Pie-mere ne le touche point. Tous les tuyaux qui partent des glandes qui compoſent la partie cendrée, forment tous enſemble en ſe réüniſſant, ce corps ou cette ſubſtance medullaire.

Le corps medullaire pourquoy ainſi appellé.

Ceux qui admettent le corps calleux, diſent qu'on l'appelle ainſi, parce qu'il eſt d'une ſubſtance plus ferme & plus ſolide que les deux autres, & que c'eſt à proprement parler un aſſemblage de la ſubſtance medullaire, & qu'il ſert d'approche aux petits tuyaux qui la forment. Ils veulent que ſa couleur ſoit tout-à-fait blanche, parce qu'elle reflechit plus de lumiere vers nos yeux : mais on a remarqué qu'il ne differe point du corps medullaire.

Le ſiege de l'imagination.

M. Duncan établit le ſiege de l'imagination dans cette partie moëlleuſe du cerveau, & l'unique raiſon qu'il en rend eſt, que cet endroit eſt comme le reſervoir des eſprits, & par conſequent le lieu où les ondulations ſont plus ſenſibles à l'ame. Sa ſituation & ſa molleſſe, dit-il, ſont deux preuves convaincantes de cette verité ; *Sa ſituation*, parce qu'étant placée immediatement ſous la ſubſtance cendrée, qui eſt le filtre des eſprits, elle doit recevoir tous ceux qui en coulent ; Et *ſa molleſſe*, parce qu'elle ne vient apparemment que de l'abondance de cette liqueur ſpirituelle, qui empêche ſes parties de s'arrêter, & de ſe repoſer entierement les unes auprés des autres : Elle eſt d'ailleurs tellement ſituée, qu'elle peut aiſément recevoir des corps canelez toutes les ondulations des objets ſenſibles, ce qui eſt une condition abſolument neceſſaire au ſiege de l'imagination; puisque cette fonction ne subsiste que dans une perception claire & distincte de ces ondulations & la même partie est assez molle pour ceder facilement en ouvrant son sein aux esprits qui sont poussez de dehors en dedans, pour les recevoir aisément, & pour leur donner un plus large espace, ce qui est une condition requise à la bonté de l'imagination : car elle est d'autant plus heureuse, que les conduits du corps calleux sont plus ouverts, parce que les ondulations y sont plus remarquables à proportion que la largeur de ces routes les rend capables de contenir plus d'esprits : c'est pourquoy on a accoûtumé de dire avec plus de raison qu'on ne pense, que ceux qui ont l'imagination belle, ont l'esprit fort ouvert; Au contraire, si les conduits de la substance moëlleuse sont fort étroits, ils ne contiennent que fort peu d'esprits, & les ondulations y sont par consequent si petites, qu'elles sont imperceptibles à l'ame, qui ne peut avoir alors qu'une imagination fort sterile & imparfaite, puisqu'elle n'a que de legeres perceptions des objets, qui n'ont excité dans les esprits que des mouvemens presque insensibles. Et parce que ce défaut vient de ce que la substance moëlleuse n'est pas assez ouverte, on a accoûtumé de dire, que ceux qui en sont incommodez, n'ont pas l'esprit assez ouvert.

Les Ventricules superieurs.

En coupant cette partie, que l'on nomme le corps calleux, on découvre deux grandes cavitez que l'on appelle les *Ventricules superieurs* ou *anterieurs*; D'autres les appellent *Lateraux*, parce qu'il y en a un au côté droit, & l'autre au côté gauche.

Leur figure.

Ils ressemblent en quelque façon à une Lune en son croissant, ce qui a fait croire à quelques-uns que la Lune dominoit beaucoup ſur le cerveau; mais ſi on les examine tous deux enſemble, ils ont la figure d'un fer à moulin.

Ces Ventricules ſont égaux entr'eux quand à leur forme & leurs uſages, mais plus vaſtes & plus longs que les autres, & couverts de toutes parts d'une membrane tres-déliée, de laquelle la face interieure des autres deux ventricules eſt auſſi revêtue.

Ils s'étreciſſent tant ſoit peu en leur partie d'en haut, depuis leur principe qui eſt aſſez large & obtus, juſques vers le troiſiéme ventricule; & de chaque côté ils deſcendent par un conduit aſſez large dans les productions papillaires : c'eſt par cette voye que la pituite qui eſt ramaſſée dans les ventricules, eſt déchargée par l'os Ethmoide dans les narines, & au palais.

Leur conduit juſques aux narines.

En la partie de derriere ils s'étendent plus en rond, & ſe recourbent en maniere de faux, & en cet état ils ſe portent vers le bas à la baſe du cerveau, & vont finir prés de l'origine des nerfs optiques, auquel endroit il entre en chacun d'eux un rameau de l'artere carotide, qui y forme le Plexus-choroide.

Les conduits aux narines.

Ces deux ventricules ſont diſtinguez l'un de l'autre par un entre-deux, ou cloiſon mitoyenne, qui eſt de même ſubſtance que le cerveau, & tres-blanc, que l'on nomme *Septum-lucidum,* parce que ſi on l'approche de la lumiere, il eſt tranſparent.

Le Septum-lucidum.

Les corps cannelez ſont deux éminences conſiderables qui ſont d'une couleur plus brune que le reſte, il y en a une à chaque ventricule; on les appelle corps cannelez, parce qu'ils ſont rayez. Quelques-uns prétendent qu'il y a une infinité de cannelures en forme de vis qui y font beaucoup de ſillons, & que c'eſt dans ces parties que *Vvillis*

Les corps cannelez.

EXPLICATION DE LA FIGURE VI.

Qui represente le Ventricule gauche du Cerveau renversé.

a L'oreille gauche.
b L'oreille droite.
cccc L'os du front.
dd Une partie de la peau de la tête pendante des deux côtez.
eeeeeee La dure mere pendante des deux côtez.
ffffff Le cerveau divisé & renversé suivant le cours du ventricule gauche de la partie qui est posée sur la racine de la moëlle de l'épine.
ggg Une partie du Cerveau couchée sur la racine de la moëlle de l'épine.
hh La grande fente du cerveau qui marche sur la racine.
iiiiiii La face interieure du ventricule gauche, & dont la figure ressemble à un croissant.
K La cavité du ventricule qui ressemble à un dé à coudre.
l L'orifice du troisiéme ventricule.
mmm Le bord adherant à la racine de la moëlle de l'épine.
nn Le bord éloigné de cette racine.
ooo La tresse choroide.
ppp La racine droite de la moële de l'épine.
qqq Les vaisseaux qui rampent sur la superficie interieure du ventricule, & dont la plus grande partie naissent des petites qui environnent la racine.
r Le septum lucidum.

---

a établi le siege de l'ame, étant persuadé que les cannelures sont faites par les impressions des objets que l'ame reçoit.

Les usages des Ventricules.

Quand aux usages de ces ventricules. Les uns prétendent que l'esprit animal y est perfectionné, & que de même que le cœur a des ventricules, dans lesquels les esprits vitaux se subtilisent, de même aussi le cerveau en a pour la perfection des esprits animaux, qu'ils en sont les reservoirs, &

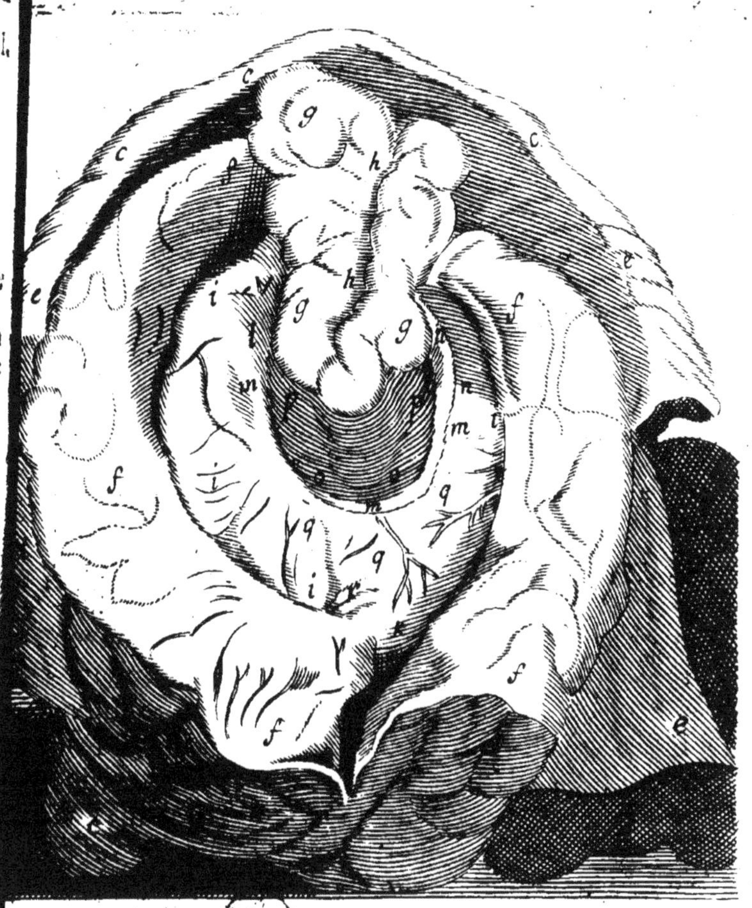

que de ces cavitez ils sont envoyez par les nerfs à toutes les parties du corps, comme les esprits vitaux y sont envoyez par les arteres.

Les autres soûtiennent au contraire que l'esprit animal n'y est point formé. La raison qu'ils en apportent, est, qu'il est trop subtil pour ne pas s'échaper par le trou qui répond à l'Apophise, *Crista galli*, ou par les arcades de la voute qui va au troisiéme ventricule; D'ailleurs les serositez dont ces ventricules ſe trouvent ordinairement remplis, la ſituation de l'entonnoir qui eſt dans leur milieu, & qui leur ſert comme d'égout, & celle de la glande pituitaire qui ſe trouve encore directement au deſſous pour en recevoir les ſeroſitez, font connoître qu'ils ſont plûtôt les reſervoirs des humiditez ſuperfluës du cerveau, filtrées par les glandes, que le lieu de la naiſſance des eſprits animaux.

D'autres enfin leur donnent un autre uſage qui eſt bien plus conſiderable, & qui eſt aſſurément le premier dans l'intention de la nature. Comme le cerveau, diſent-ils, a ſon mouvement propre, par lequel il ſe dilate, & s'éleve comme le cœur & les arteres, il falloit qu'il y eût quelque vuide qui aidât à cette dilatation; car elle ſe fût faite avec trop de violence, ſi tout le corps en eût été plein & ſolide. Et il eût fallu que toute ſa ſubſtance eût ſouffert rarefaction ou diſtraction en toutes ſes parties, pour ſatisfaire à ce mouvement-là: Mais la ſeparation & le vuide qui font les ventricules, donnent la liberté aux parties de s'ouvrir, & de ſe ſoûlever ſans y cauſer aucune violence; Il en eſt comme d'un ſoufflet qui ne ſe pourroit élargir, s'il n'y avoit du vuide entre ſes aîles, ou comme d'un livre qui s'ouvre facilement, parce que les feüillets ſont ſeparez les uns des autres: car s'ils étoient tous colez enſemble, on ne le pourroit jamais ouvrir ſans le rompre. En effet les animaux dont le cerveau ne ſe meut point, comme les poiſſons & les inſectes, n'ont aucun ventricule, ce qui fait bien voir qu'ils n'ont été faits que pour faciliter le mouvement de cette partie.

La voute. *En la* partie inferieure & poſterieure de ces ventricules, là où ils ſe reflechiſſent vers le devant, au milieu du cerveau, & au dessous du corps calleux on voit la *Voute*, laquelle est commune aux deux parties du cerveau, convexe au dehors, & concave en dedans, formée de la substance blanche medullaire du cerveau, ayant des fibres qui panchent vers les côtez, & étant couverte d'une membrane tres-deliée. On l'appelle aussi *Tortuë*, par la raison qu'il semble qu'en la maniere des tortuës ou des voutes dans les bâtimens, elle soûtient toute la masse du cerveau qui est appuyée dessous, & cela afin que le troisiéme ventricule n'en soit pas comprimé.

Sa figure est triangulaire, large sur son siege de derriere, finissant en pointe sur le devant, & ainsi en la maniere d'un trépied; elle soûtient la substance du cerveau comme sur trois pilliers ou jambes, dont les deux de derriere s'étendent en bas vers la base du cerveau, & embrassent la racine de la moëlle de l'épine sur les côtés, & ainsi par un conduit recourbé ils désignent des deux côtez le sinus inferieur des ventricules anterieurs. Le troisiéme ventricule qui est entre les anterieurs, & qui est continu au dehors par le Septum-lucidum, & uni sur le devant à la substance du cerveau, est tellement adherente à la racine des narines, qu'il semble qu'il prenne de là son origine. Sa figure.

Depuis les jambes ou piliers de derriere de la voute jusques à celle du devant, en tout son espace du milieu, elle n'est point attachée au cerveau, mais elle est libre. Quelques-uns croyent que ces jambes de derriere sont des rejettons du nerf optique, recourbez vers le haut, que c'est d'elles d'où, comme de leur source, viennent les esprits optiques, & qu'elles vont ensuite se réünir sur le devant pour faire au dedans du cerveau la réunion ou unité des especes visibles.

Le Plexus-choroide. *On voit* dans ces deux ventricules anterieurs le *Plexus-Choroide* qui est un certain tissu beau & admirable, formé tant d'une membrane tres-deliée, produite par la Pie-mere, que d'une infinité de petites arteres repliées & entrelassées ensemble qui viennent des carotides, de venules qui sortent du quatriéme sinus de la Dure-mere, de quantité de vaisseaux limphatiques, & de plusieurs petites glandes, qui seroient imperceptibles sans le secours du microscope.

Son origine. *Ce Plexus* prend son origine de la partie inferieure & posterieure de ces ventricules, dans laquelle il entre de chaque côté un rameau de l'artere carotide, lequel aprés avoir fait le rets admirable à l'entour de la glande pituitaire, s'éleve vers le haut, enveloppé d'une membrane tres-deliée, & entre dans ces ventricules, où s'étant divisé en une infinité de petits rameaux, il forme ce Plexus-cy, épandu par les ventricules. Or aprés que ce Plexus est parvenu aux tuberositez anterieures des ventricules, il passe de chaque côté, environ vers la jambe anterieure de la voute, dans le troisiéme ventricule, aux côtez duquel, aussi-bien qu'à la substance même de la voute, située sur ce ventricule, il s'attache de toutes parts par de petits rameaux tres-deliez, lesquels il envoye ensuite dans la substance medullaire du cerveau.

Son usage. *C'est* par ce Plexus, comme dit *Diemerbroeck*, qu'est apporté une partie du sang arteriel destiné pour la confection des esprits animaux, duquel sang par le moyen de certaines glandes extrêmement petites, souvent même presque invisibles, & entremêlées aux arterioles de ce plexus, se fait la separation de la partie la plus sereuse, inutile de soy pour la confection des esprits, laquelle se ramasse dans les ventricules, non pas comme un excrement absolument inutile, mais comme une humeur necessaire qui doit en ce même endroit être préparée en une certaine liqueur, pareillement tres-necessaire, dont voicy le triple usage. 1. Afin que par sa froideur elle tempere tant soit peu la ferveur du sang qui passe par ce plexus, & qu'ainsi elle le prepare pour la confection des esprits animaux. 2. Afin que s'écoulant aux glandes de la bouche, & aux amigdales, elle humecte continuellement le larynx, & l'esophage. 3. Afin que dans la bouche & dans le ventricule elle se mèle avec les alimens aprés qu'ils ont été mâchez, & qu'elle facilite leur coction par une fermentation particuliere, en la même maniere que la limphe, qui du foye & des glandes va par les vaisseaux limphatiques aux conduits chyliferes, y prépare d'une maniere specifique le chyle auquel elle se mêle, afin qu'arrivant ainsi préparé au cœur, il puisse y être facilement dilaté & changé en sang : Mais lorsque par trop de rafraîchissement du cerveau, ou par quelque autre foiblesse de ce viscere, cette liqueur n'est pas suffisamment préparée, alors devenant cruë & visqueuse, elle se ramasse en grande quantité dans les ventricules, d'où elle se porte en abondance, non seulement aux parties dont nous venons de parler; mais le plus souvent, comme à raison de ce trop d'épaisseur & de viscosité, elle ne peut descendre au larynx par les conduits ordinaires qui se trouvent trop étroits pour luy donner passage, elle se porte par d'autres conduits aux narines, & au palais, d'où elle est évacuée sous la forme d'excrement crud, que l'on appelle vulgairement *Morve*.

Aprés que cette liqueur sereuse a été separée

EXPLICATION DE LA FIGURE VII.

Qui represente la voute élevée, la glande pineale, & la troisiéme ventricule, ou du milieu entre les deux anterieurs.

A A Le Cerveau distinctement & également divisé.
B. La voute élevée, & renversée en arriere.
C C. Ses deux colomnes posterieures.
D D D D. Le fond des ventricules droit & gauche avec les petits vaisseaux qui paroissent dans celuy de l'anterieur.
E E. Leurs côtez ou parties laterales.
F. Le trou anterieur du troisiéme ventricule appellé des autres la Vulve.
G. La face du troisiéme ventricule.
H H. Les protuberances du cerveau appellées nates.
I I. Les protuberances nommées testicules.
K. La glande pineale.

du sang arteriel contenu dans ce plexus, & qu'il est passé dans le cerveau & dans la moëlle une quantité suffisante de ce même sang arteriel pour la confection de l'esprit animal, le sang qui reste dans ce plexus s'écoule dans la veine qui dans le troisiéme ventricule traverse le plexus par le milieu, au dessus de la glande pineale, & par son moyen il est porté dans le grand sinus de la Faux.

Plusieurs attribuent des usages plus considerables à ce Plexus, l'un de servir comme de Bain-marie, dont la chaleur douce conserve le mouvement des esprits dans le corps calleux, qui est immediatement au dessus de luy, & qui autrement seroit trop froid, n'ayant que tres-peu de vaisseaux qui le réchauffent; & l'autre que la chaleur

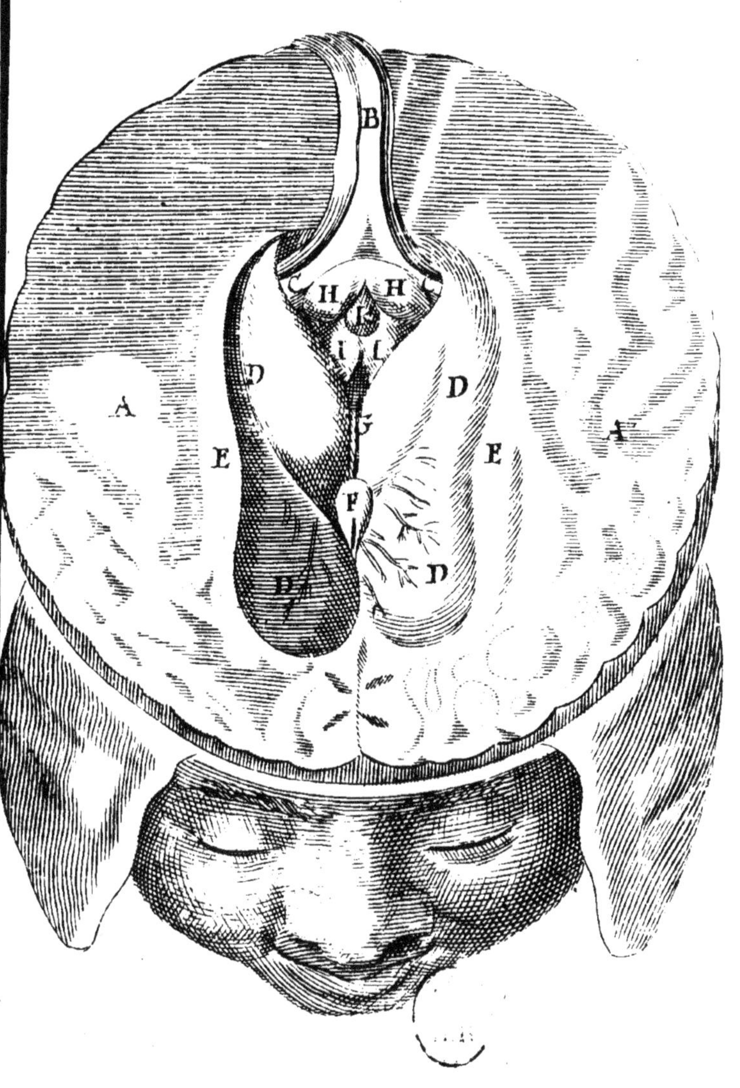
B
C
C
H
H
K
I
L
D
D
G
A
A
E
E
F
D
D

leur de ce lacis entretient la liquidité de la serosité dans ces ventricules qui la pourroient épaissir par leur froideur, s'ils n'étoient échauffez par ce grand nombre de vaisseaux, ce qui empêche que ces humeurs ne croupissent, & ne fassent des obstructions dans l'entonnoir.

Le troisiéme Ventricule ou le moyen.

La Voûte étant renversée en arriere, on voit le *troisiéme Ventricule*, c'est-à-dire, *le Moyen*, lequel est le concours des deux ventricules superieurs ou anterieurs, formé comme dans le centre de la moëlle du cerveau : Il y a en ce ventricule plusieurs choses à considerer.

Le conduit qui va à l'entonnoir.

1. *Deux conduits*, dont le premier appellé *Vulve* par une production tres-apparente, descend en bas dans l'entonnoir, & a la glande pituitaire ; On dit communément que c'est par ce conduit que s'évacuent les excremens du cerveau. L'autre que l'on nomme *Anus* ou le *Trou de l'ame*, passe dans le quatriéme ventricule, & n'est rien autre chose qu'un trou formé par la jonction ou contact des monticules ou corps canelez, & des deux éminences appellées *Nates* & *Têtes*.

Les Monticules.

2. *Deux Monticules* ou productions & allongemens considerables qui paroissent élevez ; dont la substance est comme composée de plusieurs fibres ou canelures, ce qui a donné lieu à quelques-uns de les appeller *Corps canelez*. Ces corps forment la partie superieure de devant la moëlle allongée, laquelle est jointe au cerveau & à la moëlle ; mais ils ont une substance particuliere, comme apposée & couchée sur la moëlle, à laquelle neanmoins elle est unie & continuë, revêtuë d'une membrane, à la verité tres blanche au dehors, mais interieurement fibreuse, moins blanche, & plus poreuse que le reste de la moëlle. Or cette partie semble servir specialement pour le sens de la

veuë, & c'est d'elle que sortent les nerfs optiques.

3. *Les quatre Protuberances*, dont les superieures, c'est-à-dire, celles de devant, qui sont les plus grandes, sont, à raison de je ne sçay quelle ressemblance, appellées *Nates*, entre lesquelles & les protuberances canelées, on voit la fente qu'on appelle *Vulve*, laquelle contient le trou de l'anus. Les inferieures, qui sont les plus petites, sont appellées *Têtes*; Elles sont comme deux Epiphises ou prominences abbaissées, fortement attachées, & continuës par dessous aux Nates.

Les Protuberances.

Les Nates.

La Vulve.

Les Têtes.

Or ces quatre protuberances conjointement avec les Protuberances canelées, situées au dessus, sont les commencemens de la moëlle allongée, continus par en bas au cerveau, par en haut, & sur les côtez revêtus d'une membrane tres-deliée couverte de la Pie-mere, & ayant une substance composée d'une infinité de petites fibrilles, ainsi qu'on le voit par le microscope.

Les commencemens de la moëlle allongée.

A l'égard des protuberances, il faut remarquer que quoi qu'elles soient couvertes d'une membrane tres-blanche, au dedans neanmoins elles ont une substance toute particuliere, canelée, fibreuse, comme composée de longs filamens, moins blanchâtre que le reste de la moëlle, unie & composée sur la partie superieure du commencement de la moëlle, & se continuant avec la moëlle du cerveau. L'usage de ces deux Protuberances est de servir au plus noble des sens, sçavoir à la veuë, parce qu'il n'y a que les nerfs visuels qui en sortent.

La Glande pineale ainsi appellée, parce qu'elle ressemble en quelque maniere à une pomme de pin, est située entre les têtes & l'anus, directement au trou de l'anus qui conduit au quatriéme ventricule.

La Glande pineale.

Sa composition.

Elle est composée d'une substance dure, jaunâtre, & couverte d'une membranne déliée.

Sa grandeur

Sa Grosseur n'excede pas celle d'un petit poids, cependant on y a trouvé souvent du sable & du gravier, & de petites pierres rondes de la grandeur de la quatriéme partie d'un poids.

Sa figure.

Elle est oblongue, regardant par sa pointe vers le haut, ou plûtôt vers le dedans, & par sa base elle s'appuye sur la substance du cerceau.

Sa convixion.

Elle est attachée de chaque côté à la partie posterieure du lacis choroïde par un petit cordon. Quelques-uns veulent que ce petit cordon soit un nerf qui accompagne le nerf pathetique, qui va au muscle des yeux.

Son usage.

L'usage de la Glande pineale est de separer & de filtrer comme les autres glandes quelque liqueur pour la verser dans les ventricules du cerveau.

Le siege de l'ame selon M. Descartes.

M. Descartes prend cette glande pour le principal sujet, & le principal instrument de nôtre ame & de nos connoissances. 1. Parce qu'elle est simple & unique, au lieu que tous les organes des sens sont doubles. 2. Parce qu'étant comme dans le centre du cerveau, l'ame y ramasse, reçoit, & juge des idées qui viennent des organes des cinq sens. 3. Parce qu'elle est mobile & environnée de toutes parts du lacis choroïde, ce qui fait qu'elle est au milieu de la source des esprits, ou pour mieux dire, qu'elle est elle-même cette source, puisque c'est en elle que la plus pure portion du sang arteriel, en passant à travers de ces pores, prend la forme de l'esprit animal, en se dégageant des autres parties plus grossieres.

Que le siege de l'ame n'est point dans la glande pineale.

Bartholin & *Vvarton* sont d'un autre sentiment, lequel ils confirment par les raisons suivantes. 1. La Glande pineale qui n'est à peu prés que de la grosseur d'un poids, ne peut pas recevoir toutes les images des objets. 2. Ces images, non plus que les nerfs exterieurs, n'arrivent pas à la glande, qui d'ailleurs seroient salies comme elle dans un lieu plein d'excremens. 3. Les especes de tous les sens exterieurs sont portez au commencement de la moëlle de l'épine, où consequemment il est plus raisonnable d'établir le sens commun. On ajoûte que renfermer les esprits dans les quatre ventricules, c'est, ou peu s'en faut, renfermer les vents dans un carrefour.

Que l'ame est par tout où elle agit.

M. Duncan aprés *Aristote*, dit, que l'ame n'est point bornée dans une partie, & qu'elle est par tout, où elle agit à la maniere des esprits, & qu'ainsi il est ridicule de la mettre dans le cœur, comme *Empedocle*, dans la ratte ou dans l'estomac, comme *Vanhelmont*, ou dans le cerveau, comme la plûpart des Philosophes, qui sont encore partagez quand il s'agit de sçavoir si elle occupe tout le cerveau, ou seulement quelqu'une de ses parties.

D'où vient la vivacité de l'esprit.

D'autres ajoûtent, que plus on a cette glande petite, plus on a l'esprit vif, parce qu'un petit corps est plus aisé à remüer qu'un gros, & qu'étant le tamis par où passe l'esprit animal, les pores étant fort étroits, il n'en passe que le plus subtil. Il en est de même, disent-ils, des trous d'un tamis avec lequel on sasse la farine, plus ils sont petits, & plus elle est fine; C'est pourquoy on voit que l'homme qui a les autres parties du cerveau plus grandes que les bêtes, à proportion du reste de son corps, a la glande pineale plus petite.

Ils attribuent encore la vivacité de l'esprit à l'abondance des esprits animaux, qui facilite beaucoup le mouvement de cette glande, de la même

EXPLICATION DE LA FIGURE VIII.

Qui represente le quatriéme Ventricule du Cerveau, le Cervelet, & le corps Calleux.

FIGURE I.

A A. Le Cerebelle & son globe.
B. Les productions vermiformes du petit Cerveau.
C C C C. Les productions du Cerebelle, ou le Pont de Varolius.
D. Le principe de la moële de l'épine.
E E. Les deux racines ou petites productions de la moële de l'Epine hors du Cerveau.
F. Le quatriéme Ventricule du Cerveau comparé au bec d'une plume à écrire.
G G. Une partie du Cerveau adherant au Cervelet.

FIGURE II.

A A. La substance interieure & blanche du Cervelet.
B B B La substance exterieure plus brune & noirâtre.
C C C C. Belle structure du Cervelet ressemblant à des branches d'arbres.

FIGURE III.

A A. Le Cerveau divisé par le milieu jusqu'à la face des Ventricules.
B B. Le corps calleux entre-ouvert à la partie gauche.
C. Une portion de la faux renversée à la partie posterieure.
D D Le Ventricule anterieur droit découvert dans la partie superieure
E E Le Ventricule gauche semblablement ouvert.
F F. Le Plexus choroide.
G. Une portion du Septum lucidum.
H H. La Dure-mere divisée & separée des deux côtez.
I I. Les deux colomnes ou portion de la voûte.

Fig. 1.

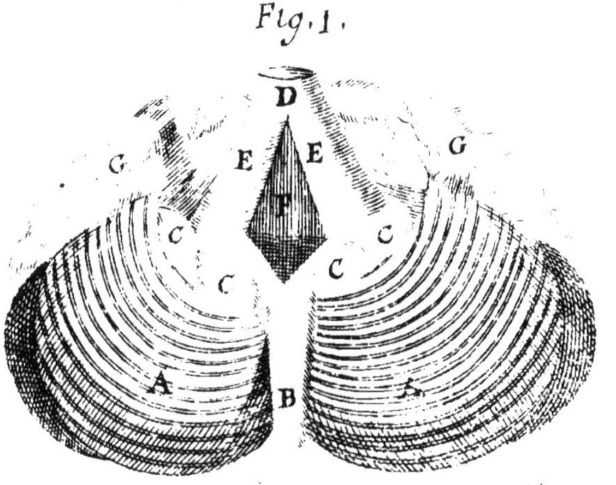

III.

II.

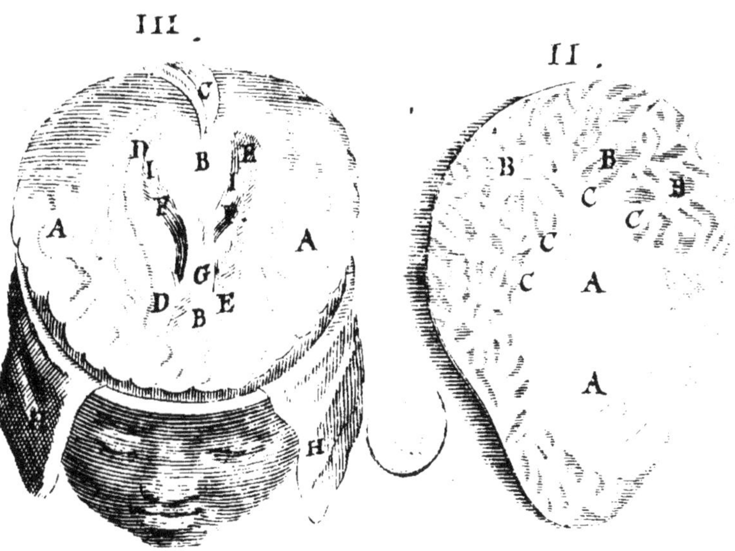

maniere qu'un balon est plus aisé à remuer lors qu'il est plein d'air, que lors qu'il est vuide.

Le Cervelet.

Le Cervelet est un corps moëlleux & anfractueux renfermé dans la partie de derriere & d'en bas du crane, sçavoir dans les grands sinus de l'os de l'Occiput. On le nomme ainsi, comme qui diroit, petit & particulier cerveau : car il est beaucoup plus petit que le cerveau même, duquel il est entierement separé par les deux meninges dont il est couvert, & enfin il est uni & continu de part & d'autre à la moëlle allongée, n'y ayant qu'un tres-petit espace entre-deux; mais en sa partie inferieure moyenne, il est joint à la moëlle de l'épine par l'entremise de la Pie-mere, & afin que le quatriéme ventricule ne demeure pas en cet endroit-là entr'ouvert, il est enveloppé de la Pie-mere étenduë jusques aux Nates.

Sa Composition.

M. Duncan remarque qu'il est formé par deux branches, qui partant des côtez du tronc de la moëlle allongée, font une espece de berceau en se rencontrant au milieu, & laissent entre-deux une cavité que l'on appelle le quatriéme ventricule.

Sa figure.

Sa Figure est tant soit peu large, & applatie, representant assez exactement de part & d'autre par ses parties laterales, la forme d'un globe assez large.

Sa grandeur

Il est beaucoup plus grand dans l'homme que dans les bêtes.

Sa substance

Sa Substance n'est pas beaucoup differente de celle du cerveau, excepté qu'il semble qu'elle est moins molle, & un peu plus ferme. Elle se divise en une infinité de petites feüilles ou lames canelées, toutes resplendissantes de rayons, qui represente agreablement à la veuë des feüilles & des rameaux d'arbre. Elle est revêtuë de la Pie-mere,

& parsemée de plusieurs petits rameaux capillaires des arteres cervicales, dont la moitié, sçavoir l'interieure, est tres-blanche; mais l'exterieure, sçavoir celle qui enveloppe, est de couleur plus obscure. Le Cervelet reçoit par ces arterioles grande quantité de sang, dont ce qui reste aprés sa nourriture, s'écoule dans les sinus des côtez.

La substance du Cervelet dans les hommes est grise, & traversée d'une autre substance blanche qui est semblable à celle du Cervelet des bêtes; aussi les actions vitales & naturelles qui en dépendent, se font de la même maniere dans les hommes que dans les animaux; au lieu qu'il y a une difference considerable entre le cerveau de l'homme & celuy de la bête, parce que les fonctions sont differentes dans l'un & dans l'autre.

Vvillis remarque quatre sortes d'apophises qui aboutissent au cervelet, sçavoir deux laterales, une moyenne, deux piramidales, & deux annulaires.

Quatre sortes d'Apophises ou cervelet.

Les Apophyses laterales sont couchées le long de la moëlle allongée sur les bords; elles servent à entretenir le commerce du cerveau avec le cervelet, en conduisant les ondulations des esprits de l'un á l'autre.

Apophises laterales.

L'Apophyse moyenne sert à joindre les laterales; elle communique aux nerfs pathetiques qui en tirent leur origine, les ondulations que les passions impriment aux esprits, & qui passent du cerveau au cervelet par les Apophyses laterales; ces ondulations d'esprits étant portées aux muscles des yeux, leur font faire certains mouvemens qui sont propres à signifier la passion qui les a causées. Ce sont les nerfs de la quatriéme paire qui portent ordinairement ces ondulations aux

Apophise moyenne.

yeux, c'eſt à cauſe de cela qu'on les a nommez Pathetiques.

Apophiſes Piramidales

Les Apophyſes Piramidales ſont ainſi nommées, à cauſe de leur figure; elles ſont le reſervoir des eſprits qui doivent couler dans la huitiéme paire de nerfs, qui ſont les vagues, leſquels ne faiſant que des mouvemens continuels, comme font ceux du cœur, des poûmons, du diaphrague, & des inteſtins, ont beſoin de la grande quantité d'eſprits qui ſont gardez dans ces Apophiſes.

Apophiſes annulaires.

Les Apophiſes annulaires ſont ainſi appellées, parce qu'étant placées à côté de la moëlle prolongée, elles l'embraſſent comme un anneau; elles ſervent de reſervoir aux eſprits qui doivent être diſtribuez par la cinquiéme, ſixiéme & ſeptiéme paires de nerfs qui en ſortent immediatement.

L'office du cervelet.

D'autant que la ſubſtance du cervelet differe peu ou point du tout de la ſubſtance du cerveau, que comme elle, elle eſt revêtuë de membranes & d'écorce, qu'elle a des replis, des circonvolutions, & des détours tres-profonds, revêtus juſques dans leur fond de la Pie-mere, & qu'enfin de part & d'autre elle n'eſt pas moins entourée de plexus reticulaires, d'arterioles, & de venules, que le cerveau l'eſt: cela a donné lieu au commun des Anatomiſtes d'attribuer à l'un & à l'autre un ſeul & même office.

Que l'office du cervelet, ſelon Vvillis, eſt de produire des eſprits animaux propres pour les actions involontaires.

Vvillis faiſant reflexion que cet office qu'on aſſigne au cervelet, ne contient rien de certain, en a imaginé un autre qu'il dit être ſa veritable & naturelle action. Il dit donc que le cervelet qu'il croit être un viſcere particulier, eſt une ſource particuliere de certains eſprits animaux differens des autres, & deſtinez pour de certaines operations. A l'égard du cerveau, il dit que ſon office eſt de fournir les eſprits animaux, par leſquels l'imagination, la memoire, le raiſonnement, & les autres actions principales & ſuperieures de la fonction animale ſont exercées, & par leſquels de plus ſe font tous les mouvemens volontaires; mais pour le cervelet, il croit que ſon office eſt de produire en particulier des eſprits animaux, differens de ceux qui ſont engendrez dans le cerveau, & de les communiquer par des nerfs particuliers, par leſquels les actions involontaires, comme le battement du cœur, la reſpiration, la coction des alimens, l'impulſion du chyle, & pluſieurs autres, qui ſans que nous le ſçachions, & que nous le veüillions, ſe font en nous en ordre reglé & perpetuel.

Que la ſenſation commune, ſelon M. Duncan, ſe fait dans les lames cannelées du cervelet.

M. Duncan veut que la ſenſation commune ſe faſſe dans les lames canelées du cervelet. Le ſens commun, dit-il, n'eſt autre choſe que l'ame même, entant qu'elle apperçoit les ondulations qui viennent de tous les ſens, & qui la déterminent à penſer aux objets qui les ont cauſées. Il faut donc que l'ame faſſe cette fonction dans cet endroit du cerveau, où toutes les ondulations qui viennent des organes des ſens, ſe rendent: c'eſt pourquoy nous diſons que le ſens commun ne peut être placé que dans les corps canelez: car ils ſont tellement ſituez, qu'ils ſont le veritable rendez-vous de ces ondulations, puiſqu'ils ſe trouvent au bout anterieur de la moëlle allongée, par laquelle il faut neceſſairement qu'elles paſſent pour parvenir au cerveau. Il ajoûte que comme l'action de ce ſens précede celle de l'imagination, auſſi les eſprits qui portent la modification des objets ſenſibles, & qui donnent occaſion à l'une & à l'autre de ces fonctions, paſſent plûtôt par les corps canelez, que par le corps calleux, puisque les corps canelez sont devant le corps calleux, en allant de derriere en devant, comme les ondulations vont.

Que la memoire, selon d'autres, est renfermée dans le cervelet.

Il y en a d'autres qui veulent, que la *memoire* soit toute renfermée dans le cervelet; Et ils disent, pour persuader leur opinion, 1. Que les contusions qui se font au derriere de la tête, luy sont plus dangereuses qu'en quelque autre partie qu'elles se fassent. 2. Que les remedes qui y sont appliquez exterieurement la fortifient davantage, que si l'application s'en faisoit ailleurs. 3. Que les apoplexies qui se forment ordinairement en cette partie, luy causent plus d'affoiblissement qu'à toutes les autres facultez, & qu'enfin on se gratte ordinairement en cet endroit, quand on ne se souvient pas de quelque chose.

Le quatriéme ventricule.

Le Cervelet étant soûlevé du bas vers le haut, on voit le *dernier* ou *quatriéme Ventricule* qui est plus petit que les autres. Il est formé des troncs de la moëlle de l'épine qui descendent du cervelet, & du troisiéme ventricule du cerveau, lesquels avant que de se réünir au tout, s'écartent tant soit peu les uns des autres. En effet sa partie la plus élevée, qui est la plus petite, est formée par le sinus du cervelet, revêtu d'une membrane tres-déliée; & sa partie d'en bas, qui est la principale, semble être comme gravée sur la moëlle allongée, ayant une cavité presque de la figure de cette partie d'une plume que l'on a taillée pour écrire; d'où vient qu'autrefois on la nommoit *Calamus*, *Plume à écrire*.

La Plume à écrire.

Les Apophises vermiculaires.

Il est environné par devant & par derriere de deux productions ou Apophises, appellées *Vermiculaires*, composées de plusieurs particules transverses, & comme tortueuses, réünies ensemble par une membrane déliée, en la maniere de ces vers qu'on trouve dans les bois pourris. Celle qui est sur le devant, & qui avance dans le quatriéme ventricule, est tout auprés des nates & des têtes; On croit qu'en s'allongeant, ou se racourcissant, elle ferme l'entrée de ce ventricule, ou la tient ouverte. Celle de derriere n'est pas si élevée, & elle aboutit par sa pointe dans la substance du cervelet où elle se perd.

On voit aux environs de la partie posterieure du tronc de la moëlle allongée le *Pont de Varole*, qui en chaque côté est composé de deux productions convexes ou gibbeuses, & quelquefois de trois, lesquelles s'avancent vers la circonference du quatriéme ventricule. Celles qui sont situées vers la production vermiforme, sont plus grandes, les autres sont moindres.

Le Pont de Varole.

Ceux qui ont cru que les esprits animaux étoient formez dans les ventricules superieurs du cerveau, ont appellé celuy-cy le *Noble*, parce qu'ils s'imaginoient que c'étoit luy qui leur donnoit la derniere perfection, & qu'il en faisoit la distribution à toutes les parties du corps par le moyen de la moëlle de l'épine.

Ayant enlevé la partie de devant du cerveau, on voit paroître l'Entonnoir, la Glande pituitaire, le Rets admirable, & les racines de la moëlle de l'épine.

La Glande pituitaire est ainsi nommée à raison de son usage, qui est à ce qu'on dit, de recevoir les humeurs pituiteuses ramassées dans le troisiéme ou moyen ventricule, & de les envoyer au palais, au larynx, & autres parties voisines par les trous qui leur sont proches, ou plûtôt selon l'opinion des Anatomistes modernes, qui croyent penser plus juste, les verser par des vaisseaux vei-

La glande pituitaire.

neux, ou peut-être par des limphatiques, non pas vers le larinx ou au palais, mais en d'autres veines, pour les mêler au sang veineux, en la même maniere qu'il arrive en la plûpart des autres glandes, dont les humeurs qu'elles contiennent sont reprises, emportées, & reversées dans la masse du sang par les vaisseaux particuliers, limphatiques, salivaires, ou autres.

Sa grandeur

Elle est de la grosseur d'un tres-gros poids, & située dans la selle de l'os Sphenoide, au dessous de l'Entonnoir.

Sa substance

Sa Substance est plus dure & plus resserrée que celle des autres glandes, & elle est immediatement couverte d'une membrane tres-déliée, qui vient de la Pie-mere. Elle est convexe en sa partie inferieure, & cave en sa superieure, qui est l'endroit par où l'extremité de l'Entonnoir entre dans sa cavité, que l'on trouve toûjours enduite de quelque mucosité.

Ses vaisseaux.

Elle reçoit de tres-petites arteres, des carotides, & elle envoye des venules aux jugulaires, & il est évident qu'il s'y insere des arterioles: car si par le moyen d'une seringue, l'on injecte dans la Carotide de l'eau teinte avec de l'ancre, la partie exterieure de cette glande qui est parsemée de plusieurs petits vaisseaux, est aussi bien-tôt teinte de couleur noire. Et dautant que la liqueur qui en coule continuellement par les arterioles, ne peut, ni toute y demeurer, ni être toute consumée, la portion qui en reste, & qui est superfluë, est de nouveau évacuée par d'autres voyes, & elle s'écoule par de tres-petites venules dans les jugulaires.

Son usage.

L'usage de cette glande n'est pas de recevoir la pituite du ventricule moyen du cerveau; mais plûtôt de separer des arterioles du rets admirable une partie de la pituite sereuse, & de l'envoyer par l'Entonnoir qui est situé au dessus d'elle, au Ventricule moyen, afin que passant de là aux Ventricules anterieurs ou superieurs, elle s'écoule aux narines & au palais.

A cette glande aboutit le *Choana* ou *Entonnoir*, ainsi dit à raison de sa figure : car c'est une cavité orbiculaire, ample dans son principe, commençant depuis le trou du milieu du troisiéme Ventricule, & finissant dans le canal long & étroit qui s'insere dans la glande pituitaire. L'Entonnoir.

Il est formé de la Pie-mere, là où elle entoure la base du cerveau, il est de couleur obscure, & on le trouve ordinairement plein de pituite, laquelle, à ce qu'on croit, il envoye à la langue.

Autour de la glande pituitaire, & sur les côtez de la selle de cheval, est situé le *Rets admirable*, que quelques-uns appellent *Plexus retiforme*, à cause de sa figure merveilleuse qui represente un rets. Le Rets admirable.

Il est principalement composé d'arteres carotides qui montent à la tête par les côtez du col, & qui y entrent par les trous du crane, tout auprés des nerfs optiques. En la partie d'en bas, il se mêle à ces arteres des rameaux, qui, en petit nombre neanmoins, viennent des cervicales : car les deux Carotides se réünissant vers la base du cerveau aux environs de la selle sphenoide, & se mêlant l'une à l'autre d'une maniere merveilleuse par des rameaux, elles forment conjointement avec quelques rameaux des cervicales, ce Plexus. Sa composition.

Ce Plexus est assez manifeste dans les veaux & dans plusieurs autres animaux, où il represente comme un tissu de plusieurs rets mêlez les uns aux autres, & tellement continus entr'eux, qu'on ne sçauroit les separer. Dans l'homme il est extrê- Sa grandeur mement délié, & si peu remarquable, que souvent il semble qu'il n'y en a point; ce qui a fait que plusieurs ont crû qu'il ne s'en trouvoit point dans l'homme, & qu'on observoit seulement aux côtez de la glande pituitaire, où on dit qu'il est, que les arteres carotides y formoient une double flexion en forme de ∽, avant que de percer la Duremere.

Son usage. *L'usage* de ce rets est de briser & moderer par ses détours l'abord impetueux du sang au cerveau; & comme cet abord est plus violent dans les animaux qui portent la tête panchée vers le bas, que dans les hommes qui l'ont élevée; ce rets aussi est plus grand dans les animaux que dans l'homme.

D'autres veulent qu'ayant préparé & subtilisé le sang pour la generation de l'esprit animal, il décharge les serositez qui en resultent dans les veines jugulaires pour y rendre plus coulant le sang, que la perte de l'esprit qu'il a laissé dans le cerveau avoit rendu grossier.

Il faut remarquer icy que les veines jugulaires se dilatant considerablement à la sortie de la tête, font chacune comme un golphe, où le sang arrête son cours précipité par sa descente, de peur que s'il descendoit avec trop de rapidité, le cerveau n'en fût trop tôt privé, ou le cœur subitement suffoqué par la trop grande abondance.

On doit encore observer que les serositez ou le sang qui causent les grandes douleurs de tête, accompagnées d'inflammation, se peuvent écouler par la base du cerveau, & que lorsque ces humeurs cherchent passage par les cavitez des oreilles, elles y apportent des douleurs si violentes, qu'elles troublent l'esprit, & causent souvent la mort.

La

La Moëlle de l'Epine, ainsi appellée, parce qu'elle est emboëtée dans le tuyau de l'épine du dos, n'est qu'une production ou allongement du cerveau; si le cerveau ne l'est pas de cette moëlle, c'est d'elle au moins que viennent tous les nerfs, sans en excepter même les Optiques. La moëlle de l'epine pourquoy ainsi nommée.

Spigelius dit, que ni le cerveau ne doit pas son origine à la moëlle, ni la moëlle au cerveau; puisque dans la premiere délineation toutes les parties sont formées ensemble, & à même temps, qu'elles sont chacune l'ouvrage immediat de la nature, & qu'elles dépendent tellement les unes des autres, que l'une ne peut agir, ni vivre sans l'autre. Son origine

On divise la moëlle en deux, dont l'une est continuë dans le cerveau, que l'on appelle moëlle allongée, & l'autre est renfermée dans les vertebres, que l'on nomme medule spinale. La premiere commence à la partie anterieure du cerveau, où les nerfs optiques prennent leur origine, & va finir au grand trou de l'os Occipital, où commence celle de l'épine, qui se continuant par les cavitez des vertebres, va finir à l'extremité de l'os Sacrum. Sa division.

Sa substance est plus dure, plus compacte, & plus blanche que celle du cerveau; Elle est formée par quatre racines, dont les deux plus grandes sortent du cerveau, & les deux moindres du cervelet; Ces parties s'unissant ensuite, en forment deux qui sont separées par la Pie-mere; c'est ce qui fait qu'un côté peut être paralitique, sans que l'autre le soit. Sa substance

La moëlle de l'épine est encore plus solide que la moëlle allongée, étant comme un gros cordon de fibres nerveuses, qui se distribuent dans toutes les parties du corps, & qui leur donnent un ſentiment exquis, & un mouvement vigoureux.

Son mouvement. *Elle* ſe meut du même mouvement que le cerveau, c'eſt-à-dire, d'un mouvement qui ne luy eſt pas propre, mais qui luy eſt communiqué par les arteres, & qui ſe fait à la verité également, & à moins de temps que celuy du cerveau ; mais qui neanmoins eſt moindre, parce que cette partie eſt plus ferme, moins molle, & moins humide.

Sa figure. *Sa Figure* eſt oblongue, & preſque ronde. Depuis la ſeptiéme vertebre juſques au bas elle ſe partage comme en pluſieurs petites cordes ou filets, qui ſont des productions de nerfs, & qui ſont ſi viſibles dans la moëlle tirée d'un cadavre recent, lors qu'en la trempant dans de l'eau froide, on l'y agite, que vers ſon extremité cette abondance de petits cordons ſemble repreſenter en quelque maniere une queuë de cheval : Ce qu'on croit avoir été ainſi diſpoſé par la nature, afin que la moëlle, qui eſt molle & pleine de ſuc, ne fût pas froiſſée par le mouvement continuel des lombes.

Ses vaiſſeaux. *Il paroît* par tout en ſa ſubſtance, lors qu'on l'a coupée, une infinité de petits points de ſang, en la même maniere abſolument qu'on le voit dans le cerveau, lorſque pareillement on y fait quelques inciſions ; les petits vaiſſeaux ſanguins neanmoins qui paſſent par ſa ſubſtance, ſont ſi delicats, que les yeux ne ſçauroient les voir.

L'origine de ces vaiſſeaux eſt, à raiſon de leur extrême petiteſſe tres-obſcure. Voicy neanmoins ce qu'en ce ſiecle éclairé les Anatomiſtes ont obſervé, ſçavoir, qu'environ à l'endroit où le tronc ſe diviſe en rameaux ſouclaviers, l'artere vertebrale s'éleve vers le haut par les trous qui ſont dans les productions tranſverſes des vertebres cervicales, & que de cette artere il se produit deux rameaux qui vont à la moëlle de l'épine, & que de là en tendant vers le bas, entre chaque nœud des vertebres, il y a deux arteres, une de chaque côté, qui du tronc de l'aorte descendante de l'endroit où elle est couchée sur l'épine, se portent immediatement à cette moëlle, & ensuite s'unissant ensemble, & s'entre-lassant l'une avec l'autre, elles forment dans les meninges un tissu reticulaire tres-agreable à la veuë. *Vvillis* dit qu'elles se reçoivent l'une l'autre en la maniere des anneaux d'une chaîne, & qu'ainsi continuant leur cours en tournoyant & serpentant, elles pourvoient par ce moyen à la partie anterieure, & à la partie posterieure de la moëlle, que même il semble que de ces anneaux il en va de petits rameaux capillaires vers l'interieur de la moëlle, ce qui paroît être manifeste par les petits points sanguins qui paroissent dans sa substance, lors qu'on l'a incisée. Du concours ou conjonction de ces arterioles fait en chaque côté au dessus de la fente ou division qui regne dans le milieu de la moëlle, il s'en forme une artere tres-visible qui se porte tout le long de la moëlle; Outre cela il y en a deux autres, une de chaque côté, qui sont pareillement communes, mais plus petites, lesquelles rampent par les côtez de la moëlle.

Les veines qui de la moëlle de l'épine & de ses enveloppes, reportent vers le cœur le sang qui est resté aprés leur nourriture, sont en leur commencement tres-petites, & à peine visibles; mais elles se réünissent insensiblement, & forment un Plexus semblable au Plexus des arteres, avec lequel il se mêle. De ce Plexus, aprés qu'il s'est porté un peu plus loin, le sang dont il est chargé s'écoule peu à peu dans deux veines assez grosses ; que *Vuillis* nomme *Petits Sinus*, dont un de chaque côté se porte entre la cavité de l'épine jusques dans l'os Sacrum. De là ce sang se répand dans une veine plus grosse, que le même *Vvilis* nomme *Grand Sinus*, qui se porte par toute l'étenduë de l'épine qui est au dessus de la division de la moëlle, & qui tout ainsi qu'un reservoir commun reçoit le sang des deux veines laterales, & le porte par les trous qui sont sur les côtez des vertebres aux veines voisines, & de celles-cy à la veine-cave.

Ses tuniques.

Elle est enveloppée de trois tuniques, dont la premiere qui est celle qui l'entoure immediatement, vient de la Pie-mere, & est parsemée d'une infinité de petites arterioles, lesquelles penetrant dans la substance de la moëlle, l'arrosent, & la nourrissent du sang vital arteriel, duquel le superflu est repris par une infinité de petites venules entrelassées parmi les arterioles, & est reporté ensuite vers son principe, c'est-à-dire, au cœur ; l'autre membrane qui par tout est adherente à la premiere par de petites fibrilles, vient de la Dure-mere ; la troisiéme qui est par dessus les deux autres, est nerveuse & solide, & prend sa naissance du ligament fort, lequel liant ensemble les parties anterieures des vertebres, empêche que la moëlle ne soit blessée dans les inflexions & extensions de l'épine. Cette membrane est enduite d'une humeur épaisse & visqueuse, pour l'humecter, & la maintenir douce & unie, afin qu'elle s'unisse plus facilement, & que se dessechant dans le mouvement, elle ne ressente pas de la douleur. Tous les articles du corps sont pareillement humectez d'une semblable humeur, pour rendre leurs mouvemens plus faciles.

L'usage de la moëlle allongée, aussi-bien que de la spinale, est de donner naissance à tous les nerfs : car des quarante-deux paires de nerfs qui vont par toute la machine, il y en a douze qui prennent leur origine de la moëlle allongée, & trente de la spinale qui sortent le long de son chemin par soixante trous qui sont entre chaque vertebre.

L'usage de la moëlle allongée & spinale.

Il y en a qui disent, que la moëlle de l'épine est comme un faisceau de petits nerfs qu'on peut suivre jusqu'à la partie cendrée du cerveau, où ils se terminent tous. Qu'au bout de chacun de ces filets, ou de ces tuyaux nerveux, il y a une petite glande attachée, que celle-cy forme l'esprit animal en separant par la filtration ce qu'il y a de plus subtil dans le sang, & que ce petit tuyau a été mis au dessous d'elle pour recevoir cet esprit, & pour le distribuer.

Que la moëlle de l'épine, selon quelques uns, n'est qu'un faisceau de petits nerfs.

Il y en a qui croyent que toute la moëlle allongée est le siege du sens commun. 1. Parce que les nerfs portent les impressions en quelque partie du cerveau pour les faire appercevoir, puis qu'étant liez ou coupez entre le cerveau & la partie, les modifications des objets ne sont plus apperçûës. 2. Parce que toutes les fibres de chaque nerf sont rassemblées en chaque élevation de la moëlle allongée. 3. Parce que l'impression ne se peut amortir qu'en ces endroits ; D'où ils inferent que les sensations ne se font point dans les parties exterieures, ni dans les organes. 1. Parce que les nerfs étant liez ou bouchez, les parties perdent le sentiment. 2. Parce que si l'impression se terminoit dans les organes, on ne pourroit expliquer mechaniquement comment les mouvemens de nôtre corps suivent les ébranlemens qui produisent les sensations. 3. L'action ne peut point

Que toute la moëlle allongée, selon d'autres est le siege du sens commun.

EXPLICATION DE LA FIGURE IX.

Qui represente l'origine des Nerfs dans le Cerveau renversé.

A A Les nerfs Olfactoires.
B B Leurs productions Papillaires.
C C Les nerfs Optiques coupez prés de l'Orbite.
D La Glande pituitaire.
E L'Infundibulum.
ff Les deux Glandes blanches posées devant le conduit du Cerveau.
G G Le grand Rameau des arteres carotides.
H H L'artere cervicale.
I I I Le principe de la moëlle de l'Epine dans le Crane.
K K K Les petits Rameaux d'arteres ou le Rets admirable.
L L La troisiéme paire des nerfs.
M M Le commencement de la cinquiéme paire.
N N Le commencement de la sixiéme paire.
O O La huitiéme paire ou nerfs auditoires.
P P Le commencement de la neuviéme paire.
Q Q La dixiéme paire.
R R R R Le corps du Cerveau renversé.
S S Le Cerebelle.

s'amortir dans les membranes, car elles sont extrêmement tenduës. 4. Quoi qu'on ait coupé un pied ou une jambe, on peut encore sentir dans la partie separée du corps, les mêmes douleurs ausquelles on étoit sujet avant la separation.

Premiere paire des nerfs.

La premiere des dix paires de nerfs est appellée *Olfactoire*, & sert pour l'odorat.

Son origine & sa distribution.

Elle prend son origine de la base des corps canelez par un principe ou nerf tres-mince, & se porte ensuite par dessous la base du cerveau droit vers le devant, où ayant percé de chaque côté la Dure-mere, elle se joint à la seconde paire, &

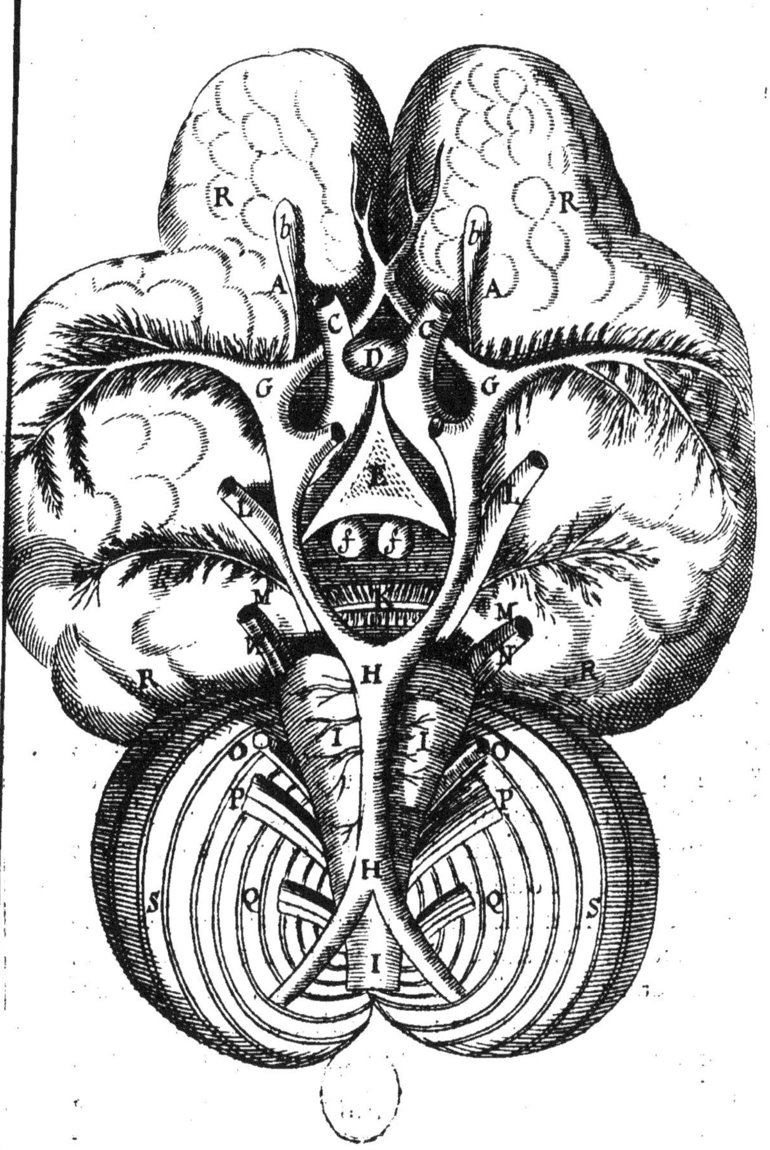
R
R
b
b
A
A
C
C
D
G
G
E
L
L
f f
K
M
M
N
N
H
R
R
I
I
O
O
P
P
H
S
Q
Q
S
I

ſortant avec elle par ce même trou, elle entre dans l'orbite de l'œil, où elle ſe diſtribue en quatre petits rameaux, dont le premier ſe porte à la graiſſe de l'œil, à ſon cinquiéme muſcle, c'eſt-à-dire, au Trochleateur, à la peau du front, & à la paupiere ſuperieure. Le ſecond, paſſant par un trou qui luy eſt propre, gravé dans l'os de la mâchoire, s'en va à la lévre, & à ſes muſcles, & auſſi à quelques-uns des muſcles du nez. Le troiſiéme paſſant en partie par le trou de la mâchoire ſuperieure ſitué ſous l'orbite de l'œil, & en partie par les trous de l'os cuneiforme, ſe diſperſe par les membranes qui revêtent la cavité des narines, & par la chair papillaire, communiquant à ces parties le ſentiment de l'odorat; il donne auſſi un petit rameau au petit muſcle qui reſſerre les aîles du nez. Le quatriéme s'inſere dans la partie interieure du muſcle temporal; De là vient que dans la perception des odeurs déſagreables, le front, les yeux, & la partie exterieure du nez ſe retirent.

Les productions mammillaires.

La Nature a joint à ces nerfs deux productions nommez *Mammillaires* qui ſont ſituées à la partie anterieure prés l'os cribleux.

Leur couleur, figure, & grandeur.

Elles ſont blanches, molles, un peu longues, rondes, ou bulbuſes en leurs extremitez, creuſes interieurement, minces, petites dans les hommes; & plus grandes dans les chiens & les autres bêtes dont l'odorat eſt exquis.

Leur origine, & leur inſertion.

Elles prennent leur naiſſance de la moëlle convexe du cerveau, & des ventricules anterieurs, & étant revêtuës de la Pie-mere, elles ſe portent entre le cerveau, l'os ſphenoide, & l'os du front dans les ſinus de l'os cribleux, entourez de la Dure-mere, dans leſquelles elles s'inſinuent, ayant entr'elles une production oſſeuſe, que l'on appelle *Crête de coq*, laquelle les separe l'une de l'autre.

Petit tuyau.

La Dure-mere qui revêt ces sinus de l'os cribleux, n'est pas en cet endroit-là seulement percée de plusieurs petits trous en forme de crible, mais encore par plusieurs petits tuyaux qui se portent dans les trous de l'os cribleux; elle s'ouvre dans les chairs fongueuses des narines, qui sont inherentes aux os spongieux, & par ces petits tuyaux elle donne passage à la pituite qu'elle conduit des ventricules dans les chairs dont on vient de parler, & dans les os spongieux des narines situez en leur partie d'en haut, & qui sont pleins de cette même chair fongueuse. C'est-là la cause qui fait que du cerveau il peut bien s'écouler quelque humeur aux narines, mais que rien ne peut retourner vers le cerveau, parce que lorsque quelque chose prend le chemin d'en haut pour remonter, elle est arrêtée en partie par la situation contraire des pores de la chair fongueuse, & en partie par le replis des extremitez des petits tuyaux.

Les conduits de la pituite.

Il passe au travers de chacune de ces productions un conduit, qui selon toute sa longueur se porte depuis les ventricules superieurs jusques à l'os Ethmoide.

La Cavité interieure des productions est entierement blanche, & entourée d'une petite pellicule tres-deliée, commune, & continuë à celle qui revêt interieurement les ventricules superieurs. Il arrive rarement qu'elle soit vuide, le plus souvent on la trouve remplie d'un suc clair, pituiteux, ou mucilagineux.

Les usages des productions.

Les Humeurs pituiteuses ramassées dans les ventricules du cerveau, selon *Diemerbroeck*, s'évacuent par ces productions, & immediatement aprés les avoir passées, elles descendent dans le gosier & dans ses glandes pour humecter la bouche, le larinx, & l'é ophage, & pour fournir de la salive en abondance, laquelle se mêle aux alimens à mesure qu'on les mâche, & cela afin de faciliter & leur coction, & leur descente quand on les avale. A l'égard de l'autre portion de ces humeurs qui est entierement superfluë, elle s'écoule vers les narines & le palais, en partie afin qu'elle humecte aussi l'interieur de la bouche & du gosier, & qu'elle communique aux alimens aprés qu'on les a mâchez, quelque vertu fermentative, & en partie afin qu'elle soit poussée dehors, & évacuée. Que si par quelque cause que ce soit, il arrive que le cerveau soit refroidi, alors il se fait dans les ventricules un amas excessif de ces humeurs qui sont extrêmement cruës; parce que par le manque d'assez de chaleur, les vapeurs qui s'élevent des parties inferieures ne se dissipent pas, & ne se cuisent pas suffisamment, mais en se conduisant, elles passent, ou se changent en cette espece de mucilage pituiteux dont nous parlons, lequel ne pouvant être ni assez tôt, ni assez commodément évacué par les passages étroits des os cribleux, & par les porositez spongieuses des narines interieures, remplissent & farcissent ces voïes, & y causent l'obstruction qu'on nomme *Gravedo*, *Enchifrenement*, lequel les Sternutatoires évacuent, lorsque les membranes des narines interieures étant picotées par leur acrimonie, celles du cerveau s'irritent aussi par consentement, & se resserrent, ou se retirent fortement, & comprimant ainsi le cerveau, elles expriment avec effort au travers de ces passages empêchez & bouchez, l'humeur pituiteuse qui est contenuë dans ce viscere.

Cause de l'enchifrenement ou Gravedo.

Vvillis remarque que les nerfs Olfactoires sont toûjours pleins d'eau pour empêcher qu'ils ne soient blessez par une odeur trop forte & trop violente, comme on voit que par la même raison la nature a mis une humeur dans les yeux, de crainte que les nerfs optiques ne soient blessez par la rencontre d'un objet tres-ignée.

Pourquoy les nerfs olfactoires sont toûjours pleins d'eau.

M. Duncan remarque aussi que quand ces nerfs sont frappez de l'odeur de quelque morceau delicat, ou quand nous voyons quelque chose qui ait autrefois flatté agreablement nôtre goût, l'eau nous vient à la bouche, parce que la cinquiéme paire qui luy donne des nerfs, envoye une de ses ramifications aux nerfs olfactoires, & une autre aux optiques, de sorte que les esprits ne peuvent être considerablement ébranlez dans ces nerfs du nez & de l'œil, sans que cet ébranlement passe bien-tôt à la bouche, tellement que les conduits salivaires, qui sont alors pressez par la contraction des rameaux nerveux qui les environnent, font couler la salive qui est renduë plus liquide par les esprits qui s'y mêlent alors, & qui la font quelquefois petiller.

Pourquoy l'eau vient à la bouche, apres l'odeur d'un morceau delicat, ou à la veuë de quelque chose qui a flaté le goût.

L'eau vient aussi à la bouche à l'occasion d'une pensée lascive, parce que l'émotion des parties naturelles passe bien-tôt à la bouche par le moyen de la cinquiéme paire des nerfs qui donne des rameaux aux parties de la bouche.

La seconde paire que l'on appelle la *Paire optique*, apporte aux yeux les esprits animaux qui leur communiquent la faculté de voir, & ensuite reporte à l'organe du sens commun les rayons des visibles. Elle est la plus grande de toutes les paires, mais la plus molle & la plus poreuse.

Seconde paire appellée optique.

Sa grandeur.

Ils naissent de l'extremité des corps canelez, & de la partie medullaire appellée les couches des

Son origine.

La jonction des nerfs optiques.

nerfs optiques ; en s'approchant peu à peu ils s'unissent ensemble au dessus de la selle du Sphenoide, & cette réünion, si l'on en croit *Bauhin*, *Mercatus*, *Sennertus*, & plusieurs autres, ne se fait pas par simple contact, mais par le mêlange total de leur substance, & cela, disent-ils, afin que les esprits passent avec facilité d'un œil à l'autre, pour augmenter la vision, non pas seulement dans les personnes saines, mais encore en ceux qui n'ont qu'un œil, dans lesquels cet œil seul doit avoir la force de deux. D'autres croyent que ces nerfs ne se confondent pas l'un dans l'autre, ainsi qu'on vient de dire, mais seulement qu'ils se croisent en maniere de sautoir, ensorte que le nerf droit va à l'œil gauche, & le gauche au droit. *Riolan* enseigne que la jonction de ces nerfs se fait par simple contact, par l'entremise d'un certain lien ou petit canal fait en la forme de la lettre H qui est entre-deux; mais *Diemerbroeck* croit plûtôt que le concours de ces nerfs se fait par le moyen de leurs membranes, qui sans aucun lien entre-deux les tiennent étroitement réünis.

Ces nerfs s'étant aprés leur jonction, de nouveau separez, passent immediatement aprés leur separation, chacun de leur côté par les trous de l'os cuneiforme, & vont se rendre l'un à l'œil droit, & l'autre au gauche, dans lesquels ils entrent, sçavoir dans l'homme presque dans leur centre, & dans les animaux plus sur le côté.

D'où vient la grande simpathie qui est entre les yeux & le cerveau.

Leur substance interne épanduë autour du globe de l'œil, forme la tunique reticulaire ; L'externe qui est une continuation de la Pie & de la Dure-mere, fait la tunique uvée, & la cornée, & de là vient la grande simpathie qu'il y a entre les yeux & le cerveau.

Le tissu des

Rolfincius dit que la substance des nerfs optiques est composée de plusieurs filamens joints ensemble par le moyen d'une membrane, que ces filamens dans les autres nerfs vont en droite ligne selon la longueur des nerfs; mais que dans les optiques ils s'entortillent, & s'engagent mutuellement les uns dans les autres. Il ajoûte qu'il a vû par experience dans un nerf optique, que la chose se passoit ainsi, c'est-à-dire, que le nerf étoit plié en une infinité de plis ou rides, disposez en ordre égal, & réünis ensemble par une petite & delicate membrane, laquelle étant incisée, tout le nerf peut se dérouler, & s'étendre en une ample membrane.

filamens; c'est-à-dire, leur substance.

Vvillis remarque que ces nerfs sont entourez de plusieurs petits rameaux des moteurs, & que les arteres carotides, en entrant dans le crane, sont couchées sur le tronc des optiques, d'où il tire cette consequence, que ces arteres aprés le repas causent le sommeil, lorsqu'elles sont plus remplies de sang, parce qu'elles compriment les nerfs optiques.

D'où vient le sommeil aprés le repas.

La troisiéme paire sert à mouvoir les yeux, & les remuë tous deux ensemble, & vers un même côté, parce que depuis son origine elle ne fait qu'un tronc.

Troisiéme paire.

Elle est situé auprés de la seconde, mais elle est beaucoup plus petite & plus dure.

Sa situation

Elle naist de la base de la moëlle allongée prés de l'entonnoir, en passant par un trou au dessous de l'optique, que l'on appelle la fente irreguliere du sphenoide. Elle se divise en quatre rameaux qui se distribuent aux muscles des yeux & des paupieres; Souvent le muscle Crotaphite en reçoit aussi une branche, c'est d'où vient la communication de ce muscle avec les yeux.

Son origine & sa distribution.

La quatriéme paire appellée *Pathetique*, parce

Quatriéme paire appellée Pathetique.

qu'elle ſert à mouvoir les yeux dans les differentes paſſions, eſt la plus petite de toutes, & vient de la partie inferieure de la moëlle allongée, derriere les Nates & les Têtes. Elle ſe diviſe en quatre rameaux, dont l'un va dans le grand oblique, & l'autre aux muſcles de la lévre ſuperieure, au nez, & aux gencives; le troiſiéme rameau ſe diſtribuë à la membrane des narines, & le dernier au Crotaphite.

Son origine & ſon inſertion.

Cinquiéme paire. Sa naiſſance & ſa diſtribution.

La cinquiéme paire eſt plus groſſe que toutes les autres; elle commence des côtez de l'éminence annulaire derriere les pathetiques. Elle ſe diviſe en trois branches; la premiere eſt appellée Opthalmique, la ſeconde Maxillaire ſuperieure, & la troiſiéme Maxillaire inferieure. Le premier rameau eſt nommé Opthalmique, parce qu'il va à l'œil; il ſe diviſe en deux branches, aprés avoir donné pluſieurs petits filets qui entourent le nerf Optique, & qui ſe diſtribuent à la Choroide. La plus groſſe de ces branches ſe diviſe encore en deux, dont l'une ſort par un trou que l'on appelle Orbitaire externe, & l'autre par le trou ſurcilier en ſe perdant dans les muſcles du front, & dans l'Orbiculaire des paupieres à la glande lacrimale & au ſac naſal; la derniere branche paſſant par le trou orbiculaire interne, va ſe perdre ſur les membranes des lames oſſeuſes du nez. La Maxillaire ſuperieure ſe diſtribuë aux dents d'en bas en paſſant par un trou qui ſe trouve à la partie ſuperieure & interne de la mâchoire inferieure.

Sixiéme paire. Son origine & ſa diſtribution.

La ſixiéme paire appellée des anciens *Guſtative*, aſſez mal à propos, puiſqu'elle ne va pas à la langue, mais à l'œil, auſſi bien que les Moteurs, les Pathetiques, & la troiſiéme branche de l'Opthalmique, naît auprés de la précedente de la partie inferieure de l'éminence annulaire. Elle ſort du crane par le même trou par où passent la troisiéme & la quatriéme paire, elle se distribuë toute dans le muscle de l'œil, appellé Dedaigneur, aprés avoir donné une petite branche pour former l'Intercostal avec deux branches de la cinquiéme paire. L'Intercostal se distribue au cœur, aux mammelles, & aux parties naturelles ; C'est par ces communications que *Vvillis* explique plusieurs Phenomenes, par exemple, d'où vient le plaisir mutuel que les amans ressentent dans les caresses, & dans les baisers reciproques. Quelquefois le nerf Intercostal est tout-à-fait formé par la sixiéme paire ; il sort du crane par le même conduit qui donne entrée à la Carotide interne, & un demy pouce aprés qu'il est sorti du crane vers l'angle de la mâchoire inferieure, il forme une tumeur qu'on nomme le premier Plexus de l'Intercostal ; Sa situation le fait encore appeller Cervical, ou Olivaire à cause de sa figure.

D'où vient le plaisir mutuel que les amans ressentent dans les caresses & les baisers reciproques.

Il est bon de remarquer en passant, qu'on trouve en cet endroit sous le muscle Mastoidien, un paquet fait de plusieurs filets de la huitiéme paire à côté de la Carotide interne, de l'Intercostal qui est au dessous de la huitiéme paire, du Spinal de la neuviéme paire, & de la jugulaire interne, & qu'au dessus de ce paquet il y a plusieurs petites glandes conglobées, appellées Jugulaires, d'où ensuite il va reprendre la route de l'Intercostal.

Filets de la huitiéme paire.

Ce nerf reçoit dans son premier Ganglion, ou dans son Plexus la dixiéme paire avec une branche de la premiere Vertebre du col, qui s'est unie avec la dixiéme paire du cerveau, & une branche de la seconde Vertebrale du col. Enfin il sort de cette tumeur un rameau qui va au Larynx. Le tronc de l'Intercostal descendant sous la huitiéme paire, comme on a dit, grossit d'espace

Filets de l'Axilaire.

en espace par plusieurs filets qu'il reçoit de chaque Vertebrale. Si-tôt qu'il est arrivé sous la Clavicule, il fait un second Plexus, d'où partent deux filets qui entourent l'artere axillaire, & qui aprés luy avoir fait un anneau, vont se rendre dans un troisiéme Plexus que forme le tronc de l'Intercostal entre la deuxiéme & la troisiéme côte, où il reçoit plusieurs rameaux des Brachiaux & des Dorsaux qui descendent le long des Vertebres.

Il reçoit encore à leur entre-deux un filet qui vient des petits Ganglions que les paires vertebrales forment à leur sortie vers la base du cœur. Ce nerf produit plusieurs rameaux, lesquels avec d'autres de la huitiéme paire font les nerfs Cardiaques, & ceux des poûmons, comme on le dira en parlant de la huitiéme paire. Aprés cela il en sort trois cordons considerables qui se joignent ensemble, avant que de percer le Diaphragme, pour ne faire plus qu'un tronc qui n'est pas si-tôt entré dans le ventre, qu'il forme ce fameux Plexus, qu'on nomme Hepatique au côté droit, & Splenique au côté gauche.

Plexus Hepatique.

Du Plexus Hepatique sortent quantité de branches, dont les unes vont au foye, en montant sur le Duodenum & sur la Porte. Il y a des rameaux qui vont au Pancreas, & au côté droit du Ventricule, d'autres vont à la Capsule de *Glisson*, & deux autres plus gros au rein droit en passant sur l'artere émulgente. Tous ces rameaux de nerfs font un lacis autour de cette artere, en luy faisant comme une Capsule.

Plexus Splenique.

Le Plexus Splenique fournit plusieurs rameaux qui vont à la partie gauche du Ventricule & du Pancreas; D'autres vont à la Ratte, & à la Capsule atrabilaire gauche, & deux autres rameaux

considerables

considerables vont au rein gauche, en enveloppant son artere d'une Capsule, comme nous le venons de voir.

Enfin plusieurs rameaux, tant du Plexus Hepatique, que du Splenique, parcourent les arteres Mesenteriques, & particulierement la superieure, à laquelle ils font comme une enveloppe qui suit toute la distribution des arteres. Ce tissu se nomme le *Plexus Mesenterique*, qui ressemble assez bien à un Soleil, de la circonference duquel partent en maniere de rayons plusieurs filets qui vont aux intestins, en accompagnant toûjours les arteres.

Plexus Mesenterique.

Outre cela il y a encore plusieurs rameaux, tant du Plexus Hepatique que du Splenique, qui font un tronc chacun de leur côté. Ce tronc descendant le long de l'Aorte, grossit d'intervalle en intervalle par des filets qu'il reçoit du tronc de l'Intercostal que l'on a laissé dans la poitrine. Enfin il continuë ainsi son chemin jusqu'à la division de l'Aorte; ensuite il est soûtenu du Peritoine qui attache le Rectum avec la Vessie dans les hommes, & avec la Matrice dans les femmes. Aprés il se répand dans toutes les parties de l'Hypogastre, comme au Rectum, à la Vessie, à la Matrice, au Vagina, & dans les hommes aux Vessicules seminaires, & aux Prostates.

Au reste le tronc de l'Intercostal, aprés avoir produit les trois rameaux dont on vient de voir la distribution, descend le long des Vertebres, en donnant de temps en temps des filets à cette partie du même tronc qui accompagne l'Aorte; & de chaque entre-deux des Vertebres, il en reçoit un ou deux rameaux. Enfin il se perd en capillaires qui se distribuent à toutes les parties de l'Hypogastre, principalement à la Vessie, au Rec-

Tronc de l'Intercostal.

tum, à l'Anus, & aux parties naturelles.

Septiéme paire.

La septiéme paire est l'*Auditive*; elle passe par le trou de l'Apophise pierreuse de l'os des temples, & vient du bord de la partie inferieure de l'éminence annulaire. Cette paire est composée de deux branches, dont la premiere est appellée la portion molle, & l'autre la portion dure.

Son origine & sa distribution.

La molle est employée à l'organe immediat de l'oüie, elle forme la membrane nerveuse qui revêt le Limaçon & le dedans des canaux demi-circulaires, & envoye un rameau à l'oreille exterieure; D'où vient que la plûpart des animaux dressent l'oreille dés qu'ils entendent quelque grand son: car il est impossible que les esprits du nerf interieur soient fort ébranlez, sans que ceux du nerf qui s'insere à l'oreille exterieure, reçoivent le même ébranlement par la continuité qui est entr'eux.

La portion dure sort ensuite par un trou qui est entre l'Apophise Mastoide & Stiloide, elle va s'unir avec la troisiéme branche de la cinquiéme paire. Cette portion se partage en deux rameaux, dont l'inferieur va aux muscles de Larynx, de la langue, & de l'os Hioide; & le superieur aprés avoir parcouru le conduit de l'oreille, se divise encore en trois branches, dont la premiere va aux muscles de l'oreille, la seconde aux lévres, à la bouche, au visage, & au nez, & la troisiéme aux muscles du front, & de la paupiere superieure: c'est pourquoy quand les esprits sont violemment poussez par quelque son terrible, ou par quelque coup de cure-oreille, ils passent en foule dans les muscles de la voix, & dans ceux des yeux, & font faire certains mouvemens qui causent l'abbatement de la paupiere, les cris des animaux épouvantez par un grand bruit, & la toux des perſonnes qui ſe curent l'oreille.

La huitiéme paire qui ſe communique à pluſieurs parties du ventre moyen & de l'inferieur, eſt appellée *Vague*. Les nerfs de cette paire prennent leur naiſſance un peu plus bas que ceux de la cinquiéme. Ils ſont revêtus de fortes membranes, à cauſe du long chemin qu'ils font, & ils s'attachent aux parties voiſines.

Huitiéme paire.

Ils ſont en leur principe compoſez de pluſieurs petits nerfs ou fibres, leſquelles s'uniſſent d'abord en telle maniere, qu'étant enſemble réünies par une membrane, elles ne font, ou ſemblent ne faire qu'un ſeul nerf.

Entre ces petits nerfs raſſemblez en cette jonction, il y en a un en chaque nerf vague, qui ne prend pas ſon origine de la moëlle qui eſt dans le cerveau, mais de la moëlle du col, tout auprés de la ſixiéme & ſeptiéme Vertebre de cette partie, d'où il s'éleve en haut vers la tête le long des côtez de la moëlle, & s'y augmente en groſſeur; de là ſe portant dans l'interieur du crane, il ſe joint aux fibres de la paire vague, & conjointement avec elle il ſort par le même trou. Incontinent aprés qu'il eſt ſorti, il ſe ſepare de nouveau du tronc de la paire vague, & ſe reflechit en dehors, & aprés qu'il a communiqué des petits rameaux à quelques muſcles du col & de l'épine, il deſcend au muſcle ſcapulaire, dans lequel il ſe perd preſque tout entier, luy fourniſſant des eſprits animaux pour le mouvement des bras dans l'homme, des jambes de devant dans les animaux à quatre pieds, des aîles dans les oiſeaux, & des nageoires dans les poiſſons; De là vient que comme il doit ſervir aux mouvemens forts & violens du bras, il a été neceſſaire qu'il prît ſon origine, non ſeulement de la moëlle qui eſt dans le crane, mais encore de celle qui est au dehors.

Or cette paire vague composée de tous ces petits nerfs réünis ensemble, sort du crane par le troisiéme trou qui est commun à l'os des Temples, & à l'Occiput, & un peu aprés sa sortie elle envoye des rameaux aux muscles du col, & au Cucullaire ou Capuçon, de là passant outre, elle donne des rejettons aux muscles Hioidiens, à ceux de la gorge, & à ceux de la langue. Il s'associe immediatement aprés dans l'homme d'un rameau du nerf Intercostal, & dans les animaux à quatre pieds de tout le tronc. Elle envoye au Larynx un autre rameau tres considerable, qui se porte à l'Esophage, & aux muscles exterieurs du Larynx, & entrant dans le Cartilage scutiforme, il s'en va jusques à la pointe du nerf recurrent auquel il s'unit. Or en cet endroit où l'Intercostal se joint à luy, & où luy-même envoye un rameau vers le Larynx, le tronc de la paire vague s'éleve un peu en forme de tumeur oblongue, & fait le Plexus Gangliforme que *Tallope* appelle *Corps olivaire*, lequel est semblable au Plexus que l'on trouve dans le nerf Intercostal qui luy est voisin, & qui est formé de son union ou concours, avec un rameau du nerf de la derniere des paires qui viennent du cerveau; Outre ce Plexus *Vvillis* en a observé encore un autre plus petit qui en est un peu éloigné, lequel est formé de l'un des rejettons de ce premier Plexus, replié & entortillé autour de l'artere Pneumonique, & qui avec le rameau qui descend du tronc droit de la paire vague, & un autre nerf est destiné pour la region posterieure du cœur. Et il a remarqué que ce Plexus envoye des petits rameaux vers le côté droit du cœur sur le devant.

Aprés qu'elle a formé ce Plexus, le tronc de la paire vague, qui descend vers le côté de la Trachée artere, entre la carotide & la jugulaire, se divise de chaque côté en rameau exterieur & en interieur.

Les deux rameaux exterieurs se portent incontinent aprés la division, aux muscles qui naissent du Sternon & de la Clavicule, & alors il en sort les nerfs que l'on appelle *Vocaux*, parce qu'ils sont l'instrument de la voix, & que l'un d'eux étant coupé, l'animal devient à moitié muet, & qu'il le devient entierement, si on les coupe tous deux. Ces nerfs vocaux sont encore appellez *nerfs recurrens, reversifs, & recursifs*, par la raison, qu'en premier lieu ils descendent, & qu'ensuite ils se portent vers le haut, le droit environnant l'artere droite sous-claviere, & le gauche le tronc de la grande artere, à l'endroit où il se courbe pour descendre aux parties d'en bas, & ainsi ils retournent aux muscles du Larynx, dans les têtes desquels, lesquelles tendent vers le bas, ils entrent par quantité de petits rameaux.

Pourquoy les nerfs des muscles du Larynx ne viennent point d'en haut ou du col, mais des parties d'en bas.

Or de sçavoir pourquoy les nerfs des muscles du Larynx ne luy viennent pas d'en haut, ou du col, mais qu'il a fallu que des parties d'en bas ils montent vers le haut? La veritable raison de cela est que les muscles du Larynx forment la voix, & modifient l'air qui sort du poûmon, donc ils ont dû necessairement avoir leur tête en bas, & leur queuë en haut : car afin que cette modification ou modulation de l'air, à mesure qu'il sort du poûmon, se fasse, il faut qu'il y ait tant soit peu de contraction des parties d'en haut du Larynx vers celles d'en bas, afin qu'en quelque maniere qu'elles s'opposent, selon les determinations de la volonté, au passage de l'air, sans neanmoins qu'elles puissent entierement se fermer; Ainsi comme tous les muscles attirent vers leurs principes ou têtes, les parties qui sont attachées à leurs queuës, il a été necessaire que les têtes des muscles du Larynx fussent placées en bas, & comme il falloit qu'à ces muscles il s'inserât des nerfs, il a fallu aussi necessairement que ces nerfs y vinssent des parties d'en bas en remontant. Que si les têtes de ces muscles avoient été en la partie superieure, & que leurs nerfs fussent pareillement venus d'en haut, il seroit alors facilement arrivé qu'à la moindre contraction de ces muscles, sur tout au temps de l'expiration, le Larynx se seroit entierement boûché, ce qui auroit causé suffocation. Si on demande maintenant, pourquoy les muscles du Larynx retournent plûtôt de la sixiéme conjugaison, & qu'ils ne prennent pas leur naissance immediatement des nerfs de la moëlle de l'épine qui sont proche? *Galien* répond que les membres ou extremitez du corps, & les autres parties qui doivent souffrir des mouvemens violens, ont eu besoin de nerfs durs, tels que sont ceux qui viennent de la moëlle de l'épine; mais que les autres parties qui ne doivent pas être muës avec tant de force & de violence, n'ont besoin que de nerfs mols, lesquels leur sont plus convenables, tels que sont ceux qui viennent de la moëlle renfermée dans le crane, du nombre desquels est la sixiéme paire, de laquelle les rameaux recurrens se portent aux muscles du Larynx, qui ne doivent être mûs que d'un leger mouvement.

Pourquoy les muscles du Larynx tirent leurs nerfs de la sixiéme paire, & non pas des nerfs de la moëlle de l'épine qui sont proche.

Cette paire, aprés avoir poussé les recurrens, descend au dessous de la gorge, & forme à la base du cœur vers l'épine un certain Plexus de nerfs, que quelques-uns appellent *Plexus Cardiaque*, lequel fournit de petits rameaux à la pleure, à la Tunique du poûmon, au Pericarde du cœur, à l'Esophage, & à plusieurs autres parties du Thorax.

Cette sixiéme paire, aprés avoir formé ce Plexus, continuë son cours, & passant par le Septum, elle entre dans l'Orifice superieur du Ventricule qu'elle embrasse, & elle y fait le Stomachique gauche, jettant à même temps des petits rejettons au Pilore, & à la partie inferieure du Ventricule. Elle envoye aussi à la cavité du foye un rameau tres-delié.

Les Rameaux interieurs de chacun des côtez ont été pris jusqu'à present pour des rameaux de la paire vague; mais depuis peu *Vvillis* croit avoir remarqué en l'examinant de prés, que veritablement ils ont communication avec la partie vague par des rejettons envoyez de part & d'autre; mais que neanmoins ils ont leur premiere origine d'ailleurs, & qu'ils sont entierement distincts de cette paire vague: car il croit qu'ils dérivent de deux ou trois des rameaux des nerfs de la cinquiéme & sixiéme paire, lesquels s'étant réflechis vers les yeux & le visage, se réünissent en un seul tronc qu'il appelle *nerf Intercostal*, & qu'il dit sortir du crane par un trou particulier. Aprés sa sortie il se joint à un rameau de l'un des nerfs de la derniere des conjugaisons qui sont dans le crane. Quelques-uns l'appellent *Vertebral*, & il forme le *Plexus Gangliforme* auprés d'un autre semblable Plexus de la paire vague, dont on a parlé cy-devant. De là descendant le long des Vertebres, il fait un autre Plexus beaucoup plus grand, dans lequel il s'insere aussi un autre nerf considerable qui vient de la paire vertebrale qui luy est voisine. Il sort de ce Plexus plusieurs nerfs qui tendent vers les visceres.

Le Tronc intercostal passant du Plexus cervical à l'artere axillaire, & descendant ainsi dans le Thorax, reçoit des nerfs vertebraux qui sont immediatement au dessus, trois ou quatre rameaux, & avec eux il fait dans l'homme un Plexus considerable, que *Vvillis* appelle *Intercostal* & *Thorachique* : car dans les animaux ce Plexus est un peu different.

Au reste le Tronc Intercostal envoye de soy, en descendant par la cavité du Thorax, un petit rameau qui s'étend par la partie inferieure & concave de chacune des côtes ; ensuite il en descend trois autres separez qui vont jusques à l'os Sacrum, lesquels s'étant de nouveau réünis çà & là à d'autres nerfs, & ensuite encore separez, font d'autres Plexus Mesenteriques differens, qu'on dit être au nombre de trois. Le premier se porte à la coëffe, au fonds du Ventricule, à la membrane du Foye & de la Ratte, à la substance même de la Ratte, & au Colon ; & c'est de là qu'on croit que vient l'enrouëment aprés une longue colique ; le second va au rein ; C'est ce nerf, qui dans la douleur nephritique, fatigant le Ventricule par consentement, est la cause du vomissement ; Le troisiéme qui est le plus grand, tend au Mesentere, aux intestins, à la vessie, & à la matrice.

Mais pourquoy les visceres interieurs reçoivent-ils leurs nerfs de la sixiéme paire, & non pas de la moëlle des Vertebres ? *Bauhin* en explique tres-bien la cause, suivant en cela l'opinion de *Galien*, sçavoir, que comme le mouvement de ces visceres n'est pas volontaire, ils n'ont pas eu besoin de nerfs durs qui viennent de la moëlle de l'épine ; mais afin qu'ils ne fussent pas entierement privez de tout sentiment, ni destituez des esprits animaux necessaires pour la nutrition, ils ont eu besoin seulement de nerfs mols, tels que sont ceux qui viennent de la moëlle allongée, pendant qu'elle est encore dans le crane, ainsi que nous l'avons dit cy-devant.

La neuviéme paire meut la langue, & est plus dure que toutes les autres. Elle prend son origine de plusieurs fibres au dessus de la huitiéme. Elle reçoit deux rameaux de la premiere Vertebrale, & un de la seconde, en passant entre les muscles de l'os Hioide. Ce rameau s'unissant avec un autre de la dixiéme, se distribuë au muscle Sternoidien, & un autre au rameau de la neuviéme paire va aux muscles de l'os Hioide. Enfin le tronc de la neuviéme paire va ensuite se distribuer dans la base de la langue pour son mouvement. Neuviéme paire.

La dixiéme & derniere paire est faite aussi de plusieurs filets; elle descend le long de la moëlle de l'épine; elle sort entre la premiere Vertebre du col & l'Occipital, ayant percé la Dure-mere au même endroit que l'artere vertebrale, avec laquelle elle fait un contour dans l'échancrure de la premiere Vertebre du col, Ce tronc donne d'abord des rameaux aux muscles obliques de la tête, il en reçoit un de la premiere Vertebrale, en allant au premier Plexus de l'Intercostal. Dixiéme paire.

Il y en a qui ont cru que ces dix paires de nerfs, lesquels viennent de la moëlle encore renfermée dans le crane, ont une substance & une composition tres-differente de celle des autres, quoique pourtant l'experience oculaire enseigne, qu'ils sont ainsi que les autres composez de plusieurs filamens joints ensemble, & comme figez en un par une forte membrane, & qu'ils ne different en aucune autre maniere des autres nerfs qu'en ce qu'ils sont plus mols. Que les dix paires de nerfs de la moëlle renfermée dans le crane, & ceux de la moëlle allongée sont semblables.

Pourquoi il n'y a point de nerfs qui sortent du cerveau.

Duncan remarque que bien que tous les nerfs partent du cerveau, on peut neanmoins dire qu'il n'en a aucun, puisque pas-un ne s'y insere, & qu'ainsi sa propre substance est privée du sentiment qu'il donne à tout le corps.

Les trente paires de nerfs de la moelle de l'épine.

Des trente paires de nerfs qui partent de la moëlle de l'épine, il y en a sept qui sortent du col, douze du dos, cinq des lombes, & six de l'os Sacrum.

Les sept paires de nerfs du col.

La premiere paire des nerfs du col sort entre l'Occiput & la premiere Vertebre, dont le rameau posterieur va se perdre dans les petits muscles de l'Occiput, & l'anterieur dans les muscles du col qui sont couchez sous l'Esophage. Il faut remarquer que cette paire, aussi-bien que celle qui suit, ne sortent pas par les parties laterales des Vertebres, mais par les anterieures & posterieures, à cause que les articulations de ces deux premieres Vertebres ne sont pas semblables à celles des autres.

La seconde paire sort entre la premiere & la seconde Vertebre du col par devant & par derriere; celuy de devant se perd dans la peau de la face, & celuy de derriere dans les muscles de la tête qui s'attachent à la seconde Vertebre.

La troisiéme paire sort entre la seconde & la troisiéme Vertebre, & ainsi de toutes les autres; aussi-tôt qu'elle est sortie, elle se divise en deux rameaux, celuy de devant va aux muscles flechisseurs du col, & celuy de derriere aux extenseurs.

La quatriéme paire sortant entre la troisiéme & la quatriéme Vertebre, se divise en deux rameaux; le plus petit va aux muscles posterieurs du col, & le plus gros va aux muscles de l'Omoplate, du bras, & au Diaphragme.

La cinquiéme paire qui sort entre la quatriéme

& la cinquiéme Vertebre, se partage aussi en deux rameaux; le plus petit va aux muscles posterieurs du col, & le plus gros va aux muscles de l'Omoplate, du bras, & au Diaphragme, où il forme le nerf Phrenique.

La sixiéme paire qui sort au dessous de la cinquiéme Vertebre, se divise aussi en deux rameaux; le petit se perd dans la nuque du col, & le gros va au creux de l'épaule, au bras, & au Diaphragme.

La septiéme paire sort par le trou commun à la sixieme & à la septiéme des Vertebres, & se divise de même que les précedentes; son moindre rameau va aux muscles posterieurs, & son plus gros dans le bras, & jusques au Diaphragme.

On voit par cette distribution des quatre dernieres paires de nerfs du col, qu'elles envoyent des branches au Diaphragme, qui y sont conduites & appuyées par le Mediastin, ce qui fait la grande simpathie qu'il a avec le cerveau. On remarque encore que les plus gros rameaux des quatre paires inferieures du col se joignent à la premiere paire superieure du dos, & qu'ils font ensemble six nerfs, qui vont se répandre par tout le bras jusqu'aux extremitez des doigts.

Le premier qui est le superieur & le plus petit, se perd tout dans le muscle Deltoide, & dans la peau du bras.

Le second qui est plus gros, passe par le milieu du bras, jette des rameaux dans le Biceps, & dans le Supinateur, & étant parvenu au coude, se divise en trois rameaux, dont le premier va au poûce par la partie exterieure du bras, le second descend obliquement vers le poignet, le troisiéme accompagnant la Basilique va se perdre dans la peau du coude, & dans la main.

Le troisiéme se joint sous le Biceps au second, aprés avoir donné des branches aux muscles brachiaux, & va ensuite en donner aux flechisseurs des doigts, & de petits rameaux aux poûces, & aux doigts indice, & du milieu.

Le quatriéme est le plus gros de tous; il accompagne l'artere & la veine basilique, en descendant profondement dans les bras, il envoye des scions aux muscles externes du coude, & à la peau du dedans du bras, & étant parvenu au coude, il se divise en deux rameaux, dont l'un se traîne le long du Radius, & l'autre du Cubitus, le premier fait cinq branches, dont deux vont au poûce, deux au doigt indice, & le cinquiéme au doigt du milieu; le second ayant donné des rameaux dans les Extenseurs des doigts, va se perdre dans le Carpe.

Le cinquiéme se joint au quatriéme, & descendant le long de la partie interne du bras, distribuë des rameaux au coude, ce qui fait que s'appuyant sur quelqu'un de ces rameaux, le bras s'engourdit, il se divise ensuite en deux branches, dont l'une va aux muscles flechisseurs des doigts, & au poignet; le reste se perd aux mêmes endroits que le précedent, l'autre va le long de la partie interieure & laterale du bras faire cinq rameaux, dont deux vont au petit doigt, deux à l'annulaire, & le cinquiéme au doigt du milieu.

Le sixiéme & le dernier des nerfs du bras est presque tout cutané; il descend le long de la partie interne du bras, accompagnant la Basilique, & va se perdre dans la peau du coude & de l'avant-bras, & dans la membrane commune des muscles.

Les douze paires de nerfs du dos.

Les douze paires de nerfs qui sortent des Vertebres du dos sont les plus petites de toutes; aussi ne sont elles pas grand chemin, car elles ne passent pas la circonference de la poitrine. Elles se divisent chacune en deux rameaux, l'un grand, qui est celuy de devant, & l'autre petit qui est celuy de derriere. Ceux de devant se distribuent dans chaque espace intercostal aux muscles intercostaux externes & internes, & donnent aussi des rameaux aux muscles de la poitrine, & aux obliques descendans de l'Abdomen: Ceux de derriere se recourbent, & vont se perdre dans les muscles qui sont adherens aux Vertebres, & dans ceux du dos.

Les cinq paires de nerfs des lombes.

Les cinq paires qui sortent des lombes sont plus grosses que les précedentes; elles se divisent aussi chacune en deux rameaux, dont les anterieurs se portent aux muscles de l'Abdomen, & les posterieurs aux muscles étendus sur les épines des Vertebres, & sur les os innominez. Or les anterieurs se joignant entr'eux pendant quelque espace, forment ensemble le Plexus, d'où procedent les nerfs qui doivent aller aux jambes.

La premiere paire sort entre la premiere & la seconde Vertebre des Lombes sous le muscle *Psoas*, & par sa branche anterieure il se distribuë au second des muscles qui flechissent la cuisse, au muscle Fascial qui flechit la jambe, & à la peau de la jambe; Le posterieur sort de l'Abdomen, & fournit des rameaux aux trois muscles extenseurs de la cuisse, ou Glutiens, & à l'Extenseur membraneux du *Tibia*.

La seconde paire sort entre la seconde & la troisiéme Vertebre, au dessous du premier des muscles flechisseurs de la cuisse; Son rameau anterieur passant auprés des os Ilion, envoye deux branches, une au genou & à sa peau, & l'autre qui est plus longue accompagne la veine Saphene. A l'égard du posterieur il se reflechit, & il entre dans les muscles qui sont couchez sur les Lombes.

La troisiéme paire qui est le plus grand de tous les nerfs des Lombes, accompagne l'artere & la veine crurale, se portant toûjours sous le muscle flechisseur de la cuisse, & sous l'os Pubis, & envoyant une branche à l'aine, au Scrotum, & à la peau du Pubis.

La quatriéme paire sort entre la quatriéme & cinquiéme Vertebre, & son rameau anterieur passe par le trou qui est entre l'os de la cuisse, du Pubis, & l'Ilion. Il fournit des rameaux aux deux muscles obturateurs de la cuisse, au second & troisiéme des flechisseurs de la cuisse, aux muscles du Penis, au col de la Matrice & de la vessie; Le posterieur s'en va aux muscles & à la peau étendus sur les Vertebres.

La cinquiéme paire sort entre la derniere Vertebre des Lombes, & la partie superieure de l'os Sacrum, & se divise, tout ainsi que les autres, en deux rameaux, dont l'anterieur se mêle en partie avec les nerfs qui vont à la jambe, & tout auprés de la region interieure de l'os Ilion, il envoye un rejetton aux muscles de l'Abdomen, & au second des flechisseurs de la cuisse; Le posterieur se distribuë dans les muscles qui prennent leur principe de l'os Ilion, principalement dans les extenseurs de la cuisse, sçavoir le grand Glutien, & ensuite à la peau des fesses.

Les cinq paires de nerfs de l'os Sacrum.

Les cinq paires de nerfs de l'os Sacrum, avant que de sortir par les trous de cet os, se divisent chacun en particulier, en rameau anterieur ou interieur, & en posterieur ou exterieur, & sortent devant & derriere par le trou transversal.

Les trois anterieurs ſuperieurs vont aux jambes, les deux inferieurs aux muſcles de la veſſie, & de l'Anus, au Perinée, & aux parties honteuſes exterieures, & dans les hommes au Penis, & au Scrotum, & dans les femmes au col de la Matrice.

Les poſterieurs ſe diſtribuent aux muſcles qui occupent la partie poſterieure de l'os Ilion & du Sacrum, tels que ſont le premier & le troiſiéme des extenſeurs du Thorax, ſçavoir le tres-long du dos, & les Sacrolombaires, le flechiſſeur des Lombes appellé le Sacré, le tres-long qui ramene l'Humerus, & les trois Glutiens qui forment les feſſes.

Quand à l'extremité ou fin de la moëlle de l'épine, laquelle penetre dans l'os Sacrum, elle envoye une ſeule branche : c'eſt pourquoy on l'appelle *Sans paire*, laquelle en premier lieu ſe diviſe en deux rejettons, & de là en pluſieurs qui ſe portent aux feſſes, à l'Anus, & à quelques-uns des muſcles de la cuiſſe.

CHAPITRE VIII.

De l'action du Cerveau, des Eſprits animaux, & de l'Ame ſenſitive & raiſonnable.

APrés avoir décrit la compoſition du Cerveau, & la diſtribution des nerfs qui en ſortent comme de leur principe, il ne ſera pas hors de propos de dire icy quelque choſe de l'action d'un ſi noble viſcere, des eſprits animaux, des ſenſations de l'Ame ſenſitive & raiſonnable, & du mouvement des muſcles.

La veritable action du cerveau.

La propre & veritable *Action du Cerveau* est d'engendrer les esprits animaux. De l'endroit où ils ont été fabriquez, ils s'écoulent par le moyen des nerfs en toutes les parties, & ainsi l'Ame peut les envoyer de toutes parts avec détermination, comme ceux qui portent & distribuent les forces qu'elle communique hors de soy.

Idée generale des esprits animaux.

L'idée generale que quelques Auteurs donnent des esprits animaux, est de les concevoir comme des particules elastiques qui donnent au sang son mouvement & sa fluidité, & qui sont filtrées dans les petites glandes de la substance corticale du cerveau.

Opinion de Vuillis sur les esprits animaux.

Vuillis compare les esprits à la lumiere; car de même, dit-il, que les rayons viennent du Soleil comme de leur source, de même aussi les esprits viennent du sang, ils en sont comme une flamme tres-vive & tres-pure, qui s'écoule du cerveau par les nerfs. Pour soûtenir son sentiment, il assure que la promptitude des mouvemens volontaires est une preuve que les esprits sont de la nature de la flamme ou de la lumiere, ce qu'il prouve encore par les changemens qui arrivent aux yeux dans les maladies & dans les passions. Dans la santé les yeux ont un éclat moderé, dans ceux qui vont mourir ils deviennent languissans en perdant leur éclat : Au contraire dans les phrenetiques les yeux deviennent si éclatans, qu'ils paroissent tout en feu. Si le brillant des yeux est moderé quand on se porte bien, c'est une marque que le cours des esprits n'est pas précipité, ni aussi trop lent; mais qu'ils tiennent un juste milieu entre ces deux extremitez. Si les yeux sont mornes & languissans quand on va mourir, c'est parce que les esprits ont été presque épuisez par la maladie; au contraire si les yeux sont si vifs &

si

si brillans dans le desire, cela n'est causé que par le grand mouvement des esprits qui sont en effervescence.

Opinion de Mayou sur les esprits.

M. Mayou croit qu'il n'y a rien qui soit plus propre à faire les esprits que le Nitro-aërien, lequel passant avec l'air des poûmons dans le sang, est porté au cerveau; ce qu'il prouve, 1. Par tous les exercices violens où la respiration est plus frequente, parce que l'on a besoin d'une plus grande quantité de nitre pour reparer la perte des esprits qui s'est faite dans les mouvemens extraordinaires des muscles. 2. Tous ces mouvemens ne sont causez que par le mêlange du nitre de l'air avec les particules salines & sulphureuses du sang qui font une explosion dans les fibres motrices des muscles. Or selon cette Hypothese, les particules salines & sulphureuses du sang ne sçauroient venir du cerveau, il n'y a que le Nitre-aërien qui coule du cerveau dans les nerfs: c'est donc ce Nitre qui est la matiere des esprits. 3. Le Nitre de l'air étant tres-subtil, & capable de faire ressort, il est aussi tres-propre pour le mouvement des muscles; car il leur faut une matiere dont l'action soit tres-prompte. 4. Les esprits étant subtils, ils se dissipent facilement; il n'y a donc que le Nitre de l'air qui puisse convenir avec les esprits, puisqu'il est si volatil. 5. Le Nitre-aërien est aussi necessaire pour entretenir la vie, que les esprits animaux: car on observe dans les insectes, que tous les rameaux des Branchies vont se ramefier sur toute la moëlle de l'épine; mais particulierement dans tous ses nœuds, qui sont comme autant de cervelets pour y porter la matiere des esprits: c'est par là qu'on explique, pourquoy un insecte coupé en plusieurs parties, chacune se meut à part, parce qu'elles ont un cœur & un poûmon : car presque tous les insectes ont un cœur comme celuy du ver à soye, lequel s'étend depuis la tête jusqu'à la queuë. Il est composé de plusieurs autres petits cœurs, sur lesquels les branchies des poûmons font des lacis, les plus gros rameaux de ces branchies vont s'ouvrir dans les anneaux du ventre de l'insecte, & chaque ouverture est un Larynx par où l'air passe dans les poûmons. Ces ouvertures ne sont pas toûjours en même nombre, il y en a tantôt plus, & tantôt moins. Par exemple, dans les sauterelles & dans le Grillo-Talpa, il y en a six de chaque côté ; c'est pourquoy si l'on coupe les insectes, chaque partie respire, & l'on apperçoit le mouvement du cœur. 6. Les animaux dans le vuide meurent en convulsions, parce qu'ils manquent de nitre. 7. Les Phtisiques, & tous ceux qui ont la poitrine indisposée manquent d'esprits. 8. Dans la peste & dans les fiévres pestilentielles, il y a toûjours un grand déreglement dans le cours des esprits. 9. Que les esprits animaux ont beaucoup de rapport avec le Nitro-aërien, parce qu'ils se dissipent de même tres-facilement. Enfin il ajoûte que le cerveau ayant beaucoup de sel, & n'ayant point de souffre, est tres-propre à se charger du nitre de l'air qui luy fournit le sang pour faire les esprits.

Opinion de M. Pascal sur les esprits.

M. Pascal assure que les esprits ne sont autre chose que la partie la plus acide du sang, laquelle a été fournie par l'air de la respiration ; on ne peut pas nier que les particules les plus subtiles ne servent à la formation des esprits animaux ; mais ce n'est pas parce que l'air est acide : car s'il contribue en partie à la production des esprits, c'est parce que ces particules font ressort, & que les petites spirales se joignant avec les particules du sang les plus volatiles, il s'en compose une matiere ſpiritueuſe que l'on appelle *Eſprit animal.* Cet Auteur prouve l'acidité des eſprits animaux par trois experiences, 1. Si l'on goûte la Limphe des Ventricules du cerveau, on la trouve acide, elle fermente avec l'huile de Tartre. 2. Si l'on met un peu de cerveau corrompu avec de la pâte, elle ſe fermente, comme ſi l'on y avoit mêlé du levain. 3. La liqueur qui dégoute des plus gros nerfs fermente avec les Alcali.

Comme les eſprits ſont extraordinairement ſubtils, il y a des Auteurs qui leur donnent un vehicule, afin qu'ils puiſſent reſter dans l'animal. Les premiers ont ſuppoſé un ſuc qu'ils appellent nerveux, lequel par ſa fluidité conduit les eſprits dans toutes les parties, & par ſa viſcoſité il les embaraſſe, ce qui empêche leur diſſipation. Les ſeconds appellent ſuc limphatique la liqueur du cerveau & des nerfs. Ils diſent que cette Limphe a deux parties, l'une humide & groſſiere, & l'autre plus ſeche & plus ſubtile ; que la premiere eſt comme une douce roſée qui eſt verſée, pour ainſi dire, dans le cerveau & dans les nerfs pour leur ſervir de nourriture, & que l'autre partie de la Limphe la plus ſubtile compoſe proprement les eſprits animaux.

Deux Auteurs celebres donnent aux eſprits un vehicule qui les conduit par tout le corps, en empêchant leur diſſipation.

Voicy les preuves qu'apportent les partiſans du ſuc nerveux. 1. Si les eſprits n'avoient pas d'Entraves pour les retenir, ils ſeroient bien-tôt diſſipez ; mais l'humidité du ſuc nerveux les retient, & arrête leur prompte diſſipation, à peu prés de même que la poudre à canon qui a été moüillée ne ſçauroit prendre feu. 2. La molleſſe des nerfs, leur flexibilité, leur humidité prouvent l'exiſtence d'un ſuc nerveux ; Ne coule-t-il pas des tendons & des nerfs coupez une liqueur qui s'épaiſſit ſur le feu comme du blanc d'œuf ? 3. Le cerveau & le cervelet ſont compoſez de deux ſubſtances, l'une glanduleuse, que l'on appelle Corticale, & l'autre Medullaire qui est blanche, laquelle n'est autre chose que les canaux excretoires des glandes du cerveau. Or si les glandes servent à la separation de quelque liqueur, pourquoy celles du cerveau n'auront-elles pas le même usage? Elles ne sçauroient filtrer que le suc nerveux qui coulera des petits filets de la partie blanche dans tous les nerfs. 4. Le sang est composé de particules rameuses & embarrassantes, dont les Molecules sont trop grosses pour se diviser jusqu'à perdre leur figure, & qu'ainsi en se filtrant dans le cerveau, il doit encore avoir assez de consistence pour faire une liqueur que la molesse du cerveau, & la grandeur de ses pores sont tres-capables de laisser passer.

Dans quelle partie du cerveau les esprits animaux sont preparez.

On demande dans quelle partie du cerveau les esprits animaux sont travaillez; *Diemerbroeck* croit qu'ils se travaillent, & se perfectionnent dans la substance même du cerveau, en ce que de toutes parts il est poussé dans la substance du cerveau beaucoup plus grande quantité de sang qu'il ne luy en faut pour sa nourriture. En effet, dit-il, on voit exterieurement sur sa surface un nombre innombrable de petits rameaux d'Arterioles, lesquels en partie déposent dans l'écorce cendrée, qui par le dehors entoure le cerveau, le sang dont ils sont chargez, & ensuite il se fait dans les glandes de cette écorce la separation des parties de ce sang propres pour la generation des esprits animaux d'avec celles qui n'y sont pas propres, lesquelles sont prises & absorbées par les petites bouches ou extremitez des Fibrilles du cerveau qui aboutissent dans son écorce, & s'y étendent, & en partie entrent dans la substance même du cerveau; Outre cela, interieurement dans le troisiéme Ventricule, il y a une infinité de petits rejettons, qui du Plexus-Choroide s'inserent dans la substance blanche medullaire, & qui s'y attachent, & finissent, ainsi qu'il paroîtra facilement si on découvre adroitement le Ventricule, & qu'on éleve doucement la voûte en haut : car on verra alors une infinité de petits rameaux, qui de ce Plexus se portent, & vont s'attacher à la voûte, aux corps canelez, aux têtes, & aux nates, dans la substance desquels ils entrent, & versent en ses pores un sang tres-attenué, depuré, & en partie delivré par le moyen des glandes de ce Plexus des serositez qui l'accompagnoient ; & on le voit pousser & sortir, tant par les petits vaisseaux invisibles, que çà & là par les pores de la substance, lorsqu'on y fait des incisions. Outre cela il faut necessairement que les esprits animaux s'engendrent en cette partie, d'où ils peuvent commodément s'écouler, & être poussez dans les nerfs. Or il n'est point de partie plus convenable, ni plus commode pour cela que la substance du cerveau & de la moëlle, dautant qu'elle est toute fibreuse, & que ses fibres qui sont continuës avec les nerfs sont poreuses, en sorte que par l'affaissement du cerveau qui suit immediatement sa dilatation, les esprits peuvent facilement être poussez en elles. Enfin l'ame agit par le moyen des esprits, donc ils doivent être engendrez & contenus en cette partie même où l'ame reside ; ainsi comme elle ne reside pas dans les cavitez vuides, c'est-à-dire, dans les Ventricules au milieu des impuretez excrementeuses, mais dans les parties solides vivantes, il faut donc conclure, que tout ainsi qu'elle reside dans la substance des autres parties, de même elle habite dans celle du cerveau, d'où elle commence les actions animales par le moyen des esprits animaux, lesquels elle envoye de toutes parts dans les organes, selon qu'elle le determine.

Ce que c'est que les esprits animaux.

Les esprits animaux sont des exhalaisons invisibles tres-subtiles, & tres-volatiles, tirées principalement des particules salines du sang, & de quelques sulphureuses extrêmement volatiles, faites dans le cerveau, servans en partie aux actions naturelles, & en partie aux animales.

Qu'il n'y a qu'un seul esprit, & que c'est luy qui cause toutes les fonctions animales.

Quoique les anciens ayent fait plusieurs sortes d'esprits qu'ils ont appellé *Animal*, *Vital & Naturel*, neanmoins un Auteur moderne dit, qu'il n'y a qu'un esprit, que l'on appelle *Animal*, parce qu'il est la cause de tous les mouvemens des animaux. Cette substance spiritueuse, ajoûte-t-il, est separée du sang par les glandes du cerveau, ce qui se fait à chaque impulsion du cœur, qui envoye du sang à la tête, tout rempli des particules les plus subtiles de l'air qu'il a receu dans les poûmons.

Comme l'air n'a pas une étroite union avec le sang, & que ses particules sont d'une figure propre à passer par les détours des glandes du cerveau, elles s'y fourent, elles entraînent avec elles les particules du sang les plus pénetrantes, & les plus actives, ainsi débarassées du sang qu'elles sont, elles deviennent par là propres à faire ce que l'on appelle esprit animal.

Qu'on ne croye pas qu'il soit icy besoin d'une transmutation pour la metamorphose du sang en esprit, il suffit seulement, comme l'on vient de dire, que le plus subtil de l'air & du sang soit filtré dans le cerveau, & même quoiqu'il n'y ait point encore de cerveau entierement organisé dans les animaux qui commencent à se former, on ne sçauroit cependant douter de l'existence des esprits, puisqu'il faut un Architecte bien habile pour disposer, & pour arranger tout l'ouvrage du corps de l'animal; ce sont les esprits de la matiere seminale de l'œuf, qui sont, pour ainsi dire, excitez par les esprits de la semence du mâle, lesquels modifient toutes les parties en ouvrant les Tuyaux & les Vessicules, pour les mettre en état de recevoir la nourriture, qui est déja toute prête dans les enveloppes de l'Embrion; puisque les œufs des animaux, aussi-bien que ceux des oiseaux, ont du blanc & du jaune, qui n'est pas en si grande quantité que dans les œufs des volailles.

Il ne faut pas non plus avoir recours à un levain pour la formation des esprits, puisqu'il n'y a point de ferment dans le cerveau, & que s'il acquiert une odeur forte quand il a été gardé, c'est toûjours un effet de sa corruption.

Deux choses pour la filtration des esprits.

Deux choses contribuent à la filtration des esprits. Premierement le mouvement du sang qui est poussé avec vitesse au cerveau, secondement le mouvement du cerveau. D'abord le sang monte à la tête avec rapidité, mais son cours est bientôt rallenti; parce que les arteres du cerveau, avant que d'entrer dans sa substance, font des lacis, dans lesquels l'impetuosité du sang est retardée, de maniere qu'il n'entre dans le cerveau que peu à peu, & non pas comme un torrent impetueux qui auroit tout détruit. Ces Plexus qui accompagnent par tout la partie corticale, & qui descendent dans les anfranctuositez du cerveau, sont faits avec tant d'artifice, qu'il n'y a pas seulement une communication de la Carotide d'un côté avec la Carotide de l'autre, & des Vertebrales avec les Vertebrales; mais les Carotides s'anastomosent encore avec les Vertebrales; en sorte que si l'on fait une injection de cire dans une des Carotides ou des Vertebrales, elle passe dans tous les rameaux des arteres du cerveau qu'elle remplit également. Sans doute que la nature s'est servi de cette ingenieuse mecanique, afin que le cerveau, comme le remarque le celebre *Vvillis*, ne manquât point de sang, & qu'il en fût arrousé de toutes parts : car il n'y a pas un endroit dans le cerveau qui n'en reçoive également.

Le sang des arteres se répandant dans la partie corticale, le plus subtil est obligé de passer au travers des glandes, parce qu'il est poussé sans cesse par le nouveau sang qui aborde à la tête. Or toutes les particules du sang sont comme autant de coins qui se chassent les uns les autres par leur mouvement ; celles qui sont trop grossieres pour pouvoir passer dans les pores des glandes, y restent comme des dépoüilles inutiles qui ne peuvent entrer dans la composition des esprits.

Le mouvement du cerveau, ainsi qu'il a été dit, est d'un grand secours pour contribuer à la separation des esprits ; voicy comme se fait ce mouvement : On remarquera que les arteres se distribuent dans le cerveau en trois manieres, ou elles sont renfermées entre les membranes qui les couvrent, ou elles sont à nud, & degagées des membranes, lorsqu'elles font le rets admirable dans les animaux, & la moitié du Lacis-choroide dans les Venticules, ou elles sont répanduës dans la substance moëlleuse du cerveau qu'elles penetrent, où bien elles n'ont plus cette membrane dure.

Les Arteres des membranes du cerveau sont les plus grosses ; celles du Rets & du Lacis sont plus menuës ; mais celles de la substance corticale sont si petites, qu'on ne les apperçoit gueres que par les goutes de sang qui en sortent quand on la coupe. La foiblesse de leurs membranes minces & delicates est peut-être la cause qu'elles paroissent si peu. Il y a des veines entre les deux membranes, aussi-bien que des arteres, il y en a aussi de dégagées, & comme flotantes dans les Ventricules qui forment l'autre moitié du Lacis-Choroide.

Aprés avoir ainsi examiné la disposition des vaisseaux du cerveau, on a fait remarquer que les arteres de dures qu'elles étoient, avant que d'entrer dans le cerveau, deviennent minces & déliées ; c'est pourquoy elles sont capables d'une plus grande dilatation que dans le reste du corps : car n'ayant point dans le cerveau, ainsi qu'on l'a déja remarqué, cette Tunique dure & nerveuse qu'elles ont ailleurs, dont le ressort fait qu'elles resistent à l'impulsion du cœur pour pousser le sang avec plus de force dans les parties les plus éloignées, & ne resistant point là comme ailleurs, elles frappent avec force la substance du cerveau, de même qu'il arrive dans les Aneurismes, où il y a une pulsation tres-violente, quoique le mouvement du cœur & des arteres n'ait rien d'extraordinaire : car cette grande pulsation des tumeurs aneurismales n'est causée que par la grande dilatation de l'artere, qui l'a renduë beaucoup plus mince qu'elle n'étoit. Ne pouvant donc pas soûtenir la forte impulsion du sang, il faut qu'il y ait un battement sensible ; De même les arteres du cerveau étant minces, il faut aussi que toute la masse en soit soûlevée à chaque pulsation du sang. Or comme il faut que le cerveau retombe ensuite par sa pesanteur, aprés que l'impulsion du sang est passée, la substance glanduleuse en est fortement comprimée ; ainsi le sang qui étoit entré dans ces glandes en est chassé comme d'une éponge qu'on presseroit dans la main. Enfin ce qu'il y a de plus subtil passe dans les canaux excretoires de la partie blanche.

La plûpart des Auteurs croyent que c'est dans le temps de la separation des esprits que les serositez superfluës s'écoulent dans les Ventricules du cerveau : Mais comme les Praticiens disent, que les humeurs amassées dans quelques parties sont hors de leurs vaisseaux, il est certain que les humiditez superfluës dont on parle, ne sont jamais naturellement dans les Ventricules du cerveau, non plus que dans le Pericarde, que par des maladies longues, où la Limphe a tout le temps de se débarasser du sang, à cause de l'obstruction.

La diversité des esprits animaux, eu égard à leur subtilité ou grossiereté.

Les esprits animaux, selon *Diemerbroeck*, n'arrivent pas en tous les sujets à un égal point ou degré de volatilité : car dans les uns ils sont plus subtils & plus agiles, dans les autres plus grossiers & d'un mouvement plus lent, parce que les particules salines du sang desquelles ils sont engendrez, sont dans les uns plus volatiles, & dans les autres moins, & que le cerveau même est impregné dans les uns de plus de sel volatil, dans les autres de moins, & aussi que dans les uns étant plus chaud, il volatilise plus les esprits, & dans les autres étant plus froid, il les fige, & les incrasse. Outre cela dans les melancoliques & dans ceux qui usent continuellement d'alimens grossiers, salez & cruds ; d'où il s'ensuit qu'il se fait en eux de mechantes coctions, il s'engendre des humeurs grossieres & peu spiritueuses, entre lesquelles les salines se volatilisent peu, ce qui fait que les esprits animaux sont en eux plus grossiers & moins agiles ; ainsi qu'on les voit dans les paysans, dans les pauvres, & dans ceux qui habitent dans des pays froids, ou prés des Poles, lesquels uſent de tels alimens pour n'en avoir pas de plus delicats : car ces ſortes de gens ſont pareſſeux & lents, eu égard aux actions animales, & ils ont l'eſprit ſtupide : Ceux au contraire qui vivent dans des regions chaudes, qui joüiſſent abondamment de tout ce qui eſt utile & ſalutaire, & qui n'uſent pas d'alimens groſſiers, durs, beaucoup ſalez, vieux ou conſervez dans de la ſaumure, ou à la fumée, mais au contraire delicats & ſubtils ; d'où les coctions ſe font mieux, & les humeurs & les eſprits ſe rendent plus volatiles, ceux-là, dis-je, ſont tres-agiles & de corps & d'eſprit. A la verité, *Ariſtote* dit que les melancoliques ſont ingenieux ; mais cela ne s'entend pas de ceux qui ſont entierement melancoliques, & qui ont les eſprits auſſi-bien que le ſang groſſiers ; mais de ceux-là ſeulement qui ont du panchant à la melancolie, d'où vient qu'en eux les eſprits ne ſont ni exceſſivement ſubtils & volatiles, ni groſſiers, mais temperez, & tenant le milieu, ce qui fait que de tels hommes ne ſont ni trop, ni trop peu penſifs, & empreſſez dans l'execution des choſes, mais qu'ils examinent tout avec attention, & en jugent avec prudence.

Le paſſage des eſprits animaux par les pores des nerfs.

Quelqu'un peut-être trouvera étrange, que les particules ſalines puiſſent devenir ſi ſubtiles, & ſi ſpiritueuſes, qu'elles ſoient capables de penetrer librement dans les pores inviſibles des nerfs ? Mais on ceſſera de s'étonner, dit le même Auteur, ſi l'on conſidere combien en Chimie la tenuité & ſubtilité des ſels volatiles eſt extrême ; Si auſſi on fait reflexion à la viteſſe avec laquelle l'eſprit de ſel paſſe au travers des pores inviſibles des pots de terre ; même ſi on a ſeulement une fois obſervé, comment le ſel marin mis en fuſion ou en ſaumure par le mêlange ou de quelque humide, ou simplement d'eau, penetre des planches épaisses des vaisseaux de bois, & s'exhale au travers des vaisseaux d'argile, ou de pierre, vernisez dedans & dehors, dans lesquels on sale dans de la saumure des chairs de bœuf, des harangs, & d'autres poissons pour les conserver. Si le sel fixe simplement fondu passe au travers des pores des vaisseaux, combien plus facilement l'esprit tres-subtil d'un sel volatile penetrera-t-il par les pores des nerfs ?

Pourquoy ces esprits ne picottent pas par leur acrimonie.

On demande pourquoy les esprits animaux ne picottent pas par leur acrimonie ? On répond que les esprits ont à la verité quelque legere acrimonie ; mais neanmoins elle n'est ni telle ni si grande qu'elle puisse causer une inquietude sensible, parce que cette acrimonie qui est excessive dans les sels fixes, à cause de leurs particules pointuës, piquantes, & réünies ensemble, devient absolument douce dans un esprit volatile & vaporeux, où ses particules âcres étant dissoutes sont plus éloignées les unes des autres, & où leur force est diminuée & brisée par l'air, ou par d'autres vapeurs halitueuses qui s'y entre-mêlent. Par exemple, si quelqu'un entre dans un lieu où l'on garde des vases remplis d'esprit de vin, & qu'il attire à soy par inspiration l'air de ce lieu qui est plein des esprits tres-subtils qui s'en exhalent, ou bien s'il approche de ses narines la vapeur spiritueuse de l'esprit de vin échauffé, il est certain que quoiqu'il reçoive un esprit tres-subtil & tres-âcre, qui des vases se répand dans l'air, il n'en ressentira neanmoins ni aucune inquietude ou douleur, ni autant d'acrimonie qu'il en ressentiroit, s'il recevoit par les narines l'esprit de vin même en substance, ou en liqueur fixe. De même aussi si dans les lieux où on prépare le sel marin, dans lesquels on en fait cuire, & on en dépure une tres-grande quantité, quelqu'un hume par la bouche les vapeurs impregnées du sel volatile qui s'en exhalent, il n'en ressent aucun goût salé ou âcre, ou du moins l'acrimonie en est tres-legere, quoique neanmoins le sel fixe soit tres-âcre : cela vient de ce que les forces, qui dans un sujet fixe & compacte sont réünies, & par consequent tres-efficaces, s'écartent les unes des autres dans un sujet mis en dissolution, & vaporeux ; ce qui fait qu'elles paroissent moins vigoureuses. Et c'est aussi là la cause qui fait que les esprits animaux ne sont point corrosifs, parce qu'étant dissouts en exhalaison tres-subtile, ils n'ont pas tant d'acrimonie réünie, qu'elle puisse être incommode à quelque partie. A quoy il faut ajoûter qu'ils ont pour vehicule une certaine vapeur sereuse tres-subtile, mêlée avec quelque peu d'esprits sulphureux qui ne temperent pas peu cette acrimonie, & outre cela que les parties par lesquelles ces esprits animaux passent, & dans lesquelles ils influent, ont une certaine autre humidité qui affoiblit beaucoup, & brise cette acrimonie.

La difference qu'il y a entre les esprits animaux & les vitaux.

Les esprits animaux ne different pas des esprits vitaux seulement par leurs qualitez, & par certains accidens, mais selon leur substance, & en genre : car en ceux-cy il y a un suc sulphureux mêlé d'un salin qui y prédomine, & dans ceux-là il y a tres-peu de ce suc sulphureux, ou d'autre liqueur inflammable. Ceux-cy sont tirez immediatement du chyle & du sang, & ceux-là de la seule partie saline du sang. Ceux-cy se font dans les Ventricules du cœur, ceux-là dans la substance même du cerveau. Ceux-cy coulent visiblement par des veines & des arteres tres-amples, ceux-là par les pores invisibles des nerfs. L'empire de l'ame ne s'étend point ſur ceux-là, mais bien ſur ceux-cy.

Les uſages des eſprits animaux.

Les eſprits animaux ſont les auteurs de toutes les fonctions animales qui conſiſtent dans le ſentiment & dans le mouvement. Et comme les ſens ſont de deux ſortes, internes & externes, il y a auſſi deux mouvemens, un interne qui fait les paſſions, & un externe qui fait le mouvement local des parties ſolides. De plus ils contribuent beaucoup à la nourriture des parties, en tenant leurs pores ouverts, & en communiquant du reſſort aux fibres, & ils facilitent les filtrations & les digeſtions. Or comme toutes ces fonctions ſont tellement attachées au mouvement des eſprits, qu'elles ne ſe font point dés que ceux-cy ceſſent de ſe mouvoir, il eſt manifeſte que l'activité formelle des eſprits conſiſte dans leur mouvement continuel, & comme on dit, dans leur influence non interrompuë, ou plûtôt dans un continuel effort ou tendence à ſe mouvoir, c'eſt-à-dire, dans une vertu élaſtique, & un reſſort extrême.

Qu'il n'y a qu'un ſeul eſprit animal qui ſert indifferemment au mouvement & au ſentiment.

Il n'y a qu'un ſeul eſprit animal, dit *Ettmuller*, qui ſert indifferemment au mouvement & au ſentiment : car c'eſt la ſeule diverſité des organes qui détermine les eſprits pour nous faire mouvoir, & pour nous faire ſentir. Ainſi l'eſprit animal qui eſt porté par le nerf auditif ſe diſtribuë dans la portion molle, & dans la portion dure ; celuy de la molle eſt employé au principal organe de l'ouïe, & celuy qui paſſe dans la portion dure, ſe diſtribuë dans pluſieurs muſcles, & à toute la peau du viſage &c. On voit donc que les eſprits ſervent tantôt aux ſenſations, & tantôt aux mouvemens, ſelon la difference des organes, & même on peut dire, que l'eſprit qui eſt enfermé dans un nerf ſert en même temps au mouvement & au ſentiment. Quand on ſe pique, la douleur qu'on ſent ne vient que de l'ondulation des eſprits juſqu'au cerveau, & le mouvement de la partie ne vient auſſi que des mêmes eſprits qui font joüer les muſcles.

On demande d'où vient que dans les paralyſies on perd quelquefois le mouvement ſans perdre le ſentiment, & quelquefois au contraire on perd le ſentiment ſans perdre le mouvement? On répond, que ſi on perd le mouvement ſans perdre le ſentiment, c'eſt parce que le ſentiment n'étant que l'impreſſion d'un objet ſenſible, qui ſe communique juſqu'au ſens commun par le mouvement des eſprits, pourveu qu'ils ayent encore aſſez de force pour faire leurs ondulations, cela ſuffit pour cauſer le ſentiment. Au contraire pour faire mouvoir une partie, il eſt neceſſaire que les eſprits ayent beaucoup de force & de mouvement, il faut qu'ils deſcendent, pour ainſi dire, du cerveau juſqu'aux extremitez des nerfs. Enfin lorſqu'on perd le ſentiment ſans perdre le mouvement, ce n'eſt pas tant par la faute des eſprits, que par celle des organes. Ainſi lors qu'on ne void point, ce n'eſt pas manque d'eſprits, mais c'eſt plûtôt parce que le nerf optique, les humeurs, ou les membranes ont changé d'état & de diſpoſition; cependant l'œil ſe meut toûjours de même, parce que les eſprits coulent comme à l'ordinaire dans les nerfs de la troiſiéme & quatriéme paire; De même auſſi quand on a perdu le ſentiment du toucher, ſans que les fibres cutanées qui ſont au deſſous de la peau, ayent perdu leur reſſort, cette privation vient toûjours de l'indiſpoſition du principal organe de l'attouchement.

Pourquoy dans la paralyſie on perd quelquefois le mouvement ſans perdre le ſentiment, & au contraire

On remarque que les parties qui ont perdu le ſentiment, & qui ont encore du mouvement, ne s'amaigriſſent point, parce que le cours des eſprits

Pourquoy les parties qui ont perdu le

sentiment, & qui ont encore du mouvement ne s'amaigrissent point, & au contraire.

n'étant pas interrompu, les tuyaux & les vessicules demeurent ouverts pour recevoir le suc nourricier : Au contraire, quand une partie n'a plus de mouvement, elle maigrit, elle se desseche, parce que les esprits n'y peuvent couler, à cause des obstructions, le tissu vessiculaire qui compose les chairs s'affaisse, & se relâche. Ceux qui ont perdu le sentiment du toucher deviennent ordinairement ladres, & quelquefois ils deviennent fous; leur peau s'endurcit, les houpes nerveuses qui sont l'organe du toucher s'endurcissent & deviennent calleuses, ce qui peut venir de maladie, ou bien, parce que ces pauvres gens, comme les fous, se tiennent exposez bien souvent tout nuds à toutes les injures du temps.

Les esprits animaux sont le principe du mouvement d'Irradiation.

Il n'y a point d'interruption entre les esprits animaux, ils sont attachez les uns aux autres, & répandus par tout; de sorte qu'il n'est pas besoin que les esprits qui sont à l'extremité d'un nerf passent à l'autre extremité, & par ce moyen les esprits sont mûs dans les nerfs distribuez à certains organes, ou à certains muscles, au même moment qu'ils sont mûs dans le cerveau vers leur premier principe, à peu prés de la même maniere que les rayons du Soleil, ou de quelque autre lumiere passent en un instant jusqu'à l'œil, à cause de la continuité de la matiere lumineuse disposée en forme de ligne droite entre l'œil & le corps lumineux; tellement qu'une extremité ne peut être mûë sans l'autre. Par cette raison les anciens ont donné le nom d'*Irradiation* au mouvement des esprits animaux. En effet, comme les nerfs sont continus depuis leur principe jusqu'à leur fin, & comme les esprits animaux y sont postez dans une pareille continuité, il est impossible que les esprits qui sont vers le cerveau soient mûs, que ceux qui sont

ſont dans l'autre extremité du nerf vers l'organe ou le muſcle, ne ſoient mûs en même temps, ni que ceux-cy ſoient ébranlez, que ceux des principes ne le ſoient dans le même moment par la percuſſion qui ſe fait en droite ligne. Au reſte, il eſt facile de comprendre comment un petit changement arrivé au principe d'un nerf, cauſe de ſi grandes differences vers l'extremité, puiſque la moindre tranſpoſition du gouvernail écarte beaucoup la prouë du navire.

D'où vient le principe du mouvement irradiatif.

Le premier principe de ce mouvement irradiatif des eſprits dans le cerveau dépend de la vertu elaſtique des eſprits mêmes, laquelle ſert encore de beaucoup à tenir les fibres des parties dans une tenſion continuelle, & dans l'état tonique requis pour le ſentiment, & pour le mouvement. Il dépend auſſi plus ou moins de la conſtitution materielle des eſprits, de la chaleur de l'animal, du battement des arteres qui penetrent toutes les anfractuoſitez du cerveau, & qui ſont en grand nombre, ſpecialement dans la ſubſtance corticale, de la pulſation du cerveau même, qui ſe releve & s'abbaiſſe en quelque maniere ſucceſſivement; en ſorte que l'impetuoſité du ſang dont les eſprits ſont formez, & le mouvement du cerveau pouſſent les eſprits les plus proches; ceux-cy pouſſent ceux de devant, & ainſi de ſuite; tellement que les eſprits ſont dans un mouvement ou impulſion continuelle, non ſeulement dans le cerveau, mais encore vers le principe des nerfs, & dans toute la machine du corps ſucceſſivement.

Les eſprits ſe meuvent plus vîte dans les nerfs que dans le cerveau & dans le cervelet, parce que de là paſſant dans les nerfs ils entrent d'un eſpace large dans un étroit; ainſi leur viteſſe augmente à proportion, comme il eſt marqué dans les Hydruſtiques : mais ſi les eſprits ſont déterminez par les objets à retrograder vers le cerveau, leur viteſſe diminuë, parce que paſſant des nerfs dans le cerveau, qui eſt un eſpace qui a beaucoup de largeur par rapport aux nerfs, il faut que leur mouvement ſe rallentiſſe.

Deux mouvemens contraires dans les eſprits.

Il y a deux mouvemens contraires dans les eſprits; l'un vient du cerveau qui leur donne le premier branle, & l'autre vient des objets qui touchent les organes des ſens. Le reſſort naturel des fibres nerveuſes repouſſe encore les eſprits en leur communiquant des ondulations contraires à celles qu'ils avoient : car les eſprits ne ſçauroient couler dans les nerfs ſans les dilater un peu, & le reſſort des nerfs eſt la cauſe de ce reflux des eſprits.

Ce que c'eſt que la veille & le ſommeil.

Les affections communes aux animaux, à raiſon du mouvement des eſprits animaux, ſont la veille & le ſommeil. *La Veille*, dit un Auteur moderne, ne conſiſte que dans un libre exercice des ſenſations & des mouvemens volontaires ; cette diſpoſition nous met en état de ſentir l'impreſſion des objets qui agiſſent ſur les organes des ſens ; Au contraire dans le *Sommeil* les objets ne faiſant aucune impreſſion ſur les ſens, on ne peut faire de mouvemens volontaires, & dans cet état nôtre corps eſt dans un parfait repos.

Que dans le ſommeil les eſprits ne perdent pas tout-à-fait leur mouvement

Dans le ſommeil, dit le même Auteur, les eſprits ne perdent pas tout-à-fait leur mouvement ; ils ſont trop ſubtils & trop mobiles pour ceſſer de ſe mouvoir. Tout ce qui leur arrive quand on dort, c'eſt de n'avoir plus tant de reſſort pour tenir les nerfs tendus & bandez, comme ils le doivent être pour recevoir l'impreſſion des objets. Dans le ſommeil les eſprits ſont, pour ainſi dire, comme un feu couvert de cendres ; comme il ne faut pour le faire paroître que remuer la cendre, de même, lorsque les obstacles qui tenoient les esprits contraints viendront á cesser, on leur verra reprendre leur premier mouvement.

Le Sommeil commence toûjours par le cerveau, & si l'on est assoupi quand le sommeil veut nous prendre, c'est que les esprits qui ont perdu leur ressort, commencent à ne plus couler dans les organes des sens. Et comme leur cours venoit du centre ovale pour passer dans les nerfs de ces parties, ils s'en retirent comme insensiblement, en cessant d'y couler. C'est alors qu'il semble que le sommeil s'empare des organes des sens, pour passer ensuite jusqu'au cerveau, parce que les tuyaux nerveux du centre ovale, en se relâchant les uns sur les autres, font que les esprits ne peuvent couler dans les organes des sens.

Que le sommeil commence toûjours par le cerveau.

On s'endort presque toûjours aprés le repas, ce qui est ordinaire plûtôt aux jeunes gens & aux vieillards, qu'aux enfans. On attribuë cet effet à l'abondance du chyle, ou à sa crudité qui embarasse les esprits en leur faisant perdre toute leur activité : Mais quand on s'endort aprés avoir mangé, le Ventricule est encore tout rempli, & il n'y a pas une goute de chyle qui soit passée dans le sang, puisque la digestion n'est pas encore faite ; c'est donc plûtôt parce que la Limphe du Ventricule ne sçauroit penetrer les alimens, qu'elle n'en devienne plus épaisse ; ainsi retournant dans le sang toute gluante, lors qu'elle vient à circuler dans le cerveau, les esprits en sont, pour ainsi dire, embarrassez, ils perdent une partie de leur ressort, qui s'affoiblit toûjours dans la suite, parce que les particules les plus grossieres du chyle entrent alors dans le sang.

Pourquoy on s'endort le plus souvent aprés qu'on a mangé.

Enfin il y a lieu de croire que c'eſt plûtôt l'eau & les autres liqueurs que l'on boit, qui cauſent le ſommeil, que les alimens ſolides, parce que ne faiſant pas de ſejour dans l'eſtomac, elles entrent d'abord dans le ſang; & comme il circule ſans ceſſe, il ne ſçauroit ſe répandre dans le cerveau, qu'il n'affoibliſſe le reſſort des eſprits.

Que le defaut des objets, & la Muſique ſont capables d'exciter le ſommeil.

Le défaut des objets ou leur abſence eſt une cauſe qui peut provoquer le ſommeil, parce que lorſque les objets ceſſent d'agir ſur les organes, les eſprits en deviennent, pour ainſi dire, plus tranquilles, & plus calmes: c'eſt pourquoy la nuit quand il n'y a rien qui agiſſe ſur les yeux, ſur les oreilles &c. l'on eſt plus diſpoſé à s'endormir que le jour. La Muſique, le doux murmure des eaux, un leger chatoüillement, toutes ces cauſes diſpoſent au ſommeil, parce que n'agiſſant que ſur un ſeul organe, les eſprits contenus dans le centre ovale en reçoivent moins d'agitations: car l'on ne peut douter que les ondulations ne ſe rallentiſſent quand il n'y a qu'un ſeul organe d'ébranlé. Tout ce qui flatte agreablement comme la Muſique, peut auſſi cauſer le ſommeil d'une autre maniere. Par exemple, entendre un concert qui charme nos oreilles, la grande attention avec laquelle on écoute, empêche que les eſprits ne ſe portent en ſi grande quantité dans les autres organes des ſens; Ainſi comme il en coule davantage dans les nerfs auditifs, les nerfs des autres organes n'en reçoivent pas tant; c'eſt pourquoy tous leurs filets s'affaiſſent les uns ſur les autres, parce qu'il n'y a que les eſprits qui les tiennent enflez & tendus par leur reſſort. C'eſt donc une neceſſité que le ſommeil s'empare de nos ſens.

Pourquoy

Le ſommeil commence toûjours par les yeux, &

la raiſon en eſt évidente, ſi l'on prend garde que le ſommeil n'arrive que par un affaiſſement du cerveau, cauſé ou par la diminution du reſſort des eſprits, ou par leur diſſipation; en ſorte que n'ayant plus la force de couler dans les nerfs, il faut neceſſairement que les yeux ſoient les premiers à reſſentir ce défaut, parce qu'ils ont beſoin d'une abondance d'eſprits pour faire leurs fonctions, à cauſe du grand nombre de nerfs qu'ils reçoivent: car les yeux ſont de tous les organes des ſens, ceux qui ont le plus de nerfs.

le ſommeil commence toûjours par les yeux.

Le Sommeil ne dépend pas toûjours d'une grande diſſipation d'eſprits, il ſuffit pour le produire que les eſprits ne coulent pas dans les nerfs qui ſervent au mouvement volontaire, ou bien qu'il y ait des cauſes qui empêchent leur filtration. Par exemple, ſi l'on ferme les yeux en faiſant en ſorte que les objets n'y faſſent pas d'impreſſion pour quelque temps, les eſprits ne ſeront plus determinez à couler dans les nerfs, comme ils faiſoient auparavant; & en reſtant dans le cerveau, ils empêcheront qu'il s'en filtre de nouveaux; ainſi toute la maſſe du cerveau s'affaiſſant peu à peu par ſon propre poids, il faut que l'origine des nerfs ſe bouche, c'eſt ce qui empêche les objets exterieurs de ſe faire ſentir. Voila comme on peut quelquefois s'endormir en fermant les yeux.

Que le ſommeil ne dépend pas toûjours d'une grande diſſipation d'eſprits.

Le Sommeil peut encore être cauſé par l'habitude qu'on s'eſt faite de ſe coucher à une certaine heure; on ne manque gueres dans ce temps-là d'avoir envie de dormir, ce qui vient peut-être de ce que les eſprits qui ont ceſſé de couler dans les organes des ſens à une certaine heure, reprennent leur premier repos à la même heure. C'eſt à peu prés par la même raiſon que l'envie de manger vient preſque toûjours à la même heu-

Que le ſommeil peut être cauſé par l'habitude qu'on s'eſt faite de ſe coucher à une certaine heure.

re, parce que les diſſolvans de l'eſtomac, employant ordinairement un temps égal à faire la digeſtion, ils doivent exciter la faim environ ce temps-là.

Comment le ſommeil peut ceſſer.

Il n'eſt pas difficile de s'imaginer comment le ſommeil peut ceſſer; car ſi quelqu'un des organes de nos ſens eſt tellement ébranlé, que l'impreſſion paſſe juſqu'au cerveau, on conçoit bien que le peu d'eſprits qui ſe trouvent dans le centre ovale, & ceux qui ſe filtrent ſans ceſſe, peuvent être employez pour entretenir l'état de la veille: Mais quand un objet n'agiroit pas alors auſſi puiſſamment ſur les organes des ſens qu'il fait, il faudroit toûjours que le ſommeil finît dans un certain temps: car les eſprits qui ſe filtrent pendant le ſommeil, peuvent à la fin ſe trouver en telle abondance, qu'ils auront la force d'ouvrir les ouvertures des nerfs, & les rempliſſant autant qu'il faut pour les redreſſer, & les tenir bandez, ils ſeront en état de recevoir les ondulations neceſſaires, pour donner occaſion à l'ame de ſentir les objets qui touchent nôtre corps.

Pourquoy le ſommeil finit dans un certain temps.

Si la digeſtion ſe fait mieux en dormant qu'en veillant.

On demande ſi la digeſtion ſe fait mieux en dormant qu'en veillant? On répond que les alimens ſe digerent mieux pendant le ſommeil, parce que n'étant point interrompu, toutes les cruditez ſe diſſipent. On ajoûte que les eſprits ne ſervant point dans ce temps-là aux mouvemens volontaires, ni aux ſenſations, il en va davantage aux autres parties pour ſervir aux fonctions naturelles.

Pourquoy le ſommeil eſt ſi neceſſaire & ſi utile à l'accroiſſement

On demande encore, pourquoy le ſommeil eſt ſi neceſſaire, & ſi utile à l'accroiſſement & à la nourriture des animaux? On répond, que c'eſt parce que le chyle qui ſort du Ventricule en dormant eſt plus parfait, & moins rempli d'impuretez, c'est-à-dire, de particules differentes en figure & en grosseur de celles que doit avoir le chyle bien conditionné. Ce chyle tout rempli de Limphe nourriciere passera plus facilement dans le tissu vessiculaire des parties, pour en prendre le même arrangement; à quoy il faut encore ajoûter, que le repos du sommeil est tout-à-fait favorable pour donner tout le temps aux particules du suc nourricier de s'ajuster, & de se modifier, afin de s'unir intimement à nos membres, & les faire croître.

& à la nourriture du corps.

Les Songes, selon le même Auteur, dépendent en partie de l'inégale force des esprits qui se meuvent dans les traces du centre ovale, & aussi en partie de ces impressions dont les unes sont plus faciles à r'ouvrir que les autres; & comme il n'y a gueres que les fibres du centre ovale qui ont déja été ébranlées par l'action de quelque objet exterieur qui puissent l'être plus facilement par le cours des esprits, que les autres parties du centre ovale qui sont toûjours demeurées en repos; ce sont aussi pour l'ordinaire celles-là que les esprits r'ouvriront pendant le sommeil, c'est d'où vient que l'on ne fait presque jamais de songe, qui n'ait du rapport avec les choses que l'on a senties étant éveillez.

Comment se font les songes, & d'où vient que l'on n'en fait presque jamais qui n'ait du rapport avec les choses que l'on a senties étant éveillez.

S'il y a si peu d'ordre dans nos songes, & dans nos rêveries, cela vient du cours que les esprits prennent d'eux mêmes dans les traces du centre ovale, qui sont les plus faciles à s'ouvrir, & comme ils y passent tumultueusement, & sans ordre, nôtre ame n'a que des perceptions confuses & chymeriques; en sorte qu'il est mal-aisé que nos songes puissent avoir une suite fort reglée.

D'où vient qu'il y a si peu d'ordre dans nos songes, & dans nos rêveries.

Comme le centre ovale est une source abondante & feconde en esprits, il est comme impossible

Pourquoy l'on ne se ressouvient

pas toûjours des songes que l'on a faits.

que l'on ne fasse quelque songe en dormant: car dans le sommeil n'allant point dans les organes des sens, il y en aura suffisamment pour faire des ondulations dans les petits tuyaux de la substance blanche; & si l'on ne se ressouvient pas toûjours des songes que l'on a faits, c'est que les esprits ont passé avec tant de vitesse dans les traces, qu'ils n'ont pas eu le temps de s'y conserver; c'est pourquoy il n'en reste aucune idée. Mais quand les esprits vont assez lentement dans les impressions du centre ovale, on a la memoire de tout ce que l'on a rêvé la nuit; c'est aussi ce qui arrive aux personnes dont toutes les actions ne marquent aucune activité, elles se ressouviennent des moindres circonstances de leurs songes; au contraire dans ceux qui sont vifs & turbulens, quoiqu'ils ayent plus souvent des songes que les autres, cependant il est rare qu'ils s'en ressouviennent parfaitement.

Qu'aux Amans qui sont tendrement passionnez, il faut peu de chose pour faire couler les esprits dans les vessicules seminaires.

Il est assez ordinaire à ceux qui aiment, de penser la nuit à l'objet de leur amour; comme ils en ont l'imagination remplie, il faut peu de chose pour déterminer les esprits à couler dans les fibres des vessicules seminaires qui sont déja irritées par la semence, principalement quand elles en sont pleines; ainsi ces reservoirs chassent la liqueur avec vitesse par le resserrement de leurs fibres. Ce Phénomene est confirmé par tout ce qui nous arrive en dormant, la moindre chose qui nous touche nous fait une impression incomparablement plus forte & plus vive que celle que nous aurions dans la veille: Ainsi si nous sommes piquez d'une mouche, nous songeons qu'on nous donne un coup d'épée; Si nous ne sommes pas assez couverts, nous nous imaginons être tous nuds, & si nous le sommes trop, nous pensons être accablez d'une montagne.

Les Sensations en general ſont des manieres de connoître & d'appercevoir les objets exterieurs, entant qu'ils ſont ſenſibles & corporels, c'eſt-à-dire, entant qu'ils ſont étendus, figurez & mobiles, & qu'ils ont toutes les autres qualitez qui les rendent ſenſibles: car l'ame peut encore connoître les objets ſans en former d'images corporels, comme lors qu'elle les connoît par le ſeul entendement.

Ce que c'eſt que les Senſations.

Comme il y a deux manieres d'appercevoir les objets, ou lorſque les nerfs ſont touchez par le dehors, & que ce mouvement paſſe juſqu'au cerveau, ou bien lorſque les eſprits rentrent dans les traces du cerveau, voila pourquoy on a toûjours diviſé les ſens en internes & en externes.

Diviſion des ſens en externes & internes.

Il y a trois choſes à conſiderer dans chaque ſens externe, ſelon *Ettmuller*; la premiere eſt l'agent ou l'objet ſenſible qui fait certaine impreſſion ou certaine action ſur certaines parties du corps. La ſeconde eſt le patient ou certaines parties des corps qui reçoivent l'impreſſion, & ſont nommez de là *Organes ſenſitifs*. La troiſiéme eſt l'impreſſion ou l'action ſur l'organe.

Trois choſes à conſiderer dans chaque ſens externe.

Il y a deux choſes à obſerver dans l'agent ou dans l'objet qui fait l'impreſſion; L'une eſt materielle, ſçavoir la tiſſure du corps qui agit ſuivant qu'il eſt composé materiellement de differentes particules; l'autre eſt formelle, ſçavoir la maniere dont il agit ſur l'organe du ſens.

A l'égard du patient ou de l'organe on doit conſiderer ſa compoſition diſſimilaire à raiſon de ſes parties qui ſont ou principales, ou moins principales. Les premieres reçoivent immediatement l'impreſſion de l'objet, les dernieres contribuent à rendre l'action de l'objet, ou ſa reception meilleure.

Enfin il faut observer dans l'impression ou l'action de l'objet sur l'organe, la maniere de cette action qui est ou generale, & consiste dans le mouvement, à raison dequoy chaque sens externe se fait par le *Toucher*; ou speciale, c'est-à-dire, certain mouvement déterminé qui resulte de l'action speciale de l'objet sur l'organe propre. C'est là le fondement des cinq sens externes.

La maniere dont les sens externes exercent leurs fonctions.

L'Opinion des anciens sur la maniere dont les sens exercent leurs fonctions, est que les objets sensibles contiennent des qualitez réelles, lesquelles envoyent d'autres qualitez intentionnelles qu'on nomme *Especes sensibles*, qui disposent l'organe du sens, en sorte que la faculté sensitive qui y reside reçoit ces qualitez ou especes par le moyen des esprits, & renvoye ensuite les mêmes qualitez à la faculté qu'on appelle le *Sens commun*, & à qui il appartient de faire la perception & le discernement de cette qualité. Et voila, selon les Anciens, la veritable sensation. Par exemple, la blancheur d'une muraille est une de ces qualitez réelles qui envoye son espece dans l'œil, par laquelle la faculté visive est tellement disposée, qu'elle donne lieu au sens commun de former la perception de la blancheur, & la vision.

Les modernes sont d'un sentiment different. Ils prouvent que toutes ces qualitez qu'on attribuë aux corps ne sont point des être réels; mais seulement des façons d'être ou des modes de matiere, qu'on attache à des choses simples en soy, suivant les differentes manieres dont on les conçoit, forment autant des perceptions differentes d'une chose, qu'elles font d'actions differentes sur nos sens, lesquelles actions sont regardées comme autant d'êtres réellement distincts. Voicy comme ils s'expliquent; Supposons, disent-ils, que nous tenons un morceau d'écorce d'orange dans nôtre main ; ce n'eſt qu'un corps ſeul composé de pluſieurs particules de matiere, il produit neanmoins differens effets dans nos ſens. L'œil y trouve une couleur d'or, le nez une odeur agreable, la langue de l'amertume, & nos doigts y trouvent du froid, & certaine inégalité. Chacun de nos ſens en eſt diverſement affecté, & envoye des eſprits à la phantaiſie pour l'avertir de ce qu'il a remarqué en particulier dans le morceau d'écorce ; ce qui fait que nôtre ame conſidere ſéparément le jaune, l'odeur agreable, l'amertume, le froid, & l'inégalité de ce morceau, & forme des notions differentes comme autant d'êtres differens, quoiqu'ils ne ſoient point diſtinguez effectivement du morceau d'écorce, & ne ſoient rien autre choſe que ſa ſubſtance materielle qui cauſe diverſes impreſſions ſuivant la diſpoſition diverſe des ſens & des organes.

Ce que c'eſt que les qualitez ſenſibles.

Les Vertus dont les corps agiſſent ſur nos ſens, & qu'on appelle *Qualitez ſenſibles*, comme la ſaveur, l'odeur &c. ne ſont point des entitez réelles diſtinguées d'une autre entité, ni du corps même, à quoy on dit qu'elles ſont attachées & inherentes ; c'eſt ſeulement le corps même composé d'un certain aſſemblage de particules de la matiere, leſquelles par leur figure, leur grandeur, leur ſituation, leur arrangement, leur mouvement, leur repos, & leur tiſſure, le rendent propre à toucher diverſement les organes des ſens, ſuivant la diverſe compoſition & la tiſſure cy-deſſus, & les effets de ces impreſſions dans l'organe, ſont ce que nous appellons ſenſations. Ainſi les mêmes particules dont le morceau d'écorce d'orange eſt tiſſu, reflechiſſent la lumiere, & paroiſſent colorées, entant qu'elles ſont placées entr'elles de certaine maniere ; elles chatoüillent les mammellons de la langue, & la membrane du nez, & elles ont de la saveur & de l'odeur, entant qu'elles sont configurées de certaine façon. Enfin elles presentent au toucher de l'âpreté & de l'inégalité dans leur surface, entant qu'elles sont rangées inégalement, & que les unes sont enfoncées, & les autres relevées. Voila proprement ce que font les qualitez sensibles quand à leur matiere. Pour ce qui regarde leur forme, & la maniere dont elles touchent, ce sont seulement certains effets produits dans les organes des sens par la tissure de la matiere, qui ne sont pas plus distinguez des modes de la matiere & de sa tissure, que la proprieté d'une clef à ouvrir une serrure, est distinguée par sa propre grandeur, de sa configuration, & de sa conformité. Ainsi on peut fort bien dire sous differens égards, que les qualitez sensibles sont, & ne sont pas dans l'objet.

Comment l'objet sensible agit sur l'organe de la sensation.

L'objet sensible n'agit donc point sur l'organe de la sensation par la reception dans l'organe d'aucune qualité qui sorte de l'objet, à la presence de laquelle qualité la faculté sensitive exerce la sensation. C'est par un certain mouvement qui est communiqué à l'instrument prochain de la sensation, lequel mouvement est different suivant la tissure materielle de l'objet, & le rapport qu'il a avec l'organe : car les organes des sens ont diverses parties, dont l'une est l'instrument immediat de la sensation, & est touchée immediatement ; ou reçoit l'impression immediatement de l'objet sensible, & c'est toûjours un nerf dont l'extremité s'étend en une membrane bien tenduë, comme dans les organes de l'ouïe & de la veuë, ou se ramasse en bouton & mammellon, comme dans le goût & le toucher. L'objet sensible venant à choquer cette extremité de nerf, la frappe, luy cause des vibrations, la pique, la chatoüille, ou luy donne tel mouvement qu'il vous plaira nommer; c'est dans ce mouvement que consiste formellement le sens externe, ou reception de l'impression de l'objet. Ce même mouvement qui se commence dans l'organe, est continué jusques dans le cerveau où l'ame en fait la perception & le discernement. Voila comme le sentiment se fait formellement dans l'homme, & ce qu'on nomme le *Sens commun*.

La Sensation formelle externe consiste, comme nous avons dit, dans un mouvement particulier, que l'objet externe excite dans les fibres nerveuses de l'organe sensible, & on peut dire que la sensation en ce sens est une passion: mais il nous reste à examiner comment ce mouvement se continuë jusques dans le cerveau pour la sensation interne formelle, ou le sens commun. *Descartes* estime que les filets des nerfs qui ont été frappez par l'objet externe vers les extremitez des nerfs sont dans toute leur longueur agitez du même coup jusqu'au cerveau qui est frappé de la même maniere, & donne occasion à l'ame de reconnoître les choses qui frappent à la porte des sens. Il en est de même, dit cet Auteur, que des cordes tenduës, qui étant ébranlées à une extremité, continuent leur mouvement à l'autre extremité plus vîte qu'un coup d'œil.

D'autres disent qu'il est plus vrai-semblable que la sensation externe soit portée au cerveau par le reflux des esprits animaux: car les filets des nerfs qui sont remplis d'esprits animaux, sur tout à leurs extremitez, ne peuvent recevoir l'impulsion d'un objet externe que les esprits qui y sont presens, & dans toute la longueur des nerfs n'entrent dans le même moment, eu égard à leur vertu élastique. Cela posé, ajoûtent-ils, le mouvement des esprits est continué en un moment jusqu'au cerveau, le long du nerf, parce que les esprits qui sont dans l'organe repoussent leurs voisins, & ceux-cy les autres successivement jusqu'au principe des nerfs, & à la racine du cerveau, où ceux qui se trouvent dans la substance moëlleuse sont pareillement ébranlez; alors la sensation interne, qui est active & formelle, survient, c'est-à-dire, la perception de la sensation externe, ou le sens commun, dautant que l'ame raisonnable, à l'occasion du mouvement déterminé de certains esprits dans le cerveau, forme en nous une perception ou idée qui represente exactement l'impression externe, & fait la connoissance formelle; ce qui est démontré par la douleur imaginaire qu'on ressent à des membres qui ont été amputez, & qu'on n'a plus.

Comment se fait la sensation interne.

Dés que les objets des sens externes, dit *Ettmuller*, ont émeu de quelque maniere leurs organes, ce mouvement se communique à la file des esprits animaux qui remplissent le nerf de l'organe, par une espece de repercussion qui fait exactement le même mouvement qui a été imprimé à l'organe externe, & qui est porté jusqu'au cerveau & à sa substance fibreuse, où est le principe & l'origine de tous les nerfs qui sont distribuez à toutes les parties du corps, & où l'ame raisonnable, à l'occasion, & à la veuë de ce mouvement, forme une idée ou une perception speciale qui represente exactement l'impression faite par l'objet externe. Le mouvement ou la repercussion des esprits commencée dans les organes des sens, se termine dans le cerveau à un certain endroit qui se nomme le *Sens commun*, & c'est-là où l'ame

Le Sens commun.

fait la perception des objets externes, & la premiere operation de l'ame, ou la simple apprehension.

Si le mouvement des esprits se continuë diversement dans le cerveau, faisant plusieurs allées & venuës qui se joignent ou s'éloignent l'une de l'autre à l'occasion & à la veuë de ces mouvemens, l'ame joindra ou separera ces idées, ou perceptions simples, ce qui fait la *Phantaisie* ou *l'Imaginative*, & la seconde operation de l'ame, sçavoir la composition ou division des idées simples, ou le jugement.

L'Imagination.

La Consideration intellectuelle de ces idées ou conceptions jointes ou separées sont suivies de la troisiéme operation de l'ame, qui est le *Raisonnement*, qui nous fait conclure que ces objets ainsi connus, sont vrais ou faux dans la theorie, ou bons ou mauvais dans la pratique. A l'égard des derniers, l'ame excite certaines affections, ou plûtôt il luy arrive certains mouvemens dont les esprits sont agitez diversement, tantôt plus, tantôt moins, regulierement ou irregulierement, & sont poussez aux parties hors du cerveau, particulierement à celles où ils sont continuellement portez, sçavoir au cœur, aux poûmons, à l'estomac, aux intestins &c. à cause qu'allant & venant sans interruption, ces parties où la necessité de la vie les demande, les pores des nerfs qui y sont distribuez, sont plus ouverts que les autres vers leur principe, & qu'il leur est plus facile d'enfiler un chemin battu que les autres chemins qui le sont moins. Par cette raison le cœur, ses parties voisines, & les visceres sont toûjours les premiers qui reçoivent de l'alteration dans toutes les passions; mais ce transport soudain des esprits aux parties internes, n'empêche pas qu'ils ne soient

La Raison.

portez successivement, & plus vîte que de coûtume aux parties externes, où ils excitent certaines émotions & mouvemens locaux pour poursuivre ce qui est bon, & fuïr ce qui est mauvais.

La Memoire.

Les Routes ou les vestiges des esprits sont d'une grande consideration pour rendre leur influence ou leur irradiation plus prompte à tel & tel nerf, ou à telle & telle partie : car c'est de là que dépend uniquement la memoire sensitive, on veut dire, des vestiges qui restent dans le cerveau, ensuite de quelque mouvement sensuel, ces vestiges n'étant rien autre chose que certaines traces laissées par les esprits en passant par les fibres du cerveau, lorsque les esprits viennent repasser dans ces traces, l'ame à l'occasion de ce mouvement réïteré, conçoit les mêmes idées que la premiere fois, & en formant ensuite les unes sur les autres, fait la memoire rationnelle.

Les Genies.

Il est manifeste que la chose va ainsi, & que toutes nos connoissances intellectuelles dépendent du mouvement different des esprits dans le cerveau conformé de certaine maniere, puisque la commotion du cerveau causée, par exemple, par une chute, ôte tout le sentiment, le mouvement & le raisonnement, en comprimant ou défigurant les pores, ce qui empêche les esprits animaux d'y couler ; De là vient que les maladies & la vieillesse émoussent le jugement, & diminuent la memoire, & non seulement la violence des maladies, mais même des choses externes, par exemple, d'une thuile qui tombe sur la tête abolit entierement le jugement & la memoire, or on ne peut pas dire que ces choses agissent sur l'ame, mais seulement sur le cerveau & sur les esprits : Aussi ne voyons-nous pas par experience qu'un cerveau mediocrement humide donne beaucoup de de memoire, & peu de jugement, un cerveau ſec beaucoup de jugement & peu de memoire, & un cerveau chaud rend l'imagination tres-active. Les alterations diverſes des perſonnes yvres à l'égard du ſentiment & du mouvement, font connoître à l'œil que les mœurs ſuivent le temperament du cerveau : car d'où vient que le même vin rend l'un joyeux, l'autre querelleux, & l'autre chagrin ? Si ce n'eſt par l'agitation diverſe qu'il cauſe aux eſprits ; D'où viennent les delires des fiévres ardentes, ſi ce n'eſt du mouvement des eſprits qui eſt alors troublé, déreglé, emporté & confus ? toutes les habitudes tant de l'ame que du corps, par exemple, l'art de diſcourir, & l'art de danſer, dépendent des actes réïterez, entant que ceux-cy facilitent le mouvement des eſprits, qui à force de ſe mouvoir toûjours de la même maniere, élargiſſent tellement les pores, les canaux, & toutes les routes, diſpoſent & ployent tellement les fibres, que les eſprits y paſſent avec facilité, & perfectionnent ainſi ces ſortes d'actes.

D'où vient la diverſité inombrable des genies.

C'eſt de ce fondement que dépend la multiplicité des *Genies*, qui ſont compoſez de trois choſes, ſçavoir de l'imagination, du jugement & de la memoire : car les trois facultez, ou operations de l'ame, conſiderées ſeules, ou conjointement, font formellement la diverſité innombrable des genies, qui conſiſte materiellement & fondamentalement dans la conſtitution des eſprits animaux, & dans la diſpoſition des fibres du cerveau. Les eſprits contribuent à la diverſité des genies, à raiſon de leur plus ou moins de pureté, de ſubtilité, & de volatilité, & ils tirent ces proprietez du ſang dont ils ſont engendrez, & du cerveau où ils ſont travaillez. Les fibres qui compoſent la ſubſtance moëlleuſe du cerveau, où ſe font les mouvemens internes des esprits, contribuent de leur côté à la diversité des genies, entant qu'elles sont trop subtiles, ou trop grossieres, trop flexibles, ou trop roides, & ployées avec, ou sans confusion. Elles reçoivent ces proprietez de leur structure dans la premiere generation, & de la nutrition qu'elles tirent de la masse du sang. C'est ainsi que se doit entendre tout ce que dit *Huardus* dans son *Scrutinum Ingeniorum*, quant à la Theorie : car ce n'est pas le temperament du cerveau, mais la constitution de ces fibres, & les mouvemens divers des esprits animaux qui font la diversité des genies.

La Temperature du cerveau, celle de la tête, & des autres parties dépendent de la masse du sang ; lorsque celle-cy est chaude ou humide, toutes les parties par où elle circule, acquierent les mêmes proprietez qui font peu aux actions, & ne les modifient que legerement, comme on voit dans ceux qu'on nomme bilieux, que la masse du sang abondante en sels volatiles, huileux, rend prompts dans leurs actions, agiles, hardis, farouches. Dans ces sujets les parties les plus subtiles, & plus disposées à tourner sur leur centre, se volatilisent en esprits animaux, qui se remuans promptement dans le cerveau, & étant d'ailleurs échauffez par la masse du sang, font leurs actions hardies ; ainsi au lieu d'accuser la chaleur & la siccité du cerveau, comme *Huardus*, on doit accuser l'agilité, & la subtilité des esprits.

Ce que c'est que la sensation interne.

La Sensation selon *Claudinus*, n'est autre chose qu'une pensée de l'ame occasionnée par le mouvement des objets, lequel se continuë jusqu'aux traits blancs des corps cannelez, superieurs & moyens, & lorsque ce mouvement passe jusqu'au

Centre ovale, c'est-à-dire, jusqu'au corps caleux, c'est-là que l'ame commence à le distinguer, c'est-à-dire, que c'est dans le centre ovale que reside le *Sens commun*.

Le Sens commun.

Si l'objet est absent, & que le seul cours des esprits animaux les oblige de rentrer dans les traces que les objets ont laissé dans les fibres du centre ovale, ensorte que les corps cannelez soient ébranlez, comme ils le seroient par la presence des objets, l'*Ame imaginera*, ou bien *elle se ressouviendra* des choses qu'elle a déja senties : car la difference qui se trouve entre l'imagination & la memoire, c'est que pour l'imagination il est seulement necessaire que les esprits s'ouvrent plusieurs traces successivement les unes aprés les autres ; au lieu que pour la memoire il faut que les esprits rentrent de même dans plusieurs traces ; mais il faut que tout cela se fasse de concert, que l'une ne puisse se s'ouvrir que toutes les autres ne la suivent en même temps, afin que les esprits qui passeront dans les impressions, conservent le même mouvement qu'ils avoient quand elles ont été faites la premiere fois.

L'Imagination & la memoire.

On doit entendre par le *Centre ovale* la partie blanche du cerveau, laquelle est plus ferme que la Corticale ou la Glanduleuse. Comme cette substance est ovale, & que les nerfs en prennent origine, comme de leur centre, c'est d'où vient qu'on luy a donné le nom de centre ovale.

Le Centre ovale.

Voicy les raisons qui prouvent que le centre ovale est la partie principale où l'ame exerce ses fonctions. 1. Aprés que les esprits ont été filtrez dans la substance corticale du cerveau, ils coulent dans tous les petits tuyaux du centre ovale, pour être conduits par les traits blancs des corps cannelez dans l'origine des nerfs, pour se rendre

Que le centre ovale est la partie principale où l'ame exerce ses fonctions.

ensuite dans les muscles. 2. Le centre ovale est la source des esprits, lesquels par leurs ondulations font naître dans l'ame toutes ces differentes imaginations qu'on experimente, soit en veillant, ou soit en dormant. 3. Il n'y a que cette partie du cerveau qui puisse recevoir les ébranlemens des objets exterieurs pour en garder les impressions, que le cours des esprits pourra r'ouvrir ensuite pour donner à l'ame l'idée des choses absentes.

L'Imagination ne consiste donc que dans l'action des objets exterieurs qui impriment, pour ainsi dire, dans le centre ovale leurs images; plus les traits de ces images seront grands & distincts, l'ame les imaginera plus fortement, & plus distinctement. Or de même que la largeur, la profondeur, & la netteté des traits de quelque graveure dépend de deux choses, de la force dont le burin agit, & de l'obéïssance que rend le cuivre; ainsi la profondeur & la netteté des vestiges de l'imagination dépend de ces deux causes, sçavoir de la force des esprits, & de la consistence du centre ovale, c'est la varieté qui se trouve dans ces deux choses, qui fait presque toute cette grande difference qui se remarque entre les esprits.

D'où viennent les differens caracteres d'esprits qui se rencontrent dans les hommes.

En effet il est assez facile dans ce sistême, de rendre raison de tous les differens caracteres d'esprits qui se rencontrent dans les hommes; D'un côté par l'abondance & la disette, par l'agitation & la lenteur, par la grosseur & la petitesse des esprits animaux; & de l'autre par la delicatesse & la grossi reté, par l'humidité & la secheresse, par la facilité & la difficulté aux fibres du centre ovale de se ployer, & enfin par le rapport que les esprits animaux peuvent avoir avec ces fibres.

Il y a des habiles Philosophes modernes qui

ne croyent pas qu'on puisse rendre raison des effets de l'imagination, en supposant que les fibres du centre ovale sont des tuyaux qui viennent des glandes de la partie corticale; mais on ne voit pas qu'il y ait de la difficulté d'expliquer l'imagination, en faisant couler les esprits dans les fibres du centre ovale : car ces fibres étant de petits canaux d'une extrême delicatesse, les moindres ondulations qui arriveront aux esprits, seront capables de les plier en leur donnant differentes modifications, de même qu'un vent impetueux couche & renverse le bled d'une campagne. Or c'est dans le different arrangement de ces petits tuyaux en quoy consistent les caracteres qui s'impriment dans le centre ovale : car les esprits ne sçauroient rentrer dans les chemins qu'ils ne se modifient de nouveau, & qu'ils ne representent à l'ame les mêmes idées qu'elle avoit eu la premiere fois.

Si les sens nous trompent à l'égard des objets.

On demande si les sens nous trompent à l'égard des objets? On répond que nos sens ne nous trompent jamais, ni à l'égard de leurs objets, ni en tout ce qu'ils nous representent, en sorte que l'erreur qui accompagne quelquefois nos sensations ne doit pas s'attribuer à nos sens, mais plûtôt au mauvais usage de nôtre raison qui précipite nos jugemens. Ainsi quand on tient un bâton dans l'eau, il est certain qu'on le doit voir rompu, quoi qu'il ne le soit pas, & dans cette occasion la veuë n'est point trompée, parce qu'il est impossible que cela se fasse autrement; mais l'erreur vient du faux jugement que nous faisons, lorsque nous croyons que ce bâton est veritablement rompu, quoiqu'il soit entier. Par la même raison nous voyons le Soleil comme nous le devons voir, c'est-à dire, d'un pied de diametre, & le faux jugement qui accompagne cette sensation, est ce qui nous trompe, en donnant au Soleil un pied de grandeur, quoiqu'on ſache par l'Aſtronomie qu'il eſt pluſieurs fois plus grand que la terre. Ainſi il n'y a jamais d'erreur dans nos ſenſations; mais il y en a preſque toujours dans nos jugemens, qui nous font croire que les choſes ſont hors de nous, comme nous les voyons; car lors qu'on ſent de la chaleur, & qu'on voit des couleurs, il n'y a rien de ſi vray que nous ſentons tout cela en nous-mêmes, & l'erreur ne vient que du faux jugement que l'on fait, en croyant qu'il y a hors de nous de la chaleur & des couleurs, c'eſt-à-dire, que les choſes ſont en elles-mêmes telles que nous les ſentons; ce qui eſt un préjugé de l'enfance que la raiſon doit corriger.

Ce que c'eſt que l'Analogue de l'ame ſenſive ſelon Diemerbroeck.

Comme les Brutes ſentent comme les hommes, & connoiſſent les choſes qui peuvent être vûës, ouïes, flairées, & touchées, il faut neceſſairement, dit *Diemerbroeck*, établir en elles, outre la chaleur & les organes convenables, un principe *connoiſſant* ou *Analogue de l'Ame*, par lequel l'acte de ſentir ſe fait, & quoi qu'il ſoit tres-difficile d'expliquer ce que c'eſt que cet *Analogue*, il paroît neanmoins tres-évidemment qu'il y a dans les brutes quelque choſe de ſingulier, que Dieu a créé au commencement de tout l'univers, & qu'il a infus & mêlé dans la matiere du monde. Ainſi dans la bête, ce principe eſt à la verité tiré de nouveau de la matiere dont elle eſt produite, & il ſe reduit évidemment en acte; mais cependant c'eſt un produit de la matiere tres-excellente qui ſurpaſſe la condition ordinaire & commune de la matiere mêlée, & qui opere ſi parfaitement toutes ces actions nobles dans les bêtes, que ſouvent en quelques-unes elles ſemblent imiter en quelque maniere les actions de l'ame, & c'eſt là proprement ce qu'on croit qu'on doit entendre par cet *Analogue* dont on vient de parler, & qu'il eſt plus facile d'admirer que d'expliquer clairement.

Ce que c'eſt que l'ame raiſonnable ſelon le même Auteur.

Cependant il n'eſt perſonne de bon ſens qui veüille appeller ce produit ou principe Analogue, Ame raiſonnable, incorruptible, puiſqu'il vient de la matiere corporelle, corruptible, qu'il eſt produit par generation, que non ſeulement ſes operations ſont imparfaites, mais qu'encore il eſt corruptible luy-même, & qu'il perit avec le corps, que l'*Ame raiſonnable* au contraire n'eſt pas tirée de la matiere corporelle, mais qu'elle eſt créée ſéparément, & qu'elle eſt infuſe de Dieu, que ſes operations ſont tres-parfaites, qu'elle eſt incorruptible & immortelle, qu'elle ſubſiſte étant ſeparée du corps, & que non ſeulement elle porte ſon action beaucoup plus loin que ce principe Analogue corruptible ne fait les ſiennes, mais encore qu'elle l'étend juſques à l'infini : car non ſeulement elle contemple les ſubſtances des choſes, mais les choſes mêmes dépoüillées de leurs ſubſtances ; elle voit Dieu qui eſt inviſible ; elle penetre juſques dans la place des Bienheureux ; elle voit & comprend avec admiration la nature des Anges, & leurs offices ; elle ſe contemple ſoy-même, & elle connoît quelle elle eſt, lorſqu'elle eſt unie au corps, & quelle, lorſqu'elle en eſt ſeparée ; elle regarde les choſes paſſées depuis long-temps comme preſentes ; elle examine les choſes futures, celles qui ne ſeront jamais, les poſſibles, & les impoſſibles ; elle tâche de comprendre les choſes innombrables & les infinies &c. ce que le principe *Analogue* eſt incapable de faire. En effet, étant corporel, il ne contemple que les corps, & ce qui les concerne, & encore d'une maniere grossiere, & il ne peut porter son action plus loin.

Sentiment de Vvillis touchant l'ame raisonnable.

La Faculté connoissante de l'ame corporelle, selon *Vvillis*, est la phantaisie, c'est-à-dire, l'imagination, laquelle neanmoins ne connoît les choses que sous une image apparente seulement, & qui n'est pas toûjours vraye : Mais l'entendement qui preside à l'imagination, contemple toutes les especes qui ont été déposées en elle, rectifie leurs irregularitez, discerne leurs fausses representations, perfectionne & éleve les veritables idées, & les dépoüillant de toute matiere, remonte des choses particulieres à l'universel, d'où il forme d'autres idées ou pensées beaucoup plus parfaites, qui ne conviennent du tout point à la puissance corporelle ; c'est ainsi qu'elle arrive à la contemplation de la nature, de quelle substance, & de quel accident que ce soit, abstraite & separée des individus, sçavoir l'humanité, la rationalité, la corporeité, la spiritualité, la blancheur, la force, la temperance, & autres semblables. Enfin s'élevant plus haut, elle considere Dieu, les Anges, soy-même, l'infini, l'éternité, & plusieurs autres notions tres-éloignées des sens & de l'imagination. Lors donc que nôtre entendement par de semblables idées & conceptions metaphisiques, dépoüille ainsi les choses de leur matiere, ou que se portant au-delà de toute espece sensible, il contemple ce qui est absolument immateriel ; cela prouve veritablement, & démontre la nature de l'ame raisonnable, c'est-à-dire, que sa substance est immaterielle & immortelle. En effet, si elle étoit de nature corporelle, comme rien de corporel ne peut par les sens concevoir ce qui est incorporel, on ne connoîtroit pas, même on ne soupçonneroit pas, qu'il y eût en aucun endroit du monde rien de tel.

Sentiment de Descartes touchant l'ame raisonnable & celle des Brutes.

L'ingenieux Descartes, & les Mathematiciens qui l'ont suivi, rejettent toutes les formes substantielles, & par consequent les ames, excepté la raisonnable, & ils veulent que les operations des corps naturels, & même des animaux vivans dépendent des principes infaillibles de la Mechanique, appliquez à la matiere, c'est-à-dire, des diverses figures, grandeurs, combinaisons, tissures, & mouvemens des petites particules qui composent tous les corps. Ils nient que les bêtes soient animées au sens des Peripateticiens, mais que s'il y a dans les brutes quelque substance qu'on veüille appeller *Ame*, elle est corporelle, composée de corpuscules tres-subtils, divisible, & étenduë comme le corps animé. Cette Hypothese explique toutes les operations des animaux par les proprietez de la matiere, & par les differens mouvemens des esprits animaux. Elle leur ôte une connoissance proprement telle, ou la perception des impressions faites dans les organes des sens. Elle attribuë ce qu'on appelle sens commun, phantaisie, memoire, instinct, appetit &c. au mouvement different des esprits dans le cerveau ou le cervelet, qui sont diversement conformez dans chaque animal, à l'impulsion, à l'agitation, & au tournoyement des mêmes esprits, & à la constriction & dilatation diverse du cœur qui en dépend ; & elle fait consister en cela toutes les affections des bêtes. Pour l'homme, outre toutes ces choses qui luy sont communes avec les bêtes, il a une *Ame raisonnable* ou une substance spirituelle qui est beaucoup plus noble, & possede la faculté de connoître, & de penser, avec la liberté d'agir, & de faire ce qu'il luy plaira, & comme il voudra, lesquelles facultez ne doivent pas être confonduës avec les autres operations communes aux brutes. L'ame pense & raisonne sans cesse, & à l'occasion des mouvemens differens des esprits, elle forme dans le cerveau diverses conceptions ou idées, par lesquelles elle connoît veritablement les objets. Elle les joint, ou elle les separe, & en tire des conclusions certaines, en quoy consiste la faculté de raisonner. Comme nous voyons dans les bêtes quelque ombre de ce qui se passe en nous, nous leur attribuons quelque connoissance, qui ne convient proprement qu'à l'homme seul.

Sentiment de Gassendi & de Vuillis touchant l'ame des Brutes.

Gassendi & *Vvillis* soûtiennent que les brutes ont une ame materielle, qui est la principale partie du corps qu'elle informe : Et outre ce mouvement des sens externes, ils leur accordent une veritable sensation ou perception de ce mouvement, laquelle perception ne convient ni au corps, ni à l'ame materielle séparément, mais qui resulte de l'union de l'un & de l'autre, & de leur structure mécanique. En un mot l'ame & le corps joints ensemble font les facultez & les puissances d'operer, dont chaque animal a besoin pour son usage ; ensorte que comme souvent dans les ouvrages des bons artisans, le travail & la façon surpassent de beaucoup la matiere, il en est apparemment de même dans les operations des machines naturelles.

Idées ou images des choses formées par l'ame.

Marcus Marci dit que l'ame produit interieurement l'espece ou l'idée, qui represente exactement l'objet presenté aux sens, comme un tableau represente son original. Non seulement la veritable connoissance dépend de ces idées, mais elles sont encore conservées dans la memoire confusément comme dans un magasin, où lorsqu'elles viennent à se développer dans l'ordre qu'elles ont été formées, elles déterminent de nouveau l'imagination ou l'intellect à faire un acte necessaire, & qui réponde à cette representation. Il est, suivant luy, de ces idées imaginatives, comme des idées seminales qui se développent au temps de la generation pour la formation des corps, & qui déterminent à mesure qu'elles se développent, l'esprit Architecte du corps à le fabriquer de cette maniere. Cette Hypothese des idées est difficile, mais elle renferme quelque chose de singulier : car quand on repasse dans sa memoire un balet qu'on a vû, un concert qu'on a ouï, un bon repas où on a été, on s'imagine qüe la chose est comme presente avec toutes ses circonstances, ce qui ne se peut faire que par la representation de l'image ou de l'idée de la chose; puis qu'effectivement elle n'est plus. Ces mêmes idées ou images forment diversement le fœtus dans les femmes grosses, selon les déterminations que l'Architecte du corps en reçoit. Ceux qui sont en délire ne s'imaginent si fortement les choses qu'ensuite de semblables idées, & lorsqu'on conçoit un Polypheme avec un œil, ou un Argus avec cent, ou une montagne d'or, choses qu'on n'a jamais veuës, on ne fait que combiner les idées des autres choses qu'on a connuës. Que dire de la morsure des animaux enragez, d'un chien, par exemple, ou d'un chat, qui au bout d'un an, & quand on y pense le moins, fait que la personne morduë se croye changée en chien, abboye & morde comme les chiens. Ceux qui ont été mordus de la tarentole, sautent comme ce petit insecte, ils aiment certaines couleurs, & font tous les gestes des Tisserans, ce qui dure plusieurs années periodiquement. Les Moines de Kirkerus, pour avoir mangé de la ciguë, se croyoient changez en canards & en oyes, & se jettoient dans l'eau. Il est sans doute difficile d'expliquer toutes ces choses intelligiblement, & beaucoup d'autres Phenomenes, tant dans l'état naturel, que dans l'état contre nature, sans le secours de ces idées imaginatives.

Il est vray qu'il y a moins de difficulté à l'égard de l'homme qu'à l'égard des bêtes, d'autant que l'ame raisonnable est capable de concevoir & d'exprimer fidelement ces sortes d'images par l'entremise des sens mediatement ou immediatement, dautant qu'il n'y a rien dans l'intellect qui n'ait été auparavant dans ces sens: mais à l'égard des brutes la chose est fort difficile, nous y remarquons neanmoins certains traits de ces idées. Une araignée, par exemple, fait sa toile sans aucun apprentissage; le ver à soye seul & sans maître bâtit son coucou, & s'ensevelit dans un tombeau precieux. L'hirondelle sans être montrée, construit son nid d'un artifice admirable. Or comme il est certain que les hommes ne font de semblables actions que suivant les idées qu'ils en ont conceuës dans l'ame, on ne peut attribuer celles des bêtes qu'à des pareilles idées, ou du moins à des idées seminales. Quant à celles-cy elles sont suffisamment prouvées par la structure des animaux dans l'œuf ou dans la matrice, par exemple, de ce que les Paons, qui sont naturellement de diverses couleurs, étant renfermez dans des chambres blanches au temps que le mâle couvre la femelle, font des petits Paons blancs, & les brebis de Jacob à la veuë de certains bâtons à demi pelez, & par consequent de diverses couleurs, engendroient des agneaux semblables. Comment expliquer ces choses sans idées? On ne parle point de la docilité des brutes, d'autant qu'on la peut expliquer ſans le ſecours des idées par les mouvemens differens des eſprits animaux & par la memoire, comme le *Chevalier Digby* s'efforce de le démontrer.

Que toutes les parties du corps ont des fibres charnuës & muſculeuſes.

Les parties tant internes qu'externes, comme dit *Fallope*, ne ſe peuvent mouvoir que par des fibres charnuës. En effet, ſi l'on examine toutes les parties qui ont du mouvement, on trouvera qu'il n'y en a point qui n'ait des fibres muſculeuſes, c'eſt ce qui ſe voit ſi diſtinctement à l'Eſophage, au Ventricule, aux inteſtins, à la veſſie, à la veſſicule du fiel, aux arteres, aux veines, enfin aux fibres muſculeuſes qui attachent les anneaux de la Trachée-artere, aux Ureteres, à la Matrice, à ſes Trompes, à la Choroide &c. de ſorte que toutes ſes parties ſont des muſcles épanoüis. Par exemple, qu'eſt-ce que le poûmon, qu'un muſcle veſſiculaire dont les cellules ſe reſſerrent, & ſe relâchent alternativement, ce qui répond au racourciſſement & à l'alongement des muſcles ; De même la membrane propre de la rate qui a tant de fibres qui la traverſent, eſt un veritable muſcle charnu dont le reſſort broye le ſang qui tombe dans ces larges cellules que fait la Splenique. Le Dartos eſt auſſi un muſcle cutane tres-vigoureux qui comprime le tiſſu du Teſticule, & l'Epididime pour chaſſer cette liqueur ſi neceſſaire à la propagation de l'eſpece. Enfin la Matrice, les Trompes, & les Ovaires ne manquent point de ces reſſorts pour faire leurs fonctions.

Que c'eſt l'eſprit animal qui fait mouvoir les muſcles.

L'Eſprit animal eſt la puiſſance qui fait mouvoir les muſcles : car lorſque le principe des nerfs eſt boûché ou comprimé, toutes les parties ceſſent de ſe mouvoir, & il leur arrive d'étranges convulſions, ſur tout lorſque les nerfs ſont irritez par l'âcreté des liqueurs nourricieres.

Qu'il produit aussi les mouvemens volontaires & naturels.

Les mouvemens volontaires & naturels sont aussi produits par le même esprit animal que la volonté détermine tantôt à couler dans les muscles, pour faire les mouvemens libres, & qui tantôt coulent d'eux-mêmes dans les autres parties dont les mouvemens sont necessaires. Or il y a lieu de croire que les esprits qui sont dans la region superieure du centre ovale, sont destinez aux mouvemens volontaires, parce qu'ils entrent dans les principes posterieurs des nerfs de la moëlle allongée, d'où ils coulent dans les muscles des parties qui ont coutume de se mouvoir librement, comme la tête, les mains, les pieds &c. en sorte qu'il faut regarder la region superieure du centre ovale, & les deux autres centres demi-circulaires, comme les deux reservoirs qui fournissent les esprits qui sont déterminez à couler par les ordres de la volonté, ou par les impressions que les objets exterieurs font sur les nerfs qui aboutissent à ces reservoirs : Au contraire les esprits animaux qui sortent de la region moyenne & inferieure du centre ovale & du cervelet, servent aux mouvemens necessaires, parce qu'ils coulent sans cesse dans les fibres musculeuses des parties qui en sont susceptibles ; c'est ce que l'experience confirme à l'égard du cervelet : car on voit que les deux nerfs intercostaux avec les nerfs de la huitiéme paire vont se terminer dans les fibres charnuës du cœur, de l'estomac, des intestins ; & comme ce sont des parties qui ont un mouvement involontaire, elles reçoivent aussi plus d'esprits du cervelet, que du cerveau.

La structure des muscles.

La structure & la figure Rhomboide du muscle est expliquée élegamment par *Stenon* en ces termes. Les Fibres motrices, dit-il, sont revêtuës vers le milieu d'un *Coagulum* de ſang ou de chair, & aux deux extremitez de cette chair elles ſe courbent à angles égaux. Ces ſortes de Fibres étant entaſſées l'une ſur l'autre, & à côté regulierement, quoi qu'elles ſoient inégales, elles compoſent les parties du muſcle qu'on appelle vulgairement la *Tête*, & la *Queüe*, ou *Tendon*, & les parties d'entre-deux remplies de chair, & parſemées de petites Fibres qui naiſſent de la Membrane nerveuſe, conſtituent le *Corps* du muſcle, lequel muſcle eſt tantôt ſimple, & tantôt compoſé de deux ou de pluſieurs autres muſcles.

D'où vient la force des muſcles.

La force de tous les muſcles ne dépend que de la multiplicité de leurs Fibres, qui font reſſort quand elles ont été allongées au delà de leur tenſion naturelle, c'eſt ce que l'on voit en tirant un peu les Fibres d'un muſcle, elles ſe racourciſſent d'elles-mêmes, comme ſi l'animal étoit vivant, à peu prés de même qu'une corde à boyau qui caſſe ſe retire. Dans l'action d'un muſcle il n'y a que les Fibres charnuës qui ſe racourciſſent, les Tendons au contraire conſervent toûjours leur longueur, c'eſt ce qu'il eſt facile de voir en diſſequant un animal vivant. Ainſi lors qu'un muſcle ſoûtient un poids, il n'y a que les Fibres charnuës qui agiſſent, les Tendons n'en ſont que les manivelles.

Siſtême de M. Stenon ſur la ſtructure & le mouvement des muſcles.

Le Siſtême de *M. Stenon* ſur la ſtructure & ſur le mouvement des muſcles eſt tel. Il ſuppoſe qu'il y a des muſcles ſimples de figure Rhomboïde, dont les Tendons ſont oppoſez & paralelles, & que les Fibres en ſe racourciſſant, & en tirant obliquement, font monter le poids. Il veut que ce changement de figure ſe paſſe ſans le ſecours d'une nouvelle matiere ; en ſorte que par la ſeule tenſion des Fibres, le muſcle de Rhomboide qu'il étoit, devient Parallelogramme : Cette theorie est fondée sur une proposition de Geometrie, qui est : Que deux Parallelogrammes, de même base & entre les mêmes paralleles sont égaux.

Opinion de Vvillis, de Borelli, & de Majou sur le mouvement des muscles.

Vvillis, *Borelli*, & *Majou* expliquent le mouvement des muscles par l'effervescence causée par le mêlange du sang arteriel avec les esprits, de même que dans les autres fermentations, d'un Acide avec un Alcali. Ce dernier n'est different des deux autres, que parce qu'il suppose que la fermentation du sang est produite par le mêlange du Nitro-aërien, mais qu'il n'arrive pas pour cela de gonflement aux Fibres, comme l'ont supposé les premiers, qui prétendent que le mêlange du sang & des esprits excite un mouvement qu'ils appellent Explosion, comme il arrive à la poudre à canon, qui s'enflame, & qui fait effort en se rarefiant ; au lieu que l'autre veut que les Fibres se retirent, & qu'elles se frisent par la chaleur de l'effervescence du Nitre de l'air, lequel se mêle avec le sang & les esprits. Il suppose encore que tous les muscles ont des Fibres transversales qui en font la principale partie, & que ces Fibres venant à se friser, elles se retirent à peu prés de même qu'une corde à boyau se retire & se frise, lorsqu'on la brûle ; ainsi suivant cette Hypothese, les Fibres longitudinales se racourcissent quand les transversales se retirent ; c'est d'où dépend le mouvement du muscle.

Que les esprits animaux font des expansions dans les muscles, conformement à leur vertu élastique.

Les Muscles composez d'une infinité de Fibres nerveuses, dit *Etmuler*, sont tellement remplis d'esprits animaux dans chaque Fibre, & dans les entre-deux, sur tout vers le milieu du ventre qui est charnu, qu'à la moindre impulsion du nerf qui est distribué à quelque muscle, les esprits animaux s'y jettant encore en abondance à cette occasion

casion, ceux-cy, & ceux qui y sont renfermez, parcourent tous les muscles, & venant à rencontrer le tendon de l'extremité qui est trop étroit, pour les laisser passer assez promptement, ils refoulent sur eux-mêmes, & se ramassent dans le ventre charnu du muscle, où les pores sont plus grands & plus larges, & y font des expansions conformément à leur vertu élastique; de là vient que c'est toûjours le ventre du muscle qui s'enfle le premier, & alors l'artere qui porte du sang au muscle, trouvant moins de resistance, & son ventre dilaté, y verse plus de sang que de coûtume, & que la veine n'en peut reporter, à quoi contribuent beaucoup les filets nombreux de nerfs, qui embrassent, & environnent diversement les vaisseaux qui renferment le sang, ce qui le resserre, ou relâche, & détermine, ou modifie l'entrée ou la sortie du sang, & augmente considerablement le gonflement du muscle. Ces deux choses ne sçauroient arriver, que le muscle ne se gonfle, ne surmonte la resistance de l'Antagoniste, ne se retire promptement, & ne fasse le mouvement; ce qui paroît dans la convulsion canine d'un côté du visage, lorsque les muscles Antagonistes de l'autre côté attaquez de paralysie, ne sçauroient plus resister: Au reste, ce qui a été dit du muscle ou des Fibres réünies, se peut appliquer aux Fibres separées, excepté que le sang contribuë peu ou point à leur mouvement; comme elles ne font que revenir à leur état naturel, soit qu'elles soient trop distenduës, ou trop resserrées, l'influence des esprits animaux seuls suffit pour cette action.

On demande, qui est-ce qui détermine le mouvement des parties, par exemple, le bras à se lever, le genou à se flechir, le pied à se friser? On

Ce que détermine le mouvement des parties.

répond, qu'on attribuë ordinairement cette détermination à l'ame qui a la puissance de mouvoir le sang & les esprits; mais qu'on n'a pû jusqu'à present découvrir ni la maniere dont elle se fait, ni d'où elle sçait qu'il faut plûtôt mouvoir ce membre qu'un autre, sur tout à l'égard des brutes, & qu'ainsi il vaut mieux expliquer la chose mécaniquement, puisque nous voyons souvent, que lors qu'on nous veut frapper à la tête, nous levons d'abord le bras, sans y penser, & sans aucune reflexion précedente de l'ame, & que les mouvemens convulsifs se font malgré nous, & sans l'ordre de l'ame. C'est donc précisément le mouvement des Fibres qui composent un tel muscle, qui déterminent les esprits à couler dans un muscle, plûtôt que dans un autre; & suivant les filets du cerveau qui se meuvent, les esprits se jettent dans le muscle déterminé, & le disposent à se mouvoir.

Que l'impression sensible qui se fait dans une partie, produit le mouvement ou la contraction des fibres motrices.

Quelque impression sensible qui se fasse dans quelque partie, le mouvement ou la contraction des Fibres motrices de cette partie s'en ensuit, parce que les filets des nerfs qui ont été touchez par l'objet sensible, portent leur mouvement jusqu'à leur origine dans le cervelet, ou dans le cerveau, ce qui occasionne les esprits à porter leurs efforts vers les nerfs qui ont été agitez, d'où s'ensuit le mouvement des Fibres de cette partie. Par cette raison la piqueure d'un nerf est suivie de la contraction ou de la convulsion de la partie, & l'irritation du Pilore par l'émetique resserre l'estomac, & produit le vomissement, à cause que l'irritation des nerfs qui y sont, déterminent plus d'esprits à y venir. Par cette raison toutes les impressions douloureuses excitent la convulsion ou la contraction des Fibres de la partie affligée;

Ainſi une épine fichée dans le doigt, rend le poû; dur, & diſtend les Fibres & les muſcles, & une dent qui fait mal, cauſe une tumeur ou convulſion legere à toute la tête du même côté.

Un Auteur moderne fait une Hypotheſe nouvelle pour expliquer le mouvement des muſcles. Il ſuppoſe d'abord que le ſang & les eſprits contribuent au mouvement du muſcle; mais ce n'eſt pas par leur mêlange, ni par leur fermentation, c'eſt par le reſſort des eſprits qui peut augmenter ou diminuer ſelon la force de la compreſſion, comme il arrive à tous les reſſorts. Cette vertu élaſtique ne peut venir que du ſang qui coule dans les Fibres charnuës; ſi le cours en eſt moderé, le reſſort n'en ſera pas ſenſible; mais ſi la liqueur va avec viteſſe & avec impetuoſité, le reſſort des eſprits dans les Fibres nerveuſes doit être extraordinairement forcé. Or cette preſſion cauſée par le ſang n'eſt pas continuë, parce qu'il ſeroit impoſſible qu'il y eût du reſſort dans le muſcle; mais cette compreſſion que le ſang cauſe aux eſprits, eſt un tremouſſement qu'il excite en paſſant dans les Fibres charnuës.

Hypotheſe nouvelle ſur le mouvement des muſcles.

Que le ſang & les eſprits par leur reſſort contribuent au mouvement du muſcle.

Il faut concevoir que ce mouvement eſt à peu prés ſemblable à la corde d'un inſtrument de Muſique que l'on pince, c'eſt pourquoy il ne ſe fait point ſans de petits momens que l'on pourroit appeller des intervales, & comme la Fibre charnuë ne peut faire ſes vibrations, qu'elle ne les communique à la Fibre nerveuſe; ainſi que la ſtructure le fait voir, il faut que les eſprits entrent en reſſort pendant ces momens: car tous ces temps donnent occaſion aux eſprits d'avoir à leur tour une vertu élaſtique; ce qui doit continuer ainſi toûjours, tant que les liqueurs couleront ſans obſtacle dans le muſcle.

Que ce mouvement a du rapport avec la corde d'un inſtrument que l'on pince.

Qu'il y a deux sortes de mouvement dans le sang qui contribuent à faire le ressort du muscle.

Il faut encore observer deux sortes de mouvement dans le sang, qui contribuent à faire le ressort du muscle. 1. Le mouvement local de la liqueur qui passe de l'artere dans le muscle. 2. Le mouvement de toutes les particules du liquide, qui font effort pour se mouvoir les unes à l'égard des autres; ces deux mouvemens joints ensemble, sont la cause du ressort des esprits, parce que le sang donnant de petits coups reïterez aux Fibres nerveuses, comme on a supposé d'abord, ce sont autant d'irritations, ou pour ainsi dire, autant de coups d'éperons qui excitent le mouvement continuel de ces ressorts, & quoique cette force élastique ne soit pas continuë, toutes ces vibrations se faisant en des espaces de temps si petits; c'est ce qui fait que ce ressort doit paroître continuel.

Que la structure des muscles augmente beaucoup leur force.

D'ailleurs ce qui augmente encore beaucoup la force des muscles, c'est leur structure: car leurs Fibres sont comme des cordes, en faisant toutes des spirales; on tire de là une consequence, que les esprits animaux qui coulent dans les Fibres nerveuses, font des petites volutes; c'est pourquoy si les impressions qui viennent par les organes des sens, font couler les esprits dans les muscles, ou que cela se fasse par quelque irritation causée par l'âcreté des humeurs, ou d'une autre maniere, c'est une necessité que les Fibres du muscle se tordent encore davantage, en se serrant les unes contre les autres, ce qui doit beaucoup augmenter le ressort de toutes les petites spirales des esprits qui remplissent les Fibres nerveuses, de même qu'il arrive dans toutes les machines Pneumatiques & Hydrauliques, où le ressort de l'air & de l'eau augmente à proportion qu'on en fait entrer, comme de l'air dans l'arquebuſe à vent, & de l'air & de l'eau dans les fontaines jailliſſantes.

La cauſe du mouvement volontaire du muſcle.

Voicy maintenant quelle eſt la cauſe du mouvement volontaire du muſcle, ſoit qu'il vienne des objets ou de l'imagination ; ces ébranlemens doivent exciter dans les humeurs, particulierement dans les eſprits, des mouvemens extraordinaires qui les mettront en reſſort ; ainſi les liqueurs circulant avec plus de force, tous les petits tuyaux du muſcle ſeront plus remplis & plus comprimez ; & comme les Fibres nerveuſes s'élargiront beaucoup par la vertu élaſtique des eſprits, ce mouvement paſſant juſqu'au cerveau, déterminera de nouveaux eſprits à couler en abondance dans ces Fibres, ce qui doit encore augmenter leur vertu élaſtique, de ſorte qu'elles ſe racourciront toutes.

Que les images naturelles qui ſont deſtinées au mouvement des muſcles ſe conſervent dans les muſcles mêmes.

Quand l'imagination, dit *M. de la Chambre*, ſe propoſe de faire mouvoir le bras, elle ſe forme l'image du mouvement qu'elle luy veut donner : En même temps cette image qui ſe répand comme un éclair en toutes les parties, ſe joint aux images naturelles qui ſont imprimées dans les muſcles deſtinez à ce mouvement, parce qu'elles leur ſont ſemblables, & qu'elles tendent à une même fin ; & alors toutes enſemble, elles font agir ces muſcles, ſans que les autres y contribuent, parce que ceux-cy n'ont pas l'image qui ordonne ce mouvement-là. Il en eſt comme quand un Prince fait quelque Ordonnance pour obliger ſes ſujets à faire quelque choſe qu'il deſire d'eux. Quoique le commandement ſoit porté par tout ſon Etat, il n'y a pourtant que les Officiers deſtinez à cette fonction qui faſſent executer ſes ordres, parce qu'il n'y a qu'eux qui ayent le caractere qui leur donne le pouvoir d'agir ; de ſorte qu'il ne faut pas s'étonner si l'ame ne se trompe point dans le choix qu'elle fait des muscles, & ne prend jamais l'un pour l'autre, parce que l'image naturelle étant comme la forme de l'organe, & l'exemplaire sur lequel il forme son mouvement, il n'y a que les muscles qui ont l'image destiné à tel & tel mouvement qui se puissent mouvoir, les autres qui ne l'ont pas, étant contraints de demeurer en repos.

CHAPITRE IX.

Des Maladies du Cerveau.

Les maladies du Cerveau.

L*Es Maladies* du Cerveau consistent principalement dans la generation vitiée des esprits animaux, dans les vices du sentiment & du mouvement, & dans ceux des principales fonctions de l'ame, qui sont l'imagination, la raison & la memoire.

Le vice de la Generation des esprits animaux.

La Generation des esprits animaux, selon *Ettmuller*, est vitiée. 1. Quand ils manquent, & sont en trop petite quantité, d'où s'ensuit l'émoussement des sens, la debilité du corps, & la foiblesse du mouvement, comme il paroît dans les vieillards & dans ceux qui relevent d'une grosse maladie : car la foiblesse & l'impuissance d'agir de ces personnes vient du défaut des esprits animaux. Les esprits animaux manquent, ou par le défaut de spiritualité dans le sang, ou par le vice du cerveau qui ne peut pas separer les esprits, comme dans la contusion ou la commotion du cerveau par une chute, les petits pores affaissez, froissez ou effacez, empêchent la separation des esprits animaux, lesquels venant à manquer, le sentiment & le mouvement manquent aussi plus ou moins, suivant qu'il manque plus ou moins d'esprits.

2. *La Generation* des esprits animaux est vitiée quand ils surabondent, & sont engendrez en trop grande quantité. Alors ils donnent certaine impetuosité aux actions animales, & une promptitude extraordinaire au sentiment & au mouvement, comme il paroît dans ceux qui font bonne chere, & boivent de bon vin raisonnablement, ils sont plus agiles & plus gais que les autres, leur corps est toûjours en mouvement, & ils ne goûtent point de chagrin.

3. *La Generation* des esprits animaux est vitiée par dépravation en plusieurs sortes de manieres, lors qu'ils sont engourdis, stupides, ou fixes, & presque immobiles, ou quand au contraire ils sont trop agiles, tumultueux, irreguliers, ou vitiez de quelque autre maniere difficile à comprendre; d'où dépendent diverses défectuositez dans les sens, & une infinité de desordres & d'irregularitez dans le mouvement.

Qu'il n'y a point d'ame sensitive.

On doit observer qu'on ne dit rien de l'ame sensitive, ni de ses operations, par la raison qu'on ne croit pas qu'il y ait aucune ame sensitive, ni dans l'homme, ni dans les bêtes, dautant que ce qu'on appelle ame sensitive, & toutes ses operations, s'explique & se démontre méchaniquement par le sistême des nerfs qui dérivent du cerveau, & par les esprits animaux contenus dans ce sistême, en quoy on suit les traces de *Descartes*, & de *Vvillis*.

Comment se fait la veille & le sommeil.

Comme les esprits animaux, lors qu'ils se meuvent regulierement, & suivant leur subtilité naturelle, dit *Ettmuller*, reçoivent promptement les impressions des objets sensibles, & entretiennent la passion des sens, de même ils excitent, & souffrent alors divers mouvemens, & on dit qu'en cet état l'animal eſt éveillé. La privation de cet état fait le ſommeil, & ces deux choſes ſe ſuivent mutuellement par une viciſſitude neceſſaire.

Ce que c'eſt que l'Agrypina.

Si cette viciſſitude mutuelle ceſſe, en ſorte que le ſommeil manque, & les veilles durent toûjours, c'eſt une maladie nommée par les Grecs, *Agrypina*, *Veilles exceſſives* par les Latins, & par nous *Inſomnie*, qui eſt un mouvement exceſſif & continuel des eſprits animaux dans les organes internes ou externes de la machine du corps, à raiſon dequoy les eſprits reçoivent promptement les impreſſions des objets ſenſibles, & ſuivant l'eſpece du mouvement receu dans l'organe, ils le continuent dans le cerveau, & fourniſſent à l'ame raiſonnable differentes occaſions de raiſonner. Au contraire, quand rien n'eſt receu des ſens externes, l'animal dort neceſſairement.

Cauſe de l'Agrypina.

La cauſe de ce flux continuel & exceſſif des eſprits, eſt 1. L'objet ſenſible qui frappe l'organe avec trop de force, ou 2. Le vice des eſprits animaux qui les rend trop mobiles.

Quant à la premiere cauſe, lorſque quelque objet frappe l'organe avec trop de force, les eſprits animaux ſont de neceſſité agitez & émûs puiſſamment, & les émotions ſe continuant juſqu'au cerveau par les nerfs, donnent le même branle aux eſprits du cerveau, ce qui fait veiller neceſſairement l'animal. Ainſi un grand cry, les douleurs, les maux de tête, les tranchées du ventre, la toux, la dyſpnée, les ſoins, & les meditations de l'ame raiſonnable, & les veilles opiniâtres des melancoliques nous ôtent le ſommeil, & nous font veiller.

La ſeconde cauſe eſt le vice même des eſprits animaux, qui les diſpoſe à des mouvemens précipitez ou opiniâtres. Tel est principalement leur trop grande chaleur, & celle de tout le cerveau, comme dans les fiévres ardentes, de même que le levain des fiévres malignes, les passions de l'amour, de la crainte, & de la colere, les longs jeûnes, & les alimens trop spiritueux, huileux, volatiles, ou poivrez, qui agitant & troublant les esprits avec rapidité dans le cerveau, causent indispensablement l'insomnie.

Les grandes insomnies ne sont point à mépriser, à cause des délires, des mouvemens convulsifs qui surviennent souvent, & de l'abbatement des forces que le sommeil a coûtume de reparer. Son Prognostic.

Les Insomnies sont plus dangereuses dans l'âge de consistence, & aux femmes que dans la jeunesse, & aux hommes.

Les Veilles des maladies aiguës ne peuvent pas durer sans un changement en mieux ou en pis.

Dans les maladies chroniques, & specialement dans la melancolie, les insomnies durent quelquefois long-temps sans danger.

Le Sommeil excessif est, lorsque les malades sont trop assoupis, ou dorment actuellement trop. Ce que c'est que le sommeil excessif.

Comme le sommeil naturel, selon *Ettmuller*, dépend de l'influence diminuée des esprits animaux dans les organes externes, & de leur engourdissement, lors qu'ils ne sont pas assez volatiles, ni assez subtils, mais phlegmatiques & tardifs à faire les fonctions animales par les expansions & les mouvemens requis; de même le sommeil contre nature dépend du trop grand engourdissement des esprits animaux. On dit que l'influence des esprits dans les organes externes est diminuée dans le sommeil naturel, sçavoir en comparaison de leur agitation pendant ces veilles; mais elle n'est pas abolie, puisqu'on peut en dormant remuer les parties ex- Comment il se fait.

ternes. On ajoûte dans les organes externes, dautant que pendant le sommeil, les esprits internes sont beaucoup agitez dans le cerveau, ce qui donne occasion aux divers songes de l'ame raisonnable. Les affections soporeuses sont le Carus, le Coma-vigil, ou Cataphora, la Lethargie, & le Catalepsis, ou Catoche.

Ce que c'est que le Carus.

Le Carus est un sommeil si profond avec ronflement, qu'on a de la peine à éveiller les malades, la respiration demeurant libre & entiere. La cause est les vapeurs & fumées du vin, des charbons, de la chaux vive, & de tabac, qui engourdissent & fixent les esprits, comme aussi les chutes d'en haut, les percussions de la tête, & les contusions du cerveau.

Ce que c'est que le Coma-vigil, ou Cataphora.

Le Coma-vigil ou *Cataphora* n'est pas proprement une maladie, mais un simptome & un assoupissement contre nature, qui survient quelquefois aux fiévres tant continuës & malignes, qu'intermittentes sur la fin de l'accez, où les malades ont de grandes envies de dormir, & dorment même profondement. Il se nomme *Coma vigil*, à cause des veilles qui sont conjointes, c'est-à-dire, que les malades dorment effectivement à l'égard de l'habitude du corps, & des organes externes des sens, & qu'ils veillent veritablement à l'égard des operations animales internes, ou plûtôt ils sont agitez de songes violens, & crient à gorge ouverte, jettent leurs membres de côté & d'autre, & répondent impertinemment à ceux qui les éveillent.

Ce que c'est que la Lethargie.

La Lethargie est un assoupissement profond avec la fiévre lente, où les malades dorment, & si on les éveille, ils retombent d'abord dans le sommeil; ils sont stupides, & sans memoire, de sorte qu'ils demandent le pot de chambre, &

quand on le leur a donné, ils ne ſongent plus à piſſer. Le délire y eſt joint : car étant éveillez, ils ne répondent qu'à bâtons rompus.

On peut reduire ſous cette eſpece l'action de ceux qui ſe levent la nuit de leur lit, & marchent tout endormis ; ce qui n'eſt pas proprement une maladie, mais ſimplement une choſe naturelle, ſçavoir un ſommeil mêlé de veilles, ou de veilles mêlées de ſommeil. Ces ſortes de gens dorment, quant aux organes externes des ſens, & ſont éveillez par une forte imagination de l'ame raiſonnable, receuë de l'agitation des eſprits un peu trop fixes, par laquelle ils ſont déterminez à marcher, ſans ſçavoir où. En un mot, c'eſt un ſonge tres-fort ; comme il nous arrive de parler ſouvent en dormant, & de remuer la langue, le larynx, & la mâchoire inferieure ; de même ces alleurs de nuit remuent les parties neceſſaires pour executer les actions à quoy le ſonge les détermine ; tantôt ils ont les yeux fermez, tantôt à demy ouverts, ſuivant que les lieux où ils s'imaginent aller leur ſont connus ou inconnus. Ils s'expoſent quelquefois à de grands dangers, & tombent du haut des toits en bas, quelquefois ils y marchent ſans danger.

Ce que c'eſt que le Catalepſis ou Catoche.

Le Catalepſis ou *Catoche* arrive rarement ; c'eſt lorſque les malades demeurent comme une ſtatuë, toûjours dans la même attitude ; ſi on les pouſſe, ils ſe remuent, & gardent la derniere attitude qu'ils ont acquiſe par l'impulſion. Ils ſemblent plûtôt dormir, qu'ils ne dorment en effet, & ils ne remuent pas par une impreſſion interne, mais ſeulement par une impulſion externe, comme des machines. Dans cette maladie les eſprits animaux ſont fixes, & moins mobiles, qu'ils ne ſont naturellement, & ils animent cependant les membres, puiſque les malades demeurent debout & aſſis, qu'ils marchent, ſi on les pouſſe, & qu'ils gardent leur derniere attitude ſans le ſçavoir.

Entre toutes ces affections, la Lethargie demande principalement nôtre attention: car les autres dépendent ſouvent des cauſes externes, ou reviennent à la Lethargie, qui eſt une maladie primitive ou principale, aſſez frequente & dangereuſe.

Cauſe de la Lethargie, & de toutes les affections ſoporeuſes.

La cauſe de la Lethargie & de toutes les affections ſoporeuſes, eſt le trop grand engourdiſſement des eſprits animaux qui les rend incapables des mouvemens & des expanſions requiſes pour exercer les fonctions du ſentiment & du mouvement.

La cauſe éloignée de cet engourdiſſement eſt la trop grande aquoſité des eſprits, ſçavoir, lors qu'ils ſont mêlez de trop de phlegme, trop peu ſubtils, & trop peu volatiles, comme il arrive à l'eſprit de vin mal dephlegmé. Afin que les eſprits animaux ſe ſeparent dans le cerveau, & ſe dépurent de tout leur phlegme, la ſubſtance corticale du cerveau eſt graſſe, & comme huileuſe, ne recevant point ou trop peu d'eau, qui ſe décharge dans des cavitez faites exprés pour la recevoir, qu'on appelle Ventricules, & outre cela il y a une infinité de glandes diſperſées çà & là, pour abſorber tout le Serum ſuperflu, & le décharger ailleurs. Toute la ſubſtance corticale, même par où ſe fait la philtration ou la diſtilation de l'eſprit animal, eſt compoſée de petites glandes qui abſorbent d'abondant la Lymphe, & rendent l'eſprit animal plus volatile. Que s'il arrive que le cerveau ſoit trop humecté ou arroſé contre nature par la Lymphe qui y eſt apportée trop abondammment, ou qui est arrêtée dans les Ventricules, & par consequent dans la substance corticale, les esprits animaux volatiles sont rendus impurs, engourdis, & paresseux par le mêlange de ce phlegme, & comme ils en sont moins mobiles, ils produisent necessairement le sommeil; D'un autre côté le cerveau trop humecté, & ses pores remplis de trop de Lymphe, empêchent l'expansion des esprits, leur influence & leur distribution dans les organes par les nerfs, d'où s'ensuivent les Simptomes lethargiques; ce qui est confirmé par *Vvillis*, qui assure avoir toûjours trouvé les Ventricules du cerveau remplis de beaucoup de Serum à ceux qui étoient morts de quelque affection soporeuse. Ces Ventricules ne peuvent pas effectivement être pleins, que le Serum ne regorge dans le cerveau, & ne donne occasion à la Lethargie: Par cette raison l'Hydrocephale est souvent suivie de la Lethargie, & on a observé une Lethargie dans un enfant, à cause d'une Hidrocephale. Les enfans mêmes sont naturellement enclins à dormir, à cause qu'ils ont le cerveau trop fluide, trop mol, & trop humide, & les esprits animaux au contraire trop engourdis, & trop peu subtils; Dans les Catharres & les maux de tête que la Lymphe abonde, parce que les Glandes ne la filtrent point, le cerveau est ordinairement humecté, & nous avons beaucoup d'envie de dormir. C'est encore par cette raison que les Lethargiques ont le visage pâle, & bouffi, & les yeux gonflez, ainsi que ceux qui n'ont point encore cuvé leur vin.

Les signes des affections soporeuses.

Les signes des affections soporeuses sont assez manifestes. Il s'agit seulement de distinguer la Lethargie d'avec les autres affections. Les Lethargiques ne se souviennent de rien, ils ont une envie perpetuelle de dormir avec le délire ; si on les éveille, ils s'endorment aussi-tôt, & à peine répondent-ils quand on les interroge, ils ont une fiévre lente continuë avec des redoublemens le soir, la chaleur est âcre & mordante, les selles sont liquides, & les urines troubles, le poulx est divers & dereglé, le visage & les yeux sont pâles & bouffis.

En quoi la Lethargie differe du Carus.

La Lethargie se connoît d'avec le Carus, en ce qu'elle ne vient point d'une cause externe, & qu'il n'y a point de fiévre lente dans le Carus, ou s'il y a de la fiévre, elle est violente ou intermitente, ou continuë ardente.

Comment elle est distinguée du Catalepsis.

On distingue la Lethargie du Catalepsis, en ce que les malades ne tiennent point leurs membres en situation, & les laissent aller comme les gens endormis de la Typhomanie ou Coma, parce que celuy-cy est accompagné d'une fiévre forte, & souvent d'une fiévre maligne ardente, outre que les malades s'éveillent facilement dans le Coma sans se rendormir, ce qui n'arrive pas aux Lethargiques.

Prognostic des affections soporeuses.

Le Sommeil excessif, & qui fait de la peine au malade, est de mauvais augure. Le Coma est ordinairement mortel dans les fiévres ardentes, à cause de la malignité qui cause le sommeil & le délire, comme tous les Narcotiques.

Prognostic de la Lethargie.

La Lethargie est une maladie aiguë, qui tuë en sept jours, à moins que la matiere morbifique ne s'évacuë naturellement & par crise, ou artificielement par les selles, ou que les Parotides ne paroissent le jour de crise, ou que la même matiere ne sorte abondamment par le nez en mouchant. Quand la fiévre & les autres simptomes diminuent, il y a esperance de salut. Quand au contraire les simptomes augmentent, & la sueur froide ſort, ſur tout à la tête, c'eſt un ſigne mortel. Le tremblement qui ſurvient à la Lethargie eſt un ſigne mortel. La Lethargie enſuite de la Phrenesſie eſt mortelle, & la Phreneſie qui ſuccede à la Lethargie eſt ſalutaire.

Le Vertige eſt ainſi nommé du Verbe *Vertere*, qui ſignifie tourner, parce qu'il ſemble au malade que tout tourne autour de luy, ſa tête même & ſon corps auſſi-bien que ce qui eſt en ſa preſence, quoy qu'effectivement toutes ces choſes ſoient ſtables, & ne tournent nullement. On peut imiter cette maladie en pirouëtant ſur un pied les yeux fermez : car en s'arrêtant, & ouvrant les yeux ſubitement, il ſemblera que tout tourne. Ce que c'eſt que le Vertige.

Il y a trois ſortes de Vertige, ou plûtôt trois degrez; Le premier eſt quand le corps ſeulement & les objets externes ſemblent tourner, & ce tournoyement ceſſe d'abord, ce qui fait le Vertige ſimple. Le ſecond, c'eſt lorſque les yeux ſont comme obſcurcis par un nuage, de ſorte que la veuë ſe perd, & qu'il paroît diverſes couleurs jaunes, vertes, bleuës &c. avant que les tenebres occupent les yeux. On appelle ce degré *Scotomie*, ou *Vertige tenebreux*. Le troiſiéme degré eſt quand ces tenebres ſe font ſi épaiſſes, que le malade cherche à quoy s'appuyer, on nomme ce degré *Vertige caduc*, d'autant qu'il n'y a qu'un pas de là au mal caduc, ou à l'Epilepſie, qui ſurvient ſouvent au Vertige caduc. Par cette raiſon les Auteurs nomment les Vertiges, petite Epilepſie, & l'Epilepſie, Vertige violent. En effet, il n'eſt preſque point d'aſſaut épileptique, de quelque cauſe qu'il vienne, qui ne ſoit précedé ou accompagné d'un Vertige violent, & les malades diſent ordinairement quand l'accés les va prendre, que tous les objets ſont jaunes, verts & bleus. Ses eſpeces.

L'Essence du Vertige se tire particulierement de la gyration ou tournoyement qui est le simptome principal; mais c'est sans exclure les autres sens qui sont attaquez aussi-bien que les yeux, sur tout dans le second & troisiéme degré, ce qui paroît par le tintement, le siflement, & le bourdonnement des oreilles, & parce que les malades ne peuvent pas tenir fermement les appuis à quoy ils s'attachent, & se laissent tomber.

Sa cause. *On croit* vulgairement que la cause du Vertige est le tournoyement des esprits animaux dans le cerveau, ce qui est faux, selon *Ettmuller*: car c'est dans l'œil, dit-il, qu'il se fait; puisque c'est à la veuë que les objets paroissent tourner. Le vice doit donc être necessairement dans l'organe de la veuë, non pas dans le cerveau, puisque ce n'est pas par luy que nous voyons. Comment concevoir que les esprits tournoyans dans le cerveau, fassent paroître les choses qui sont hors de l'œil, comme si elles tournoient? Ce n'est point dans le voyant, ni dans l'objet vû que consiste le vice, mais seulement dans le milieu ou l'organe qui est le lieu. Comme les nuages, les floccons de laine, & les mouches qu'il nous semble que nous voyons dans l'air, sont effectivement dans les yeux, sur tout dans l'humeur aqueuse, de même les choses qui paroissent tourner sont dans l'œil, non pas dehors, soit dans le cerveau, soit dans l'objet. Il n'y a personne qui en toussant la nuit, ou en recevant un coup sur les yeux, ne s'imagine voir des étincelles en l'air, qui sont pourtant effectivement dans l'œil; de même quand les objets paroissent tourner, c'est sans doute dans l'œil où le tournoyement se fait.

Si on objecte que la veuë se fait dans le sens commun, non pas dans l'œil qui ne voit point, &

& qu'ainſi le tournoyement des eſprits dans le ſens commun, fait le Vertige ? On répond, qu'à la verité l'apparence ou la repreſentation du tournoyement ſe fait dans le ſens commun, mais il eſt faux que le tournoyement actuel qui fait le Vertige, s'y rencontre. Si on remuë un miroir, il ſemblera que tous les objets remuent, & ſi on le tourne en rond, les objets tourneront auſſi de la même maniere ; S'il arrive un ſemblable tournoyement dans l'œil derriere l'humeur aqueuſe, dans l'humeur proche de la retine, faut-il s'étonner que le Vertige s'en enſuive ?

La cauſe du Vertige eſt donc le mouvement déreglé des eſprits animaux dans l'œil, qui les détermine par ſa rondeur concave à un mouvement en cercle. Cette agitation irreguliere ſe fait pareillement dans les autres organes, d'où s'enſuit le tintement d'oreilles, & la debilité à empoigner les appuis. Lorſque le mouvement des eſprits viſuels & des humeurs de l'œil eſt trop rapide & confus ; la veuë en eſt ſi troublée, que les yeux s'obſcurciſſent, & ſe couvrent de tenebres, qui eſt un ſimptome de la viſion qui ſe perd. Quand le mouvement déreglé des eſprits animaux ſe continuë juſqu'aux muſcles, ils ſouffrent de legeres convulſions, & même de forts aſſauts d'Epilepſie. Ce qui fait voir que les eſprits viſuels ſeuls ne ſont pas dans le deſordre immediatement dans l'œil ; mais tout le ſiſtême des eſprits animaux dans le cerveau ; En un mot, que les organes des autres ſens ſont affligez, comme la giration ou tournoyement des eſprits, eſt plus ſenſible dans l'œil qu'ailleurs, cette affection a été nommée Vertige de ſon principal ſimptome.

Quoique ce qu'on vient de dire ſoit aſſez probable, & aſſez clair, neanmoins comme il reſte quelque obſcurité à l'égard des ſens externes, & on ſuppoſe pour l'éclaircir davantage, que toute l'action, ou plûtôt la paſſion de ſentir, ſe fait par une eſpece de contact. Par exemple, le contact des rayons viſuels, qu'on croit materiels, venant à frapper la Retine, font la viſion, de même que la percuſſion de l'air émû excite l'ouye en frappant la Tunique nerveuſe du Limaçon. Ainſi ce n'eſt pas tant le tournoyement des eſprits ou des humeurs dans les yeux ou dans la cavité de l'oreille qui cauſe le Vertige & le tintement, que le tournoyement apparent des objets joint à celuy des eſprits, & des humeurs qui excitent des ſons apparens en touchant la Membrane du Limaçon, & font paroître diverſes couleurs, jaunes, bleuës, vertes &c. & même des étincelles à ceux qui ont le Vertige ou l'Epilepſie, par les percuſſions que la Retine reçoit alors des mêmes eſprits ou des humeurs agitées, leſquelles percuſſions approchent de celles des rayons viſuels, que les objets jaunes, bleus, verts ou brillans envoyent à l'œil, & qui frappent la Retine par un mouvement déterminé.

Cauſe du Vertige ſelon Duncan

Le Vertige, ſelon M. *Duncan*, arrive quand les nerfs ſont boûchez par leur bout interieur, c'eſt-à-dire, dans le cerveau, ou un peu au deſſous: car, dit-il, ſi lorſque les eſprits animaux ſont déterminez à ſe porter du dedans au dehors avec impetuoſité, ils rencontrent quelque digue dans leur chemin, ils en ſont reflechis, & retournant vers le cerveau avec la même force, ils vont heurter contre la voûte, qui ne les laiſſant pas paſſer plus avant, les oblige derechef à ſe détourner, & à ſe mouvoir en rond.

Alors tout ce qu'on voit ſemble tourner, parce que ce tournoyement eſt peut-être la modification que les esprits reçoivent des objets qui se meuvent en rond, & parce que la liqueur spiritueuse est le sujet de toutes les modifications qui viennent des sens, & qui participant toutes à cette modification generale ou à ce mouvement circulaire, representent à nôtre ame tous les objets, comme s'ils se mouvoient de la même maniere.

Le même accident arrive, quand quelque matiere étrangere cause aux esprits du cerveau de violentes rarefactions, qui sont comme les orages du petit monde, & il y a apparence que ceux du grand monde, ses tonneres & ses foudres, n'arrivent aussi que par l'explosion du Nitre qui abonde dans l'air, & du soufre qui s'éleve de la terre en forme de vapeur ou d'exhalaison.

Quoy qu'il en soit, cette petite tempête des esprits animaux les oblige à se mouvoir en rond, parce que l'impetuosité qu'elle leur imprime ne leur donne pas le temps de s'insinuer dans les nerfs; mais les faisant heurter contre plusieurs obstacles, leur fait changer leur mouvement direct en circulaire, comme nous voyons qu'un vent impetueux s'engonfrant dans un lieu qui oppose plusieurs empêchemens à son mouvement, forme ordinairement des tourbillons.

Le Sentiment & le mouvement perissent alors entierement, ou du moins sont fort affoiblis, parce que le tournoyement des esprits les empêche de couler dans les nerfs; ainsi nous voyons que dans l'accez du Vertige, ceux qui y sont sujets perdent l'usage de tous les sens; mais parce qu'il faut plus d'esprits pour la veuë que pour aucun autre à proportion, c'est aussi le premier de tous qui s'en ressent: car l'éblouïssement des yeux est le plus ordinaire avant-coureur du Vertige.

La même raison fait que le mouvement eſt plûtôt affoibli que le ſentiment ; c'eſt pourquoy ceux qui ont le Vertige tombent ordinairement à terre, s'ils ne ſont ſoûtenus, parce que les muſcles de leurs jambes étant privés d'eſprits ne peuvent faire leur fonction.

Le Tournoyement de tout le corps cauſe bientôt cette incommodité, parce que les eſprits du cerveau ſuivent ſon mouvement, comme on voit que celuy qui meut un baſſin en rond, oblige la liqueur qu'il contient à ſe mouvoir du même ſens.

Nous ne ſçaurions voir long-temps tourner quelque choſe, ſans que la tête nous tourne, parce que l'objet tournoyant, imprime ſon mouvement à la lumiere qui tombe ſur luy, & celle-cy étant reflechie ſur nos yeux avec cette modification, ne manque pas de la donner aux eſprits qui en ſont frappez.

La veuë d'une profondeur afreuſe cauſant de la terreur, fait refluer ſubitement les eſprits juſqu'à la voûte du cerveau, qui les reflechit de ſorte, que ne pouvant aller en avant ni en arriere, ils ſont contraints de ſe mouvoir en rond.

Diviſion du Vertige en Eſſentiel & Symptomatique.

On diviſe vulgairement le Vertige en *Eſſentiel*, qui dépend proprement du vice du cerveau, & en *Symptomatique* qui vient du vice des parties inferieures. Le premier eſt rare, & il vient ordinairement des parties inferieures, comme de l'eſtomac, aprés les longs jeûnes, la maladie hypochondriaque, la ſuffocation de matrice, l'hyvreſſe, l'uſage des alimens prétendus venteux, les vers des inteſtins, & le calcul des reins deſcendu du baſſin, & dans l'artere, qui eſt ſujet à pluſieurs vices. Ainſi on voit pluſieurs perſonnes, tant jeunes que vieux, qui ne ſçauroient ſouffrir le jeûne,

& qui tombent dans le Vertige, tant qu'ils ont l'estomac vuide ; le mal cesse d'abord qu'ils ont mangé une bouchée ou deux de pain, & le moindre aliment pris le matin les empêche d'y tomber. La maladie hypochondriaque qui a sa racine dans l'estomac, rend ceux qui y sont sujets enclins au Vertige, principalement s'ils demeurent longtemps à jeun. Les femmes Histeriques n'y sont pas moins exposées, & la suffocation prétenduë de matrice commence souvent par des Scotomies ou éblouïssemens, & le Vertige se joint même au fort du Paroxisme histerique. On dit la suffocation prétenduë de matrice, parce qu'elle est innocente dans cette passion, qui est une veritable espece de mal hypochondriaque. Les vieillards sont tres-souvent affligez du Vertige, dont la cause éloignée est le vice de l'estomac, & la cause prochaine est la debilité des esprits animaux avec la tissure vitiée du cerveau, qui engendrent le Vertige à la moindre occasion du refroidissement du cerveau, de meditation d'esprit, ou d'agitation de corps. Les personnes yvres ont toutes le Vertige, & voyent les objets doubles, à cause de l'agitation des esprits animaux, à quoy l'esprit volatile du vin n'est pas exactement mêlé, ni dépoüillé de sa nature sulphureuse, pour prendre une nature saline. Les alimens prétendus venteux, comme l'oignon, l'ail, le refort, la rave, le chou, donnent le Vertige à ceux qui y ont de la disposition; Les vers des intestins engendrent des Vertiges & des Convulsions épileptiques ; enfin le calcul des reins descendu du bassinet dans l'artere, cause souvent de grands éblouïssemens.

Le Vertige par consentement n'arrive pas par des vapeurs, des exhalaisons, ou des fumées qui s'élevent des parties inferieures de la tête, puisque tous les chemins sont boûchez; mais il est causé pour l'ordinaire par des mouvemens convulsifs des parties internes qui troublent les mouvemens des esprits dans le cerveau. La masse fumeuse & vaporeuse du sang fait le même effet: tel est le sang des hypochondriaques, en qui on voit les veines s'enfler, & s'abbaisser subitement sans cause apparente, lequel étant porté au cerveau, y corrompt les esprits animaux, les remuë irregulierement, & produit le Vertige.

Le Vertige par consentement arrivant frequemment, & alterant la tissure du cerveau par les agitations dereglées des esprits, fait à la moindre occasion sortir les esprits animaux de leurs routes, & cause le Vertige essentiel, lequel dépend encore des causes externes, comme des contusions, des playes, des coups, des chutes qui effacent les pores & les traces du cerveau, changent sa tissure, & empêchent le cours naturel des esprits qui sont contraints de suivre des mouvemens dereglez, & de causer le Vertige & l'Epilepsie, lors particulierement qu'il se rencontre en même temps dans le cerveau quelque vice interne, ou quelque amas d'humeurs qui sont des causes occasionnelles du Vertige.

Les signes du Vertige essentiel, & symptomatique.

Les Signes du Vertige sont évidens par ce qui a été dit; il faut seulement connoître les signes qui distinguent le Vertige essentiel d'avec le Vertige par consentement. Le premier se connoît par les maladies & les blessures de la tête qui ont precedé; Le Vertige par consentement se connoît, parce que quelque autre maladie a precedé, comme la passion hypochondriaque ou histerique, quand le mal s'appaise ou se guerit par le vomissement, ou quand il y a quelques autres signes que l'Abdomen est affecté.

Le Vertige violent & durable, sans aucune cause externe manifeste, menace les jeunes gens de l'Epilepsie, & les vieillards de l'Apoplexie infailliblement. Le Vertige est plus dangereux & plus difficile à guerir dans un âge plus avancé que dans la jeunesse. En un mot le Vertige est dangereux suivant les degrez. Il y a du danger quand il n'y a que les objets externes qui paroissent tourner; quand la tête & le corps tournent avec les objets externes, il y a encore plus à craindre; mais le degré le plus funeste est la Scotomie, & le Vertige caduc.

Prognostic du Vertige.

Tout le mouvement du corps, dit *Ettmuller*, se fait par le moyen des Fibres, qui sont comme des cordes pour mouvoir ou retirer les parties, & ces Fibres sont remuées par l'esprit animal secondé par le sang, soit que ces Fibres se réünissent en un seul sistême ou faisceau, ce qu'on nomme muscle, soit qu'elles separent, & enveloppent les parties par un tissu circulaire, ou de quelque autre figure, comme il paroît dans les intestins, dans la vessie &c. Enfin soit que ces parties fibreuses reçoivent des nerfs du cerveau ou du cervelet, dont les premiers font le mouvement volontaire, & les derniers font le mouvement involontaire, que quelques-uns nomment mal-à-propos mouvement naturel, puisque ces deux mouvemens sont également naturels & legitimes, lorsque les muscles ne se meuvent que suivant le commandement de la volonté, ou lorsque le mouvement involontaire se continuë suivant les Fibres dans les parties interieures paisiblement, & sans douleur: Mais les muscles se meuvent sans attendre le commandement de la volonté & avec une douleur considerable; & si les parties internes ou externes se retirent violemment, on appelle cette

Comment se fait le mouvement du corps.

Ce que c'est que la Convulsion.

Ses especes.

maladie *Convulsion*, laquelle est de deux sortes; sçavoir la *Retraction* & la *Secousse*, ou suivant quelques-uns la convulsion, & le mouvement convulsif. Ils entendent par la convulsion la retraction, & par le mouvement convulsif la secousse. La retraction est une convulsion *Tonique*, & la secousse une convulsion *Clonique*.

Trois sortes de Convulsion Tonique.

Il y a trois especes considerables de la *Convulsion Tonique*, qui sont le *Tetanos*, *l'Emprostotonos*, & *l'Opistotonos*, à quoy on peut ajoûter plusieurs autres, comme le *Priapisme*, & le *Satyriasis*, la *Convulsion Canine* jointe au *Ris Sardonien*, la *Retraction* & la *Roideur* du bras par la piqueure du nerf dans une saignée mal faite, enfin cette *Maladie sans nom*, où les genoux sont retirez, & demeurent roides, à cause de la retraction du nerf & du tendon qui passent par la cavité du genou. A l'égard des trois premieres especes, l'*Emprostotonos* est la convulsion des muscles Mastoïdes qui tiennent le menton attaché sur la poitrine. L'*Opistotonos* au contraire est la contraction des muscles de l'Occiput qui le tirent en bas vers le dos. Enfin le *Tetanos* est la convulsion des muscles anterieurs & posterieurs de la tête, qui la tiennent roide & immobile, sans pancher ni d'un côté, ni d'autre.

Ce que c'est que la Convulsion Clonique.

La Convulsion Clonique ou le mouvement convulsif, c'est lors qu'un ou plusieurs membres sont agitez inégalement, comme dans l'Epilepsie. A quoy on peut rapporter la petite secousse qui arrive en éjaculant la semence dans l'embrassement amoureux, suivant quelques Philosophes, & Medecins, particulierement selon *Democrite*, qui appelle le Coït une petite Epilepsie.

La Convulsion venteuse.

La Crampe ou *Convulsion venteuse*, à laquelle les yvrognes & les gouteux sont fort sujets, a lieu icy : Mais la principale espece de convulsion clonique est l'*Epilepsie*, qui est effectivement un mouvement convulsif, dans lequel les membres du corps souffrent diverses contractions, vibrations, & agitations.

Ce que c'est que l'Epilepsie.

Elle a trois degrez ou especes. Le premier degré attribué abusivement à l'Epilepsie, c'est quand les malades tombent subitement à terre, ou demeurent assis, mais privez subitement de tout sentiment, & comme ensevelis dans un profond sommeil à l'égard des actions animales, sans aucune convulsion sensible des parties externes, quoy qu'il se fasse interieurement des convulsions aux parties nerveuses, sur tout si le mal arrive par le consentement des visceres de l'Abdomen, comme dans les femmes histeriques & les rateleux. Le premier degré de l'Epilepsie est veritablement le troisiéme degré du Vertige, que l'on appelle Caduc, qui approche de l'Epilepsie, & qui en est souvent suivi. Le second degré de l'Epilepsie, c'est quand le corps est secoüé par divers mouvemens, & diverses agitations, le sentiment & la raison persistant entierement, ou non. Les malades dansent, chantent, rient, pleurent, font des contes ridicules, & se ressouviennent aprés le Paroxisme de tout ce qui s'est passé dans le Paroxisme, soit avec, soit sans le délire. Le troisiéme degré est composé de ces deux, c'est-à-dire, de la perte du sentiment & de la raison, & en même temps de divers mouvemens, agitations & secousses du corps, du grincement de dents, du battement des bras, des poûces renfermez fortement dans les mains, & du tremblement des pieds ; tantôt le corps s'éleve, tantôt il s'abbaisse, tantôt il se courbe, l'écume sort par la bouche, la langue est morduë, & souvent rejettée par morceaux.

Ses degrez ou especes.

Tous ces ſimptomes & pluſieurs autres s'arrêtent ſucceſſivement, & le malade demeure étendu comme endormi. Quand il revient à ſoy, il ne ſe ſouvient de rien, il ſe plaint ſeulement de certain engourdiſſement, ou peſanteur de tête, & d'une grande laſſitude de tous ſes membres. Ce troiſiéme degré eſt le plus frequent & le plus connu; le premier eſt rare, mais moins que le ſecond qui eſt le plus terrible & le plus dangereux.

En quoy conſiſte la Convulſion & l'Epilepſie.

La Convulſion & l'Epilepſie conſiſte donc dans un mouvement dépravé, violent, involontaire, & ſouvent douloureux, & le ſujet du mouvement naturel eſt pareillement le ſujet du mouvement contre nature; & ce qui eſt affecté, par exemple, dans la contraction naturelle du bras, & dans l'éjection volontaire des ſelles, eſt pareillement affecté dans ces mêmes mouvemens, lors qu'ils ſont contre nature. Or comme les Fibres nerveuſes ſont le ſujet du mouvement naturel dans le corps humain, ſoit du volontaire dans les muſcles, ſoit du non volontaire dans les parties internes du corps; par exemple, dans les inteſtins, & comme par tout où il y a du mouvement il y a des Fibres, & que par tout où il y a des Fibres, il y a du mouvement, il faut de neceſſité que les mêmes Fibres nerveuſes ſoient le propre ſujet des contractions morbifiques dans la convulſion & dans l'Epilepſie. On dit les Fibres nerveuſes, parce que les nerfs ne ſont rien autre choſe qu'un amas de Fibres arrangées diverſement l'une auprés de l'autre, & revêtuës d'une double Tunique qu'elles reçoivent des Meninges, ce qui fait le corps du nerf. Ces mêmes Fibres, ou de ſemblables, arrangées d'une autre maniere, & ſyſtematiquement compoſent le muſcle, ſuivant la démonſtration de *Stenon*. De ſemblables Fibres entrelaſſées circulairement, ou d'une autre figure dans les parties internes font les mouvemens internes, & non volontaires. On conclud que les Fibres & les parties remuées par les Fibres ſont à raiſon des Fibres le ſujet de la Convulſion & de l'Epilepſie, d'où dépend la diviſion de l'Epilepſie & de la Convulſion en *internes* & en *externes*. Les *externes* ſont celles qui attaquent les membres externes, comme les convulſions des bras, de la tête, des yeux, du thorax dans l'aſthme convulſif &c. Les *internes* ſont celles qui affligent les Viſceres internes membraneux, comme dans les coliques ſcorbutiques, convulſives, dans les paſſions hiſteriques, où les inteſtins, le meſentere, & les parties annexées ſont travaillées par des convulſions ſpaſmodiques. C'eſt cette maladie qui regne, lorſque l'eſtomac en convulſion vomit dans la Nephritique, ou que les inteſtins ſouffrent des tranchées de colique dans la même Nephritique. Elle regne auſſi dans la palpitation du cœur, qui eſt une veritable convulſion, & dans les frequentes convulſions des parties internes des hypochondriaques, des ſcorbutiques, & des femmes hiſteriques, qui ſont accompagnées de pluſieurs ſimptomes vagues & errans, particulierement quand les Plexus du Meſentere ſont attaquez : car comme ils donnent des nerfs aux autres parties de l'Abdomen, ils ne peuvent pas être en convulſion, qu'ils ne la communiquent à tout l'Abdomen ; De plus comme ces mêmes Plexus ſont joints aux intercoſtaux, & à la paire vague, les convulſions de la poitrine & de la tête s'en enſuivent ſouvent. En ſorte que les convulſions des parties internes continuant leurs vibrations juſqu'au cerveau, & cauſant des mouvemens déreglés au ſyſtême des eſprits, ſe terminent enfin en convulſion des parties externes. Par cette raiſon l'Epilepſie, qui eſt une convulſion des parties externes, ſuccede quelquefois aux paſſions hiſteriques, & à l'accouchement difficile, laquelle Epilepſie recommence toutes les fois que la malade fait des efforts pour accoucher. Les douleurs mêmes de l'Abdomen avant & aprés l'enfantement ne ſont rien que des convulſions des parties de l'Abdomen, ſur tout de la Matrice, du Meſentere, & des inteſtins.

Cauſes de la Convulſion & de l'Epilepſie.

La cauſe prochaine de la Convulſion & de l'Epilepſie eſt le mouvement impetueux, rapide, & dereglé des eſprits animaux, & les cauſes de ce mouvement rapide & dereglé ſe peuvent rapporter à deux chefs, ou plûtôt elles ſont de deux ſortes.

L'irritation des parties nerveuſes.

La premiere cauſe eſt l'irritation de la partie nerveuſe, par laquelle les eſprits ſont agitez avec trop de viteſſe & d'impetuoſité, & produiſent une Convulſion plus ou moins forte; Ainſi quand un nerf eſt piqué, les eſprits qu'il porte tranquillement ſont émûs par l'irritation qui arrive au lieu de la piqueure, laquelle piqueure conſiſte dans un picotement & vibration ſubtile & prompte des petites Fibres du nerf, comme le ſentiment même de la piqueure le démontre. L'émotion prompte & tremblante des eſprits ſe continuë juſqu'au cerveau, & ſe communique aux eſprits qui y ſont, leſquels ſe jettent avec impetuoſité dans ce nerf comme le plus ouvert, & portent la Convulſion aux muſcles, à quoy le nerf ſe termine. Le vomiſſement arrive par la même mechanique; enſuite de l'irritation de l'eſtomac par l'antimoine, ou par une plume introduite dans l'Eſophage. On doit raiſonner de même de la palpitation qui dépend de l'irritation du cœur, & de tous les mouvemens convulſifs ſemblables.

La seconde cause est quelque chose d'externe vitié & arrêté dans le cerveau, où il trouble le mouvement des esprits, ou qui est mêlé avec les esprits mêmes dans le cerveau. De laquelle de ces deux manieres que les esprits animaux soient jettez dans des mouvemens dereglez, vagues, & confus, il en arrive non seulement l'émoussement des sens, mais encore differens mouvemens convulsifs, tant des parties internes que des externes. De ce genre sont les passions de l'ame, comme la terreur, la colere &c. qui engendrent souvent des Epilepsies & des mouvemens convulsifs, violens, en donnant un mouvement impetueux & dereglé aux esprits.

Le vice des esprits animaux ou du cerveau.

Ces deux causes ont donné lieu à la division de l'Epilepsie en *essentielle* & en *simpathique*, ou par *consentement* : Celle-cy est la plus frequente, & dépend sur tout de l'irritation de quelque nerf; l'Epilepsie par essence est la plus rare.

Division de l'Epilepsie en essentielle, & sympatique.

A l'égard de l'irritation elle se fait de diverses manieres, & en divers endroits, tantôt vers le principe, tantôt vers le milieu, tantôt vers l'insertion du nerf. A mesure que le mouvement des esprits s'augmente, se deregle, & devient plus rapide à l'endroit de l'irritation, la convulsion s'y forme peu à peu; Au commencement ce n'est qu'une contraction legere des Fibres qui se continuë successivement en montant le long du nerf & des Fibres qui y sont attachées, ce qui rend la partie immobile seulement, jusqu'à ce que le mouvement convulsif ayant gagné le principe des nerfs dans le cerveau, les esprits animaux y soient agitez avec violence, & se jettent avec impetuosité & en foule dans ce nerf, & dans les nerfs voisins, où ils commencent leurs explosions & leurs expansions. Il s'ensuit de-là outre le trouble

Comment se fait l'irritation des parties nerveuses.

de tous les ſens, les convulſions de la partie la premiere affligée, & des autres parties également. Lorſque la convulſion commence ſucceſſivement en montant, elle produit la contraction des Fibres, ce qui rend le membre immobile. On s'imagine ſentir alors certaine matiere ſubtile, comme une vapeur ou un eſprit volatile qui s'éleve des membres au cerveau, où elle excite les convulſions épileptiques. Cette imagination eſt confirmée de ce qu'en faiſant une ligature au deſſus de la partie où l'on croit que la vapeur reſide, on empêche le Paroxiſme, comme ſi on empêchoit la vapeur de monter. Par exemple, ſi cette vapeur monte du poûce, la ligature faite au poûce prévient l'Epilepſie, & en ſerrant fortement les hypochondres dans la paſſion hiſterique, on en arrête l'augmentation. Comme ce n'eſt pas effectivement une vapeur qui monte, mais un mouvement convulſif commençant, qui donne ce ſentiment; la ligature convient, non pas en arrêtant la vapeur, mais en ſtupefiant la partie, ce qui ôte le ſentiment de l'irritation, calme l'agitation des eſprits, & enfin la convulſion des Fibres, ou ſuſpend du moins leur violence.

Comment le vice des eſprits animaux ou du cerveau arrive.

A l'égard de la ſeconde cauſe, qui eſt le vice des eſprits ou du cerveau, l'Epilepſie ſuccede ſouvent aux playes du cerveau qui n'ont pas été bien gueries, à cauſe du levain malin qui eſt reſté. Aprés la chute ſur la tête, le ſang arrêté ſous le crane ſe corrompt, & cauſe l'Epilepſie. Ces cauſes en bleſſant le cerveau ſont capables de troubler par conſentement le mouvement reglé des eſprits animaux, ou en les infectant, ou en ſe mêlant à eux. Les fumées du mercure & de l'étain fondu attirées par le nez ont lieu icy, & l'onguent mercuriel enduit à la tête des enfans pour guerir la galle, leur donne ſouvent l'Epilepſie. La Limphe vitiée ramaſſée dans les Ventricules du cerveau, eſt quelquefois cauſe de l'Epilepſie eſſentielle. Celle par conſentement ou irritation a auſſi pluſieurs cauſes, comme la ſuppreſſion des Mois, des Hemorroïdes, & de la ſemence même à l'égard des femmes qui engendre l'Epilepſie en irritant les parties nerveuſes de la matrice. La petite Verole donne ſouvent l'Epilepſie avant de ſortir, ou quand elle n'eſt pas ſuffiſamment ſortie. La melancolie dégenere ſouvent en Epilepſie, & celle-cy en melancolie. La Colique & les purgatifs âcres, comme l'Ellebore, & ſemblables, engendrent ſouvent les Convulſions & l'Epilepſie. Les efforts de l'accouchement font la même choſe aux femmes qui y ont de la diſpoſition. La goute dégenere auſſi en Epilepſie, qui ceſſe quand la goute revient. Le vice de l'eſtomac, les vers des enfans & des adultes, la groſſeſſe & la ſuppreſſion des lochies produiſent facilement l'Epilepſie. En general l'irritation qui cauſe l'Epilepſie arrive de pluſieurs manieres; mais ſa cauſe la plus frequente eſt l'acide vitié. En un mot, il n'y a rien de plus contraire aux nerfs que l'acide, ſoit qu'une humeur acide s'y inſinuë, ſoit même l'odeur acide de quelque levain morbifique. Quant à l'humeur acide, elle pénetre ſouvent les parties fibreuſes & tendineuſes des muſcles, elle les corrompt, les rend dures, roides & immaniables, elle coagule même leur aliment ſpermatique & chileux, & le fait dégenerer en une matiere gipſeuſe & tartareuſe, ce qui dérobe le mouvement au muſcle, le fait retirer & demeurer immobile. C'eſt à cauſe de ces aciditez vitiées qui occupent même d'autres parties que les muſcles, que les ſcorbutiques, les hypochondriaques, & les femmes histeriques, en qui l'acidité paroît manifestement, sont si sujets aux Convulsions : car l'acide vitié ramassé autour des glandes du Mesentere, ou versé du Pancreas dans les intestins, & de là charrié dans le Mesentere, y excite des convulsions spasmodiques avec un groüillement de ventre, avec le sentiment d'une boule qui monte dans l'Abdomen, avec la retraction du nombril en dedans, & plusieurs semblables simptomes. Pour ce qui regarde la goute, comme chacun sçait que ses simptomes dépendent de l'acide, aussi ceux qui sont menacez de l'avoir aux pieds & aux mains, en sont pour l'ordinaire avertis par des convulsions ou du moins par des crampes qui en sont les avant-coureurs. Le vice qu'on nomme retraction vient pareillement de l'acide, qui roidit le nerf, corrompt l'aliment prochain, endurcit les parties qui demeurent ensuite roides & retirées.

Signes du Paroxisme de la Convulsion.

On connoît que le Paroxisme de la convulsion menace, quand en prenant le poignet pour tâter le poux dans les fiévres ardentes & malignes, on sent certaine retraction, sautillement ou vibration des tendons qui sont dessus le poignet. Alors le Medecin doit s'assurer de quelque convulsion mortelle à la premiere occasion. La convulsion presente est manifeste, soit qu'elle soit tonique, & que le membre demeure en la même situation, soit clonique, & que le membre soit diversement agité, tantôt la douleur est jointe à la convulsion, tantôt non. Le mouvement convulsif ressemble beaucoup au tremblement, & on les distingue en ce que le tremblement est toûjours mêlé avec le mouvement volontaire ; par exemple, la main ni le pied ne tremblent point qu'on ne veüille les faire agir. Le mouvement convulsif au contraire se fait malgré le malade, & à son insceu. Enfin on on distingue la Paralysie d'avec la Convulsion tonique, en ce que dans la Paralysie, on peut tirer, flechir, & manier le membre paralitique sans peine; Au contraire dans la Convulsion la partie demeure roide, & on ne peut la tirer qu'avec beaucoup de douleur.

Signes de l'Epilepsie.

L'Epilepsie ou le dernier degré des Convulsions se connoît sur tout quand elle menace par les lumieres & les étincelles qui paroissent devant les yeux, & qui en sont les avant-coureurs. Le Vertige frequent ou violent des jeunes gens est un signe assuré de l'Epilepsie qui approche. La maladie nommée Incube ou Ephialtés qui attaque souvent en dormant, menace de l'Epilepsie. L'Epilepsie presente paroît assez par ce qu'on a dit de ses degrez; le malade tombe tout d'un coup à terre, ou s'il ne tombe pas, ses membres sont agitez diversement, les fonctions animales s'abolissent, ou se dépravent, le délire, le ris, les gesticulations, & de semblables simptomes surviennent. On doit sur tout considerer si l'Epilepsie est interne ou externe; celle-cy se connoît facilement au mouvement convulsif des membres externes, & l'Epilepsie interne au mouvement convulsif de l'Abdomen, au groüillement, à sa retraction ou à son enflure subite, par le nombril retiré en dedans, par les contractions des parties internes du ventre, principalement des intestins & du Mesentere. La difficulté de respirer suit de prés, avec un sentiment de suffocation, & quelquefois d'une espece de corde qui étrangle. Tous ces signes font voir la connexion de l'Epilepsie interne avec la suffocation de matrice, qui sont au fond une même maladie, & ne different qu'en quelques circonstances peu considerables.

Comment

Il faut encore distinguer si l'Epilepsie est essen-

On distingue l'Epilepsie essentielle d'avec la sympatique.

tielle ou par consentement. Elle est essentielle, quand le Paroxisme n'est précedé d'aucuns signes, & saisit le malade d'abord. L'Epilepsie est par consentement, lors qu'elle est précedée par quelque alteration, quelque douleur ou mouvement singulier de quelque partie par où on sent que le Paroxisme commence. Ce qui arrive particulierement quand le Foyer est dans les parties éloignées : car alors il paroît que le Paroxisme approche par le mouvement ou par la vapeur prétenduë qui monte de là au cerveau. L'Epilepsie essentielle se connoît outre cela par les affections de la tête, par la lenteur ou la dépravation des fonctions animales, par les causes externes qui ont blessé la tête ou le cerveau, par sa correspondance avec les mouvemens de la Lune, ce qui n'arrive pas dans l'Epilepsie par consentement, qui est plûtôt accompagnée du vice de quelque viscere dont les operations sont blessées.

Causes & signes de l'Epilepsie, selon M. Duncan.

Quand la matiere subtile, dit *M. Duncan*, qui coule dans les routes du cerveau, y trouve une matiere semblable à celle qui luy fait faire des explosions excessives dans le muscle, elle fait d'abord des mouvemens tres-violens, qui sont la cause immediate de l'Epilepsie. Alors les esprits s'enflammant subitement dans le milieu du cerveau, comme la poudre à canon, poussent de tous côtez, & s'écarteroient avec violence, s'ils trouvoient des issuës assez larges pour sortir tout d'un coup ; mais rencontrant plusieurs obstacles qui les empêchent de continuer librement leur course en dehors, ils se reflechissent en dedans, où rencontrant de nouveaux empêchemens, ils sont obligez de se mouvoir en rond ; c'est pourquoy le tournoyement est l'avant-coureur de l'accez épileptique.

Ce Mouvement circulaire qui empêche les esprits d'entrer dans les nerfs, & les explosions qui broüillent tous les conduits du cerveau, font perdre aux Epileptiques l'usage de tous les sens, & les font tomber par terre, parce que les muscles des jambes ne reçoivent pas assez d'esprits pour faire leur fonction.

Puisque la violente rarefaction des esprits dans le cerveau est la cause de l'Epilepsie, il ne faut pas s'étonner que les Epileptiques sentent enfler leur cerveau au commencement de l'accez, & qu'il leur semble que leur tête devient grosse comme un balon.

Il ne se peut faire que ces mouvemens violens ne broüillent toute l'œconomie du cerveau, & que tous ces conduits où les ondulations se faisoient distinctement ne soient détruits; voila pourquoy aprés que ces malades ont souffert plusieurs Paroxismes, ils deviennent tous hebetez.

Comme toutes les rarefactions se font du centre à la circonference, la premiere qui s'est faite au milieu du cerveau en a chassé les esprits avec violence; de sorte que cette matiere subtile sortant de la tête comme un vent impetueux qui souffle d'un Eophile, va enfler tous les muscles, & cause cette Convulsion generale qui accompagne l'Epilepsie.

Prognostic de la Convulsion.

La Convulsion par consentement est moins perilleuse, & plus facile à guerir que l'essentielle. La Convulsion qui survient aux fiévres malignes annonce souvent la mort. Si tout le corps est sans Convulsion, hormis la lévre ou la paupiere ou la langue qui en est attaquée, c'est un mauvais signe, & le Medecin doit craindre ou la mort, ou une Convulsion épileptique. Le Delire & la Convulsion par une Hemorragie sont fort à craindre.

La Convulsion ensuite d'une potion purgative forte, est ordinairement mortelle, & les malades en échapent rarement; on ne doit pourtant pas tout desesperer : car l'Opium, la Theriaque, & les Alexipharmaques peuvent quelquefois les sauver. La Convulsion & les douleurs violentes sont funestes dans les fiévres aiguës. La Convulsion & le Délire aprés les Insomnies sont tres-dangereuses. A l'égard de la Convulsion jointe à la fiévre, il vaut mieux que la fiévre survienne à la Convulsion, que la Convulsion à la fiévre : Au contraire si la fiévre survient á la Convulsion & au Tetanos, elle termine la maladie. Enfin tous ceux qui sont attaquez du Tetanos meurent en quatre jours, sinon ils échapent.

Prognostic de l'Epilepsie.

L'Epilepsie ne se guerit point, ou rarement; celle qui arrive avant l'âge de puberté se guerit; si elle passe vingt ans, elle dure ordinairement jusqu'à la mort. Les enfans épileptiques sont gueris par le changement d'âge, de lieu, & de regime de vivre; l'âge de puberté délivre les petits garçons de l'Epilepsie, & les mois en délivrent les petites filles. Si le malade n'éternuë pas pour les Sternutatoires qu'on luy donne dans le Paroxisme, c'est une mauvaise marque, qui montre que la nature est prête à succomber, & presque abbatuë. Ceux qui ont la fiévre quarte ne sont pas sujets aux Convulsions. Si les Convulsions précedent, la fiévre quarte qui survient les guerit.

Ce que c'est que le tremblement.

Le Tremblement est une affection mêlée du mouvement naturel & volontaire, & de quelque chose de convulsif, comme lors qu'on veut lever quelque membre, il s'abbaisse, & tire du côté contraire, & resiste au mouvement volontaire, qui est pourtant à la fin le plus fort. Le tremblement des parties est plus ou moins grand, à raison de ses degrez, & simple ou convulsif. Le simple est un petit tremblement, comme celuy qui succede à la crapule, aux fortes passions, & particulierement à la colere. Le convulsif est un fort tremblement, comme celuy qui arrive souvent dans le declin des Paroxismes épileptiques, & qui cesse avec le Paroxisme. Ceux qui ont cette maladie ne peuvent remuer librement leurs membres, ni les tenir allongez ou suspendus ; soit que tout le corps & tous les articles en soient affligez, soit quelque membre particulier, il sera toûjours agité, & ira en sautillant.

La Cause du tremblement n'est pas un combat entre la faculté motrice affoiblie, & la pesanteur du membre, comme on dit ordinairement ; mais il se fait par l'action conjointe & dépravée de deux muscles Antagonistes, ou non, qui contribuent au mouvement de quelque membre.

Causes du Tremblement.

Ce sont proprement deux actions, dont l'une est principale & volontaire, l'autre moins principale & contre nature ; ainsi en même temps qu'un muscle étend le bras, l'autre se retire, ou le fait mouvoir de quelque autre maniere vitiée, d'où s'ensuit le tremblement. Les causes de cette double action contre nature des muscles sont les mêmes que du mouvement naturel, sçavoir les esprits animaux dont les influences naturelles font le mouvement naturel, & les influences dépravées, le mouvement vitié. Le vice des esprits animaux dans le tremblement consiste, en ce qu'au lieu de se porter plus promptement, & plus abondamment dans un muscle que dans l'autre, ils se distribuent également en même temps dans deux muscles distinguez ; ce qui produit un mouvement dereglé par le vice propre des esprits ou de la partie qui les reçoit. Le vice propre des esprits est, lors qu'ils sont agitez confusément, & qu'ils s'égarent dans les passions violentes, comme la terreur, la crainte, la colere &c. ou qu'étant rendus trop fixes par quelque vertu narcotique, ils sont portez irregulierement, & en desordre dans les nerfs : c'est pour cette raison qu'aprés l'excez du vin fort & violent, & l'abus des narcotiques, comme de l'Opium & du Jusquiame, les membres sont sujets à trembler. Le tremblement arrive par le vice de la partie, lorsque le nerf qui doit porter les esprits ou le muscle où ils doivent être portez, ont les pores mal conformez, ou les Fibres mal disposées ou arrangées, ou quelques tuyaux même boûchez ou embarrassez; en sorte que le mouvement des esprits en est dépravé, lesquels se jettent en même temps dans le muscle destiné au mouvement requis, & dans le muscle voisin.

Le Maniement frequent du Mercure, le trop grand refroidissement de la partie, les eaux froides beuës trop abondamment dans la fiévre, & la suppression des Menstruës & des Lochies causent aussi le rremblement.

Signes du Tremblement & de ses causes.

Le Tremblement est évident aux yeux, soit universel, grand ou petit. On le distingue des autres affections en ce qu'il est toûjours joint avec le mouvement volontaire à quoy il survient, & sans quoy il ne se fait jamais.

Les Signes des causes se tirent des circonstances précedentes ou conjointes. Si c'est le vice des esprits animaux, la faculté qu'on appelle animale paroîtra blessée à ces signes, Si le vice est dans la partie, le Simptome sera particulier, & il y aura eu quelques causes qui auront blessé cette partie.

Prognostic

Le Tremblement qui succede à la Paralysie n'est

point un mal, mais une marque que la Paralysie decline, & que le mouvement naturel revient. Le Tremblement par une cause interne, n'est point dangereux de soy; mais comme il degenere en des maladies plus fâcheuses, sçavoir la Paralysie, l'Apoplexie, la Lethargie, la Convulsion &c. il n'est pas à negliger. Le Tremblement des vieillards est presque incurable, & ne se termine qu'à la mort. Le Tremblement hereditaire, ou qui est venu successivement par les erreurs d'une diete vitieuse ne se guerit gueres parfaitement. du Tremblement.

Si le Tremblement se change en Convulsion, c'est un mauvais signe, de même si le Delire survient au Tremblement des fiévres ardentes par le transport de la matiere morbifique. Le Tremblement des accouchées par la retention de quoy que ce soit dans la matrice, est dangereux, & suivi de l'Epilepsie mortelle. Le Tremblement qui survient dans l'Apoplexie, ou la Lethargie, est un accident funeste qui marque l'abbattement de la faculté animale & de ses fonctions. Le Tremblement ou plûtôt le mouvement convulsif de la lévre inferieure, designe le Vomissement.

Ce que c'est que l'Apoplexie.

L'Apoplexie, selon *Ettmuller*, est lorsque toutes les fonctions animales qui consistent dans le mouvement & dans le sentiment, cessent tout d'un coup; en sorte que le malade semble avoir été frappé d'un coup de foudre, demeurant sans sentiment & sans mouvement, avec diminution plus ou moins grande de la respiration, avec ou sans râlement, & le battement du pouls assez bon, à moins que l'état ne soit tres-perilleux.

Ses especes.

On en établit trois especes. La premiere est l'*Hemiplexie*, qui est une affection de la moitié du corps, lorſque le malade n'eſt attaqué que de tout le côté gauche, ou du côté droit ſeulement, depuis la Suture ſagitale juſqu'au Perinée. La ſeconde eſpece eſt l'*Apoplexie ſans nom*, quand tout le corps eſt privé de ſentiment & de mouvement, excepté la tête, tout ce qui eſt au deſſous, le col, les mains, les pieds, eſt perclus, pendant que la langue parle, & que les oreilles entendent. Cette eſpece eſt rare, mais elle ſe trouve pourtant. La troiſiéme eſpece eſt la *Paraplegie* qui arrive à un ou deux membres grands ou petits, où le ſentiment & le mouvement ſont entierement peris.

L'Apoplexie violente, dont parle Hippocrate, eſt celle de tout le corps, dont perſonne ne guerit ſans fiévre; & l'*Apoplexie legere* comprend les trois dernieres eſpeces, ſçavoir l'Emiplexie, l'Apoplexie ſans nom, & la Paraplegie, qui ſont legeres en comparaiſon de l'Apoplexie univerſelle: car on voit que les malades de ces trois eſpeces ſurvivent long-temps; au lieu que les Apoplectiques & les Paralitiques ſont difficiles à guerir.

Cauſes de l'Apoplexie.

La Cauſe prochaine de l'abolition du ſentiment & du mouvement dans tout le corps ou dans quelque partie, & de la ceſſation ſubite de toutes les actions animales, eſt la ceſſation du mouvement égal & naturel des eſprits animaux dans le cerveau, & de là dans les organes des ſens & du mouvement, dont les fonctions animales dépendent. La ceſſation du mouvement des eſprits animaux arrive, ou parce que les pores du cerveau ſont vitiez, & le paſſage des eſprits bouché, ou parce que le mouvement circulaire du ſang au cerveau eſt interrompu, d'où s'enſuit la ceſſation du mouvement de l'eſprit animal qui eſt engendré du ſang dans le cerveau.

Les Cauſes qui empêchent le ſang de monter

au cerveau, consistent ou dans les vaisseaux ou dans le sang même. Les premiers s'opposent au mouvement de l'humeur, lors qu'ils sont ou retressis, ou embarrassez par quelque obstruction, par quelque contusion, ou de quelque autre maniere, ou lorsque les vaisseaux déchirez dans la tête, ou ouverts à leurs embouchures, laissent échapper le sang contre nature dans le cerveau. La cause consiste dans le sang, quand il est grossier, grumuleux, & presque coagulé, de sorte qu'il s'arrête ou dans les petits vaisseaux des Meninges, ou dans les Sinus du cerveau, ou dans les rameaux des Carotides, & des jugulaires, ou enfin dans ceux du poûmon : car le sang arrêté dans ces derniers engendre la Sincope cardiaque, ou le Catarre suffocatif; maladie qui a beaucoup d'affinité avec l'Apoplexie, & qui n'en differe que par sa situation. L'un & l'autre fait mourir les malades de la même maniere.

Les Causes éloignées de l'Apoplexie sont les contusions ou concussions de la tête, qui affaissent le cerveau, & retressissent ses pores, ce qui efface les traces des esprits, la suppression des évacuations accoûtumées du sang par les hemorroïdes, par la matrice, & par le nez, qui fait qu'il s'extravase par l'anastomose des vaisseaux, & par leur ruption dans le cerveau, & dans leurs parties voisines, les fortes passions, specialement la colere : car en causant une ébulition extraordinaire au sang, elles excitent facilement son épanchement, la galle, & la petite verole rentrées, enfin les fumées narcotiques du charbon & du vin qui bout, qui fixent les esprits animaux, & donnent lieu à la coagulation du sang.

On divise l'Apoplexie, en Apoplexie de sang, & en Apoplexie de Serum ou de Limphe. L'A- Division de l'Apoplexie, en Apoplexie de sang, & en Apoplexie de Serum ou de Limphe.

poplexie de sang est propre aux hommes de l'âge de consistence, enclins à la colere, & aux yvrognes; L'Apoplexie du Serum convient aux vieillards décrepits, catarreux, & à ceux qui sont d'un temperament pituiteux & phlegmatique.

Les signes de l'Apoplexie.

Les Signes sont tres-évidens: car on voit un homme qui est privé tout d'un coup du sentiment & du mouvement. La voix luy manque, la respiration est tantôt laborieuse, tantôt assez libre, le malade est comme endormi, & on le croiroit même mort sans la couleur du visage, & le battement du poux qui luy reste: car entre les Apoplectiques, les uns ont le poux naturel, les autres l'ont foible, les autres n'en ont point du tout, suivant qu'il y a plus ou moins de sang arrêté dans la poitrine, ou que les nerfs qui servent au mouvement du cœur sont affectez. La couleur du visage & des yeux est quelquefois rouge avec boufissure, & le corps est chaud, sçavoir dans l'Apoplexie qui vient de la circulation du sang arrêté, quelquefois le visage est pâle & abbatu, & le corps froid, sçavoir quand l'Apoplexie vient d'une autre cause que du sang. Tous les membres sont comme morts, & si on leve un pied ou un bras du malade, il retombe d'abord par son propre poids. On a beau tirer, piquer, & interroger le malade, il ne sent, & ne répond rien. Il est comme enseveli dans un profond sommeil, ayant la bouche ouverte, & une espece de râlement. Quelquefois le Sphincter se relâche, & les excremens ou les clisteres que le malade a receus sortent, & sont rejettez involontairement.

Comment on distingue l'Apoplexie d'avec la sin-

On distingue l'Apoplexie d'avec la Sincope cardiaque, ou le Catarre suffocatif, en ce que celuy-cy est accompagné d'une grande difficulté de respirer, & de fortes inquietudes de poitrine, &

que dans l'Apoplexie vehemente le malade n'a presque aucuns signes de vie sans beaucoup de peine à respirer.

cope cardiaque ou le catarre suffocatif.

En quoi elle differe de la passion histerique.

On distingue l'Apoplexie d'avec la passion histerique, en ce que celle-cy est précedée par des simptomes de l'Abdomen, que le sentiment subsiste, que la respiration n'est pas si facilement embarassée, que le poux devient obscur, debile ou petit, enfin que le visage est pâle & sans couleur, laquelle subsiste souvent dans l'Apoplexie.

Comment on la distingue du Carus.

On la distingue du Carus, en ce que celuy-cy attaque peu à peu, & moins subitement que l'Apoplexie, les Carotiques respirent facilement sans aucun râlement, à moins que le sommeil ne soit tres-profond.

Prognostic de l'Apoplexie.

L'Apoplexie est une maladie tres-aiguë & tres-dangereuse. Ceux, dit *Hippocrate*, qui sont attaquez subitement des affections avec perte de parole & râlement, meurent en sept jours, à moins que la fiévre ne survienne. Et il est impossible de guerir la forte Apoplexie, & difficile de guerir celle qui est legere. Le danger de l'Apoplexie se mesure par la respiration, parce que presque tous les Apoplectiques meurent suffoquez; Ainsi plus la respiration est libre, plus l'Apoplexie est legere, & plus il y a d'esperance; Au contraire moins la respiration est libre, plus il y a à craindre. Si la respiration est tellement offensée, qu'outre le râlement l'écume vienne à la bouche, c'est un signe ordinairement mortel, & dont peu échappent: car cette écume est une marque infaillible que la circulation du sang est interrompuë dans les poûmons, lequel sang s'arrêtant pareillement dans le cœur, qui redouble en vain son battement, jette cette écume seulement à l'article de la mort. Ce qui a fait dire à *Hippo-*

crate, que les étranglez & suffoquez qui ne sont point morts, ne reviennent point, si l'écume paroît à la bouche. Il faut neanmoins prendre garde de ne pas confondre la veritable écume avec la liqueur ou la salive visqueuse qui sort : car il arrive tant dans le Catarre suffocatif que dans l'Apoplexie, que les malades jettent une abondance de liqueur visqueuse par la bouche qui sort des membranes pituitaires de *Schneiderus*, ou des glandes d'au dessous, & n'a aucune affinité avec l'écume, laquelle est en petite quantité, vient du fond de la poitrine successivement, & s'éleve peu à peu en haut où elle s'augmente. On a même vû des Apoplectiques à qui cette écume sortoit par le nez & par la bouche même aprés la mort. Enfin c'est un signe mortel pour les Apoplectiques, si la sueur survient à la difficulté de respirer: car la sueur est alors simptomatique, & non pas naturelle.

On doit principalement avoir égard à l'âge & à la constitution du corps des Apoplectiques : car il y a bien de la difference entre l'Apoplexie qui attaque un jeune homme ou de l'âge de consistence & sanguin, & l'Apoplexie qui attaque un vieillard ou un homme foible & amaigri.

L'Apoplexie se termine, quand elle se dissipe entierement par les selles ou par les sueurs, & quand elle dégenere en Paraplegie ou en Hemiplegie, ou par un flux de bouche semblable à celuy que les verolez souffrent aprés les fictions du Mercure. Quelquefois les Apoplectiques sont emportez par une espece de sommeil profond.

Ce que c'est que la Paraplegie.

La Paraplegie est une maladie simptomatique, & une Apoplexie particuliere; elle a une identité radicale avec l'Apoplexie & l'Epilepsie, & elle se change souvent en l'une & en l'autre; on y remarque même quelque chose de convulsif aussi.

bien que dans l'Apoplexie & l'Epilepsie.

La Paraplegie a trois degrez. Dans le premier le mouvement seul manque, & le sentiment subsiste; Dans le second le sentiment & le mouvement sont perdus, & la chaleur de la partie reste; Dans le troisiéme le mouvement, le sentiment, & la chaleur de la partie sont abolis, avec certaine flectrissure & marasme, ou atrophie. Ses degrez.

On ne peut pas dire que l'obstruction des nerfs soit la cause, du moins l'unique de cette maladie : Mais il est vrai-semblable 1. Que la cause de la Paraplegie qui survient à l'Apoplexie sanguine privative, est la serosité separée du sang croupissant qui a penetré par le cerveau jusques à la moëlle de l'épine, ou qui est descenduë exterieurement le long de la moëlle de l'épine, où elle comprime un ou deux nerfs. 2. Que la cause de la Paraplegie qui survient à l'Apoplexie positive, est la contraction des parties nerveuses vers la racine de la moëlle de l'épine qui empêche le passage des esprits animaux necessaires pour le mouvement, ce qui fait que les parties, ausquelles ces nerfs se distribuent, sont plus ou moins privées du sentiment & du mouvement. Ses causes.

La Paraplegie se guerit difficilement. Le premier degré est le plus leger, & le plus aisé à guerir; le dernier est le plus difficile, & le plus opiniâtre. Si le tremblement, le fourmillement, ou la douleur surviennent à la partie malade, c'est un bon signe pour son rétablissement; moins le membre paralitique a de chaleur, moins il y a à esperer. Prognostic de la Paraplegie.

La Paralysie, selon *Ettmuller*, est proprement l'atonie ou manque du ressort des Fibres nerveuses, & des muscles, principalement aux tendons & aux ligamens, qui étant resous & relâchez, Ce que c'est que la Paralysie.

deviennent incapables de tirer, & d'affermir suffisamment le membre.

Ses especes.

La Paralysie avec perte du mouvement sans la perte du sentiment, est la plus legere, & se nomme *Paresie*, comme dans la colique & dans le scorbut. Quand le mouvement & le sentiment sont perdus en même temps, c'est la *Paralysie* que l'on appelle la plus forte.

En quoy la Paralysie differe de la Paraplegie.

La Paraplegie & la Paralysie different 1. Quant à leur origine. La Paraplegie succede particulierement aux maladies du cerveau & de l'épine, & tres-frequemment à l'Apoplexie épileptique, aux Convulsions &c. La Paralysie au contraire suit les maladies du corps, ou dépend de quelques causes externes; elle accompagne particulierement le scorbut ou la colique dans les pays où l'on boit beaucoup de vin. 2. Elles different quant au sujet: car ce sont les nerfs qui sont attaquez dans la Paraplegie, & les articles dans la Paralysie. Par cette raison les Topiques doivent être diversement appliquez dans ces deux maladies, sçavoir dans la Paraplegie, à l'origine des nerfs de la partie affectée, & dans la Paralysie à la partie affectée même. 3. Elles different à l'égard de leurs simptomes, dans la Paraplegie legitime le sentiment du toucher, & le mouvement seul est quelquefois perdu ou diminué avec un sentiment tres-douloureux. On peut ajoûter une quatriéme circonstance, sçavoir que la veritable resolution des nerfs ou Paraplegie qui demeure presque toûjours en même état depuis le commencement jusqu'à la fin, est en quelque façon perpetuelle, & se moque des Medecins, étant tres-difficile à guerir, sur tout quand elle succede à l'Apoplexie. La Paralysie & le Paresis au contraire affligent les malades par des intervalles plus ou moins grandes. Ils cessent, & reviennent, & sont compliquez quelquefois avec la goute ; ils dégenerent souvent en convulsion, & ne font pas tant de peine aux Medecins experimentez.

On remarque que dans la veritable Paralysie le sentiment subsiste, & que le mouvement seul est perdu, & rarement le sentiment en même temps ; au contraire que le sentiment & le mouvement perissent en même temps dans la Paraplegie, & rarement le sentiment sans le mouvement.

La Paraplegie suit ordinairement l'Apoplexie, & alors les nerfs qui se distribuent à certains membres sont affectez, ou parce que leur substance ou leurs Tuniques sont tellement embarrassées de quelque matiere subtile, que l'esprit animal n'y peut passer ; mais à parler sincerement, on ne sçait pas comment l'Apoplexie est suivie ou de la Paralysie, ou de la Paraplegie, parce que l'Anatomie n'a pû encore le découvrir ; D'ailleurs la Paralysie suit le vice des nerfs quand ils sont coupez dans les playes, ou tors & comprimez dans les luxations, dans les chutes, & autres semblables causes : car les nerfs ainsi vitiez ne portent plus le sentiment & le mouvement aux parties. Outre cela la trop grande humectation, & le trop grand refroidissement, & la relaxation des Fibres & des Tendons qui s'en ensuit, produisent la Paralysie proprement dite.

Que la Paralysie suit ordinairement l'Apoplexie.

Les Vieillards & les enfans sont comme à demy paralytiques ; Les enfans, parce que leurs Fibres & leurs Tendons sont arrousez de beaucoup de suc nourricier, lâches & flasques, & par consequent trop foibles pour faire agir les membres. Les vieillards au contraire sont épuisez du suc nourricier, & remplis en sa place d'aquositez sereuses, qui relâchent pareillement les Fibres & les Tendons.

Causes de la Paralysie.

La Cause de la Paralyſie eſt le plus ſouvent interne, ſçavoir l'acide, ou quelque matiere d'un acide vitié, ſemblable à la Limphe, qui étant charriée à quelque membre, en arroſe les parties nerveuſes, à quoy l'acide eſt extrémement contraire; elle corrompt ſucceſſivement leur reſſort tonique, & rend les parties nerveuſes incapables de mouvoir les os & les membres. Par cette raiſon les beuveurs de vin deviennent tres-ſouvent paralytiques, & alors cette Paralyſie cauſée par l'acide eſt jointe à un ſentiment fâcheux, qu'on ne peut pas appeller douloureux, mais ſeulement fourmillant & châtoüillant, ou picotant. L'aigreur vitiée du vin pris par excez n'étant point corrigée dans l'eſtomac, eſt de là charriée aux membres, où étant elle s'attache aux parties nerveuſes, aux Tendons, aux Fibres, & aux ligamens, où elle engendre tant la goute que la Paralyſie avec perte du mouvement, & la diminution ou dépravation du ſentiment, qui dans la ſuite du temps perit entierement. C'eſt à cauſe de cet acide vitié que les Scorbutiques, & ceux qui ſont travaillez ſouvent de la colique, ſont ſujets à la Paralyſie : car la colique qui dépend d'un acide ſubtil, attaque moins les inteſtins que le meſentere; elle eſt convulſive, non pas colique proprement dite ou venteuſe.

Le Maniement frequent du mercure, les évacuations de ſang ordinaires ſupprimées, les grandes paſſions de l'ame, particulierement la terreur, le chagrin & la peur, la petite verole & l'éreſipele du viſage rentrées, & les vers des inteſtins cauſent la Paralyſie.

Les ſignes de la Paralyſie.

Les Signes de la Paralyſie ſont aſſez manifeſtes : car s'il y a ceſſation du ſentiment ou du mouvement, ou de tous les deux, il eſt évident que le membre eſt attaqué de la Paralyſie, & pour l'ordinaire

dinaire l'Atrophie & l'amaigrissement de la partie s'en ensuit. Quelquefois la partie paralitique est froide & moins chaude que la partie saine. On doit observer pour la pratique si le vice est dans les nerfs, ou dans la partie affectée : car s'il est dans le nerf, il est necessaire d'appliquer les remedes à son principe, & s'il est dans la partie, on doit les appliquer exterieurement. Pour la partie affectée, si la Paralysie survient à l'Apoplexie, il faut aussi appliquer le remede au principe des nerfs, & si elle vient d'une cause externe comme d'une chute ou d'une playe, qui marque que le nerf est affecté, il faut de même y avoir égard dans la cure. Lorsque le mouvement est aboli, & que le sentiment du toucher subsiste, c'est une marque que le nerf n'est point attaqué, mais seulement les ligamens & les tendons. On doit encore sçavoir distinguer la Convulsion canine du visage d'avec sa Paralysie : car soit que la moitié du visage souffre convulsion, ou qu'elle soit paralitique, la contraction canine s'en ensuivra toûjours. Or la maniere de les bien connoître est telle : Si la distorsion de la bouche vient de Paralysie, la partie qui est tirée & paralitique sera molle & flasque, & attirée par l'autre ; on pourra même la remettre en sa situation naturelle avec les mains. Le contraire se trouve dans la Convulsion où la partie affectée attire la saine ; la partie convulsive est dure & retirée, & si on veut la remettre, on excitera de la douleur, ce qui n'est pas dans la Paralysie.

La Paralysie ou le Paresis est facile à guerir, la Paraplegie au contraire tres-difficile, à moins que les remedes ne soient forts & genereux. La Paralysie avec la perte seule du mouvement sans celle du sentiment, est sans danger, & aisée à guerir.

Prognostic de la Paralysie.

La Paralysie par une forte & subite luxation des Vertebres du dos, & principalement du col, est ordinairement mortelle. Plus la chaleur du membre est éteinte, moins il y a d'esperance ; S'il survient quelque tremblement à la partie, c'est un bon signe. La Paralysie des vieillards est presque incurable, & elle les suit jusqu'à la mort.

La Fiévre qui survient à l'Apoplexie, à la Paralisie, à la Paraplegie, & autres affections semblables des nerfs est fort salutaire, & termine souvent la maladie.

Ce que c'est que la stupeur.

La Stupeur est une Paralisie imparfaite, dans laquelle le mouvement & le sentiment ne sont qu'engourdis. Elle est causée par une Limphe aqueuse qui humecte & abbreuve trop le cerveau, & on remarque que lorsqu'elle accompagne les fiévres, elle annonce quelque assoupissement comateux, ou lethargique futur, & que quand elle arrive seule sans fiévre, elle fait connoître le danger qu'il y a d'une Paralisie, ou Apoplexie.

Comment se fait la stupeur.

M. Duncan remarque, que lorsque les routes par lesquelles les esprits animaux doivent passer, sont bouchées en partie, ou pressées par dehors, il arrive un engourdissement dans les parties ausquelles elles le doivent porter, parce que le petit filet de cette matiere invisible, qui n'y passe qu'avec peine, ne peut faire que des ondulations fort petites, qui ne peuvent parvenir jusques aux corps canelez, ou qui ne sont presque pas apperçûës de l'ame à cause de leur petitesse, quoy qu'elles y parviennent. Il ajoûte que l'experience a bien appris à tout le monde que l'engourdissement d'une partie étoit causé ordinairement par le pressement de son nerf, qui empêche les esprits d'y couler : car il n'y a personne qui ne l'éprouve aprés avoir été couché trop long-temps sur une cuisse, ou appuyé fur le coude; mais qu'il y a peu de gens qui ſçachent pourquoy cet engourdiſſement eſt ſuivi d'un picotement fort incommode. Il croit que la cauſe du preſſement n'eſt pas plûtôt ôtée, que les eſprits retournent en foule dans l'endroit d'où ils avoient été chaſſez par le preſſement, & que c'eſt ce deſordre impetueux, qui les faiſant heurter contre les parois de la cavité des nerfs cauſe ce fremiſſement par les coups qu'ils donnent à ces parties fort ſenſibles.

Les maladies des fonctions animales.

Aprés avoir parlé des maladies qui arrivent à l'homme comme animal, tant à raiſon de ſon être animal, que de ſon être vital, il faut maintenant décrire les maladies qui luy ſont propres entant qu'homme, c'eſt-à-dire, le vice des actions qui luy donnent l'être d'homme, & ſans quoy il ne ſeroit qu'une bête brute.

Ces Operations ſont l'intellect & la raiſon qui n'appartiennent qu'à l'ame raiſonnable, qui eſt la ſeule veritable forme, & ſeule veritablement ame. Quoy qu'elle ſoit immaterielle, neanmoins les eſprits animaux legitimement ébranlez dans le cerveau bien diſpoſé, ne laiſſent pas de la ſeconder, & de luy obéïr, quoique perſonne ne puiſſe connoître demonſtrativement comment la ſubſtance immaterielle de l'ame eſt capable en penſant de gouverner nos eſprits, ni comment les eſprits peuvent luy ſervir dans ſes operations. Il eſt conſtant que l'ame comme ſubſtance immaterielle ne peut être offenſée, ni ſes actions vitiées par des cauſes naturelles. Ainſi tous les défauts qui ſe trouvent dans les operations de l'ame, doivent être rejettez ſur le vice du cerveau ou des eſprits animaux : car ſi le cerveau ou les eſprits animaux ſont vitiez, les fonctions de l'ame raiſonnable le ſont auſſi, & le cerveau ou les eſprits ne ſont pas plûtôt reparez, que les fonctions de l'ame raisonnable sont rétablies. L'ame d'un enfant ou celle d'un vieillard qui retourne en enfance, ne sont pas moins capables de raisonnement, que l'ame d'un homme jeune, & d'un esprit tres-vif. C'est l'état & la qualité des esprits animaux & du cerveau qui y met de la difference.

Comment la raison est vitiée.

La Raison est vitiée, selon *Ettmuller*, 1. Par diminution ou par abolition, comme dans les vieillards par le cours de nature. 2. Par dépravation comme dans tous les delires, tant en general, qu'en particulier. La raison abolie est nommée *Folie* ou *Demence*. La raison diminuée est appellée *Stupidité* ou *Pesanteur d'esprit*.

Les vices de la memoire.

La Raison n'est jamais abolie ni diminuée, que la memoire ne le soit en même temps ou la premiere, & les vieillards ne sont radoteux, que parce que la memoire leur manque, & un homme qui n'a point de memoire, demeure toûjours enfant, à cause qu'il ne peut rien apprendre. Les plus sages qui perdent la memoire par quelque maladie ou quelque cause externe, deviennent sots, & s'ils recouvrent la memoire, ils recouvriront d'abord tout leur esprit. Les vices de la memoire arrivent seulement par diminution, ou par abolition, la memoire ne pouvant être dépravée; puisque se souvenir mal, c'est oublier, & par consequent diminution de memoire. L'usage immoderé du plaisir de Venus, les jeûnes extraordinaires, & presque miraculeux, les philtres ou potions amoureuses, la mauvaise conformation du cerveau, les playes de tête, la terreur & la crainte subite, & les fiévres aiguës contribuent beaucoup à l'abolition de la memoire.

Les Jeunes qui sont attaquez de la maladie hipochondriaque ou de l'Epilepsie, ont presque toûjours la memoire foible. Si le ſujet eſt vieux, la perte de la memoire ſera jointe à la peſanteur des autres actions animales, à cauſe de la lenteur des eſprits, qui vient de ce que le cerveau eſt inondé de beaucoup de Limphe, à quoy les vieillards ſont ſujets lors qu'ils ont mené une vie exempte de ſoins & d'études meditatives : car les hommes de lettres étant vieux, ont le cerveau aride, deſſeché, & comme poreux, ce qui eſt à remarquer.

Dans les ſujets jeunes, quoique la memoire ſoit diminuée, le jugement & les autres operations animales ne laiſſent pas d'être vigoureuſes & fermes, à cauſe que les eſprits animaux ſont ſubtils, agiles, boüillans, & preſque de feu. Alors le cerveau eſt pareillement aride & arroſé de peu de ſuc nourricier, qui rend effectivement le jugement bon pour un temps, & la memoire debile ; mais dans la vieilleſſe le jugement ſe perd auſſi-bien que la memoire, ſur tout ſi on s'applique à l'étude.

La Diminution ou perte de memoire dans un homme jeune addonné à l'étude, & qui n'eſt pas élevé dans la bonne chere, vient ordinairement de la ſechereſſe du cerveau, & de l'agilité des eſprits. Lors qu'il eſt aſſoupi, comme quand la perte de memoire ſuccede aux maladies ſoporeuſes ou lethargiques, étourdi dans ſes actions, crachant ou mouchant beaucoup, ou lorſque c'eſt un vieillard qui n'a pas été porté aux meditations pendant ſa jeuneſſe, elle arrive de l'engourdiſſement des eſprits, & de la trop grande humectation du cerveau.

Prognoſtic de la diminution ou perte de memoire.

La Perte de memoire par l'agilité des eſprits & la ſiccité du cerveau aprés une vie trop attachée à l'étude, eſt difficile à reparer ; au contraire elle eſt facile à remettre dans ceux qui ont le cerveau humecté de Limphe. La perte ſubite de memoire ſans aucune cauſe externe menace de l'Apoplexie & de la Paraliſie, quelquefois même de l'Epilepſie. La ſtupidité naturelle eſt incurable, celle par accident eſt plus ou moins rebelle aux remedes, ſuivant la diverſité des cauſes éloignées. La perte de memoire par les Philtres eſt de difficile gueriſon, & dégenere en manie. Celle qui ſurvient aux maladies aiguës & malignes, & aux poiſons, eſt preſque incurable.

L'Abolition de memoire qui vient tout d'un coup, & ſans aucune cauſe évidente, à une perſonne qui d'ailleurs paroît ſaine, denote qu'elle tombera bien-tôt en Apoplexie, Epilepſie, ou Paraliſie. Que ſi elle arrive à une perſonne malade, & fort affoiblie, c'eſt un ſigne qu'elle s'en va mourir.

Ce que c'eſt que le delire.

On appelle délire, la dépravation ou égarement de la raiſon, laquelle arrive dans toutes les trois operations de l'ame. 1. Dans l'apprehenſion des ſimples objets & des conceptions ſimples; Par exemple, quand le malade prend une choſe ou une perſonne pour une autre, comme un Crocheteur pour le Roy d'Eſpagne. 2. & 3. Dans la compoſition & la diviſion des ſimples conceptions, & dans la concluſion & le diſcours; Ainſi le malade s'imaginant qu'il eſt de beurre, ne veut point approcher du feu, de crainte d'être fondu en s'échauffant. Les delires ſont differens, tantôt ridicules, tantôt ſerieux, tantôt ſans ordre & ſans fondement.

Cauſes du delire.

La Cauſe du delire en general, ſelon *Etmuller*, eſt l'eſprit animal, lequel étant diverſement bleſſé, cauſe differentes ſortes de delire, ce qu'on explique par cet exemple. Six perſonnes yvres du même vin, ont chacun leur delire different dans la vigueur de l'yvresse. L'un est furieux, l'autre amoureux, le troisiéme chante, le quatriéme dort, le cinquiéme s'estime riche, & le dernier se croit le plus sage de tous les hommes, c'est le même vin qui les a enyvrez, pourquoy donc les delires sont-ils differens? Cela vient de la diverse constitution des sujets, de la diversité naturelle & seminale de la masse du sang, & des esprits animaux.

Tous les delires en general viennent d'une cause interne, & ils ont leur foyer interne, ou d'une cause externe avalée ou appliquée au dehors, comme la Ciguë, l'Opium, la Jusquiame, la Noix Metel ou Coque de Levant, la morsure d'un chien ou d'un loup enragé, la piqueure de la Tarentole, & les Philtres qui déterminent les esprits animaux de certaine maniere, & donnent occasion à l'ame de former diverses conceptions étranges d'où les delires s'ensuivent.

Les Delires qui ont une cause interne sont differens, suivant la diversité du foyer interne, & suivant les manieres diverses dont les esprits sont affectez. L'exemple suivant eclaircira comment ces vices internes déterminent les esprits à certaine espece de delire. Considerez la semence gonflée dans les petits vaisseaux, & dans les Vessicules seminaires, où elle excite un chatoüillement agreable, qui détermine les esprits à forger des songes impudiques, dans lesquels on s'imagine embrasser quelque belle fille, d'où s'ensuit ordinairement l'éjaculation de la semence, & la pollution nocturne, de la même maniere que la semence gonflée excite en chatoüillant un songe impudique. Les humeurs vitiées ou la trop grande chaleur & effervescence du sang produisent de certains delires en déterminant les esprits : car on peut dire que les songes sont les delires des gens endormis , & que les delires sont les delires des gens qui veillent : car la même chose se passe dans les uns & dans les autres. Ceux qui sont en delire se souviennent quelquefois de ce qu'ils ont fait, quelquefois ils ne s'en souviennent pas. La même chose arrive à ceux qui songent.

Ce que c'est que la Paraphrenesie & la Phrenesie.

Les Delires qui dépendent d'une cause interne sont ou sans fiévre , ou avec fiévre , & celuy-cy se subdivise en leger & en violent. Le leger se nomme *Paraphrenesie* , & le violent *Phrenesie* , sçavoir celle qu'on croit qui dépend de l'inflammation des membranes du cerveau.

Causes de la Phrenesie.

La Cause prochaine de la Phrenesie legere & violente , est le mouvement divers & confus des esprits animaux dans le cerveau , à l'occasion de quoy l'ame forme des differentes phantaisies par des discours sans ordre , par des ris ou des pleurs , par l'action de cüeillir des fleurs qui ne sont point, par les veilles , par les agitations du corps , par les chasses aux mouches , par des gestes ridicules , jusqu'à ce que l'impetuosité & la rapidité des esprits s'augmentant toûjours , il survient enfin des convulsions souvent mortelles , ou que les esprits étant presque consumez ou fixez par l'usage excessif des Narcotiques , la maladie se termine en Lethargie , ou plûtôt en Carus.

La Cause éloignée de cette agitation des esprits dans le cerveau , est la trop grande chaleur de cette partie à cause de l'effervescence extraordinaire du sang. Les esprits rendus plus subtils & plus boüillans par cette chaleur , se meuvent dans le cerveau , avec plus de rapidité , & en même temps avec plus de confusion dans le cerveau , d'où naissent premierement les veilles opiniâtres, puis la Phrenesie, & enfin les convulsions. Par cette raison le delire vient particulierement dans l'accroissement des fiévres continuës, ou du moins au commencement des fiévres ardentes & continuës, parce qu'alors l'effervescence du sang est dans sa plus grande violence : car lorsque les veilles opiniâtres avec un delire leger, se manifestent dés le commencement de la maladie, sans que l'effervescence fiévreuse soit trop violente, le serpent est caché sous l'herbe, & c'est une cause maligne qui trouble le mouvement des esprits, comme il arrive dans la peste & dans les maladies contagieuses. Pour la Phrenesie elle est jointe quelquefois à l'inflammation du cerveau, quelquefois à l'inflammation de ses membranes, ou du moins avec l'inflammation de la partie corticale du cerveau, & ces deux dernieres inflammations se trouvent, lorsque la Phrenesie provient du transport de la matiere morbifique; c'est-à-dire, lors qu'aprés une Erisipele externe, aprés la Pleuresie, la Peripneumonie, ou l'Esquinancie subitement gueries, sont suivies de la Phrenesie. C'est une marque que le sang coagulé dans les inflammations de ces parties, se coagule derechef aprés avoir été dissout, & s'arrête dans les membranes du cerveau, ou dans le cerveau même, où il fait une nouvelle inflammation.

La Jeunesse, la chaleur de l'Eté, & l'usage des boissons genereuses & spiritueuses, principalement du vin, dispose aux phrenesies, ausquelles les yvrognes sont sujets. Les grandes passions de l'ame, comme la colere, donnent lieu aux fiévres & à la phrenesie. La colere est une espece de petite fiévre naturelle, dans laquelle le sang boût dans la poitrine, le corps est échauffé, le visage couvert de feu, le poulx frequent & grand, ce qui témoigne que la fermentation du ſang eſt échauffée ; faut-il donc s'étonner que la fiévre & la Phreneſie ſurviennent ?

Delires ridicules & ſerieux.

Tous les delires dans les fiévres, & même la Phreneſie, ſont ridicules ou ſerieux. Ridicules quand les malades diſent des choſes ſans ordre, & à bâton rompu avec une eſpece de joye & de ris. Serieux, quand les malades parlent comme en colere, avec impetuoſité, & une eſpece de fureur, & font differens diſcours avec, ou ſans reflexion.

Signes de l'approche de la Phreneſie.

On conjecture que le delire approche par le babil, par la trop grande promptitude à parler, par le changement du naturel du malade, comme lorſque de doux & de facile qu'il étoit, il devient farouche, temeraire & fâcheux, & de taciturne grand parleur, s'il fait quelques mouvemens deſhonnêtes, s'il découvre les parties qu'on doit cacher, s'il oublie d'abord ce qu'il a dit ou lû, s'il repete ſouvent la même choſe ſans raiſon, s'il a des inſomnies opiniâtres, ou un ſommeil fort trouble, s'il laiſſe tomber involontairement des larmes, ſi ſes urines qui étoient colorées, deviennent blanches & cruës. Dans ces cas il paroît que le delire menace ; les yeux le confirment encore, s'ils ſont plus mobiles qu'à l'ordinaire ; s'ils ſont brillans, & comme éclatans, pour lors le delire n'eſt pas loin La preſence du delire eſt connuë par les propos rompus du malade ou par ſes actions.

Signes de l'inflammation du cerveau, de ſes membranes ou du Diaphragme.

On connoît s'il y a inflammation au diaphragme, ou au cerveau, & à ſes membranes, ou s'il n'y a qu'une ſimple incaleſcence, ou chaleur dans ces parties & dans les eſprits par les ſignes ſuivans, ſçavoir par la douleur prodigieuſe, ſi c'eſt l'inflammation du cerveau : car la nature de la partie fait aſſez connoître que la douleur doit être extrême, puiſque la Dure-mere du cerveau eſt affectée, qui eſt une partie tres-ſenſible : c'eſt pourquoy les Phrenetiques ont coûtume de s'arracher les cheveux, ſans ſçavoir ce qu'ils font, à cauſe de la douleur inſupportable qu'ils y reſſentent. Ils portent toûjours les mains à la tête, & ils luy donnent de furieuſes ſecouſſes. Comme la douleur eſt ſi violente dans l'inflammation du cerveau & de ſes membranes, la maladie eſt extrêmement courte, ne pouvant pas durer à cauſe de la diſſipation des eſprits. De plus les convulſions ſurviennent quelquefois quand l'inflammation commence à dégenerer en cangreine, qui eſt le terme de toutes les inflammations ; alors il y a une pulſation tres-violente dont les malades ſe plaignent même avant le delire. On s'en appercevra, ſi on regarde attentivement le col, où les arteres Carotides battent avec une grande impetuoſité, à cauſe du ſang qui s'y jette, & de celuy qui eſt arrêté dans le cerveau à cauſe de l'inflammation.

Prognoſtic de la Phreneſie.

La Phreneſie eſt une maladie dangereuſe & aiguë ; il y a beaucoup plus de danger, quand les membranes & le cerveau ſont enflammez, que quand il n'y a que les eſprits ou le ſang de trop échauffez ; quand les forces ſont foibles dans la Phreneſie, les malades en meurent pour l'ordinaire ; S'il ſurvient des convulſions, la perte de la parole, le hoquet, le craquement des dents, la voix tremblante, ou l'éjection involontaire des matieres fecales, ou de l'urine, ce ſont des ſignes funeſtes que la Phreneſie eſt mortelle. La Phreneſie qui dégenere en Lethargie, ou en une affection comateuſe, eſt mortelle.

Quelquefois les Phrenetiques furieux deviennent tout d'un coup tranquilles, gardent un profond ſilence, & ſemblent même vouloir dormir, ce qui ne doit pas neanmoins tromper le Medecin : car si d'ailleurs les forces ne paroissent pas plus robustes, & s'il n'y a précedé aucun signe de coction, ni aucune crise, c'est un signe manifeste que cette tranquillité est fausse, & qu'elle ne vient que du transport de la matiere qui s'est faite des membranes dans la substance même du cerveau ; de sorte que le malade bien-loin d'en être soulagé, se trouve en tres-grand danger.

Comme les delires dans les fiévres phrenetiques & paraphrenetiques sont quelquefois critiques, il est important de sçavoir distinguer d'avec les simptomatiques, ausquels le Medecin doit remedier ; mais ne pas toucher aux delires critiques. Les signes du delire critique & salutaire, qui est ordinairement suivi d'une Hemorragie, sont les suivans, sçavoir les signes de coction dans les urines ; l'inégalité du poux est un peu grand, & un peu fort, la tranquillité des autres simptomes, la splendeur qui semble sortir des yeux, le delire survenu à un mal de tête subit, la demangeaison du nez, la rougeur du visage, la molle distension des Hypochondres, la jeunesse & la coûtume du malade de saigner du nez. Les autres delires simptomatiques sont tous suspects.

Ce que c'est que le delire mélancolique.

Les Delires mélancoliques sont sans fiévre, & on doit les sçavoir distinguer de l'affection mélancolique. On entend par mélancolie, dit *Ettmuller*, l'humeur d'un homme qui se trouve un peu chagrin, qui se fâche facilement sans sujet, à qui rien ne plaît, qui est triste & pensif, qui s'épouvante, & s'inquiete sans aucune occasion, enfin qui n'est pas maître de ses pensées. Le delire survenant à un sujet de cette humeur, est proprement ce qu'on appelle delire mélancolique, qui est une maladie compliquée de la mélancolie, & du delire, qui ſont deux choſes differentes. On en a l'experience en ſoy-même dans le changement de temps, où on ſe ſent peſant & fâcheux, ce qui eſt une affection mélancolique naturelle, qui peut devenir par conſequent morbifique, & être ſuivie du delire qui aquiert differens noms, ſuivant les phantaiſies & les ſimptomes differens des Mélancoliques. On les nomme tantôt delire amoureux ou crotique, tantôt delire ridicule, tantôt delire furieux, enragé &c.

La Melancolie ſans delire eſt appellée trouble d'eſprit, & ce trouble arrive ſouvent ſans que la raiſon en ſoit dereglée. Il n'eſt pas toûjours joint avec la triſteſſe & le chagrin, comme quelques-uns le veulent, il y a des delires ridicules où les malades ſont joyeux & gais, & on ne les appelle Mélancoliques, que parce qu'on croit qu'ils viennent de l'humeur de ce nom. Tous ont leur penſée attachée, & comme fixée à un ſeul ſujet, non que pluſieurs objets ne ſe ſuccedent les uns aux autres, ce qui fait la diverſité des delires mélancoliques; mais il y en a un à quoy leur penſée eſt toûjours plus appliquée.

Ce que c'eſt que la melancolie ſans delire.

Les Malades ſont toûjours inquiets, & comme en preſſe; on les voit rire & joyeux, ce n'eſt pourtant pas une veritable joye, ce n'eſt qu'un ris ſardonique & une joye qui paſſe, qui eſt bientôt ſuivie de chagrin & d'inquietude; ils regardent de travers, & ils ne dorment que peu ou point.

Signes des delires mélancoliques.

Ces Delires ceſſent quelquefois, & la raiſon paroît entierement rétablie, mais les changemens du temps & de la Lune, & ſouvent les grandes paſſions les font revenir.

Prognoſtic.

La Manie, ſelon *Ettmuller*, eſt un delire ſans fiévre, avec fureur, audace, & perte totale de la

Ce que c'eſt que la Manie.

raiſon, dans laquelle les malades ſe jettent ſur tout ce qui ſe preſente, rompent, & briſent tout, maltraittent les gens de coups ou d'injures, & on eſt obligé de les enchaîner, & de les enfermer pour les retenir.

La Fureur qui fait tout oſer, & tout entreprendre aux Maniaques, eſt digne d'une conſideration particuliere, & on doit obſerver que cette fureur ou hardieſſe n'eſt pourtant pas ſans quelque peur & quelque crainte interne : car quand les malades voyent quelqu'un qui craint, ils ſe jettent d'abord ſur luy, & laiſſent ceux qui ſont hardis, & lorſque quelqu'un les a battus, ils le craignent, & le fuïent à toutes jambes. La hardieſſe, ou plûtôt la temerité des Maniaques eſt accompagnée d'une force incroyable & ſurprenante; ils rompent de groſſes chaînes, & briſent tout ce qui ſe preſente, & *Benivenius* fait mention d'une nourrice maniaque qui jettoit les dents ſur tout ce qu'elle rencontroit, & en caſſoit les choſes les plus fortes. La troiſiéme choſe à remarquer dans les Maniaques eſt leur dureté à ſouffrir le froid le plus cuiſant; ils déchirent ordinairement leurs habits, & demeurent tous nuds ſur la glace, ſans en recevoir aucune incommodité, ni engelure.

La Manie ne differe point dans ſa ſource des autres eſpeces de delires mélancoliques, puis qu'on voit ſouvent la Manie dégenerer en mélancolie, d'ailleurs les mélancoliques triſtes & chagrins tombent quelquefois dans la Manie.

Cauſes de la Manie.

La Manie eſt donc une eſpece de mélancolie jointe à une fureur extrême : car comme on voit des mélancolies jointes à la triſteſſe, d'autres jointes aux ris, d'autres à l'amour, de même on en voit de jointes à la colere ou à la fureur. Conſiderez un homme ſain & dans ſon bon ſens, emporté neanmoins d'un excez de colere ; ou bien un homme yvre, & ſaiſi de colere, comme c'eſt la coûtume de ces ſortes de gens, arrêtez-vous particulierement à examiner les actions de celuy-cy, & vous y verrez une eſpece de Manie naturelle. Que n'oſe-t-il point, & que ne fait-t-il point ? Son corps eſt extraordinairement échauffé, & ſa temerité n'a point de bornes. Un ſemblable emportement de colere qui ſurvient à la mélancolie par quelque cauſe que ce ſoit, ou par une irritation externe, ou par l'aſpect des aſtres, ou par l'effervеſcence interne de la maſſe du ſang, fait un Maniaque parfait. Les mélancoliques ont coûtume d'être chagrins, & ſe mettent facilement en colere, ce qui les rend prompts à battre, & fait aiſément dégenerer la colere exceſſive en Manie. Comme il y a une eſpece d'ébulition contre nature dans la maſſe du ſang des gens en colere, qui répand la chaleur par tout le corps ; de même la maſſe du ſang des Maniaques ſouffre une ébulition d'autant plus grande & vehemente, qu'elle eſt groſſiere & épaiſſe, ce qui paroît par le poulx & par la reſpiration : car le poulx des Maniaques eſt plein, frequent, & aſſez grand, la reſpiration eſt frequente, haute & grande ; Quant au ſang, l'*Indanus* a remarqué que celuy qu'on tiroit par la ſaignée étoit extrêmement groſſier, épais, treschaud, & noir comme de l'ancre. La maſſe du ſang des Maniaques eſt épaiſſie par l'acide vitié, & venant à faire effervеſcence, conçoit une chaleur beaucoup plus grande que la maſſe du ſang ordinaire, échauffe le corps, & le rend dur au froid. Les eſprits émûs alors avec un peu trop de violence produiſent la hardieſſe comme elle eſt produite dans la colere. On dérive vulgairement la Manie de l'Atrabile, qui n'eſt rien autre choſe qu'un acide vitié, rendu âpre à force de fermenter, & volatiliſer en quelque maniere. A raiſon de cet acide vitié, doüé d'une aigreur tres-aiguë, l'humeur attrabilaire jetté à terre, fait effervescence, & boüillonne ou fermente, au langage des anciens. Cet acide vitié des mélancoliques & des Maniaques eſt capable, en faiſant effervescence, de recevoir même plus d'acrimonie & de volatilité, & de monter à un degré plus étendu qu'on appelle Bile.

Les Cauſes éloignées ſont preſque les mêmes que dans les autres affections mélancoliques, il y a neanmoins certains poiſons qui ont une vertu ſinguliere, de produire la Manie; ainſi la racine du Solanum furioſum infuſée dans du vin, cauſe un tel delire, que celuy qui en a bû veut tout jetter par la fenêtre, & la ſemence de Juſquiame noir priſe en certaine doſe, cauſe une Manie querelleuſe & outrageante. Les Philtres ou potions amoureuſes ſont les cauſes les plus puiſſantes de la Manie, principalement ceux qu'on prepare avec les Menſtruës des femmes, & *Borellus* rapporte qu'un Theologien ayant mangé d'un ragoût où il y avoit du ſang menſtrual mêlé avec du ſang de liévre, tomba dans une ſi grande Manie, qu'il tua ſon propre pere. Enfin la ſuppreſſion des évacuations accoûtumées de ſang, comme des Hemorroïdes ou des Menſtruës, les Varices & les ulceres vieux fermez mal à propos, produiſent auſſi la Manie. On remarque qu'elle ſuit quelquefois les fiévres ardentes, la Pleureſie, & même l'Epilepſie.

Signes de la Manie.

La Manie eſt aiſée à connoître: car les malades font & diſent des choſes abſurdes avec une eſpece de fureur & de temerité, ils ſont méchans

aux

aux autres, & à eux-mêmes ; ils attaquent des ongles & des dents comme les bêtes, & ils se tuëroient eux-mêmes, si on ne les empêchoit pas, ils se pendroient, ou se couperoient la gorge ; de plus les Maniaques ont des insomnies tres-opiniâtres, & *Fernel* a vû un Maniaque qui a été quatorze mois sans dormir. Ajoûtez la force extraordinaire à souffrir le froid le plus cuisant ; les yeux de quelques-uns sont rouges de sang, hagards, & de travers.

Comme la Manie a de l'affinité avec la Phrenesie & les demoniaques, il est important de la sçavoir distinguer de ces affections ; Elle differe de la Phrenesie, en ce que la Manie est sans fiévre, & sans aucun signe du cerveau affecté ; Les Maniaques sont distinguez des demoniaques, avec lesquels on les confond souvent, en ce que les derniers font des choses qui surpassent la puissance humaine, & vomissent principalement des ferremens, des morceaux de bois, des animaux vivans, & autres choses semblables non accoûtumées, qui n'ont point été avalées, ce qui vient ordinairement de quelque sortilege & enchantement.

En quoy elle differe de la Phrenesie, & des demoniaques.

La Manie est un mal fort long, & de difficile guérison ; quoy qu'elle ait des intervalles de quelques mois ou de quelques années, elle revient avec sa premiere cruauté, & accompagne les malades jusqu'à la mort. Elle jette même de si fortes racines, qu'elle passe par heredité des peres aux enfans, alors elle est incurable. La Manie dans laquelle le malade rit & fait des actions ridicules, est plus douce & moins dangereuse que celle qui est accompagnée de cruauté & d'audace. Si le ventre est libre, si les Mois ou les Hemorroïdes coulent naturellement, c'est un bon signe.

Prognostic de la Manie.

L'Hydropisie, ou la Fiévre tierce ou quarte qui survient à la Manie, la termine ordinairement: mais la Dissenterie est funeste à cause de l'acrimonie extraordinaire qui corrode les intestins.

Ce que c'est que la rage.

La Rage, selon *Ettmuller*, est une maladie qui change l'homme en bête, & qui n'a presque plus rien d'humain, mais qui represente exactement les airs & la nature de l'animal dont il a été mordu.

La Rage canine est la plus considerable, il y a neanmoins d'autres animaux que les chiens qui sont sujets à la rage, sçavoir les chats, les cocqs, les chevaux, les loups, les mulets. Et on remarque même que la morsure d'un homme enragé donne cette maladie, & qu'elle est extrêmement maligne & fâcheuse.

Ce qu'il y a à remarquer dans la rage.

Il y a plusieurs choses remarquables dans la rage. 1. C'est que la plus legere blessure, ou le moindre attouchement de la bave, ou salive de l'animal enragé la donne en son temps. 2. C'est l'Hydrophobie, ou l'horreur pour toutes les choses liquides, jointe à toute sorte de rage de quelque cause qu'elle vienne. 3. C'est que le levain de la rage demeure caché plusieurs années dans le corps sans se faire connoître. 4. Il s'engendre, & on voit quelquefois de petits animaux dans la salive, ou l'urine des enragez, semblables en espece à ceux qui ont donné la rage. 5. Les animaux qui reçoivent la rage des autres, par exemple, un homme qui devient enragé par la morsure d'un chien ou d'un chat enragé, imite les actions des animaux dont il a été mordu, en aboyant comme les chiens, ou en égratignant comme les chats.

Causes de la rage.

Les Causes de la rage & de la transplantation des mœurs de l'animal offensant, & de l'offensé, n'ont pû jusqu'à present être expliquées clairement de personne, *Marcus Marci*, & *Vanhelmont* tâchent de le faire par le moyen des idées, & semblent avoir touché le plus prés du but; mais il ne satisfont pas un esprit amateur d'une Philosophie nette & sensible.

Signes que le chien qui a mordu est enragé.

Pour connoître si le chien qui a mordu est enragé, & l'animal qui en a été mordu, quelques-uns ordonnent de mettre des noix broyées sur la playe, & de les y laisser durant quelques heures, aprés quoy on les jette à un coq ou à une poule; si le chien n'est point enragé, le coq ou la poule ne meurt point, si le chien est enragé, le coq meurt le lendemain; D'autres prennent du sang de la playe, & en forment une pâte avec de la farine, ils la donnent à une poule, si elle meurt, l'animal étoit enragé. Enfin *Avicenne* conseille de frotter la playe avec une mie de pain, & de la jetter à un chien, s'il ne veut pas la sentir, ni la manger, c'est signe de rage. Les chiens enragez sont faciles à connoître: car ils ne veulent ni boire, ni manger, ils ont une certaine matiere visqueuse & écumante à la gueule & aux narines, ils ont les yeux de travers, rouges & enflammez, ils se jettent sur ceux qu'ils rencontrent, & mordent ceux qu'ils connoissent indifferemment comme les inconnus; ils sont maigres, ils vont la queuë entre les jambes, ils tirent la langue, qui est tantôt rouge, tantôt jaune ou noire, ils courent tant qu'ils peuvent sans se détourner, & heurtent contre tout ce qui se trouve en leur chemin; les autres chiens les craignent. Ceux qui sont mordus des chiens enragez sont attaquez de la rage, ou incontinent, ou plusieurs années aprés.

Signes de la rage.

Les Signes de la rage commencée sont l'inquietude & la colere sans cause manifeste. Si le malade se plaint d'être incommodé de l'air qui l'environne, de la pesanteur du corps, de la difficulté d'agir, & de divers empêchemens; s'il est solitaire, s'il murmure toûjours, & fuit la lumiere, s'il ressent quelque chatoüillement, picotement, ou douleur en la partie blessée &c. Quand la rage est parfaite, les membres sont distendus, & le corps allongé par une espece de convulsion, le visage est enflammé, les malades sont inquiets, ils suent, ils ont les yeux horribles, quelques-uns aboyent comme les chiens, & tordent la bouche. Si la rage vient d'un chien, les malades mordent ceux qu'ils rencontrent; Si c'est d'un chat, ils égratignent. Enfin tous en general ont horreur des choses liquides ou aqueuses, & la veuë seule de quelque liqueur leur donne de grandes inquietudes, & même des convulsions.

Prognostic de la rage.

La Rage est tres-difficile à guerir; son levain qui reste long-temps dans le corps tuë à la fin, & ordinairement trois ou quatre jours aprés que l'Hydropophie a commencé; S'il est sorti d'abord beaucoup de sang de la playe, & si elle est bien traittée, on peut empêcher & prévenir l'Hydropophie: mais si on a consolidé la playe trop tôt, l'Hydropophie est fort à craindre.

Ce que c'est que le delire erotique, ou fol amour.

Le Delire erotique ou *Fol amour*, selon *Ettmuller*, est une espece de mélancolie contractée par un amour veritable, mais excessif: car comme il y a des gens qui deviennent mélancoliques de tristesse; de même il y en a qui le deviennent de trop d'amour.

Ses signes.

On connoît le delire amoureux, aussi bien que les passions par le poulx, lequel est fort changeant, inégal, turbulent, & dereglé, & on remarque que lors qu'on parle au malade de la personne qu'il aime, le poux se change d'abord, &

devient plus grand, plus vîte, & plus violent, & que dés qu'on ne luy en parle plus, le poux se cache, se trouble & se déregle comme auparavant.

Ce que c'est que le Philtre.

Le Philtre est l'amour d'une personne déterminé vers un autre, lequel on divise en vray, & en faux.

Le Philtre faux.

Le Philtre faux est celuy que les vieilles femmes ou les femmes débauchées donnent quelquefois, lequel est ou contre nature, ou magique, ou s'il n'est pas magique, du moins il n'a pas la vertu des veritables Philtres. Elles le composent ordinairement de leur sang menstrual, & de sang de liévre, qui est un animal fecond & lascif; de la semence humaine, ou des Testicules des animaux lubriques, qu'elle arrosent de la sueur de l'homme à qui elle veut donner de l'amour; mais ce Philtre est faux, magique, & contre nature, plus capable d'inspirer la folie & la demence à celuy qui le reçoit, que de l'amour.

Le Philtre veritable.

Le veritable Philtre est celuy qui est capable d'exciter un veritable amour, & une inclination naturelle entre deux personnes, par l'interposition de quelque moyen naturel & magnetique, qui transplante l'affection, & la rend mutuelle. Ainsi on sçait par experience, que si un homme met un morceau de pain sous son aisselle pour l'empreigner de sa sueur, & de la matiere de l'insensible transpiration, & le jette à un chien, cet animal ne quittera jamais cet homme. *Hartmannus* avoit un moineau à qui il avoit donné un Philtre tiré des vegetaux, lequel ne le quitta jamais, il restoit avec luy dans son cabinet, & il voloit pour le suivre quand il visitoit ses malades: *Vanhelmont* dit qu'ayant tenu une certaine herbe dans sa main durant quelque temps, & pris ensuite de la même main le pied d'un petit chien, cet animal quitta ſon premier maître, & ſuivit *Vanhelmont* par tout. Il y a deux plantes aſſez communes qui ſe trouvent par tout, ſi on prend l'une ou l'autre, & qu'on la tienne dans ſa main juſqu'à ce qu'elle s'échauffe : car cette condition eſt neceſſaire ; ſi alors on jette cette herbe pour prendre de la main qui l'a échauffée, la main d'une fille, juſqu'à ce qu'elle s'échauffe pareillement, on liera avec elle un amour mutuel, qui durera quatre ou cinq jours avec beaucoup de violence.

On voit encore la poſſibilité d'un amour mutuel par l'exemple des ſimphaties que certains animaux ont entr'eux, & par les cures magnetiques des maladies qui ſont tranſplantées d'un animal dans un autre par la guériſon du premier d'abord que le mal a paſſé au ſecond. Ainſi pour la jauniſſe on fait de certains gâteaux avec l'urine du malade & de la farine, on les donne à un chien ou à un chat, & le malade perd ſa jauniſſe, ce qui eſt tres-veritable. On ne dit rien de l'Atrophie qu'on guerit par le moyen d'un œuf, ni de la cure de la goute par tranſplantation à un chêne, toutes ces choſes font voir la correſpondance que le tout entretient avec ſes parties ſeparées. On ſçait la ſimphatie qui eſt entre ceux d'un même ſang, de deux freres, dont l'un eſt en Allemagne, l'autre en France ; ſi l'un a la petite verole, l'autre la prendra en même temps. On a vû deux jumeaux avoir en même temps la même petite verole, quoique l'un fût à Leipſic, & l'autre à Wirtemberg. *Borellus* dit, qu'une fille ſouffroit des tourmens & des douleurs épouvantables aux articles à la même heure qu'on rompoit ſon pere ſur la rouë à un lieu fort éloigné. Il ajoûte qu'une femme reſſentit une douleur tres-vive au front au même moment que ſon mary étoit frappé d'un coup de mousquet. Et *Bartholin* assure qu'un certain mary avoit des tranchées furieuses dans les intestins toutes les fois que sa femme étoit dans le travail d'enfant.

Quant à la maniere dont le vray Philtre se fait, & dont il opere, *Vanhelmont* dit que le Philtre demande une confermentation de *Mumie*, pour attirer l'amour à un certain objet ; il rend par là la raison pourquoy l'attouchement d'une herbe échauffée transplante l'amour à un homme ou à une brute, parce, dit-il, que la chaleur qui échauffe l'herbe, n'étant pas seule, mais animée par les émanations des esprits naturels, détermine l'herbe vers soy, & se l'identifie, & ayant receu ce ferment, elle attire magnetiquement l'esprit de l'autre objet, & le force d'aimer, ou de prendre un mouvement amoureux. Voila le nerf de toute la transplantation, & de la cure magnetique, & le fondement veritable des Philtres. Il ajoûte, qu'il se doit faire une confermentation de *Mumie*. Il entend par *Mumie* l'esprit implanté, sur tout dans les cadavres, d'où les esprits influans se sont dissipez, & envolez. Dans les sujets vivans l'esprit influant est aussi quelquefois nommé *Mumie*, & il peut servir pour la transplantation, pourveu qu'il soit attiré & déterminé par un tiers, par exemple, par une plante qui le porte d'un sujet à un autre, où étant il se marie, & se joint étroitement avec la *Mumie*, ou esprit tant implanté, qu'influant de ce nouveau sujet. De cette union ou mariage il naît une inclination mutuelle entre ces deux sujets ; la distance n'empêchant pas la *Mumie* magnetique d'agir mutuellement. C'est de cette sorte que les curations magnetiques & les semblables miracles de la nature doivent être tirez & expliquez.

Comment se fait le vray Philtre.

Il n'y a point de signes certains pour distinguer

Signes d[...]

Philtre faux & veritable.

le Philtre faux du veritable : c'eſt pourquoy il faut bien examiner toutes les circonſtances qui ont précedé le mal. Quelquefois les malades ſe trouvent incommodez aprés avoir pris quelque aliment ſolide ou liquide, ils ſoupçonnent quelquefois certaine perſonne de les avoir charmez, & ils ſe plaignent principalement du deſordre de l'eſtomach & de l'eſprit.

C'eſt une choſe étonnante que la paſſion amoureuſe cauſée par un Philtre revienne periodiquement, comme *Agricola* en a vû un exemple, lequel avoit des Paroxiſmes reglez toutes les pleines Lunes, & duroit ſix jours de ſuite. Le Docteur *Langius* a gueri un jeune homme de Leipſic, qui ayant mangé & receu à quatre heures aprés midy la *moitié d'un citron* d'une certaine femme peu diſtinguée, ſe ſentoit tous les jours à la même heure, & une heure durant, embraſé d'un amour ſi empreſſé pour cette femme, qu'il couroit de côté & d'autre avec une grande envie de l'embraſſer. Comme il ne pouvoit ſatisfaire ſon envie à cauſe de l'abſence de cette femme, ſon mal empiroit tous les jours à la même heure, & il tomba dans un pitoyable état, dont il fut enfin gueri.

CHAPITRE X.

Du Visage.

APrès avoir décrit cy-dessus la composition de la partie cheveluë de la tête, il faut maintenant expliquer celle de la partie qui est sans poil, qu'on appelle *Visage*. Les *Latins* le nomment *Vultus*, comme qui diroit *Voluntatis indicium*, ou parce que le visage se change selon les differens changemens de volonté, ou parce qu'il découvre la volonté. On le nomme aussi *Face*, parce qu'il fait que l'homme est different des brutes, & qu'il donne à connoître, qu'il est animé par un esprit celeste : car si on considere attentivement la forme du visage, sa beauté, & son éclat singulier, on ne peut ne pas remarquer qu'il y a en luy quelque chose d'admirable & de divin; d'où vient qu'*Aristote* dit, que tout l'homme est dans le visage, comme en racourci dans un tableau. En effet, quoique la sagesse du souverain Createur paroisse avec éclat, & plus que suffisamment en toutes les parties du corps humain, le visage neanmoins, tant par sa beauté, que par l'union admirable, & la simpathie qu'il a avec l'ame, attire sur soy comme en abregé, toutes les perfections & toute la dignité des autres parties, & represente ainsi qu'en un miroir toutes leurs affections. Non seulement il donne des marques de la santé, des maladies, & de la mort quand elle est proche; mais encore on voit paroître sur luy des signes évidens du naturel, des mœurs, & des passions de l'ame : car tout ainsi que la pudeur & la terreur se montrent sur les jouës, de même la colere, la joye, la tris-

Le Visage.

La Face.

tesse, la haine, & sur tout l'amour, se manifestent dans les yeux. Tout ainsi que la gravité & l'humilité paroissent sur le front, la superbe sur les sourcils, la majesté sur le menton, la finesse ou penetration, & la stupidité sur le nez ; de même du mouvement du visage on connoît clairement la sagesse ou la folie, l'honnêteté ou les déreglemens de l'esprit, la civilité ou l'incivilité, l'estime ou le mépris, la bienveillance ou la mauvaise volonté, & enfin de sa couleur le temperament de tout le corps. Outre cela on connoît sur le visage l'espece, le sexe, la vie, & l'âge, & enfin c'est par luy que les hommes sont distinguez les uns des autres. On peut donc dire, qu'il est un portrait veritable de nôtre ame, & un miroir fidele de ce qui est caché en nous, dans lequel les exterieurs & les interieurs se montrent, & où l'on voit tous les mouvemens, & les troubles des facultez interieures.

Que le visage est le portrait veritable de nôtre ame, & le miroir fidele de nos pensées.

Pourquoy les cinq sens sont placez à la Face.

C'est par le moyen des cinq sens, dit un Auteur moderne, qui sont la veuë, l'ouïe, l'odorat, le goût, & le toucher, que le cerveau est averti de tout ce qui se passe au dehors : c'est pourquoy ils sont tous placez à la face comme à la partie la plus voisine du cerveau : car de même que les Ministres d'un Prince sont toûjours prêts de sa personne pour l'avertir promptement de ce qui vient à leur connoissance, & pour veiller conjointement avec luy aux affaires de l'Etat, ; de même aussi ces sens étant comme les premiers Ministres du cerveau, devoient en être proche pour l'avertir de ce qui est bon, afin qu'il le cherchât, & de ce qui est mauvais, afin qu'il l'évitât.

Les Parties qui servent d'organes aux cinq sens sont l'œil, l'oreille, le nez, la langue, & la peau qui est l'organe de l'attouchement.

On divise le visage en partie superieure, & en partie inferieure. La superieure appellée le *Front* s'étend depuis les cheveux jusques aux sourcils. L'inferieure qui s'étend depuis les sourcils jusques au bas du menton, contient les yeux, le nez, les joües, & les autres parties qu'on décrira dans la suite, chacune en particulier. Cette partie dans les hommes, est aux environs de la bouche, ornée de barbe. Division du visage.

Le Front est ainsi dit du mot Latin *Ferendo*, *Porter*, parce qu'il porte sur soy les marques de la gravité, de la tristesse, de la bonne ou mechante humeur, ou parce qu'il porte devant luy les marques de l'esprit; de sorte que ceux qui ont le front petit, ont ordinairement peu d'esprit, & au contraire ceux qui l'ont grand en ont beaucoup, parce que le cerveau n'étant pas pressé par un petit front, peut faire ses fonctions commodement, & que l'esprit animal qu'il separe, peut se mouvoir avec liberté. Le Front.

Le Front est borné en haut par l'endroit où finissent les cheveux, en bas par les sourcils, & aux côtez par les tempes.

La Peau de cette partie est mobile, parce qu'elle a deux muscles larges que l'on appelle *Frontaux*, un de chaque côté; ils prennent leur origine de la partie superieure de la tête proche le Vertex, & descendant par des Fibres droites, ils viennent s'inserer à la peau du front en haut, & la font mouvoir avec eux, parce qu'ils y sont fort adherens. Ils sont un peu separez l'un de l'autre dans le milieu du front, ce qui fait que la peau se plisse & se ride en cet endroit; en sorte que les sourcils s'entretouchent quelquefois, quand on est saisi de crainte ou d'admiration. Les muscles du Front.

Les Physionomistes examinent ces rides, & ils Predictions

en tirent des ſignes, par leſquels ils jugent de la nature & de la fortune de ceux ſur leſquels ils les obſervent, prédiſant ſouvent des merveilles ſur ce qui leur doit arriver; & afin qu'ils perſuadent mieux les credules de la certitude de leurs predictions, ils diſtinguent ces rides, en longues ou droites, & en tranſverſales. Outre cela ils en comptent ou établiſſent juſques au nombre de ſept, qu'ils dédient chacune à une des Planetes. Ils avoüent qu'elles ne paroiſſent pas generalement en tous, & qu'en pluſieurs il en manque quelques-unes; mais que neanmoins le plus ſouvent celles qui ſont dédiées à Mercure, à Venus, & à Jupiter, ſont viſibles, ſur tout ſi l'on éleve le ſourcil vers le haut, ainſi qu'il a coûtume d'arriver à ceux qui penſent profondement à quelque choſe, ou lorſque la peau du front ſe pliſſe, comme en ceux qui ſont en colere : car par ce moyen les lignes droites & les tranſverſes ſe rident en même temps : mais l'experience que l'on a chaque jour ſur cela, fait voir évidemment combien ces prédictions ſont vaines & incertaines.

Les muſcles occipitaux.

L'on trouve hors du viſage dans l'Occiput deux autres muſcles que l'on nomme *Occipitaux*. Ils prennent leur naiſſance de cette ligne de l'Occiput, en laquelle les muſcles qui meuvent la tête, finiſſent, & ils font un chemin tout opposé à celuy des muſcles frontaux : car ils vont de devant en derriere s'inſerer à la partie inferieure de la peau de l'Occiput qu'ils tirent en haut, lors qu'ils agiſſent. Ces muſcles ſont ordinairement petits, rarement gros, mais courts, minces, & larges, & n'ont pas leur mouvement ſi manifeſte que celuy des Frontaux.

Diviſion de la Face en

La Face ſe diviſe comme la poitrine & le bas ventre, en parties contenantes, & en parties contenuës. Les contenantes ſont communes ou propres. Les communes ſont les Tegumens qui ſont les mêmes qu'au reſte du corps, & les propres ſont les muſcles & les os. Les parties contenuës ſont les organes des quatre ſens, ſçavoir de la veuë, de l'ouïe, de l'odorat, & du goût: car pour celuy du toucher, il eſt répandu par tout le corps.

parties contenantes & contenuës.

La Peau de la face eſt ſemblable à celle des autres parties, excepté qu'elle eſt percée en quatre endroits, aux yeux, aux oreilles, au nez, & à la bouche; elle eſt unie & déliée aux enfans & aux femmes; mais aux hommes elle ſe couvre de poil vers le menton, lors qu'ils ont atteints l'âge de puberté; de ſorte que ſi les femmes ont pour leur partage une peau fine & blanche, & des traits delicats & reguliers, on peut dire que celle des hommes eſt dédommagée de ce petit avantage par une majeſté & une fierté qui la mettent au deſſus de la molleſſe des femmes.

Ce qu'on remarque dans la peau de la Face.

Il n'y a du tout point de graiſſe aux paupieres, & au nez, & tres-peu aux lévres. On en trouve vis-à-vis des jouës, où elle eſt ſi fort entremêlée aux muſcles, qu'on ne peut l'en arracher.

CHAPITRE XI.

Des Maladies du Visage.

Les maladies du visage.

Les principales maladies qui sont au visage, sont la Couperose, l'inflammation, les petites marques appellées Vari, & autres taches.

La Couperose.

La Couperose ainsi nommée, parce que le visage paroît marqué comme de boutons de roses, est une rougeur du visage, accompagnée souvent de pustules, & quelquefois aussi d'ulceres, causée par un acide qui coagule le sang dans les glandes, & dans les petits vaisseaux de la peau du visage : cette coagulation empêche le retour du sang, ce qui est cause que les Fibres de la peau du visage se relâchent en se gonflant ; c'est pourquoy le visage paroît tout plein de boutons : mais si la tension de ces petites tumeurs se trouve si grande, que quelque petit vaisseau limphatique vienne à se rompre, la Limphe qui s'écoulera au dehors s'épaissira bien-tôt dans une matiere dure comme du plâtre, parce qu'elle sera tout aussitôt penetrée par l'acide de l'air qui le coagulera.

Sa cause.

Son Prognostic.

La Couperose est aisée à guerir, quand elle n'est pas hereditaire, ni ulcerée : car la Couperose est une maladie qui peut être hereditaire, aussi-bien que la goutte ; puisqu'on voit par experience que ceux qui ont des rougeurs & des boutons au visage, font souvent des enfans de même temperament.

L'Inflammation.

L'Inflammation est une tumeur dans laquelle le visage est rouge & tout uni, & ordinairement d'une couleur de bronze, causée par un acide volatile. Cette maladie vient presque toûjours d'un chile aigri, lequel passant ensuite dans le sang, doit luy communiquer de son aigreur, & le rendre acide. Le suc nourricier en passant s'arrêtera au visage plûtôt qu'ailleurs, parce que le tissu de la peau du visage est tres-fin & tres-delicat, & avec cela exposé à l'action de l'air, qui rallentit toûjours un peu la circulation des liqueurs. Par là l'on peut, selon un Auteur Moderne, expliquer tous les Phenomenes qui accompagnent cette maladie, comme la rougeur, la chaleur, & les autres simptomes. 1. La rougeur vient de l'agitation des petites Fibres de la peau par les particules âcres du suc nourricier. La lumiere qui tombe sur ces petits filets reçoit un mouvement circulaire en rejaillissant vers nos yeux, & c'est dans ce mouvement circulaire que consiste le rouge. 2. La chaleur ne peut venir que de l'obstruction qui rend les pores des tuyaux, & même ceux des liqueurs, si étroits, & si serrez, qu'il n'y a que la matiere subtile qui puisse y trouver passage : mais comme elle est toûjours dans une extrême agitation, elle communique en passant aux particules des liqueurs un mouvement circulaire autour de leur centre, en quoy consiste la chaleur.

Sa cause.

D'où vient la rougeur & la chaleur.

Les Causes éloignées qui peuvent occasionner l'inflammation du visage, sont comme l'air grossier & maritime, parce que l'air de la mer est rempli d'un sel nitre acide tres-propre à coaguler le sang; enfin les alimens acides & sulphureux, les chairs fumées & salées, le vieux lard, le poisson de mer desseché au Soleil, les eaux épaisses & bourbeuses, l'excez du vin, parce que le vin, de quelque qualité qu'il soit, a beaucoup d'acide capable d'épaissir le sang à la longue, sur tout dans ceux où le ſang ſe trouve empreigné d'acide, comme dans les ſcorbutiques &c. Il en eſt de même de toutes les autres choſes non naturelles, qui peuvent donner lieu à des obſtructions, quand on n'en fait pas un bon uſage.

Son Prognoſtic.

L'Inflammation du viſage eſt ſans danger, mais elle continuë quelquefois long-temps, ſans ſe rendre aux remedes. Cette indiſpoſition eſt quelquefois ſuivie de l'Hydropiſie, & quelquefois auſſi du Scorbut. Les jeunes gens en gueriſſent plus facilement que ceux qui ſont plus avancez en âge, parce que dans ces derniers le ſang eſt plus éloigné de ſon état naturel.

Ce que c'eſt que le Vari.

Sa cauſe.

On appelle, *Vari*, de petits tubercules durs & calleux, qui viennent ſur la peau du viſage; ils ſont cauſez par les particules les plus groſſieres, & les plus épaiſſes du ſuc nourricier, que l'acide a précipitées dans les Fibres de la peau, leſquelles par leur viſcoſité dilatent ces Fibres, & quelquefois même elles ſe rompent, ce qui fait de la douleur; & comme ces particules arrêtent les autres qui viennent de nouveau, cela produit de la chaleur & de la rougeur autour de ces tubercules.

Les taches, les lentilles, & les envies du viſage.

Leurs cauſes.

Les autres taches qui viennent au viſage, & qui le défigurent, ſont comme les lentilles, les taches de rouſſeur, les taches ou les envies que l'on apporte à la naiſſance, qui ſont de differente figure, ſuivant l'imagination de la mere. Elles ſont produites par les particules du ſang les plus pointuës, & les plus tranchantes, qui dilatent trop les petites arteres de la peau, ce qui fait que les autres particules du ſang les plus irregulieres y paſſent aprés ſans difficulté; mais comme elles ſont inégales & trop groſſes pour rentrer

trer dans les petits rameaux des veines de la peau, elles s'arrêtent dans les Fibres de cette partie, & perdent tout leur mouvement, lorsque le plus subtil s'est évaporé.

Ces taches sont de differentes couleurs ; il y en a de blanches, de noires, de rouges, de jaunes, ce qui ne vient que du mêlange des liqueurs qui se sont arrêtées dans les Fibres de la peau du visage ; de sorte que la tissure de ces taches doit avoir differente superficie : Par exemple, si ces liqueurs nourricieres arrêtées dans la peau, n'en ont point changé la superficie, la tache sera blanche ; au contraire, si la superficie est désunie, c'est-à-dire, si les pores sont dérangez, & trop ouverts, la marque sera noire ; enfin elle sera rouge ou jaune, si les liqueurs arrêtées ont des pointes ou des sels âcres, qui fassent trémousser la surface de la peau, parce que les globules qui tomberont sur cette surface, rejailliront vers nos yeux avec un mouvement plus ou moins circulaire propre à faire differentes couleurs.

D'où viennent leurs differentes couleurs.

Toutes les taches du visage ne doivent point être negligées, parce que les sucs qui les produisent peuvent quelquefois devenir si âcres, que la gangreine se mettra au visage, comme il est arrivé plusieurs fois.

Leur Prognostic.

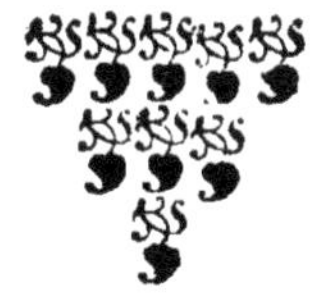

CHAPITRE XII.

Des Yeux.

Les yeux, pourquoy ainsi appelez.

LES *Yeux* en Latin *Oculi*, sont ainsi dits du mot Latin *Occludendo*, *Occultando*, *Cacher*, parce qu'ils sont fermez ou cachez sous les paupieres. Ils sont les organes de la veuë, formez de plusieurs parties similaires disposées pour faire voir. Ils ont tout ainsi que les astres & les luminaires du corps de l'homme, été placez par le Souverain Createur en la partie la plus élevée du corps, afin, dit *Diemerbroeck*, qu'en maniere de sentinelles, ils puissent de ce lieu éminent mieux voir les objets que le hazard offre à la veuë, & ce qu'il convient d'éviter ou de rechercher; de plus faire remarquer dans l'admirable construction, beauté & varieté des choses visibles, la toute-puissance de Dieu qui est invisible: car ils sont les flambeaux de nôtre corps, qui comme des Soleils luy fournissent la lumiere. En effet, tout ainsi que le Soleil éclaire par sa presence le grand monde, & que lorsqu'il est couvert ou caché, il se répand par tout de noires tenebres; de même les yeux sains & ouverts portent la lumiere dans le Microscome, & luy découvrent les ouvrages merveilleux de Dieu. Que s'ils sont obscurcis ou aveuglez, ils enveloppent l'homme de tenebres, & le contraignent de vivre miserable, & comme perpetuellement enfermé dans une prison tres-obscure. En effet, ne joüissant pas de ces fenêtres, pour ainsi dire, du corps, il est privé de toute lumiere, & à même temps du principal & du plus grand de tous les plaisirs. Si donc on con-

Doù vient qu'ils sont placez en la partie la plus élevée du corps.

ſidere avec attention la merveilleuſe conſtruction des yeux, certes il n'eſt perſonne qui ne ſoit ſurpris, & qui n'admire l'immenſité de la Puiſſance & de la Sageſſe de Dieu, qui dans la formation de cet organe, a employé d'autant plus d'adreſſe, que le ſens de la veuë ſurpaſſe les autres ſens exterieurs en nobleſſe & en dignité.

De tous les ſens externes, il n'y en a point de plus noble & de plus univerſel que la veuë. En effet il n'y a rien qui ait plus d'activité, ni plus d'étenduë que l'œil, ſoit que l'on conſidere la diſtance par laquelle il apperçoit des objets tres-éloignez, ſoit qu'on reflechiſſe plus particuliement ſur ſon uſage, qui eſt ſi neceſſaire pour la conduite de nôtre vie. Enfin, c'eſt par la veuë que l'on contemple tout ce qui eſt au Ciel, & ſur la Terre.

Que la vûë eſt le plus noble & le plus univerſel de tous le ſens externes.

Les Yeux ſont deux en nombre, en partie afin que la veuë ſoit plus parfaite, en partie auſſi afin que l'un des deux étant bleſſé, l'autre vienne au ſecours, & faſſe pour les deux une fonction ſi neceſſaire. Dans l'homme ils ſont ſeparez l'un de l'autre par un tres-petit entre deux, & dans pluſieurs animaux par un plus grand.

Le nombre des yeux.

Leur Figure, ſi l'on regarde ſeulement leurs globes, eſt ronde ou ſpherique, & cela afin qu'ils ſoient plus diſpoſez au mouvement, & auſſi à recevoir plus commodément les rayons viſuels : mais ſi on les conſidere avec leurs muſcles, ſituez en leur partie de derriere, alors ils repreſentent la figure d'un bulbe ou oignon de tulipe, tant ſoit peu long.

Leur figure.

Leur Grandeur dans l'homme eſt mediocre ; elle n'eſt pas à la verité exactement égale en tous ; mais neanmoins elle eſt telle, qu'elle peut recevoir les rayons viſuels ; cependant cette petite

Leur grandeur.

difference de grandeur ne sert pas peu pour rendre la veuë plus penetrante & plus ferme. En effet, ceux qui ont les yeux grands, & qui avancent hors de la tête, ont la veuë plus foible que ceux qui les ont petits & enfoncez dans l'Orbite, parce que la Lunette ayant beaucoup de longueur dans les gros yeux, les rayons qui viennent des objets éloignez, un peu éloignez, se réüniſſent avant que de tomber sur la Retine : c'eſt pourquoy ces perſonnes regardent de prez. On conjecture que l'humeur aqueuſe dans les gros yeux, eſt plus épaiſſe, & moins tranſparente que dans les petits yeux. L'experience favoriſe cette penſée : car ceux qui ont de petits yeux, les ont vifs & brillans ; au contraire les gros yeux qui ſortent de la tête n'ont rien de vif, ils ſont toûjours ternes ; de là on tire une conſequence, que la lumiere ne fait pas une ſi forte refraction dans l'humeur aqueuſe des gros yeux, parce que cette liqueur eſt trouble.

Pourquoy les gros yeux voïent moins que les petits.

Si on veut preſentement ſçavoir, pourquoy les gros yeux ſont ſujets à pluſieurs maladies, mais particulierement à la Cataracte ? Il ſemble que leur ſtructure eſt tres-propre à en faire découvrir la cauſe. Premierement les vaiſſeaux aqueux ſont tres-manifeſtes ſur les gros yeux de l'homme, & des animaux. Ils paroiſſent tous noirs ſur la Sclerotique, & l'on y peut faire entrer facilement un ſtilet ; au contraire, lors qu'on les cherche ſur de petits yeux, ils échapent à la veuë, à cauſe de leur petiteſſe, & de leur tranſparence.

Pourquoy les gros ſont ſujets à pluſieurs maladies.

Si on demande, pourquoy ils paroiſſent ſi noirs dans les gros yeux ? on dit que leur largeur en eſt la cauſe, de maniere que l'ancre qui enduit naturellement l'uvée, entre dans ces petits tuyaux par la compreſſion de l'œil dans ſon mouvement.

Pourquoy les vaiſſeaux aqueux paroiſſent ſi noirs dans les gros yeux.

C'eſt ce mêlange qui trouble l'humeur aqueuſe, & qui la rend capable de s'épaiſſir, & de donner occaſion aux Cataractes qui ſont ſi ordinaires à ceux qui ont de gros yeux.

Il n'y a que l'homme & le cheval entre tous les animaux, qui ayent les yeux de diverſes couleurs, étant tantôt gris, tantôt noirs, & tantôt bleus. Cette varieté eſt tres-remarquable dans l'Iris aux environs de la prunelle, & procede de la couleur de l'Uvée.

Leur couleur.

Les Yeux ont entr'eux un conſentement tres-grand & merveilleux, à cauſe des nerfs optiques, qui au haut de la moëlle s'approchent & s'uniſſent enſemble en leur milieu, & auſſi à cauſe des nerfs moteurs qui les meuvent, leſquels prennent leur naiſſance enſemble d'un principe commun; d'où vient que ſi l'un des yeux eſt affecté, ſur tout ſi c'eſt d'une cauſe interieure, l'autre a d'abord de la douleur, & languit, & il eſt bien difficile que l'un étant offenſé ou affecté, on puiſſe conſerver l'autre ſain.

Leur ſimphathie.

Ils ſont aiſément offenſez par des cauſes, ou trop chaudes, ou trop froides, & ce qui leur convient le mieux, eſt un air temperé, & tout ce qui eſt moderément chaud.

Ce qui leur eſt contracté & utile.

Les Yeux ont en eux une certaine lumiere, qui leur eſt naturelle, dit *Diemerbroeck*, laquelle eſt mediocre dans l'homme qui fait ſes actions principalement pendant le jour, & plus grande dans ces animaux qui cherchent leur nourriture par des chaſſes nocturnes; comme dans cette eſpece de petit rat qu'on appelle l'oir, dans les hibous, & dans les chats, dont les yeux, qu'ils ont évidemment éclatans, diſſipent les tenebres qui ſont à l'entour d'eux.

La lumiere des yeux.

Et d'autant qu'il ſe porte aux yeux une tres-

Les yeux

indiquent la santé.

grande quantité d'esprits animaux, il arrive de là qu'ils donnent des signes manifestes de la bonne ou de la mauvaise santé. Quand l'homme est sain, la suffisante & convenable affluence de ces esprits rend les yeux pleins, nets, éclatans, & gais : mais lors qu'il est mal affecté, ou actuellement malade, le peu d'abondance de ces esprits les rend abbatus, tristes, troubles & obscurs, jusques enfin que dans ces derniers efforts de la nature, abbatuë au moment de l'agonie, la veuë chancellant, & se perdant, ils annoncent par là la chute entiere des forces, & la fin de la vie.

Si la vûë se fait par émission, ou par reception.

On demande si la veuë se fait par émission ou par reception ? On répond, qu'on voit les objets par la lumiere qu'ils renvoyent aux yeux ; mais qu'aprés qu'elle a passé par le trou de la prunelle, elle souffre des rarefactions dans les humeurs, en sorte que tous les rayons qui sont venus d'un point de l'objet, se trouvent aprés réünis dans un même point de la Retine, de la maniere qu'ils le doivent être pour causer la vision.

Les parties des yeux.

Les Yeux se divisent en parties externes & en internes. Les premieres sont celles qui les deffendent, & les couvrent, comme les orbites, les paupieres avec les cils & les sourcils, les caroncules qui sont dans les coins, & les glandes ; & les autres sont celles qui sont enfermées dans l'orbite, & qui composent le globe de l'œil, comme la graisse, les vaisseaux, les muscles, les Tuniques, & les humeurs.

Ce que c'est que les orbites.

Les Orbites sont deux grandes cavitez, creusées de chaque coté vers la racine du nez, & au dessous du front dans les os du crane, dans lesquelles Dieu a voulu que les yeux fussent contenus, afin qu'ainsi situez dans ces siéges osseux, ils fussent plus en seureté contre les injures du dehors.

Leur Figure eſt ronde & un peu oblongue, & leur grandeur ou capacité mediocre, afin que les yeux avec leurs glandes, leur graiſſe, & leurs muſcles puiſſent y être contenus plus commodément, & s'y mouvoir librement.

Leur figure & leur grandeur.

Elles ſont interieurement revêtuës du Pericrane, auquel la graiſſe & les muſcles ſont fortement attachez en leur commencement.

Leur enveloppe.

Il y a en chaque Orbite trois trous; deux ſur le derriere qui ſont tres-grands, & un ſur le côté qui eſt plus petit. Des trous de derriere, celuy qui eſt au dedans eſt rond, & donne paſſage au nerf optique; & l'exterieur qui eſt à côté de celuy-cy, eſt une fente oblongue, par laquelle le nerf moteur, conjointement avec les arteres & les veines ſe porte aux yeux. Le trou lateral qui eſt le plus petit, eſt ſitué à l'angle interieur. Ce trou, immediatement au deſſous de l'os cribleux, penetre dans l'interieur du nez, & ainſi il donne paſſage aux larmes; d'où vient qu'on l'appelle vulgairement *Trou lacrymal. Spigelius* remarque que dans les femmes, & dans ceux qui pleurent facilement, ce trou eſt plus grand que dans les mâles qui ne pleurent que rarement, & difficilement.

Leurs tro

Or afin que les larmes ne coulent pas continuellement par ces trous, le ſouverain Createur a placé auprés de chacun d'eux une petite Caroncule glanduleuſe & molle, laquelle a de petits vaiſſeaux ſanguins, & de petits nerfs preſque inviſibles, & outre cela deux petits vaiſſeaux limphatiques qui viennent de la partie interieure de la chair glanduleuſe, & qui verſent peu à peu l'humeur qui ſert à humecter continuellement l'œil: cette chair glanduleuſe couvre le trou lacrymal; d'où vient que quelques-uns l'appellent *Caroncule*

La Caroncule glanduleuſe.

La Caroncule lacrimale.

lacrymale, & ainsi elle empêche que l'humeur interieure ne s'écoule pas continuellement, mais seulement lorsque par trop d'abondance elle est obligée de reculer un peu, & par ce moyen donner passage à cette liqueur, c'est-à-dire, aux larmes. Quand cette Caroncule est trop resserrée par quelque air froid, ou qu'elle est rongée & exulcerée par une humeur âcre, elle ne bouche pas ce trou assez exactement, & ainsi la sortie des larmes n'est pas empêchée; d'où vient qu'il s'en fait alors un écoulement continuel & involontaire.

Enfin entre le bulbe de l'œil, couvert des paupieres, la region d'en bas des sourcils, & celle d'en haut des jouës, on voit deux cavitez semilunaires qui ont coûtume de s'enfler, & de devenir livides dans les longues veilles, dans les Opthalmies,, mais plus souvent dans les Cachexies pituiteuses, & dans l'Hydropisie. *Spigelius* assure que si cette couleur est pâle avec beaucoup de splendeur, c'est un signe tres-assuré de mal Venerien.

Signes de la grosse verole.

Les Paupieres.

Les Paupieres sont ainsi appellées du mot Latin *Palpa*, parce que lorsque l'on regarde, elles palpirent souvent, & se meuvent vers le haut & vers le bas.

Leur nombre.

Elles sont doubles en chaque œil; Une superieure qui est la plus grande, se meut dans l'homme, & même si vîte, que l'on compare toute sorte de mouvement prompt à un clin d'œil: L'autre, qui est l'inferieure, est immobile, ou du moins a un mouvement fort petit. On dit dans l'homme, parce que dans les oiseaux au contraire, c'est l'inferieure qui se meut, & non pas la superieure.

Leur composition.

Les Paupieres sont composées de peau, de Cartilages, de Fibres charnuës, de Glandes, & de poils qu'on nomme Cils.

La Peau qui les couvre exterieurement eſt mince & lâche, pour pouvoir s'étendre, ou ſe froncer dans leurs mouvemens : Elles ſont revêtuës par leur partie interne d'une Tunique qui eſt fort deliée & polie, & qui eſt une continuité du Pericrane, pour rendre leur mouvement plus facile, & ne pas offenſer le corps de l'œil qu'elle touche. Leur peau.

Elles reçoivent de la Carotide de tres-petits rameaux d'arteres, & elles envoyent de tres-petites veines aux jugulaires ; elles ont auſſi de tres-petits nerfs qui viennent de la ſeconde paire. Leurs vaiſſeaux.

Les Muſcles qui font mouvoir la paupiere ſuperieure ſont deux, qu'on nomme Releveur, & Abbaiſſeur. Leurs muſcles.

Le Releveur prend ſon origine du fond de l'Orbite au deſſus du trou par où ſort le nerf optique, & vient s'attacher par une large Aponeuroſe au bord de la paupiere ſuperieure ; en ſe racourciſſant il la tire en haut, & par ce moyen découvre l'œil.

Le Fermeur ou Abbaiſſeur prend ſa naiſſance au grand angle de l'œil, & paſſant par deſſus la paupiere ſuperieure, va s'inſerer au petit angle ; lors qu'il agit, il tire la paupiere ſuperieure en bas, & couvre l'œil, & afin qu'il ſoit fermé plus exactement, une partie de ce muſcle paſſe par la paupiere inferieure, & va finir au petit angle, de ſorte que les deux parties de ce muſcle ferment parfaitement bien l'œil.

Les Paupieres ſervent à couvrir les yeux en la maniere de deux voiles, par leſquels la pouſſiere, les fumées incommodes, & les vapeurs ſont repouſſées, le trop de lumiere, & les injures de l'air détournées, & la Cornée humectée, nettoyée & purifiée pour plus de clarté. L'uſage des Paupieres.

EXPLICATION DE LA FIGURE X.

Qui represente les Parties exterieures des Yeux.

FIGURE I.

A A A A La Peau relevée.
B B Le grand muscle orbiculaire des paupieres.
C Son Tendon dans le grand Canthus de l'œil.
D D Les petits muscles des paupieres.
E E Les Cils des paupieres.
F Le Sourcil de l'œil droit.
G H La Paupiere superieure & inferieure.
I L'Angle ou grand Canthus.
K Le petit Canthus.
L La Tunique conjonctive.
M La Tunique cornée.

FIGURE II.

A A A A Le Crane coupé.
B B Dissection d'une portion du Crane.
C C Le Cerebelle.
D L'union des nerfs optiques.
E E Leur progrez & insertion dans chacun œil.
G G Le premier muscle de l'œil appellé releveur.
H Le second muscle de l'œil, nommé abaisseur.
I I Le droit interne, ou adducteur dans tous les deux yeux.
K K Le droit interne, ou abducteur dans tous les deux yeux.
L Le cinquiéme muscle, ou oblique externe de l'œil droit.
M M Le sixiéme muscle, ou oblique interne, duquel le Tendon passe par la Trochlée. N.
O Le nerf optique de l'œil droit.
P. La Tunique cornée, au milieu de laquelle est la Pupille.

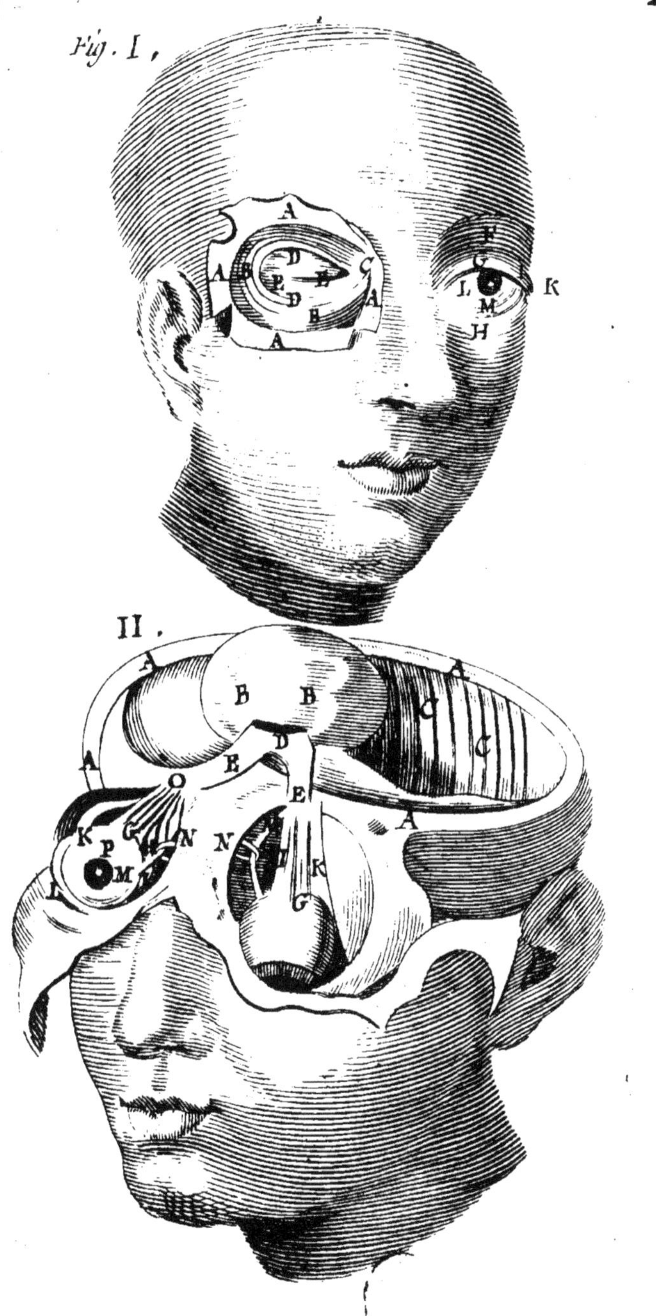
Fig. I,
A
D
C
A
B
E
E
D
A
B
A
F
G
L
K
M
H
II.
A
A
B
B
C
D
C
A
E
O
E
A
K
P
G
H
N
N
M
K
G
L

Indications que l'on tire des paupieres.

Casserius tire des paupieres les indications suivantes : Que ceux qui ont la paupiere superieure élevée, sont superbes & farouches. Que ceux qui l'ont abbaissée, couvrant presque la moitié de l'œil ; en sorte qu'ils semblent en quelque façon regarder la terre, sont humbles & doux. *Hippocrate* tire aussi un méchant prognostic des paupieres, qui dans le sommeil ne se joignent pas parfaitement ; mais il faut ajoûter, pourvû que cela ne soit pas causé par un flux de ventre, ou par un medicament purgatif, ou que ce ne soit pas la coûtume du malade de dormir ainsi.

Le Canthus exterieur & sa Glande, ou Caroncule glanduleuse.

Les Angles ou coins des yeux nommez *Canthus*, sont les endroits où la paupiere de dessus s'assemble avec celle de dessous. Ils sont deux : l'un exterieur, qui est le plus petit, a au dedans de l'Orbite une Glande tres-considerable qu'on appelle *Innominée*, laquelle le joint, & est située dans la region superieure. Elle est grosse en haut, mince vers le bas, & comme divisée en petits lobes, entre lesquels il y a de tres-petits vaisseaux limphatiques, qui s'avançant dans la membrane interieure des paupieres, la percent par plusieurs petits trous, tout auprés des Cils. Le Canthus interieur est le plus grand, appellé par *Hesychius*, *Fontaine*, parce qu'on voit sortir de là les larmes, tout ainsi que d'une source ; c'est en ce Canthus que la Caroncule glanduleuse, dont on a parlé cy-dessus, & laquelle semble être une veritable Glande un peu plus solide & plus compacte que les autres, est couchée immediatement sur le trou lacrimal. On a déja dit touchant cette Glande, que s'il arrive qu'elle soit rongée & consumée par une humeur, ou pus âcre, il se fait alors un écoulement de larmes involontaire, & c'est ainsi que se produit cette affection, qu'on appelle *Fistule la-*

Le Canthus interieur & sa Caroncule.

crymale. Cette Glande a des arteres qui luy viennent des Carotides, des veines qui se déchargent dans les jugulaires, des nerfs qui viennent de la cinquiéme & sixiéme paire, & des vaisseaux excretoires qui percent la Tunique interieure des paupieres prés les Cils.

L'usage de ces Glandes.

L'usage de l'une & de l'autre de ces Glandes, est de verser séparément dans les yeux par de tres-petits vaisseaux limphatiques une humeur limphatique separée d'avec le sang arteriel, pour les tenir continuellement humides, nettoyer la Tunique cornée, & faciliter le mouvement des paupieres.

Les points lacrimaux.

Le Bord des paupieres est percé de deux petits trous que l'on appelle *Points lacrymaux*, qui sont les ouvertures d'un petit sac membraneux, qu'on appelle *Sac lacrimal*. Ils se réünissent tous en un seul conduit auprés du trou lacrimal, lequel se portant vers le devant, va s'ouvrir par un trou manifeste vers l'extremité des narines. *Diemerbroeck* croit que c'est par ce trou que se communique cette humeur subtile, qui en certains distille par les narines, sans qu'ils la sentent, sur tout en temps froid : car il s'écoule quelquefois par ces points lacrimaux, en maniere de larmes, un peu d'humeur limphatique exprimée des Glandes, & cela sans qu'on le sache, & qu'on le veüille, & sans aucune émotion de l'ame; c'est pour cette raison qu'on leur a imposé le nom de lacrimaux, quoi qu'ils ne soient pas les veritables sources des larmes, ainsi qu'on le montrera cy-aprés.

Les Cartilages des paupieres.

Les Cartilages qui terminent les paupieres, reçoivent le nom de *Tarse* & de *Peigne*; ils sont minces & déliez, ce qui les rend plus legers. Leur figure est demi-circulaire. Ils sont deux. Celuy de la paupiere superieure est beaucoup plus large que celuy de l'inferieure. Ils servent également à fermer l'œil.

Les Cils.

Les Cartilages ont dans leurs bords plusieurs petits trous, d'où sortent les poils des paupieres qu'on appelle des *Cils*; ce sont de petits poils courbez en arc; ils croissent jusques à une certaine longueur déterminée, laquelle par une loy de nature ils n'excedent point; ils sont toûjours noirs, & ne blanchissent point avec le reste des poils du corps, & jamais ils ne tombent, sinon dans les grandes affections de cette partie, comme dans l'Elephantiasis, & dans la grosse verole. C'est par ces poils que tous les petits corps qui voltigent dans l'air sont repoussez, & éloignez des yeux, & que dans les temps sombres la veuë est fortifiée & renduë plus parfaite : car s'il arrive que par quelque cause quelle qu'elle soit, on en soit privé, on a de la peine à connoître exactement les objets éloignez, & s'ils se tournent vers l'interieur, ils incommodent extrêmement l'œil & la veuë.

Outre ces trous, dans lesquels sont plantez les Cils, il y a une autre rangée de petits pores au bord de chaque paupiere, d'où sort une petite humeur gluante, qui sert à humecter les Cartilages, & à les rendre plus souples & plus obéïssans dans leurs mouvemens; quand cette humeur a de l'acrimonie, elle fait de petits ulceres au bord des paupieres, ce qui leur cause une rougeur qui dure tant que ces ulceres subsistent.

Les Sourcils.

Les Sourcils sont appellez par les Latins *Supercilia*, à cause qu'ils sont au dessus des Cils. Ce sont des poils un peu épais, arrangez obliquement, & en forme de croissant, dont la pointe qui est proche le nez, s'appelle la tête des sourcils, & celle qui va vers les temples, la queuë;

Ils sont deux, un au dessus de chaque œil, & il y a quatre sortes de parties qui entrent dans leur composition; Premierement une peau épaisse & dure; elle est épaisse pour en former l'éminence, & dure, afin que les poils y tiennent mieux : Secondement, des parties musculeuses, qui sont les extremitez des muscles frontaux, qui servent à les lever. En troisiéme lieu des poils, à qui l'on donne pour usage, de détourner les sueurs & la poussiere qui coulent de la tête & du front, afin qu'ils n'entrent pas dans les yeux. Et enfin la graisse qui sert de nourriture à ces poils, lesquels croissent quelquefois tellement, qu'on est obligé de les couper, de peur qu'ils n'incommodent les yeux.

On remarque que les éminences que font les sourcils, servent à rabattre la trop grande clarté, & que quand elles ne suffisent pas, on est souvent obligé de baisser les sourcils, & de mettre la main au dessus des yeux, pour diminuer l'excez d'une trop grande lumiere.

Difference entre la limphe & les larmes.

Avant que de parler des parties interieures des yeux, il ne sera pas hors de propos d'expliquer icy la nature & la source des larmes qui s'écoulent par les voyes dont on vient de parler, dautant qu'elles ont été jusques à present peu clairement décrites par les Philosophes : mais pour le bien faire, nous rapporterons ce qu'en a dit le sçavant *Diemerbroeck*, qui paroît avoir surpassé les autres dans une matiere si obscure. Et avant que de commencer, il est necessaire d'établir avec luy la difference qu'il y a entre l'humeur lacrimale, & cette humeur limphatique qui s'écoule continuellement des Glandes par de tres-petits vaisseaux limphatiques, pour tenir les yeux toûjours humectez, & faciliter leur mouvement:

car elles different 1. En ce que celle-cy eſt plus tranſparente & plus ſubtile que celle-là. 2. Que celle-cy vient des petits vaiſſeaux des Glandes, celle-là des Ventricules du cerveau. 3. Que l'humeur limphatique eſt moins âcre, & moins ſaline, ainſi qu'on le remarque par le goût & par l'éroſion. 4. Que cette humeur limphatique eſt en petite quantité, afin qu'elle n'offenſe pas les yeux par trop d'abondance, comme il arrive ſouvent dans les larmes, où l'énorme quantité qui s'en verſe quelquefois incommode beaucoup les yeux. 5. Qu'elle n'eſt en aucune maniere corroſive, mais amie des yeux, les larmes au contraire rongeant quelquefois les jouës, & ſouvent même conſumant entierement les Caroncules glanduleuſes lacrimales ſituées dans les Angles. Cette diſtinction préſuppoſée, on commence l'hiſtoire des larmes par leur définition.

Ce que c'eſt que les larmes.

Les Larmes ſont les particules les plus ſubtiles, & les plus ſereuſes de l'humeur pituiteuſe, ramaſſée dans le cerveau, leſquelles s'écoulent des antres ou cavitez des yeux.

Leurs cauſes.

Il y a cinq cauſes qui pouſſent ces particules par les points lacrimaux. 1. La quantité des humeurs pituiteuſes, ſereuſes, ramaſſées dans le cerveau. 2. Leur fuſion & colliquation ſubite, ou leur forte agitation. 3. La contraction du cerveau & de ſes membranes. 4. Le trou lacrimal même qui ne ſe trouve pas exactement couvert par la Caroncule glanduleuſe. 5. L'obſtruction des os ſpongieux dans les narines.

Les larmes dans la triſteſſe.

Dans la triſteſſe les membranes du cerveau, conjointement avec le cerveau même, ſe retirent & ſe reſſerrent; d'où vient que les humeurs ſereuſes du ſang arteriel, auſquelles ce viſcere humide & viſqueux communique un peu de rucidité, ſont

ſont exprimées des glandes de l'écorce, & de la ſubſtance même du cerveau, dans les petits vaiſſeaux & dans les pores duquel il ſe porte beaucoup de ſang arteriel, comme auſſi de la Glande pituitaire & des petites Glandes du Plexus-Choroïde dans les Ventricules, & de ceux-cy elles tombent en abondance par les productions papillaires, & par les pores de l'os cribleux, dans les parties fongueuſes des narines interieures; & comme à cauſe de leur quantité & viſcidité elles ne peuvent pas les traverſer ſi promptement, les plus ſubtiles & les plus ſereuſes ſortent par les trous étroits lacrimaux qui ſont ſur les côtez, & ſe portent dans les grands angles des yeux, où en les moüillant entierement, & s'écoulant au dehors, elles forment les larmes. A l'égard des particules plus groſſieres & viſqueuſes, leſquelles font obſtruction dans les os fongueux des narines ſuperieures, elles s'évacuent peu à peu, tant par les narines mêmes, que par le palais dans la bouche, & plus cette obſtruction diminuë, plus auſſi l'abondance des larmes diminuë: car alors les humeurs ſubtiles & ſereuſes deſcendent droit au palais & aux narines, & il n'eſt plus neceſſaire qu'elles ſoient exprimées dehors par la voye des points lacrimaux, ſa route ordinaire étant libre; ainſi l'écoulement des larmes ceſſe juſques à ce que par l'abondance d'une nouvelle humeur qui deſcende, il s'y engendre une nouvelle obſtruction.

C'eſt par cette même raiſon que ſouvent dans l'enchifrenement, & quelquefois auſſi dans les grands éternuëmens, on verſe des larmes. *Dans l'enchifrenement ou gravedo.*

Les Larmes qui s'écoulent dans les grands excez de rire ont la même cauſe: car dans cette contraction alternative des muſcles de la tête, & auſſi du cerveau & de ſes membranes, il ſe fait *Dans les grands ris.*

du cerveau & des glandes desquelles on a parlé cy-dessus, une forte expression de ces humeurs sereuses dans les Ventricules, & d'eux dans les productions papillaires, d'ou elles s'écoulent au palais & aux narines, (d'où vient que ceux qui rient fortement, jettent par les narines & par la bouche un certain mucilage écumeux, lequel tombant dans la gorge, fait aussi tres-souvent tousser) & causent par leurs particules grossieres obstruction dans les fongositez des narines, laquelle en embarasse le passage, & fait que les particules subtiles sont, à cause de cet empêchement de leur libre descente, exprimées par les trous lacrimaux, & coulent en forme de larmes, & cela d'autant plus facilement, que ces trous sont moins exactement boûchez par les Caroncules lacrimales : car s'ils le sont parfaitement, il ne s'écoule aucunes larmes. Et c'est de là que vient, que selon que ces trous sont plus ou moins exactement boûchez, & qu'il y a plus ou moins d'humeurs pituiteuses ramassées dans le cerveau, les uns versent des larmes en riant, les autres non. Et dautant que cette secousse ou contraction alternative qui arrive lors qu'on rit, ne dure pas beaucoup, il s'ensuit de là que les larmes que l'on verse dans le rire sont peu abondantes.

Pourquoy les hommes courageux ne pleurent pas facilement, mais bien les vieillards & les enfans.

C'est aussi par cette même raison que les jeunes gens, & les hommes courageux, en qui l'ame n'est ni facilement, ni beaucoup troublée par la tristesse, & dont par consequent le cerveau ne souffre pas trop de contraction, & de même ceux en qui la Caroncule glanduleuse imposée sur les deux trous lacrimaux, est forte & solide, ne pleurent pas facilement : Au contraire les vieillards & les enfans pleurent avec facilité, parce que dans les vieillards la Caroncule glanduleuse étant trop desséchée, trop inégale, & trop resserrée, & dans les enfans trop molle, & trop peu ferme, elle boûche si peu exactement le trou lacrimal, qu'à la moindre secousse de l'humeur sereuse interieure, elle quitte la place, & donne par ce moyen d'abord passage à l'humeur lacrimale. A cette cause il s'en joint une autre qui concourt beaucoup; sçavoir, que tant les vieillards, que les enfans, ont beaucoup de panchant à la tristesse, laquelle naît en eux ou de chagrin, ou d'amour, ou de colere, à raison de quoy le cerveau aussi-bien que ses membranes, en se resserrant, exprime facilement ces humeurs pituiteuses & sereuses, qui dans ces deux âges sont tres-abondantes, & les pousse dehors par l'os cribleux.

Des larmes causées par un violent mouvement

Que quelques-uns pleurent d'abord qu'ils se meuvent avec trop de violence, ou qu'ils sont sur des chevaux qui courent avec vitesse, cela vient de trois causes. 1. Parce que le violent mouvement donne des secousses aux Caroncules glanduleuses, & les font un peu changer de place, en sorte qu'elles ne tiennent pas les trous lacrimaux exactement boûchez : car dans ces personnes, qui, à raison du mouvement, pleurent facilement, ces Caroncules ne sont ni si fortes, ni si pleines, que dans les autres, & ainsi elles sont facilement ébranlées de leur situation. 2. Parce que ces Caroncules se resserrent aux premieres atteintes d'un air violemment mû qui les bat. 3. Parce que les humeurs pituiteuses étant fortement mûës & agitées, cette forte agitation fait qu'elles s'écoulent, & descendent du cerveau plus facilement qu'à l'accoûtumée, par les pores de l'os cribleux. Cela même arrive generalement à tous, si les Caroncules glanduleuses des deux Canthus sont subitement resserrées, ou comprimées par un air extrêmement froid : car les trous lacrimaux, qui alors ne ſont pas exactement boûchez, donnent facilement paſſage aux larmes.

Par les oignons, la moutarde, les errhins.

L'Oignon, la moutarde, les errhins, les ſternutatoires & autres choſes ſemblables excitent les larmes, en partie parce que par leur acrimonie attenuante & inciſive les humeurs ſont attenuées dans le cerveau, & renduës plus coulantes, & en partie parce que par leur picotement fâcheux, & par l'inquietude qu'ils cauſent par leur acrimonie aux yeux & aux narines, le cerveau & ſes membranes ſe reſſerrent, & ainſi ils expriment & chaſſent par cette conſtriction les humeurs pituiteuſes contenuës au dedans, leſquelles tombent d'autant plus facilement par les trous lacrimaux, que la Tunique conjointe de l'œil, & les Caroncules glanduleuſes impoſées ſur ces trous, étant picotées par la même acrimonie, ſe retirent, & ſe reſſerrent auſſi, & ainſi le paſſage eſt libre aux humeurs qui deſcendent.

Par la douleur des yeux.

Les choſes qui cauſent de la douleur aux yeux, comme la poudre, les feſtus, les fumées âcres &c. excitent des larmes, parce que par la douleur qu'elles cauſent en picotant la Tunique conjointe, qui de ſoy eſt tres-ſenſible, la Caroncule glanduleuſe lacrimale, qui eſt tout auprés, ſe reſſerre dans l'un & l'autre œil, ſur tout dans l'œil le plus affligé, & laiſſe ainſi le trou découvert; de plus le cerveau auſſi bien que ſes membranes, ſe reſſerre auſſi à cauſe de cette fâcheuſe ſenſation, & il exprime par cette contraction les humeurs ſereuſes & pituiteuſes, qu'il contient tant en ſoy que dans ſes Ventricules, & les pouſſe par les productions papillaires vers l'os cribleux, & les narines, & alors les particules les plus groſſieres s'écoulent par les narines, & les plus tenuës par les points lacrimaux.

Or que dans la tristesse on verse grande abondance de larmes, & cela quelquefois pendant plusieurs jours, la cause en est, que le cerveau que la tristesse fait resserrer, se refroidit, & ne fait pas sa coction de la maniere qu'elle doit être; d'où vient alors que du sang qui est apporté pour sa nourriture, il se fait dans ce viscere glanduleux une abondante separation des humeurs sereuses, & qu'aussi il s'y en engendre à même temps beaucoup de cruës, qui par la contraction dont on vient de parler, sont continuellement exprimées dans les Ventricules, & d'eux poussées dans les narines. Que s'il arrive que l'ame fasse moins d'attention à cet objet de tristesse, & qu'ainsi le resserrement ou contraction du cerveau cesse, cette expression & écoulement des larmes cesse aussi d'abord; mais la même sorte pensée de tristesse revenant de nouveau, à même temps aussi les larmes retournent à cause de l'expression. Et dautant que ce grand & humide viscere a besoin de beaucoup d'aliment qui soit luy-même humide, il est certain qu'il peut aussi de là s'engendrer en luy grande quantité d'excremens pareillement humides, & cela pendant long-temps, ainsi qu'on le voit évidemment dans l'enchifrenement, & dans les Catarres. Ajoûtez à cela que les vapeurs qui s'élevent de toutes les parties inferieures du corps, & se portent à la tête, & qui de là ont coûtume de s'exhaler au dehors par les pores, ne peuvent le faire à cause que ces pores se sont retressis par le refroidissement & la constriction du cerveau; mais s'étant épaissies conjointement avec les autres humeurs, elles sont exprimées en bas vers les narines, ce qui fait que l'abondance des larmes est alors beaucoup augmentée.

D'où vient la grande abondance des larmes.

C'est aussi à raison de cette mauvaise coction

Pourquoy.

les larmes sont salées.

qui se fait dans le cerveau, qu'il arrive plusieurs fois que les larmes sont salées & âcres ; en sorte qu'elles rongent les jouës, tout ainsi que souvent par la même cause il s'excite des Catarres âcres & salez, qui par leur acrimonie corrodent les dents, exulcerent la gorge & les autres parties, dequoy la raison est, qu'à cause de la crudité les particules salines sont restées fixes, sans se dissoudre, ou du moins suffisamment, & sans se mêler exactement avec les autres particules sereuses.

D'où vient que ceux qui sont tristes, sont soulagez en versant des larmes.

On demande, d'où vient que les personnes affligées trouvent de l'adoucissement en pleurant, & que ceux qui se sentent presque suffoquez par l'excez de la douleur d'esprit, & qui ont la tête pesante, sont, aprés avoir abondamment versé des larmes, beaucoup soulagez ? On répond, que la cause de cela est que quelquefois dans les grandes tristesses le cerveau se resserre si fort de toutes parts, que tous les conduits qui servent aux évacuations en sont retressis, en sorte que ni les humeurs sereuses & pituiteuses ne peuvent commodément s'écouler vers aucun endroit, ni le sang arteriel facilement aborder, ce qui fait qu'il ne s'engendre alors que tres-peu d'esprits animaux, dont par consequent il en va tres-peu aux autres parties. Ainsi, à raison de cette petite quantité d'esprits, & aussi de ce que les excremens sont alors retenus dans le cerveau, il survient à de telles personnes tristes diverses incommoditez, la tête leur devient pesante, le raisonnement & le jugement s'engourdissent un peu, la plûpart de leurs parties tremblent, souvent la veuë s'obscurcit, la respiration devient difficile, avec de profonds soûpirs, la deglutition ne se fait qu'avec peine, & les ouvertures du cœur se retressissent, en sorte qu'il ne peut ni recevoir, ni pousser dehors le ſang commodément, de là naît le chagrin extrême que l'on reſſent, lequel enfin diminuë avec toutes ces incommoditez dont on vient de parler; en ſorte que les affligez ſont extrêmement ſoulagez, lorſque les voyes qui ſervent aux évacuations s'étant relâchées, les humeurs ſereuſes & pituiteuſes s'évacuent abondamment, ſoit par les yeux en forme de larmes, ſoit par les narines, ſoit par le palais ou la bouche, & ainſi le ſang arteriel arrive plus facilement au cerveau, & les eſprits animaux s'y engendrent en plus grande quantité, & ſe portent plus abondamment aux parties.

On demande encore, d'où vient que ſouvent quand l'affliction eſt exceſſive, & qu'elle ſurprend, on ne peut pleurer, & qu'on reſſent plûtôt alors le chagrin ou reſſerrement, & la peſanteur de tête dont on vient de parler; mais que quand on eſt un peu revenu à ſoy, alors on verſe des larmes avec ſoulagement? Ainſi les Hiſtoriens rapportent que *Pſammenitus* pleura à la mort de ſon amy, & ſe battit la tête; mais qu'il regarda conduire ſes enfans au ſupplice ſans dire mot, ni verſer des larmes; de là vient l'ancien Proverbe. *Les petites douleurs parlent & pleurent, les exceſſives ſont étonnées & interdites?* On répond, que la cauſe de cela eſt cette grande conſtriction du cerveau, de laquelle on a parlé: car dans les grandes conſternations l'homme eſt comme étourdi, & le cerveau étant comme étonné, ſe reſſerre de toutes parts tres-fortement; d'où vient que les humeurs s'y condenſent, & y ſont arrêtées; mais lorſque le malade rappelle ſon eſprit, & qu'il commence à ſupporter plus doucement ſa triſteſſe, d'abord ce grand reſſerrement ſe diminuë beaucoup, ce qui fait qu'alors les humeurs ſereu-

Pourquoy il ne coule point de larmes dans les triſteſſes exceſſives.

ses & pituiteuses sont poussées en abondance & avec soulagement hors du cerveau par les voyes destinées à ces évacuations, lesquelles auparavant étoient trop retressies ; mais qui maintenant de nouveau se relâchent, & qu'enfin les larmes coulent en quantité. On voit maintenant par là, pourquoy quand on donne du vin à ces sortes de personnes excessivement tristes, les larmes qui auparavant étoient arrêtées, coulent dans peu de temps tres-largement ? La raison en est, que le vin refait le cœur & le cerveau, qu'il donne du courage, qu'il adoucit la tristesse, & qu'il appaise la douleur, ce qui fait que l'excessive constriction du cerveau se diminuë tant soit peu, & les voyes destinées aux évacuations se relâchent de nouveau.

Pourquoy la voix de ceux qui pleurent est aiguë.

On demande encore, d'où vient que ceux qui pleurent, ont la voix aiguë & claire, & ceux qui rient, forte & grave ? On répond, que la cause de cela est, que dans ceux qui pleurent & qui sont tristes, les instrumens de la voix se resserrent & deviennent plus tendus, & dans ceux qui rient ils se dilatent & se relâchent : car l'air étant poussé par des instrumens étroits, produit un son beaucoup plus aigu, que par des larges, ainsi qu'on voit dans les orgues. Or les instrumens de la voix deviennent étroits à cause du refroidissement, parce que dans les grandes tristesses les orifices du cœur se resserrent ; d'où vient qu'il est peu poussé de sang, du cœur aux parties, & que tout le corps frissonne, & devient froid.

Pourquoy il n'y a que l'homme qui pleure.

Enfin on demande, pourquoy entre tous les animaux l'homme est le seul qui verse beaucoup de larmes ? On répond, que la raison est, qu'étant le seul qui soit doüé de raison, il est le seul aussi qui fait reflexion avec forte attention aux sujets de deüil, de tristesse, de douleur; d'où vient qu'il souffre seul les constrictions du cerveau, & les expressions des humeurs dont on a parlé cy-dessus. A l'égard de ce que l'on dit des crocodiles, des cerfs, & autres animaux, sçavoir qu'ils versent des larmes, ils n'en versent que tres-peu, & il semble qu'elles coulent en partie de la trop grande abondance de l'humeur sereuse qui est en leur cerveau, en partie, parce que le trou lacrimal est découvert par la constriction de la Caroncule du grand Canthus, causée par l'air froid, ou par quelque autre cause que ce soit. Et ces deux causes font aussi quelquefois que l'homme verse des larmes sans aucun mouvement de l'ame, ni vice de l'organe.

La fin des larmes.

Quant à la fin des larmes; on dit communément qu'elles sont pour faire connoître les mouvemens & les affections de l'ame, & pour décharger par leur moyen le cerveau des humiditez superfluës.

Trois sortes de parties dans les yeux.

Les yeux qui sont les organes de la veuë ont trois sortes de parties, dont les unes sont destinées pour leur nutrition, comme les arteres & les veines, les autres pour faire ou faciliter leur mouvement comme les muscles, les glandes, la graisse, & les vaisseaux limphatiques, les autres pour faire la vision comme les nerfs optiques, les Tuniques, & les humeurs.

Les Arteres.

Les Arteres qui portent le sang vital pour la nourriture des yeux, des muscles, des glandes & de la graisse, sont en partie exterieures venant du rameau exterieur des Carotides, & en partie interieures venant du rameau interieur de la même Carotide, lequel fait le Plexus retiforme. Elles s'anastomosent, & se joignent au grand coin de l'œil.

EXPLICATION DE LA FIGURE XI.

Qui represente les Muscles, & les Nerfs des Yeux.

FIGURE I.

A A Le Crane coupé.
B B Le Cerebelle.
C C C C La Dure-mere.
D Dissection d'une portion du Cerveau.
E E La source des nerfs optiques.
F Leur union.
G G Leur separation.
H L'origine de tous les muscles.
I I I Le Muscle de la paupiere dans sa situation.
K Le Muscle droit qui tire l'œil en dehors.
L Le Muscle droit qui tire l'œil en haut.
M Le troisiéme Muscle droit qui tire l'œil en bas.

N Le quatriéme Muscle droit qui tire l'œil en dedans.
O O Les Rameaux du Nerf moteur qui s'inserent dans les Muscles.
P P Le Globe & corps de l'œil, sous les Muscles des Paupieres.
Q La Paupiere superieure avec ses Cils.
R L'os rompu & divisé.
Le corps de l'œil droit.
T Le Muscle de la Paupiere superieure renversé en dehors.

FIGURE II.

A Le Nerf optique.
B Le Nerf moteur.
C L'origine de tous les Muscles.
D Le Muscle de la Trochlée.
E La Trochlée.
F La Corde du Muscle Trochlaire.
G Le Muscle droit interne.
H Le Muscle droit externe.

FIGURE XI.

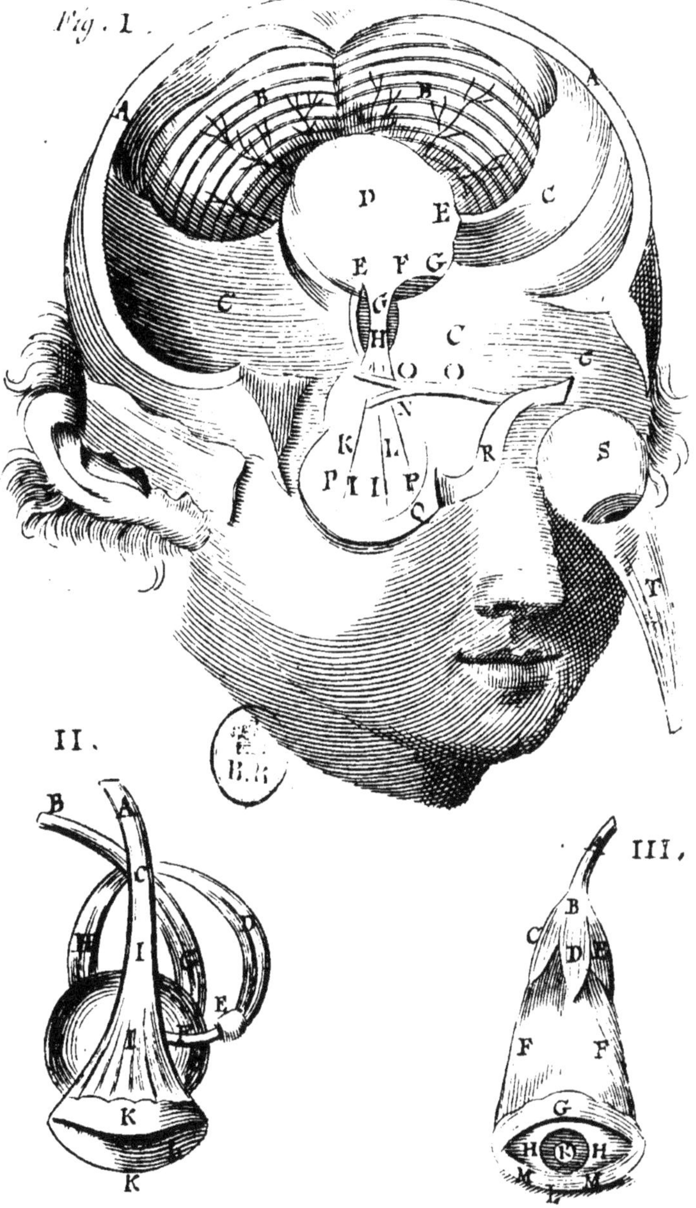

Fig. 1.

II.

III.

I I Le Muſcle de la Paupiere ſuperieure.
R R Une partie des Paupieres coupées.
L Les Cils.

FIGURE III.

A Le Nerf optique.
B Le principe des Muſcles.
C Le Muſcle droit lateral.
D Le Muſcle droit ſuperieur.
E L'autre Muſcle droit lateral.
F F La graiſſe de l'œil couvrant les Muſcles & les Nerfs optiques.
G Une partie de la peau de la Paupiere ſuperieure coupée.
H La Tunique ſclerotique de l'œil.
I La Tunique cornée.
K La Pupille de l'œil.
L Les Cils de la Paupiere inferieure.
M M La Paupiere inferieure.

Les Veines.

Pareillement les *Veines* exterieures que l'on voit dans le blanc de l'œil, vont s'inſerer au rameau exterieur de la jugulaire, comme les interieurs qui accompagnent toûjours le nerf optique au rameau interieur de la même jugulaire.

Tous les vaiſſeaux qui portent du ſang au dedans de l'œil, percent la Sclerotique en deux endroits proche du nerf optique, & à la circonference de cette Membrane. Il y en a qui entrent dans la Choroïde, & qui la parcourent, enſuite ils la traverſent dans le milieu le long de ſa circonference, & de là ces petits vaiſſeaux vont aux Fibres ciliaires, & aux Fibres longitudinales de l'Iris.

Leurs Muſcles.

Les Yeux ſont mûs en tous ſens par le moyen de ſix muſcles ſituez au tour des yeux dans la cavité de l'Orbite, dont les quatre plus grands qui ſont droits, font le mouvement droit, vers le haut, vers le bas, & vers les côtez, & les deux autres qui sont beaucoup plus petits & obliques, le mouvement oblique. Tous ces muscles ont beaucoup de graisse, tant pour faciliter le mouvement, que pour humecter les yeux, les échauffer, & les rendre plus unis & glissans.

Ils prennent tous leur naissance par un principe aigu du fond de l'Orbite, à côté du trou par où le nerf optique y entre, s'unissant à la Membrane de l'Orbite, & ils vont finir chacun en un Tendon fort délié, qui s'attache à la Cornée, dans laquelle tous ces Tendons joints ensemble, forment une certaine Tunique tendineuse, qu'on appelle vulgairement *Innominée*, laquelle s'attache à l'œil en forme de cercle large; mais elle ne l'embrasse pas tout entier.

Leur origine.

La Tunique innominée.

Le premier des muscles droits, qui est le superieur & le plus épais, est appellé le *Releveur* ou le *Superbe*, parce qu'on le trouve tres-souvent dans les hommes superbes. Il leve l'œil en haut, & fait regarder le Ciel.

Le Superbe.

Le second, qui est le plus petit, & qui est opposé au précedent, est appellé l'*Abbaisseur* ou l'*Humble*, à cause du lieu bas & humble où il est situé. Il tire l'œil en bas, & fait regarder la terre.

L'Humble.

Le troisiéme qui est placé dans l'angle interieur, est nommé le *Buveur* ou l'*Adducteur*, parce que c'est luy qui agit lorsque les buveurs regardent le verre en beuvant. Il tire l'œil en dedans vers le nez.

Le Buveur.

Le quatriéme est appellé le *Dedaigneur* ou l'*Abducteur*, parce que c'est luy qui agit lorsque les dédaigneurs regardent de côté. Il tire l'œil vers le petit angle, & fait regarder par dessus l'épaule.

Le Dédaigneur.

Le premier des muscles obliques, qui est le cinquiéme de l'œil, est appellé le grand oblique,

Le grand Oblique.

il eſt plus grêle que les précedens, & ſon Tendon eſt plus long que celuy des autres. Il prend ſon origine de la partie interieure de l'Orbite, & monte le long de l'os à la partie ſuperieure du grand angle, où ſon Tendon paſſe par un petit Cartilage annulaire fait en forme de poulie, que l'on appelle *Troclée*, & va ſe terminer enſuite avec le petit Oblique vers le petit angle, quelques-uns l'ont nommé *Trochleateur*.

Le Troclée.

Le ſecond des Obliques qui eſt le dernier de l'œil, eſt appellé le petit Oblique. Il prend ſa naiſſance de la partie inferieure & exterieure de l'Orbite au deſſus de l'union des deux os de la mâchoire ſuperieure, & va s'inſerer vers le petit angle à la partie inferieure de la Cornée. Il tire l'œil obliquement vers le nez.

Le petit Oblique.

Ces deux muſcles obliques ſont appellez *Circumacteurs*, parce qu'ils font mouvoir l'œil obliquement, & auſſi *Amoureux*, parce qu'ils agiſſent quand des amans ſe regardent amoureuſement.

Les Amoureux.

Quand les muſcles des yeux n'ont pas pris l'habitude d'agir enſemble, comme il arrive ſouvent aux enfans, ils les rendent bigles & louches.

D'où vient que les enfans ſont quelquefois bigles & louches.

Les brutes qui ont la tête panchée vers la terre quand ils prennent leurs alimens, outre les ſix muſcles qu'on vient de décrire, en ont un ſeptiéme, qui ſemble ſe fendre en deux muſcles. Ce muſcle eſt court & charneux, & il entoure le nerf optique. Il s'inſere en la partie de derriere de la Cornée, il ſoûtient l'œil quand on regarde en bas, & il le retire quand il eſt trop panchant.

Le ſeptiéme muſcle dans les brutes.

On a des opinions bien differentes touchant l'action de ces muſcles, on convient à la verité que les muſcles droits font les mouvemens droits, mais on doute s'ils n'ont point encore quelque autre uſage. M. *Rohaut* dit qu'en ſe racourciſſant

Opinions differentes touchant l'action de ces muſcles.

ensemble, ils tirent l'œil hors de l'Orbite, & qu'ainsi ils le font devenir plus large & moins profond, & que quand les Obliques agissent, ils pressent l'œil par leur gonflement, & le font devenir plus long & moins plat, ce qui, selon luy, doit empêcher la confusion des objets qui arriveroit, lors qu'ils sont à diverses distances. M. *de la Hire* prétend que l'œil ne peut changer de figure dans les approches, ni dans les éloignemens des objets; mais ses preuves montrent seulement que le changement ne peut point être sensible. Il prétend contre les anciens, que les muscles obliques ne font point faire les mouvemens obliques de l'œil, & qu'ils servent seulement à le suspendre, pendant que par le mêlange des actions des muscles droits, l'œil est mû obliquement, comme il arrive dans les mouvemens obliques du bras, par la combinaison des mouvemens droits: mais on ne voit pas bien comment les muscles obliques suspendroient le Globe, ni pourquoy ils ne pourroient pas en se racourcissant separément, aider la combinaison des mouvemens droits. Il y a bien de l'apparence qu'ils servent à diriger les deux Axes optiques, à regarder un même objet quand il se meut en rond.

Les nerfs des muscles.

La force que ces muscles ont de faire mouvoir, leur est communiquée par des petits rameaux de la seconde paire, lesquels s'inserent principalement dans les muscles droits: car le grand Oblique reçoit un rameau de la cinquiéme paire, & le petit Oblique, de la petite paire qui est immediatement devant la cinquiéme.

Pourquoy les yeux se meuvent ensemble.

On demande, pourquoy les yeux qui ont chacun leurs muscles distincts & propres, ne se meuvent pas par divers mouvemens; mais qu'au contraire Is se meuvent, & se portent toûjours ensemble par un seul & même mouvement commun ? On répond, que la veritable cause procede de l'ame. En effet, lorsque l'ame a dessein de voir quelque objet, il ne faut pas qu'un œil se tourne vers une chose, & l'autre vers une autre : car par ce moyen il se feroit confusion des rayons & de la perception dans l'organe du sens commun ; mais il faut necessairement que les deux yeux se tournent vers le même objet : c'est pourquoy les esprits sont toûjours déterminez à ces muscles qui peuvent mouvoir les yeux vers l'endroit où est l'objet, & non pas à ceux qui peuvent les détourner vers differens endroits, parce que l'ame tend toûjours à ne voir qu'une chose à la fois, & quoique souvent elle détermine d'en voir plusieurs, neanmoins afin de les mieux connoître dans le particulier, elle agit par ordre, & les regarde l'une aprés l'autre ; ce qui se peut faire tres-promptement, si l'objet est si grand & si proche, qu'il puisse d'abord être connu ; mais s'il est si éloigné ou si petit, qu'elle ne le connoisse pas assez tôt, ni assez parfaitement, elle luy applique plus longtemps les deux yeux, afin que par ce moyen elle en reçoive plus de rayons, & qu'elle les connoisse mieux.

Les Membranes de l'œil.

Les Membranes de l'œil sont six, quatre communes & deux propres ; les communes sont la Conjonctive, la Cornée, l'Uvée & la Retine, & les propres sont la Vitrée qui enferme l'humeur vitrée, & l'Arachnoide qui contient le Cristalin.

L'Adnata ou Conjonctive.

La Conjonctive est la premiere Membrane de l'œil. Elle est ainsi nommée, parce qu'elle renferme toutes les autres, ou parce qu'elle attache l'œil dans l'Orbite. Elle est unie, polie, & d'un blanc d'albâtre, quand on se porte bien. On dit communément qu'elle prend son origine du Pericrane,

crane, cela veut dire qu'elle a des attaches avec cette Membrane. La Conjonctive ne forme pas le Globe de l'œil tout entier, elle se termine au bord de la Sclerotique. Elle a un sentiment tres-exquis, & elle est parsemée de plusieurs Arterioles & Venules. Lorsque par ces Arterioles il est apporté du sang chaud, plus qu'il n'en peut être remporté par les Venules, alors l'*Opthalmie*, dont cette Membrane est le siege, se forme.

La cause de l'Opthalmie.

La seconde Tunique est la *Cornée*, ainsi nommée, parce qu'elle est claire comme de la corne. Elle naît de la partie de la Dure-mere, qui enveloppe le nerf optique, & passant par dessous la Conjonctive, elle paroît dans l'ouverture qu'elle laisse au devant de l'œil, & s'y éleve par une petite éminence qui excede la ligne circulaire; cette Membrane est transparante, diaphane & polie dans sa partie anterieure, afin que les rayons qui viennent trop divergens, soient rendus convergens, ce qui la fait appeller Cornée en cet endroit; mais elle est épaisse, compacte & opaque dans le fond où la Conjonctive la couvre; c'est pourquoy on nomme cette partie Sclerotide, c'est-à-dire, Dure. Il y a des Auteurs qui en font deux Membranes, quoy qu'elle ne puisse passer que pour une seule, étant la même continuité. On remarque que cette Tunique est renduë plus polie & plus nette par le mouvement des paupieres.

La Cornée.

La troisiéme Tunique, qui est beaucoup plus mince que la Cornée, naît de la Pie-mere, & est parsemée de plusieurs vaisseaux extrêmement petits. On la nomme *Choroide*, parce qu'en la maniere du Chorion qui enferme le Fœtus, elle contient les Membranes de l'œil : mais sur le devant où elle est plus épaisse, redoublée & per-

L'Uvée ou Choroide.

EXPLICATION DE LA FIGURE XII.

Qui represente encore les Muscles, & les humeurs des Yeux.

FIGURE I.

A Le Nerf optique.
B Les Muscles qui environnent l'œil.
C C C C Les Muscles droits.
D Le Muscle trochlaire.
E Le Muscle oblique inferieur.

FIGURE II.

A La Tunique cornée avec la Pupille transparente.
B Le Muscle droit releveur.
C Le droit inferieur abaisseur.
D Le droit interne adducteur.
E Le Droit externe abducteur.
F L'Oblique interne ou Trochlearis.
G L'Oblique externe ou inferieur.

FIGURE III.

La Tunique Aracnoide separée, & renversée en dehors avec les petites Veinules & Arteres qui s'y répandent.

FIGURE IV.

La Tunique Cristaline.

FIGURE V.

L'Humeur Cristaline.

FIGURE VI.

L'Humeur Aqueuse.

FIGURE VII.

L'Humeur Vitrée tirée du milieu du Cristalin.

Fig. I. A B C C C C D E

V.

VI

II. B F E A D G C

III.

IV.

VII.

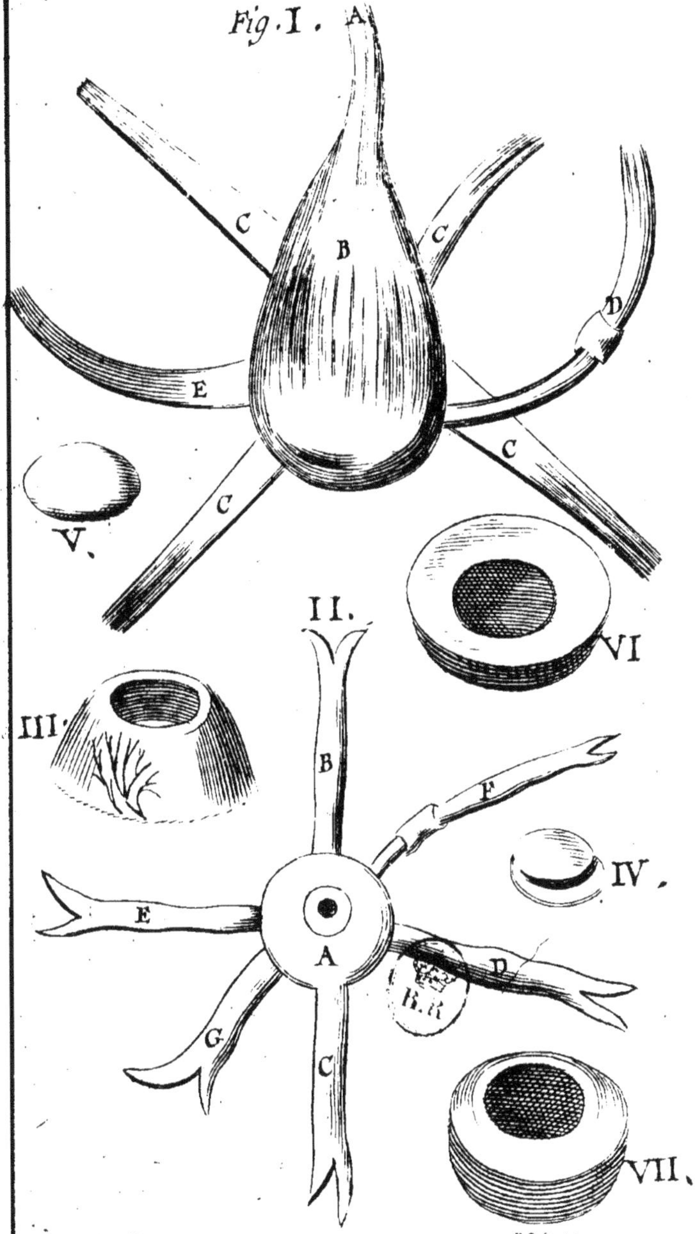

cée dans ſon milieu pour donner paſſage aux rayons, on l'appelle *Ragoïde*, ou *Uvée*, à raiſon de ſa couleur qui eſt ſemblable à celle du raiſin.

Ses couleurs. *Elle* a interieurement differentes couleurs. Dans l'homme neanmoins elle a coûtume d'être plus obſcure; mais dans les bœufs & dans les autres animaux qui voyent la nuit, elle eſt extrêmement verte, rouſſe ou jaune; D'où vient qu'*Aquapendens* ſoupçonne qu'il n'y a que les animaux en qui la couleur de l'Uvée eſt interieurement éclatante, qui ſoient capables de voir pendant la nuit; & ſi la même choſe arrivoit auſſi à l'homme, il verroit de même dans l'obſcurité de la nuit, ainſi que *Suetone* le rapporte de *Tibere*.

Mais exterieurement à l'endroit où elle atteint la Cornée, elle eſt comme enduite d'une ſuye noire, qui teint de cette même couleur les doigts quand on la touche, & ſi on la lave, elle s'enleve preſque entierement. Elle eſt dés la premiere délineation des parties, imbuë de cette couleur, laquelle eſt extrêmement neceſſaire pour la perfection de la veuë; & ainſi dans ces commencemens que l'Embrion eſt encore imparfait, elle ſe manifeſte dans les Membranes déliées des paupieres, & dans la Tunique Sclerotique. En cette couleur noirâtre de cette Tunique ſont retenus & arrêtez les rayons & les eſpeces, ou images des choſes viſibles (tout ainſi qu'en un miroir dont le derriere eſt couvert de plomb) afin qu'ils ne ſe portent pas plus loin; mais qu'étant reflechis par l'entremiſe de la Retine, ils ſoient mieux offerts à l'organe du ſens commun, & repreſenté à l'ame.

L'Iris. *La portion* de cette Tunique, qui au travers de la Cornée eſt tranſparente, prend les differences des couleurs; & c'eſt de là que par ſa reſſemblance à l'Iris celeste, on l'a nommée *Iris*; elle est neanmoins en quelques-uns plus noire, en d'autres plus bleuë, en d'autres plus tirant sur le verd, & en d'autres plus jaune. *Aristote* attribuë toutes ces couleurs à l'Uvée. Or ces couleurs ne sont pas remarquables seulement en chaque individu, elles le sont encore en des nations entieres: car l'Iris est presque noire dans les Ethiopiens & dans les Chinois, verte dans les Tartares, bleuë dans les Flamands, & autres peuples septentrionaux, & jaune dans les Italiens, & dans les nations qui leur sont voisines.

Or l'Uvée est percée en sa partie de devant d'un trou rond dans les hommes, & oblong ou ovale en plusieurs animaux; On l'appelle *Prunelle*, & c'est par son moyen que les rayons des choses visibles receus par l'humeur cristaline, entrent dans l'œil. Ce trou se dilate ou se resserre, selon que les esprits animaux influent en plus ou moins grande quantité dans l'œil. *Aquapendens* & *Sennert* disent qu'il se dilate dans les lieux où il y a peu de lumiere, ou quand on s'efforce à regarder de loin, & au contraire qu'il se resserre dans les lieux fort éclairez, ou quand on s'efforce à regarder de prés. Et que parce qu'il ne peut pas se dilater avec ordre pendant qu'on leve les yeux en haut, & par consequent admettre tant de rayons comme il fait autrement, les étoiles paroissent plus petites dans le meridien que dans l'horison. *Diemerbroek* au contraire soutient que la lumiere de soy n'introduit rien dans l'œil pour son expansion ou sa restriction; mais qu'elle fait, & est la cause qu'il y influë plus ou moins d'esprits par l'influence desquels la prunelle devient tantôt plus grande, tantôt plus petite, & selon cette diversité nous voyons plus ou moins parfaitement. En effet, la contrac-

La Prunelle

tion moderée de la prunelle fait la veuë penetrante, & sa trop grande dilatation, la veuë foible; ce qui vient de ce que dans la contraction les esprits sont plus ramassez, & les rayons visuels plus reünis en un point, & dans la dilatation moins. Ce mouvement de la prunelle est sensible dans nos yeux, mais beaucoup plus dans ceux des chats.

M. Mariotte prétend que la Choroide est l'organe principal de la veuë. 1. Il dit que le nerf optique ne répond pas au centre de l'œil; mais qu'étant un peu plus haut, & à côté, en tirant vers le nez, la peinture des objets qu'on regarde directement ne peut pas tomber sur la Retine. 2. Que cette Membrane n'est pas fibreuse, mais que ce n'est qu'une gluë qui ne penetre point dans le cerveau comme fait la Choroïde, qui enveloppe le nerf optique au de là de l'œil, en l'accompagnant jusqu'au milieu du cerveau. 3. Que la Retine est transparente, & qu'elle ne reçoit que tres-peu d'impression de la lumiere, non plus que les corps diaphanes, tels que sont l'air & l'eau; & qu'au contraire les corps noirs & opaques, comme la Choroïde, sont échauffez par la lumiere.

Le Ligament ciliaire.

De la partie interieure de la circonference de l'Uvée, par laquelle elle est couchée sur l'humeur cristaline, naît le *Ligament ciliaire*, ainsi appellé, parce qu'il est composé de petits Filamens ou Fibres tres-minces, semblables à des petites lignes noires qui representent les poils des paupieres, & qui de cette circonference se portant vers la partie élevée du Cristalin, l'entourent, & l'attachent à l'Uvée. *Vesling* & *Descartes* disent, & cela est tres-probable, que c'est par le moyen de ce ligament que souvent dans l'homme se fait volontairement la contraction & la dilatation du trou de l'Uvée, & aussi un certain doux mouvement du Cristalin vers le devant ou vers le derriere, selon les differens besoins de la veuë ; D'autres neanmoins croyent qu'il faut attribuer cette dilatation & cette contraction aux petits Fibres ou Filamens qui sont dispersez par la Retine, & ils disent que selon les differentes qualitez des objets, les esprits animaux influent en ces Fibres, tantôt en plus, tantôt en moindre quantité, & que c'est de là que la prunelle se dilate plus ou moins.

La quatrième est la *Retine* ou *Tunique Retiforme*, ainsi appellée, parce qu'elle est tenduë en forme de rets derriere les humeurs, & dans laquelle on voit manifestement des petits Filamens tres-delicats, & aussi de petits vaisseaux tres-déliez, dénuez du Plexus-Choroïde & du rets admirable, lesquels apportent le sang pour la nourriture. Les uns disent que cette Tunique est une expansion de la substance interieure medullaire du nerf optique, c'est-à-dire, du cerveau, autour de l'humeur vitrée jusques au ligament ciliaire ; les autres veulent qu'elle soit une certaine substance particuliere qui fait la principale partie de l'organe de la veuë, dans laquelle les couleurs des rayons visuels se peignent, & de là à la faveur du nerf optique, & des esprits, sont communiquées à l'ame, & c'est ainsi qu'elles sont perçuës. Ils ajoûtent, que si on prend un œil de bœuf tout frais, & que l'on coupe bien adroitement la Sclerotique & la Choroïde, la Retine restera étenduë sur la Vitrée, & que si on met cet œil au trou d'une fenêtre devant des objets bien éclairez, on a le plaisir de voir sur cette Membrane la peinture des objets. Ils disent encore qu'on peut faire la même experience avec un œil de lapin blanc, & qu'on aura moins de peine, parce que dans les

La Retine ou Retiforme.

EXPLICATION DE LA FIGURE XIII.

Qui represente les Tuniques des Yeux.

FIGURE I.

A Le Nerf optique.
B B La Tunique Choroïde separée de la Sclerotique.
C C Les Vénes disperfées par la Sclerotique.
D D La Sclerotique renversée.
E La rupture de la Sclerotique.

FIGURE II.

A Le Nerf optique.
B B La Dure-mere qui entoure le Nerf optique.
C C La Sclerotique ouverte, par laquelle fissure on voit l'Uvée. D.

FIGURE III.

A Le Nerf optique.
B B L'Uvée renversée, & en partie separée de la Retine.
C La Retine separée en partie de l'Uvée.

FIGURE IV.

A La Tunique Retine entierement découverte.
B La Tunique Conjonctive, ou blanc de l'œil.
C La Cornée.
D La Pupille.

---

lapins blancs, plûtôt que dans les autres, la Sclerotique, & la Choroïde sont fort transparentes, & qu'ainsi il ne faut rien couper pour voir la peinture des objets sur la Retine, ce qui est une chose curieuse à voir.

La Vitrée. *La cinquiéme*, qui est la premiere des propres,

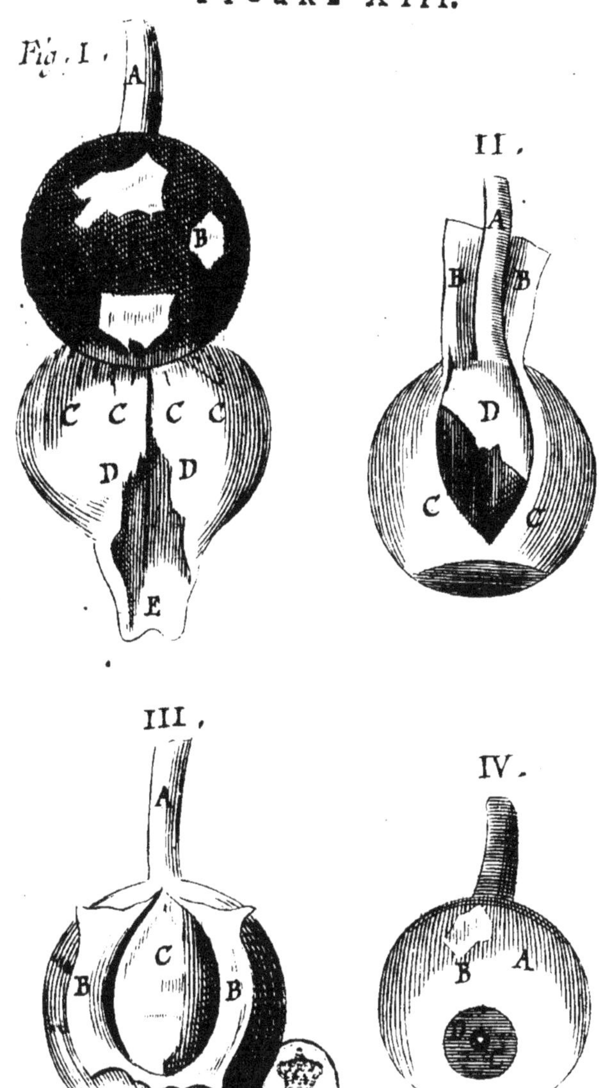
Fig. I.
A
B
C C C C
D D
E
II.
A
B B
D
C C
III.
A
C
B B
IV.
B A

eſt la *Vitrée*, ainſi appellée à cauſe qu'elle renferme une humeur vitrée ; elle répand par toute la ſubſtance de cette humeur de petits filets qui empêchent qu'elle ne s'écoule. Cette Tunique eſt fort delicate, & lors qu'elle eſt rompuë, l'humeur ſe fond, & tourne toute en eau.

L'Arachnoide.

La ſixiéme & ſeconde des propres eſt l'*Arachnoide*, ainſi nommée, parce qu'elle eſt déliée comme une toile d'araignée ; elle eſt auſſi appellée *Criſtalloide*, à cauſe qu'elle enveloppe immediatement l'humeur criſtaline. Elle eſt diaphane, afin que les images des objets y paroiſſent comme dans un miroir.

Que ce que les verres font dans les lunettes, les humeurs le font dans l'œil.

Ce que les verres font dans les lunettes, les humeurs le font dans l'œil. Le tuyau noirci par dedans tient lieu de la Choroide, qui eſt une Membrane noire, laquelle empêche les reflexions qui ſe feroient dans l'œil. Le Diaphragme percé d'un trou plus petit que le tuyau, fait le même effet que le rebord de la Choroide qui forme la Prunelle. Le ligament ciliaire qui ſoûtient le Criſtalin, eſt à la place de la virole qui retient le verre. Enfin la diſpoſition que l'on donne à la lunette pour être allongée & racourcie, ſelon le different éloignement des choſes qu'on veut voir, n'eſt que l'imitation des changemens qui arrivent à l'œil, lequel peut s'allonger & ſe racourcir par le mouvement des muſcles, de ſorte que le Criſtalin s'approche plus ou moins de la Retine, afin qu'il ſoit dans la diſtance neceſſaire, pour faire que ſon foyer ſe rencontre à la ſurface de la Retine.

Trois ſortes d'humeurs dans les yeux.

Il y a dans les yeux trois humeurs de differente conſiſtence, l'Aqueuſe, la Vitrée, & la Criſtaline. Elles ſont diſtinctes entre-elles, tranſparentes, & ſans couleur, en partie afin que les rayons visuels ne s'y arrêtent pas, & en partie afin que les rayons des choses colorées puissent, sans être alterez ou changez par aucune couleur de l'œil, passer dans la Retine, & de là être presentez à l'organe du sens commun tels qu'ils sont : car puisque le jugement sur les couleurs a dû se faire dans le cerveau par le moyen de l'œil, il a fallu aussi necessairement que les parties qui reçoivent les rayons des choses colorées, & qui les transmettent, fussent sans aucune couleur.

L'Humeur aqueuse.

L'Humeur aqueuse est ainsi nommée, parce qu'elle est fluide comme de l'eau. Elle est simple, transparente, privée de toute couleur, mediocrement abondante & fluide. Elle est placée à la partie anterieure de l'œil qu'elle remplit, & elle n'a point de Tunique propre ; mais elle est renfermée entre la Tunique cornée & l'Uvée au devant de la Prunelle. Elle fait avancer la Cornée un peu hors de l'Orbite, pour recevoir les rayons qui viennent directement & obliquement. Elle est liquide pour faire la refraction des rayons, & pour y laisser nager l'Uvée qui se doit dilater & resserrer. Elle n'est ni une partie du corps, ni un excrement ; mais une certaine liqueur, laquelle est engendrée des particules du sang les plus pures ; & tout ainsi que le sang n'est pas une partie du corps, ni non plus un excrement, mais une humeur necessaire pour la nutrition & pour l'entretien de la vie ; de même l'humeur aqueuse de l'œil n'est ni une partie animée du corps, ni un excrement, mais une liqueur necessaire pour le soûtien de la veuë, & peut-être aussi pour la nourriture du Cristalin, & de l'humeur vitrée. Elle se repare aisément, lors qu'elle est consumée par quelque maladie, ou évacuée par quelque blessure.

Son usage. *L'usage* de cette humeur est d'humecter & adoucir tant les deux autres humeurs qui sont épaisses, que l'Uvée & la Retine, & peut-être aussi les nourrir ; outre cela de maintenir la Cornée étenduë, afin qu'elle ne devienne pas ridée, ce qui la rendroit opaque, de briser le trop grand éclat de la lumiere, & de dilater les rayons visuels : Que si elle perd sa pureté, & qu'elle devienne plus épaisse, alors la veuë s'affoiblit. Si quelques particules grossieres nagent au dedans, il semble alors qu'il passe ou voltige au devant des yeux, des puces, des mouches, des pailles, des toiles d'araignées, & autres choses semblables. Si ces particules épaisses s'unissent & s'attachent tellement les unes aux autres, qu'elles fassent une Membrane qui se place au devant de la prunelle, alors on perd entierement la veuë, parce que l'entrée des rayons visuels dans le Cristalin est empêchée. Les Latins appellent ce vice dans son commencement *Suffusio*, & quand il est en son dernier degré, on le nomme *Cataracte*.

Les Conduits aqueux. *M. Nuck* a découvert depuis peu de certains canaux, qui portent l'humeur aqueuse dans l'œil, qu'il nomme *Conduits aqueux de l'œil*, afin de les distinguer des vaisseaux limphatiques. Il ajoûte que ces conduits paroissent tout noirs, lors qu'ils sont sur la Sclerotique, & sur la Cornée ; mais qu'ailleurs ils n'ont pas cette couleur.

D'où vient qu'ils paroissent noirs. *Si l'on* demande d'où vient que ces petits conduits paroissent noirs ? On répond, que cela peut venir de l'Uvée qui est une Membrane d'une mucosité noirâtre, laquelle peut entrer dans ces canaux par le mouvement continuel de l'œil, particulierement lorsque l'humeur aqueuse ne les remplit qu'en petite quantité : car l'extremité de ces conduits étant ouverte dans cette ancre, on voit bien qu'elle peut s'insinuer dedans, & en s'attachant dedans, elle leur communique cette teinture noire qu'on y remarque.

Si leur découverte est utile pour la pratique.

Si l'on demande encore, si cette découverte peut être utile pour la pratique? On répond que la structure de la partie étant ainsi connuë, on explique mieux la cause de quelques maladies des yeux, & que l'on guerit ces maladies avec plus de succez. Ainsi on connoît plus facilement la cause de l'Atrophie de l'œil, ou de son amaigrissement, aussi-bien que la chûte de l'œil, & on n'est plus surpris de voir l'humeur aqueuse se renouveller aprés s'être écoulée dans les playes ou dans l'operation de la cataracte: car si l'on perd quelquefois l'œil aprés l'operation, ce n'est pas parce que l'humeur aqueuse s'est écoulée, mais c'est que l'on a déchiré la prunelle à cause des attaches de la cataracte.

L'humeur vitrée.

L'Humeur vitrée est ainsi appellée, parce qu'elle ressemble á du verre fondu: Elle remplit toute la capacité de la partie posterieure de l'œil, étant située derriere la Cristaline. C'est elle qui donne la figure spherique à l'œil, & qui tient la Retine dans une proportion requise pour recevoir l'impression des objets. Elle est de beaucoup moins fluide que l'aqueuse, beaucoup plus molle & plus rare que le Cristalin, pour faire la refraction des rayons; & elle surpasse en quantité trois ou quatre fois l'Aqueuse, & cinq ou six fois le Cristalin.

Son usage.

Son Usage est de dilater les rayons visuels à mesure qu'ils sortent du Cristalin, & de les porter ainsi dilatez à la Retine. Ceux qui croyent que la vision se fait dans le nerf optique, veulent qu'elle serve à reünir en un point les rayons qui se sont brisez en passant par le Cristalin, afin que l'image soit representé à la veuë.

L'humeur cristaline.

L'Humeur cristaline est ainsi nommée à raison de sa solidité & de sa transparence semblables à celles du cristal; On l'appelle aussi *Glaciale*, parce qu'elle ressemble assez bien à de la glace tres-pure. Elle est plus solide & plus resplendissante que les deux autres humeurs, & elle est engendrée de la partie la plus pure de la semence. Elle est placée entre l'Aqueuse & la Vitrée vis-à-vis de la prunelle; elle n'occupe pas tout-à-fait le centre de l'œil, car elle est plus en devant afin de mieux voir. C'est la plus petite des trois humeurs; elle n'est pas exactement ronde, mais applatie par devant, un peu convexe par derriere; elle est plongée dans l'humeur vitrée, où elle est affermie par le ligament ciliaire; que si on met l'humeur cristaline sur du papier qui soit écrit, elle en fera voir les lettres plus grandes, de même que si on les regardoit avec des lunettes.

Son usage.

Les Rayons des choses visibles ayant été dilatez dans l'humeur aqueuse, sont d'abord & en premier lieu reçûs dans cette humeur cristaline, & de là ils passent à la Retine par l'humeur vitrée, d'où enfin ils sont presentez à l'organe du sens commun. A raison donc du premier assemblage, réünion ou reception des rayons, l'humeur cristaline est le premier instrument de la veuë; mais à raison de la perception, c'est la Retine, parce que c'est par son moyen que ces rayons ainsi reçûs sont presentez à l'organe du sens commun, dans lequel ils sont perçûs. Au reste il y a entre les parties de l'œil une si étroite union, qu'elles ne peuvent agir les unes sans les autres; & le moindre vice de l'une d'entre-elles, quelque vile qu'elle soit, comme de l humeur aqueuse, blesse la principale action de tout l'organe.

Si on doit

On demande si on doit conter le Cristalin &

l'humeur vitrée parmi les parties du corps ? *Diemerbroeck* répond 1. Que le Cristalin en est veritablement une, parce qu'il est couvert de la Tunique arainée qui luy est propre, qu'avec les autres parties il fait l'action de la veuë, qu'il vit, qu'il est nourri, qu'il a sa circonscription ou ses limites déterminées, qu'il s'engendre dans la matrice, qu'il est un corps uni à un tout, lequel conjointement avec d'autres parties, il acheve, luy étant joint d'une vie commune, & étant disposé & destiné pour luy servir en ses fonctions & usages : & ainsi si l'on examine de prés & à fond sa substance, ce n'est pas veritablement une humeur, mais un corps assez ferme & solide, qui dans les poissons, si on les fait cuire, se divise en fibrilles, & qui même est beaucoup plus ferme que la graisse, que le cerveau, que la moëlle &c. C'est pourquoy *Galien* la met avec justice dans le nombre des parties, non seulement des similaires, parce qu'elle se divise en des parties entr'elles semblables, mais encore des organiques, parce qu'elle est destinée pour faire l'action de la veuë, & que pour cette fin-là elle a une conformation certaine, déterminée, & sensible. 2. Le même *Diemerbroeck* dit, que l'humeur vitrée est une partie par les mêmes raisons, & qu'encore que quelques-uns disent que le Cristalin est nourri de cette humeur-cy vitrée, que c'est neanmoins tres-improprement & tres-mal-à propos qu'ils le disent, puis qu'elle ne nourrit pas plus le Cristalin, que le cœur nourrit les bras ; Et en effet, le Cristalin n'a pas besoin pour sa nourriture d'une partie si grande & si transparente, & il peut aussi-bien que les nerfs, la moëlle, le cerveau, & les autres parties blanchâtres, être nourri du sang.

mettre le Cristalin & l'humeur vitrée au nombre des parties du corps.

Casserius demande, si ces humeurs ont le sen-

Si les humeurs des yeux ont le sentiment du toucher.

timent du toucher ? & il le leur attribuë tres-vif. Le même *Diemerbroeck* & d'autres avec luy l'accordent tel à leurs Membranes ; mais ils n'en attribuent point du tout à la substance de l'humeur, par la raison qu'il n'y a que les seules Membranes qui soient les organes du toucher. En la même maniere que les dents & les os, quoique de leur propre substance ils soient absolument destituez de ce sentiment, neanmoins leurs Periostes sentent, & ainsi on dit vulgairement qu'ils ont du sentiment.

Que l'œil reçoit la faculté de voir par les esprits animaux qui y sont portez par les nerfs optiques.

L'œil ainsi formé de toutes ces parties que l'on vient de décrire, reçoit par les esprits animaux qui y influent en abondance par le nerf optique, duquel on a parlé cy-dessus, la force ou faculté de voir. Or ces esprits s'y écoulent tantôt en plus grande, tantôt en moindre quantité, d'où vient que les yeux en étant tantôt plus, & tantôt moins gonflez, voyent aussi tantôt plus, & tantôt moins nettement. Ainsi ils sont gonflez dans les jeunes gens dans les plhetoriques, dans ceux qui sont en colere, ou yvres, & moins enflez dans les vieillards, en ceux qui sont beaucoup adonnez aux exercices de Venus, & en ceux qui sont tristes & consumez par une longue abstinence ; on dit aussi que les vierges ont les yeux plus pleins, & plus gonflez que celles qui ne le sont plus. Or quoique le gonflement moderé de l'œil par les esprits rende la veuë plus perçante, il ne s'ensuit pas neanmoins de là que dans toutes les enflures ou gonflement de l'œil la veuë devienne pénetrante, parce que l'on voit le contraire en ceux qui sont yvres, dans lesquels la veuë n'est point vive, à cause de l'influence tumultueuse, irreguliere, & sans ordre des esprits.

L'action des yeux.

La Vision, qui est la propre & unique action des

des yeux, est, selon *Diemerbroeck*, un sentiment, par lequel du different mouvement des rayons visuels, réünis dans l'humeur Cristaline, & dans la Vitrée, & heurtant ensuite contre la Retine, l'ame perçoit les couleurs avec la lumiere, la situation, la distance, la grandeur, la figure & le nombre.

Définition de la veuë.

Toutes les fois que la lumiere agit sur l'œil, dit un Auteur moderne, elle presse & remuë d'une certaine maniere l'extremité des petits filets de la Retine, ensorte que ce mouvement se communique aux esprits renfermez dans ces filets ; il en arrive des ondulations particulieres qui continuent dans ces petits Fibres jusqu'à l'endroit du cerveau, d'où les nerfs optiques prennent origine, & c'est ce mouvement qui donne occasion à l'ame de se former une image spirituelle de l'objet, c'est-à-dire, que l'ame a autant de sensations particulieres, qu'il y a des varietez dans les mouvemens de l'image qui répondent à celle de l'objet.

Comment se fait la veuë.

Pendant que la vision se fait de la maniere qu'on l'explique par les esprits animaux contenus dans les filets de la Retine, qui passent jusqu'au cerveau, en faisant de petites ondulations ; s'il arrive que la lumiere soit trop forte, & que l'œil en soit incommodé, la vision en sera dépravée, & l'on ne verra les objets que confusément, à cause de la grande quantité de rayons qui tombent sur la Retine, qui en déchirent peut-être quelques filets, ou bien les esprits reçoivent une si grande agitation, que la Retine en devient si tenduë, qu'elle est ensuite incapable d'en pouvoir être ébranlée par d'autres objets moins lumineux. On pourroit encore dire, que cette dépravation vient aussi de ce que les esprits de la Retine sont repoussez jusques dans le cerveau ; ainsi tous les petits canaux nerveux de cette Membrane étant vuides, ils se relâchent, ils s'affaissent les uns sur les autres, & deviennent incapables de communiquer l'impression de l'objet jusqu'au cerveau : car les nerfs pour servir aux sensations, doivent avoir une certaine tension, ou plûtôt un ressort qui agisse sur les esprits.

Mais lorsque les esprits ont repris leur premier mouvement, & qu'ils coulent comme à l'ordinaire dans tous les petits filets de la Retine, ces filets reprennent ensuite leur premiere flexibilité ; ainsi ils sont alors en état de communiquer l'impression de l'image jusqu'au cerveau.

Pourquoy aprés avoir regardé fixement le Soleil, l'impression dure encore, & semble qu'on voit diverses couleurs, quoy qu'on ait les yeux fermez.

On demande pourquoy, quand on a regardé fixement le Soleil, ou quelque autre lumiere vive, l'impression dure encore aprés, & quoy qu'on ait les yeux fermez, il semble qu'on voit diverses couleurs? On répond à ce Problême, en disant que le mouvement extraordinaire qui ébranle violemment les petits filets de la Retine, ne peut cesser si-tôt ; ainsi leur agitation continue encore aprés qu'on a les yeux fermez ; mais n'étant plus assez forte pour representer cette vive lumiere du Soleil qui l'a causée, elle represente des couleurs plus foibles qui se changent toûjours en s'affoiblissant ; ce qui montre évidemment que la nature des couleurs ne consiste que dans la varieté des mouvemens des petits filets de la Retine.

En quoy consiste la lumiere.

La Lumiere, selon *Ettmuller*, consiste dans un certain mouvement élastique, ou dans une effervescence tres-rapide de particules tres-subtiles & grasses apparemment, moyennant quoy d'autres particules tres-subtiles de même nature qui sont en tres-grande abondance dans l'Atmosphere, sont poussées de tous côtez en droites lignes, ce qui fait les rayons, lesquels penetrant en se continuant, les corps fluides & ſolides, mais inégalement poreux, juſqu'à ce qu'ils tombent ſur un corps qui ne leur donne point de paſſage, alors ils s'étendent en forme de lumiere ſur la ſuperficie de ce corps, d'où ils ſont repercutez puiſſamment juſqu'à ce que le mouvement cauſé par le corps lumineux ſe rallentiſſe, & que toute la lumiere diſparoiſſe. La lumiere eſt proprement dans le corps lumineux, & dans l'objet illuminé, & le rayon dans l'Atmoſphere. Elle conſiſte materiellement dans un corps tres-ſubtil, & formellement dans un mouvement rectiligne tres-rapide.

La lumiere du feu, & la lumiere du bois pourri, en quoy different.

Pour mieux comprendre cecy. Conſiderez, dit le même *Ettmuller*, la lumiere du feu & du bois pourri, dont l'un jette une lumiere chaude, & l'autre une lumiere froide. Il y a dans le feu une diſſolution actuelle d'un ſouffre ou d'une ſubſtance graſſe acide qui renferme du ſel volatile caché. Le choc mutuel & l'effervescence de ces particules, & des particules nitreuſes de l'air allumées dans cette diſſolution, produiſent les principaux phénoménes du feu. L'acide agité trop violemment fait la chaleur. La partie graiſſeuſe qui combat avec l'acide fait la lumiere, & en faiſant une exploſion vehemente avec l'Alcali, cette action pouſſe en droite ligne de tous ſens, les particules de l'air contiguës, & répand preſque en un inſtant des rayons & de la lumiere. Le bois pourri eſt lumineux par le mouvement de la diſſolution du mixte, lequel mouvement de pourriture étant de ſa nature expoſé à la fermentation, donne moyen à l'Alcali de s'exalter & d'agir contre l'acide & le gras joints enſemble, & en les diſſolvant il leur donne un mouvement ſemblable à celuy du feu qui meut pareillement les autres petites particules de l'Atmoſphere, & pouſſe des rayons.

En quoy consiste la forme de la lumiere.

On ne doit pas s'imaginer que la substance de la lumiere sorte du corps lumineux, d'où elle soit dardée de tous côtez : car il seroit impossible de concevoir comment on peut voir de si loin la petite flamme d'une chandelle en un moment, & spheriquement. De plus la substance lumineuse qui est répanduë par la lumiere, reste, ou s'aneantit quand la lumiere s'éteint. On ne peut pas dire qu'elle s'aneantisse, il faut donc conclure qu'elle reste materiellement, mais qu'elle est dépoüillée de l'action formelle d'illuminer : c'est-à-dire, que la forme de la lumiere consiste dans un mouvement tres-prompt rectiligne, & qui se fait spheriquement, lequel mouvement cessant, l'illumination cesse en même temps, & lors qu'il vient à être rétabli par quelque lumiere qui communique un pareil mouvement de la même substance, l'illumination reparoît aussi-tôt. Tout cecy est confirmé par la machine de M. *Boyle*, dans laquelle le feu & la lumiere s'éteignent d'abord qu'on en pompe l'air. La lumiere du bois pourry s'y éteint pareillement lors qu'on en pompe l'air, & reparoît lorsque l'air y est remis.

La lumiere & les rayons lumineux sont quelque chose de materiel.

La Lumiere & les rayons lumineux sont quelque chose de materiel, puis qu'ils possedent les qualitez de la matiere, & les proprietez de refraction & de reflexion qui en resultent. Ce qu'on ne sçauroit expliquer, ni comprendre sans y reconnoître de la matiere. Ajoûtez que les especes intentionnelles ou immaterielles de la lumiere sont entierement incomprehensibles. Quant à la matiere qui reçoit le mouvement qui constituë la lumiere, on ne décide point si c'est un feu extrêmement rarefié, comme *Digby* le prétend, ou les globules de la matiere celeste de *Descartes*, ou les particules nitreuses dont l'air est rempli suivant

Majovv, ou le corps même de l'air : car ce fait demande un grand nombre d'experiences.

La Lumiere qui est causée par le corps lumineux, est receuë immediatement dans l'œil, comme quand nous regardons le Soleil ou le feu, ou mediatement comme quand quelque corps opaque modifie diversement la lumiere. Il y a deux sortes de modifications, sçavoir la reflexion & la refraction ; celle-cy arrive quand la lumiere passe par des milieux differens ou de diverse consistence. La reflexion se fait, lorsque la lumiere est reflechie par un objet opaque qui ne luy donne point de passage, & la renvoye de même qu'un mur renvoye une balle exactement suivant l'angle d'incidence : Si le corps reflechissant est poli, il reflechit la lumiere à peu prés suivant la ligne d'incidence, & il paroît réplendissant : On dit à peu prés, parce qu'il n'est point de corps sublunaire parfaitement poli, l'or même ayant des inégalitez, des éminences & des pores, eu égard à la subtilité de la matiere lumineuse.

La lumiere qui est causée par le corps lumineux, comment est receuë dans l'œil.

Si le corps n'est point poli, s'il a diverses avances, differentes configurations de pores ou enfoncemens, la lumiere s'y modifie diversement, est interrompuë par des ombres, & souffre plusieurs sortes de refractions & de reflexions ; en sorte que la lumiere n'arrive jamais à l'œil comme elle est naturellement, mais de toute autre maniere, & alors on la nomme *Couleur*, & l'objet qui la reflechit ainsi modifié, est dit *Coloré*. En effet, la couleur n'est rien autre chose que la lumiere diversement modifiée dans le corps où elle tombe, c'est-à-dire, dont le mouvement a été changé par la refraction & la reflexion avant de parvenir à l'œil ; ainsi les differentes modifications de la lumiere resultent des differentes avances,

Ce que c'est que la couleur.

pores & enfoncemens, de la grandeur, de la figure & de la tissure des particules qui composent les superficies des corps, & elles constituent toutes les differences des couleurs tant apparentes que réelles; ou bien pour le dire autrement, toutes les couleurs dépendent & de la lumiere & de l'ombre qui se remarquent dans les petits pores d'un corps opaque. De là viennent les couleurs principales & moyennes. Les premieres, comme la blancheur & la noirceur, viennent de la reflexion simple qui se fait, ou ne se fait pas. Les secondes, comme le jaune & le bleu, viennent de la reflexion, conjointement des rayons & de la modification du mouvement lumineux. Toutes les autres couleurs sont dérivées de ces quatre. Le verd se forme du bleu & du jaune, le rouge se fait du jaune concentré, le gris est produit du blanc & du noir, le cramoisi du rouge & du bleu. &c.

D'où dépendent toutes les couleurs.

Couleurs principales & moyennes d'où dépendent.

Il y a deux choses à considerer dans chaque couleur. 1. Le *Materiel*, qui est la tissure de la surface des corps plus ou moins égale ou inégale. 2. *Le Formel*, qui est certaine modification de la lumiere causée par les particules de la surface sur quoy elle tombe. La lumiere ainsi modifiée touche l'œil diversement, & nous cause les apparences de diverses couleurs. A raison du materiel, un aveugle peut discerner les couleurs des corps par le seul toucher; & à l'égard du formel, un verre triangulaire suivant ses differentes situations, & les refractions de la lumiere, produit toutes les couleurs de l'Arc-en-ciel. La dissolution de vitriol dans de l'eau claire & transparente, noircit & devient ancre d'abord qu'on y jette une decoction de noix de galles, pareillement transparente, parce que dans l'union de l'Acide & de l'Alcali, les par-

Ce que c'est que le materiel & le formel de chaque couleur.

ticules metalliques du vitriol ſont précipitées par l'Acide, & entrent dans les pores de la liqueur qu'elles rempliſſent, & ôtent ainſi le paſſage libre de la lumiere, d'où s'enſuit l'opacité. Or parce que tous les rayons ſouffrent refraction, & ſont enfoncez dans la liqueur, ou reflechis ailleurs qu'à l'œil, la liqueur paroît noire quand on la calcine dans une retorte bien boûchée, & blanche quand on la calcine dans un vaiſſeau découvert. L'orpigment & la ſuye font une mixtion verte, le ſirop violat devient rouge, ſi on y verſe deſſus de l'eſprit de vitriol, & verd, ſi on y verſe de l'huile de tartre par défaillance.

Comment la lumiere ſimple ou modifiée tombe dans l'œil par le trou de l'Uvée.

La Lumiere ſimple ou modifiée tombe dans l'œil par le trou de l'Uvée comme dans une chambre obſcure, à quoy reſſemble parfaitement l'œil; dans cette chambre eſt placée l'humeur criſtaline en forme de verre lenticulaire où ſe fait le croiſement des eſpeces viſibles, pour parler comme les anciens, c'eſt-à-dire, de la lumiere même qui entre dans l'œil de divers points de l'objet lumineux ou coloré, & va heurter la Retine, qui eſt l'organe principal de la veuë, où l'objet eſt dépeint renverſé. La Retine eſt une expanſion du nerf optique toute remplie d'eſprits animaux, laquelle par conſequent ne peut être frappée par la lumiere ou ſimple ou modifiée, ou colorée, qui repreſente l'objet viſible ſans mouvoir les eſprits qu'elle contient; ceux-cy communiquent ſucceſſivement aux eſprits des nerfs & du cerveau le même mouvement, & font la viſion ou la perception dans le ſens commun de l'objet repreſenté dans l'œil. Suivant que la lumiere eſt diverſement modifiée, elle frappe diverſement les petites fibres de la Retine, & les objets ſont dits diverſement colorez. Que s'il arrive qu'un ſemblable mouvement ſoit produit dans l'œil par quelque autre cause, même interne, quoy qu'il n'y ait aucune lumiere, ni aucune couleur, on croira en voir; De là vient qu'un coup de poing dans les yeux durant la nuit, fait voir plusieurs étincelles, & avant les accez de l'Epilepsie ou du Vertige on apperçoit ordinairement diverses couleurs.

Que la vision se fait par deux cones.

La Vision se fait par deux cones, l'un desquels est droit depuis l'objet jusqu'au point d'intersection dans l'humeur cristaline, l'autre est renversé depuis le point d'intersection jusqu'à la Retine, & suivant la grandeur de l'angle d'intersection l'objet paroît plus ou moins grand. Par cette même raison plus l'objet est proche, plus il paroît grand, & plus il est éloigné, plus il paroît petit. De là vient aussi que des objets de distance égale paroissent inégalement distans, & que des choses inégales en grandeur semblent être égales selon la diverse position de l'œil: Si le milieu qui est entre l'œil & l'objet, est par tout d'une même nature, & d'une même épaisseur, l'objet sera vû dans le lieu où il est: Si au contraire le milieu est plus épais ou plus tenu là où est l'objet, que vers l'œil, l'objet sera vû dans un autre lieu, que là où il est effectivement, à cause que la diversité de la refraction suit la diversité du milieu: car le rayon lumineux tombant sur un milieu plus épais ou plus grossier, se brise sur le perpendiculaire du point d'incidence, & tombant sur un milieu plus tenu, il se brise en s'éloignant de la perpendiculaire du même point. La machine de l'œil est composée de plusieurs humeurs de diverse consistance, afin que par le moyen des refractions, la representation de l'objet soit plus grande, & plus exacte. C'est là-dessus qu'est fondé tout l'artifice des microscopes, des lunettes, & des miroirs ardens.

Au reste, quoique nous ayons deux yeux, nous ne voyons pas pour cela les objets doubles, à cause que les Axes des pinceaux visuels se rencontrent en un seul point, ce qui fait les deux visions toutes semblables. Que si en contournant les yeux on change l'Axe, l'objet paroîtra double. Les objets paroissent droits, quoy qu'ils soient dépeints renversez dans l'œil, par la raison que la vision represente l'objet à l'endroit où la ligne visuelle de l'œil aboutit : car de ce que la ligne qui part du bas de la Retine tend en haut, & celle qui part d'en haut tire en bas, l'objet doit être vû de la maniere que nous avons dit, & droit. Les objets paroissent être d'autant plus proches derriere les miroirs, qu'ils en sont moins éloignez, & d'autant plus enfoncez derriere, qu'ils sont moins proches, parce que l'objet est vû seulement au lieu où la ligne perpendiculaire du point rayonnant, concourt avec la ligne de reflexion.

Pourquoy ayant deux yeux, on ne voit pas pour cela les objets doubles.

CHAPITRE XIII.

Des Maladies des Yeux

ON *divise* les maladies des yeux en celles qui leur sont generales, & en celles qui leur sont particulieres.

Division des maladies des yeux.

Les Maladies generales sont l'Attrophie des yeux ou leur maigreur, l'Exopthalmie, le Strabisme, le Cancer, & les excroissances scyrrheuses appellées Fics.

En generales.

Les Maladies particulieres sont celles des paupieres, comme le Trachoma, l'Empiseme, l'œdeme, l'Anchiloblepharon, le Cancer, l'Ectropion, le Legopthalmus, & les Hydatides. Celles des

Et en particulieres.

Cils, comme l'Orgeolet, le Grando, le Madarosis, le Trichiasis, & le Phalangosis : Celles du grand angle de l'œil, comme le Rhyas, l'Enchantis, & la Fistule lacrymale : Celles de la conjonctive, comme l'Opthalmie, le Pterigium, le Pannus, & la meurtrissure de l'œil, que l'on appelle communément œil poché : Celles de la Cornée, comme l'Albugo, ou l'Eucoma, les petites Pustules, les Ulceres, l'Hypopion, & le Staphilomo : Celles de l'Uvée, comme sa chute, la trop grande ouverture de la prunelle, son retrecissement, & la Cataracte. Enfin celles des nerfs optiques, comme la foiblesse de la veuë, & la goute sereine.

Ce que c'est que l'Atrophie. *L'Atrophie* est, lorsque l'œil est maigre & retiré dans l'Orbite, & même si petit, qu'à grande peine l'apperçoit-on. La veuë est imparfaite, on ne remuë les yeux qu'avec douleur, la prunelle est tellement retressie, & il entre si peu de lumiere, que la Retine n'est que foiblement ébranlée.

Sa cause. *Cette Maladie* arrive toûjours par le défaut du suc nourricier, comme on le voit tous les jours dans les phtisiques & dans les éthiques où tout le corps est maigre & desseché : mais il y a plusieurs causes qui occasionnent cette maigreur. Tantôt c'est, parce qu'il se fait une mauvaise digestion des alimens, tantôt c'est, parce qu'il y a dans le suc nourricier des particules acides, dont l'acreté détruit celles qui sont douces & huileuses, lesquelles doivent servir de nourriture. Enfin l'amaigrissement d'une partie vient toûjours de la difficulté que le suc nourricier trouve dans son passage, à cause des obstructions.

Ces obstacles empechent le passage des esprits animaux dans les parties du corps : mais lorsque les esprits ne passent qu'avec peine dans les membranes, on voit que ces parties s'amaigrissent, se dessechent, & se fletrissent, parce que tous les pores & tous les petits tuyaux s'affaisant les uns sur les autres, & n'étant plus tendus, ni bandez par les esprits, qui ont coûtume de passer comme un vent impetueux dans les chemins les plus étroits, c'est une necessité que les tuyaux & les vessicules n'étant pas assez ouverts, le suc nourricier ne s'y répande qu'en petite quantité. C'est ce que l'on voit tous les jours dans les parties paralitiques qui sont maigres & froides, parce que les esprits sont empêchez dans leur cours, á cause de l'obstruction des nerfs.

Tout ce qu'on dit de la maigreur peut encore être confirmé par ceux qui relevent de maladie, & qui ne sont encore qu'en convalescence. Pourquoy est-on si maigre & si foible? N'est-ce pas par la perte des esprits qui ont été consumez dans le cours de la maladie? La perte des esprits est encore plus considerable dans les parties membraneuses, que dans les parties charneuses, parce que dans les premieres le suc nourricier n'y passe pas si facilement que dans les autres. Toutes les personnes maigres sont ordinairement foibles, languissantes, & sans force; elles ont la veuë foible, ce qui ne vient que du défaut des esprits animaux; Mais la nature a si bien fait les choses, qu'elle a garni l'œil de tant de membranes, de vaisseaux, de glandes, de graisse, de muscles & de nerfs, que les yeux sont toûjours les derniers qui se dessechent dans la maigreur du corps: car de tous les organes des sens, il n'y en a point où il se distribuë plus de nerfs, ni qui en ayent de plus gros que l'œil, le nerf optique étant, pour ainsi dire, le grand chemin des esprits animaux; & quoique l'employ principal de tous ces esprits ne ſoit que pour tenir tous les filets de la Retine bandez, il y a pourtant ſujet de croire, qu'il en paſſe encore dans les autres membranes de l'œil, comme dans la Choroïde &c.

Signes de l'Atrophie.

Dans l'Atrophie l'œil devient quelquefois ſi maigre, qu'il eſt tout deſſeché, & tout flétri en s'enfonçant dans l'Orbite, & la prunelle ſe retreſſit quelquefois tant qu'elle ſe ferme tout-à-fait. Ce funeſte accident eſt appellé par les anciens Grecs d'un mot particulier *Phthiſeo*.

Le Prognoſtic.

La Maigreur des yeux eſt aſſez difficile à guerir : car avant qu'ils reprennent leur groſſeur naturelle, il faut que tout le corps reprenne ſon embonpoint.

Ce que c'eſt que l'Exophthalmie.

L'Exophtalmie eſt un relâchement des muſcles de l'œil, de ſorte que l'œil deſcend quelquefois juſques ſur le milieu de la jouë, & y reſte ordinairement enflé.

Ses cauſes.

Cette Maladie reconnoît pour ſes cauſes, les coups, chutes & fluxions de la tête, les accouchemens laborieux, les grands cris aux enfans, la toux violente, les efforts que l'on fait dans de grands vomiſſemens, la tumeur ſcyrrheuſe, l'inflammation ou ulcere. Dans toutes ces occaſions les vaiſſeaux limphatiques ſont ſi comprimez, que le retour de la Limphe en eſt empêché; ainſi les canaux de *M. Nuck* qui portent l'humeur aqueuſe, ſe rempliſſent extraordinairement ; ce qui cauſe en partie le gonflement de l'œil. Enfin la chute de l'œil eſt toûjours cauſée par le relâchement de cette partie, ou par l'alongement des muſcles & du nerf optique.

Ses Signes, & ſon Prognoſtic.

L'Exophtalmie eſt facile à connoîtte : car on voit l'œil deſcendre tout-à-fait dehors. A l'égard de la guériſon, elle eſt tres-difficile, pour ne pas dire entierement impoſſible.

Le Strabisme est une maladie de l'œil, où l'on regarde les objets de travers. On appelle *Louches* ceux qui ont cette incommodité. En regardant les objets la prunelle n'est jamais vis-à-vis l'objet, l'œil est toûjours tourné ou du côté droit, ou du côté gauche : Cette mauvaise disposition de l'œil ne vient ordinairement que de l'habitude que les muscles ont pris de tourner l'œil de côté, lors qu'on regarde les objets : Elle peut encore arriver par la Paralysie des muscles de l'œil, ou d'une cause hereditaire. On remarque que les enfans y sont fort sujets, & que la cause la plus ordinaire qui les rend louches, sont les convulsions & les accez épileptiques ausquels ils sont portez, lorsque les dents leur veulent percer. Ce que c'est que le Strabisme.

Cette Incommodité est assez évidente, les louches ne regardant jamais droit, parce que la prunelle n'est point dirigée selon l'Axe optique. Pour la guérison elle est difficile aux personnes qui sont déja avancées en âge, & plus aisée aux jeunes enfans qui sont encore au berceau. Ses signes & son Prognostic.

Le Cancer est une tumeur rouge & enflammée de l'œil, lequel est tantôt ulceré, & tantôt il ne l'est pas, & toûjours produit par un acide volatile âcre. On remarque qu'il arrive souvent aux vieillards mélancoliques qui ont eu de longues Opthalmies, & aux femmes qui n'ont plus leurs Mois. Ce que c'est que le Cancer de l'œil. Sa cause.

Le Cancer de l'œil est presque semblable au Cancer des autres parties, il en coule une Limphe âcre & claire ; l'œil est rouge & enflammé. On voit de petits ulceres sur la Cornée à l'endroit de la prunelle qui font beaucoup de douleur. Les vaisseaux de la conjonctive sont à l'entour fort enflez, & tout variqueux. Les Cancers des yeux sont toûjours accompagnez d'une douleur de tête Ses signes.

insupportable, le visage est terne & plombé.

Son Prognostic.

Cette Maladie est déplorable, & l'on n'en guerit jamais, non plus que lors qu'elle devient fistuleuse, & que l'ulcere va jusqu'à la glande lacrymale, qui est située à la partie superieure de l'œil du côté du petit angle.

Les causes de la douleur des yeux.

La Douleur des yeux vient comme toutes les autres de quelque solution de continuité, principalement dans les Tuniques conjonctive & cornée. Les causes en sont ou internes, comme la Limphe qui les humecte, qui est trop âcre, & trop salée, ou externes, comme les coups, les chutes, les vents, l'air excessivement chaud ou froid, la poussiere, les ordures, la vapeur & le suc d'oignon ou d'ail, & autres choses semblables.

Son Prognostic.

La Douleur des yeux est tres-sensible, à cause de la delicatesse de la partie affectée. Elle augmente la fluxion, l'érosion, le picotement & la rougeur, interrompt le sommeil, abbat les forces, & cause souvent l'aveuglement.

Ce que c'est que l'Epiphora.

L'Epiphora nommée par quelques-uns inflammation sereuse, est une distillation continuelle & abondante de larmes, qui sont tantôt âcres, & excitent par consequent de la rougeur, de l'ardeur & du picotement, ce qu'on appelle humeur ou catarrhe chaud; tantôt elles sont plus douces, & sans ces simptomes, ce qu'on nomme humeur ou catarrhe froid. Cette affection est en quelque façon catarrheuse, & ainsi on doit avoir égard aux glandes d'où vient cet écoulement, lesquelles sont situées principalement dans les coings des yeux, ou dans les paupieres.

Sa cause.

La Cause est ou externe, & irrite continuellement l'œil, comme la perte des larmes dont parle *Rhodius* pour avoir mangé des pêches, ou interne, qui eſt de trois ſortes; Le premier eſt le vice habituel de la Limphe trop âcre, & d'un acide trop ſalé qui ronge & picote les yeux, & y produit à cette occaſion toûjours un plus grand abondement de ſang & de Limphe; La ſeconde eſt le vice des glandes relâchées, ou vitiées de quelque autre maniere dans leur nutrition, ou irritées, leſquelles pleurent continuellement. La troiſiéme eſt le manque de la Caroncule lacrimale, dans la maladie que les Grecs nomment *Egilops* ou Fiſtule lacrimale, laquelle n'eſt rien autre choſe que lorſque la glande ſituée dans le grand coin de l'œil a été mangée, ou emportée par quelque cauſe externe ou relâchée; d'où s'enſuivent la chaſſie, le pus, & tout ce qui ſort de l'œil ou des glandes voiſines irritées.

Cette Maladie eſt ordinaire aux enfans, & ſe guerit d'elle-même, ou par la diete, ou par la ſuite du temps. L'Epiphora inveteré, ou qui arrive aux adultes, eſt plus opiniâtre, & dégenere facilement en Fiſtule lacrimale. Le plus fâcheux eſt lorſque la glande lacrimale manque. Lors qu'elle n'eſt que rongée, il eſt plus facile d'y remedier que quand elle eſt coupée. Son Prognoſtic.

L'Epiphora qui arrive dans les maladies aiguës, eſt ordinairement un ſigne de mort, principalement s'il eſt accompagné du delire, de la convulſion, du refroidiſſement des extremitez, de la difficulté de reſpirer, de la ſueur froide, & des autres mauvais accidens.

Les Excroiſſances ſcirrheuſes de l'œil ſont appellées *Fic*, pendant qu'elles ſont pendantes comme une figue. Elles ſont cauſées par un acide, mais qui n'a pas tant d'âcreté que celuy du Cancer. Cauſes des excroiſſances ſcyrrheuſes de l'œil.

Dans cette maladie les yeux ſont obſcurs & livides, les vaiſſeaux ne ſont point enflez comme dans Ses ſignes.

le Cancer, elle devient neanmoins quelquefois chancreuse.

Ce que c'est que le Trachoma.

Le Trachoma est une âpreté au dedans des paupieres en forme de grains de millet, accompagné de douleur, & d'une difficulté d'ouvrir les paupieres.

Sa cause.

Cette indisposition est causée par des particules salines âcres du sang, & des autres liqueurs nourricieres qui se sont extravasées; Les particules salines causent de la demangeaison & de la rougeur. Elle peut encore venir ou de l'âcreté des larmes qui rongent le dedans des paupieres, ou d'un air froid & glacial, tout plein de petites parties longues & pointuës comme des aiguilles, que le vent pousse contre les yeux, ou c'est peut-être pour s'être servi de medicamens trop âcres, qui ulcerent les paupieres, ce qui donne occasion au suc nourricier de s'extravaser & de s'aigrir.

Ses signes.

Il n'est pas difficile de connoître le Trachoma; c'est une chose assez hideuse de voir le dedans de la paupiere rouge & renversé, & tout rempli de grains; on sent une demangeaison continuelle. Si l'on se frotte les paupieres, elles s'enflent encore davantage, elles font de la douleur, & dans la suite la paupiere renversée devient pesante.

Son Prognostic.

Le Trachoma se guerit avec peine, particulierement lorsque les paupieres s'ulcerent, & qu'elles deviennent calleuses. Celuy où il n'y a que de la demangeaison & de petites pustules, se guerit facilement: mais lors qu'il coule des paupieres une matiere livide, c'est un méchant signe, cela marque que les liqueurs nourricieres sont acides & corrosives.

Ce que c'est que l'Emphiseme.

L'Emphiseme, ou le boursouflement des paupieres, est une tumeur des paupieres, causée par une abondance de serositez rarefiées en vapeur, qui

qui s'amassent au dessus de la surpeau.

Cette maladie vient d'une Limphe arrêtée par l'obstruction des petits vaisseaux des paupieres, laquelle Limphe devient si épaisse, qu'elle ne circule qu'avec peine. Elle peut encore venir de ce que les particules du suc nourricier ont des figures irregulieres, qui ne peuvent s'accommoder à l'ouverture des pores & des petits tuyaux par où elles passent, ou bien cette tumeur venteuse est causée par l'acidité du suc nourricier, de maniere que ce suc s'épaissit à l'entour par le sejour qu'il fait dans la partie. Enfin elle vient encore souvent par la piqueure d'une mouche ou autre insecte, parce qu'il sort de l'aiguillon de la trompe de cet insecte une liqueurs âcre qui contient un sel acide volatile, qui passe dans le sang & dans les autres liqueurs nourricieres. Il s'excite d'abord une prompte fermentation, d'où il s'éleve plusieurs particules fort agitées qui gonflent & boursouflent la peau. Ses causes.

L'Emphysme est aisé à connoître : car les paupieres sont grosses & enflées, & on a de la peine à les fermer. Celuy de cause interne qui vient de l'obstruction des vaisseaux limphatiques, est plus difficile à guerir que celuy qui est fait par la piqueure d'une guespe ou d'une abeille. Celuy qui vient d'un coup ou d'une playe est long-temps à guerir, aussi-bien que celuy qui survient à une fiévre, ou aprés de longues veilles, & principalement à ceux d'une méchante habitude. Ses signes.

L'Oedeme est une tumeur molle, ou les paupieres sont grosses & enflées, particulierement vers leur circonference. Il est causé par une Limphe douce & épaisse, arrêtée par l'obstruction des petits vaisseaux des paupieres. Il n'est pas incurable, mais difficile à resoudre ou à suppurer. Ce que c'est que l'Oedeme. Sa cause. Son Prognostic.

Ce que c'est que l'Anchyloblepharon.

L'Anchyloblepharon est une glutination des paupieres jointes ensemble, qui empêche que l'on ne puisse ouvrir l'œil.

Ses especes.

On en établit deux especes, l'une quand les paupieres sont simplement collées ensemble, & l'autre, quand leurs bords sont adherens à la conjonctive & à la cornée.

Ses causes.

Cette indisposition arrive quelquefois dés la naissance. Souvent ce sont des ulceres qui sont cause que le bord des paupieres se collent & s'unissent ensemble, comme on le voit dans la petite verole, ce qui arrive aussi quelquefois la nuit en dormant par une Limphe épaisse qui sort des canaux excretoires, lesquels percent tout le bord des paupieres auprés des Cils.

Ses signes.

L'Union des paupieres est trop visible pour s'y arrêter; mais si elles sont collées à l'œil, on le connoîtra en touchant les paupieres.

Celle qui est causée par la Limphe épaisse & gluante n'est pas dangereuse, pourveu que cette colle ne devienne pas âcre, parce qu'elle ulcereroit non seulement les bords des paupieres, mais aussi la conjonctive & la cornée. Si les paupieres sont simplement jointes ensemble sans être attachées à l'œil, il est facile de les désunir avec un peu d'adresse; mais si elles sont étroitement collées aux membranes dans toute leur étenduë, il y a du danger à les vouloir separer. Enfin si l'union des paupieres avec l'œil est causée par un ulcere, elle sera plus difficile à guerir, que si c'étoit par une Limphe acide & visqueuse.

Ce que c'est que le cancer des paupieres.

Le Cancer est une tumeur dure & rouge, qui vient quelquefois aux paupieres, & qui est tantôt ulceré, & tantôt il ne l'est pas. Il est causé comme la plûpart des autres par un acide volatile corrosif, & il est toûjours difficile à guerir, soit qu'il soit ulceré, ou non.

La Callésite des paupieres est toûjours causée par une contusion de la peau, & du cartilage de ces parties, de maniere que tous les petits tuyaux étant dérangez, le suc nourricier n'y peut couler comme auparavant; c'est pourquoy les liqueurs s'arrêtent, & par leur sejour les particules ont le temps de se joindre, & de s'accrocher étroitement ensemble, pour former la callosité des paupieres.

Causes de la callosité des paupieres.

Les petites éminences petrifiées, & les callositez des paupieres viennent ordinairement de la coagulation du suc nourricier, qui se petrifie par un acide tres-penetrant.

Ces incommoditez sont des choses connuës par elles-mêmes, mais elles ne sont pas aisées à ramolir, & à resoudre.

Ses signes, & son Prognostic.

L'Ectropion est le renversement de la paupiere inferieure, causé pour l'ordinaire par une excroissance de chair spongieuse aprés une cicatrice, ou par un ulcere ou une playe mal pansée; de sorte que le pus âcre qui est arrêté dans les fibres de la paupiere se faisant jour à la fin au travers de ces fibres, forme un abcez qui donne occasion à la paupiere de se renverser au dehors.

Ce que c'est que l'Ectropion.
Sa cause.

Il est difficile de guerir l'Ectropion, parce qu'il faut consumer cette petite tumeur charneuse qui tient la paupiere renversée, ce qui n'est pas sans danger à cause de l'œil. Si la paupiere n'est gueres renversée, & que la tumeur soit petite, & que le mal soit nouveau, on pourra se servir de médicamens; mais si la paupiere est beaucoup renversée, & que la tumeur soit grosse & ancienne, il n'y faut pas toucher, de crainte de causer un plus grand mal.

Son Prognostic.

Le Lagopthalmus est une maladie opposée à l'Ectropion, dans laquelle la paupiere superieure

Ce que c'est que le Lagopthalmus

est renversée en dehors, & fait un replis ou gros bourlet d'écarlate, on l'appelle *œil de liévre*, parce que la paupiere étant trop courte, on ne peut fermer l'œil, de sorte qu'on dort l'œil ouvert comme les liévres.

Sa cause.

Cette indisposition vient quelquefois d'une mauvaise conformation de la partie, ou de la convulsion de la paupiere, ou d'une playe, ou ulcere mal traité, ou enfin de la méchante coûtume que les enfans qui sont encore au berceau, prennent de regarder en haut.

Son Prognostic.

Le Lagophtalmus qui vient d'une mauvaise conformation, est un mal incurable; celuy qui vient d'une playe ou d'un ulcere mal pansé, est difficile à guerir, aussi-bien que celuy qui vient de convulsion.

Il y a une autre espece de maladie où la paupiere demeure toûjours abbaissée, & où l'on ne sçauroit voir qu'on ne releve la paupiere avec le doigt. Ce relâchement est causé ou par une Paralisie, ou par une playe du muscle releveur de la paupiere, & il est ordinairement incurable.

Ce que c'est que les Hydatides.

Les Hydatides sont de petites tumeurs qui arrivent à la paupiere superieure, dont la peau renferme une matiere grasse, & non pas de l'eau comme font toutes les autres Hydatides.

Leurs causes, & leur Prognostic.

Elles sont causées par des obstructions de la paupiere qui empêchent le suc nourricier de passer, c'est pourquoy il s'épaissit & devient gluant comme de la graisse, parce que les particules ont le temps de s'embarasser ensemble : c'est ce qui arrive aux petits enfans. On remarque que cette graisse croît beaucoup, & que chargeant l'œil, elle empêche d'ouvrir les paupieres.

Ce que c'est que l'Orgeolet ou le Crithe.

L'Orgeolet ou *le Crithe* est une petite tumeur longuette, fixe & arrêtée, semblable à un grain d'orge appellé des Grecs *Crithi*, qui vient ſur le bord exterieur de la paupiere auprés des poils, & dont la matiere eſt ſouvent renfermée dans une petite Membrane ou Kiſte.

Ce que c'eſt que le Grando.

Le Grando eſt une petite tumeur ronde & tranſparente, qui vient à la paupiere ſuperieure, qui n'eſt pas ſi fixe que l'Orgeolet, mais qui roule ſous le doigt quand on la touche. Les Latins l'appellent *Grando*, parce qu'elle reſſemble à un grain de grêle.

Cauſes de l'Orgeolet & du Grando.

L'Orgeolet & le Grando ne viennent que de la coagulation du ſuc nourricier qui s'eſt petrifiée dans une matiere ſemblable à du plâtre, ou à du criſtal de roche. Et ſi cette petite loupe de criſtal étoit bien ronde, ce ſeroit un excellent microſcope pour les liqueurs: car on en a quelquefois trouvé dans des tumeurs enkiſtées des matieres tranſparentes comme du criſtal, & convexes de tous côtez comme des loupes. On entend par des loupes des verres de lunettes ou de microſcope.

Il faut que ces corps tranſparens ayent été cauſez par un acide volatile uni avec les particules de la Limphe les plus delicates & les plus tranſparentes. Ces liqueurs ne circulant plus, & ne pouvant tranſpirer, parce que les pores de la peau des paupieres ſont plus étroits qu'à l'ordinaire; c'eſt une neceſſité que leurs petites particules reſtent ſans mouvement, & qu'elles compoſent à la fin de petits corps durs & tranſparens, parce que les pores de la matiere petrifiée ſont reſtez droits comme auparavant, & voila la raiſon de la tranſparence du diaman, du criſtal, du verre &c. qui ne conſiſte que dans la rectitude de leurs pores pour donner paſſage ſuivant des lignes droites, en tous ſens, aux globules du ſecond élement, qui nous font ſentir la lumiere en ebranlant la Retine.

Leur Prognostic.

Il est mal-aisé d'ôter ces petits grains d'orge & de grêle, particulierement quand il y a long-temps qu'ils sont formez, parce que la matiere s'est petrifiée comme on l'a dit : D'ailleurs il est difficile que ces petites tumeurs suppurent, à cause qu'elles sont enkistées. On remarque que ces petites éminences reviennent ordinairement aprés les avoir emportées, c'est pourquoy il vaudra mieux les laisser.

Ce que c'est que le Madarosis.

Le Madarosis est la chute des poils des paupieres, qui arrive souvent aprés des fiévres malignes. Si les poils des paupieres rentrent en dedans, & & qu'ils piquent l'œil, cette incommodité se nomme *Trichiasis*. Et lors qu'il vient aux paupieres une double rangée de poils qui replient en dedans, ou que les paupieres se replient, de sorte que les poils incommodent l'œil, on appelle ces accidens *Phalangosis*, parce que dans la premiere disposition les poils sont à double rang, car le mot de *Phalange* est Grec, il signifie ce qui est arrangé l'un aprés l'autre : c'est pourquoy l'on appelle les pattes de quelques insectes, comme celles de l'araignée *Phalanges*.

Le Trichiasis.

Le Phalangosis.

Causes du Trichiasis.

Le Trichiasis est ordinairement causé, parce que la seve se porte en abondance dans le poil des paupieres, & ces poils croissant, & grossissant beaucoup, ils se tortillent, & se renversent en dedans sur l'œil. C'est encore l'abondance de cette seve qui circule dans les glandes ovalaires du bord des paupieres, qui développe de nouvelles semences, & qui fait croître une nouvelle rangée de poils, c'est ce qui fait le *Phalangosis*.

Causes du Phalangosis.

Le Phalangosis qui vient du relâchement des paupieres, lors qu'elles se renversent en dedans, est toûjours causé par l'inflammation des paupieres. C'est quelquefois le dessechement des paupieres qui causent cet accident, parce que la peau interieure des paupieres n'étant pas assez humectée par les larmes, les tarses se dessèchent, & les poils se courbent en dedans sur l'œil, ce qui est fort incommode.

L'Anchilops est une tumeur ou abscez entre le grand coin de l'œil & le nez, causé par une matiere chaude & âcre, qui tombe de la tête, & qui est accompagnée de chaleur, de rougeur, & de douleur. Et il est à remarquer qu'aussi-tôt qu'il est ouvert, & que la sanie coule, il perd le nom d'Anchilops pour prendre celuy d'Egilops. Ce que c'est que l'Anchilops.

L'Egilops ou *Fistule lacrymale*, est un ulcere étroit, dur & calleux du sac lacrimal, dans laquelle les larmes coulent involontairement sur la jouë, & en pressant le coin de l'œil, il en sort un pus âcre & sereux qui s'épaissit en chassie. Ce que c'est que l'Egilops, ou Fistule lacrimale.

Cette Fistule est causée comme toutes les autres par des matieres âcres, c'est seulement une ulceration du canal varal, & par consequent des points lacrimaux qui sont entierement détruits, en sorte que les larmes ne sçauroient couler dans la narine. Cet ulcere a toûjours été précedé par une tumeur du sac lacrimal, parce que les liqueurs nourricieres se sont arrêtées dans les petits tuyaux qui composent la substance du canal nazal. L'obstruction ne se dissipant pas, les liqueurs se fermentent, le sac lacrimal se tumifie, & s'enfle, tous les conduits se boûchent, & à la fin la tumeur suppure. Les larmes qui coulent des fontaines qui arrosent l'œil, se mêlent avec ce pus, ce qui produit une nouvelle fermentation qui le rend encore plus âcre. Dans la suite ce pus déchire les Membranes, il les ulcere, il les rend dures & calleuses par ses particules salines, & les os qui sont au dessous étant fort minces, ne sont pas long-temps sans se carier. Causes de l'Egilops.

Son Prognostic.

Ce mal est tres-fâcheux, & lors qu'il est inveteré, il rend l'œil atrophié & sec, l'haleine puante, & le plus souvent abolit la fonction de l'œil. Il tient quelquefois de la nature du cancer, & pour lors les veines sont tenduës & entortillées, la couleur pâle & livide, la peau dure, & lors qu'on le touche tant soit peu, il s'irrite, & excite une inflammation sur les parties voisines, ce qui le rend tres-difficile à guerir, pour ne pas dire entierement incurable. Les sources qui fournissent sans cesse des larmes, qui servent à entretenir la fistule, sont encore un grand obstacle qui s'oppose à sa guerison, parce que ces larmes deviennent âcres en se mêlant avec le pus; ces larmes sont encore plus abondantes que dans un autre temps, parce que, comme il y a toûjours un peu d'inflammation au grand angle de l'œil, à cause de la fistule, l'acidité du pus jointe à l'inflammation qui irrite l'œil, fait que l'œil se meut plus souvent, ainsi il presse la Glande lacrimale qui est à la partie superieure de l'œil proche du petit angle. Cette compression est cause que les larmes s'écoulent, & comme il n'en sçauroit passer par les points lacrimaux dans le nez, elles se dégorgent par dessus la paupiere; c'est pourquoy l'œil & la jouë sont toûjours baignez de larmes.

Ce que c'est que le Rhyas.

Le Rhyas est un écoulement involontaire des larmes, provenant de la diminution de la petite Caroncule ou éminence rouge qui les fournit.

L'Enchantis.

L'Enchantis au contraire, est lorsque cette petite éminence rouge est tumefiée.

Dans ces maladies il y a une tumeur tantôt molle & sans douleur, tantôt dure & inégale avec une douleur piquante, & toûjours un écoulement involontaire des larmes.

Les anciens Anatomistes & la plûpart des modernes ont cru que cette Caroncule étoit la Glande lacrimale qui fournissoit les larmes : mais cette petite éminence rouge n'est autre chose que la Membrane interne des paupieres qui couvre le sac lacrimal : car la Membrane du dedans des paupieres est rouge, & comme le grand Angle est plus écarté que le petit, & que la Membrane fait là une petite éminence, elle est plus visible. Le sac lacrimal est une guaine qui descend par le trou de l'os Unguis dans les narines. Le fond du sac est percé au bord des paupieres par deux petites ouvertures que l'on appelle les points lacrimaux : c'est par là que les larmes coulent dans le nez. Si on demande ce que c'est que le *Rhyas* & l'*Enchantis ?* On répond que c'est une inflammation qui boûche les points lacrimaux. Dans le Rhyas la partie superieure du sac se flétrit, & se desseche aprés l'inflammation, & les points lacrimaux se ferment. Dans l'autre accident ces points se boûchent encore par l'inflammation.

L'Enchantis peut encore arriver aprés avoir fait l'operation de l'ongle que l'on appelle *Pterigium*, ou bien, c'est parce que les larmes sont trop épaisses ; c'est pourquoy elles se coagulent dans le grand angle de l'œil.

Ces deux petites tumeurs sont difficiles à guerir à cause de l'œil qui est une partie delicate, & que d'ailleurs on n'y peut facilement porter les médicamens, sans endommager le même œil. Leur Prognostic.

L'Opthalmie vraye est une inflammation de la conjonctive, accompagnée de tumeur, de tension, de rougeur, d'ardeur, de douleur, & d'un écoulement de larmes. Ce que c'est que l'Opthalmie vraye.

L'Opthalmie se divise en trois degrez ; S'il y a seulement le commencement d'un Phlegmon, c'est-à-dire, si l'œil commence à devenir plus hu- Ses especes ou degrez.

mide, avec rougeur, chaleur, & un peu de douleur, le tout par une cauſe externe, c'eſt ce qu'on appelle *Taraxis*; ſi l'inflammation eſt plus conſiderable, & ſi elle vient d'une cauſe externe, c'eſt proprement l'*Opthalmie*; ſi l'inflammation eſt conſommée, en ſorte que les paupieres ſoient attaquées, & comme retournées ſans ſe pouvoir fermer, le blanc de l'œil ſe débordant par deſſus le noir, celuy-cy reſtant enfoncé, & faiſant une eſpece de foſſe, on appelle ce degré *Chemoſis*.

Sa cauſe.

L'Opthalmie eſt un Plhegmon dont la cauſe interne eſt ſemblable à celle des autres inflammations. Il ſe fait des obſtructions dans la conjonctive, qui n'eſt qu'un tiſſu de petites veines & arteres, les principes des liqueurs nourricieres s'exaltent par la fermentation, ils deviennent âcres, ils irritent les fibres nerveuſes des Membranes de l'œil. Cette irritation fait couler les eſprits animaux dans les muſcles en ſi grande quantité, que ces muſcles par leur gonflement, preſſant les vaiſſeaux ſanguins, il ſe doit faire encore de nouvelles obſtructions. Ainſi le ſang & toutes les autres liqueurs ne pouvant circuler librement, elles s'amaſſent de plus en plus dans la partie, c'eſt ce qui produit la tumeur, la douleur, la chaleur, & la rougeur. La petite verole eſt ſur tout contraire aux yeux, & laiſſe aprés ſoy des Opthalmies qui reviennent ſouvent. L'œil qui a été une fois enflammé, ſe r'enflamme facilement à la moindre occaſion, à cauſe de la force de la partie qui a été affoiblie, & du reſſort tonique qui s'eſt relâché, & le moindre levain purulent qui reſte aprés la premiere inflammation, la reveille facilement, principalement ſi on neglige, ou on laiſſe ſupprimer les évacuations ordinaires, en ſorte que le ſang ſurabondant ſoit obligé de s'arrêter, & de causer inflammation. Les causes externes de l'Opthalmie sont assez connuës, comme les contusions, les blessures, les poudres âcres tombées dans les yeux, les fumées metalliques, & autres semblables.

Les Signes de l'Opthalmie sont la rougeur de la conjonctive, la douleur piquante, l'écoulement des larmes. La lumiere est insupportable, on ne voit qu'imparfaitement. Quelquefois les larmes sont âcres & tenuës, & comme corrosives, alors l'inflammation est plus dangereuse, & plus douloureuse, elle brûle comme une érisipele, & ces sortes de larmes sont funestes à cause de l'acrimonie de la Limphe lacrimale. Quelquefois les larmes ne sont point corrosives, mais elles tirent sur le doux, alors les paupieres se collent ensemble, parce que la Limphe lacrimale est épaisse & visqueuse. Ces larmes sont meilleures que les tenuës & salines. Ses signes.

Par cette difference des larmes, on distingue les quatre temps de l'Opthalmie, sçavoir le commencement, quand l'humeur est tenuë & copieuse; L'accroissement, lorsque la douleur augmente, & que la liqueur s'épaissit, l'état quand elle paroît plus cuite, temperée, & crasse, en sorte qu'elle cole les paupieres, le déclin d'abord que les signes diminuent.

La Rougeur de l'Opthalmie ne vient que de la grande quantité du sang qui se trouve arrêté dans les vaisseaux de la conjonctive, & que l'acide a coagulé. Tous ces petits vaisseaux en grossissant deviennent minces & transparens; c'est pourquoy l'on apperçoit le sang au travers d'un rouge vif, parce que le fonds de la conjonctive en rehausse beaucoup l'éclat.

La Chaleur ardente est causée, parce que les

pores & les petits tuyaux de la conjonctive sont si pleins, qu'il ne reste presque plus d'espace, que pour une matiere tres-subtile. Cette matiere acquiert en passant un mouvement si rapide, que les particules des liqueurs arrêtées s'échauffent, parce que ces particules ayant receu beaucoup de mouvement, elles se frottent les unes contre les autres en tournant circulairement.

Comme les Membranes de l'œil ont connexion avec les Membranes du cerveau, cela fait que dans les grandes Opthalmies on ressent une douleur de tête sans pulsation quelquefois, mais toûjours avec retraction, ce qui fait pareillement connoître pourquoy l'Opthalmie suit souvent les contusions du cerveau, & les blessures des Meninges, comme on l'a souvent observé dans l'Hôpital de Padouë, où les Opthalmies ou flux des yeux avec rougeur survenant aux contusions de tête le septiéme ou le onziéme jour, étoient des signes assurez de mort, parce que c'étoit une marque que l'inflammation des Membranes du cerveau étoit déja parfaite, & que la cangrenne & la mortification suivoient. C'est sans doute un mauvais signe, quand ces simptomes viennent d'eux-mêmes : car lorsque le sang charrié au cerveau par les arteres carotides s'y arrête, il arrive qu'il coule plus abondamment dans l'œil, où son cours étant empêché, produit & engendre l'Opthalmie.

Les Larmes sont abondantes dans l'Opthalmie, parce que le retour du sang étant empêché, la glande lacrimale en separe davantage.

Quand le sang qui excite l'inflammation abonde dans les vaisseaux exterieurs de l'œil, on sent de la tumeur, de la douleur, & du battement au front & aux tempes; Et lors qu'il abonde dans les vaisseaux interieurs, la douleur est plus enfoncée,

& plus vehemente, elle se fait sentir au palais, & aux narines, & on éternuë frequemment.

Quelquefois lorsque l'Opthalmie est considerable, tous les objets paroissent rouges, ce qui vient, parce que la lumiere reçoit dans son passage une modification propre à ébranler la Retine, d'une certaine façon à faire sentir la couleur rouge.

L'Opthalmie fausse ou seche, c'est lors qu'il ne sort point de larmes, les paupieres se colent seulement la nuit, & les yeux sont rouges & enflez avec démangeaison. Cette affection a trois degrez; Le premier est, lors qu'une fluxion salée & âcre est jointe à la démangeaison, ce qui s'appelle *Psoropthalmie*. Le second, c'est lorsque la démangeaison & la douleur sont jointes à quelque pesanteur sans fluxion, & les yeux sont seulement enflez: ce degré se nomme *Xeropthalmie*; Le troisiéme degré est sans démangeaison & sans fluxion, avec la dureté & l'âpreté des paupieres, & se nomme *Scleropthalmie*. Toutes ces especes viennent d'une Limphe subtile salée, ou âcre, qui humecte naturellement les yeux, les altere pour lors, & les afflige.

Ce que c'est que l'Opthalmie fausse.

Ses degrez.

Le Taraxis ou le premier degré de l'Opthalmie est moins perilleux, que le *Chemosis* ou l'Opthalmie parfaite & consommée, & on le guerira dans peu de temps, pourveu qu'on employe des remedes subtiles & penetrans, qui dissolvent le sang que l'acide a coagulé dans les petits vaisseaux de la conjonctive.

Prognostic de l'Opthalmie.

L'Opthalmie par le consentement des Membranes internes du cerveau, a des simptomes bien plus dangereux, & est bien plus difficile à guerir que l'Opthalmie par essence.

Les Opthalmies se guerissent plus difficilement

dans les petits enfans & dans les vieillards, que dans les personnes d'une jeunesse florissante, parce que dans cet âge la circulation des humeurs étant plus forte, les obstructions ne restent pas si long-temps. On ne guerira pas si-tôt, si tout l'œil est gros & enflammé.

La Durée de la douleur est un mauvais signe dans l'Opthalmie : car c'est une marque que la matiere morbifique corrode, distend la partie, ou suppure. La foiblesse de la veuë suit ordinairement les longues Opthalmies, à cause que les Membranes s'épaississent, & que les humeurs en même temps deviennent plus troubles.

Lorsque l'Opthalmie ne se resout, ou ne suppure point, l'œil a coûtume de se perdre, & lorsque le mal vient à cette extremité, il vaut mieux extirper l'œil, que d'exposer le malade à une mort certaine par la cangrenne qui se communiqueroit au cerveau.

Quelquefois ce n'est pas seulement la conjonctive qui est enflammée, mais encore toutes les autres parties de l'œil, comme les muscles, les paupieres ; dans cette espece d'Opthalmie, les larmes sont si âcres, qu'elles ulcerent les joüës, les yeux cuisent si fort, & la douleur est si ardente, qu'il semble que le feu y soit.

Si le Flux du ventre survient à l'Opthalmie, le malade sera gueri, selon *Hippocrate*. L'Opthalmie fausse a moins de danger que la vraye, mais elle dure plus long-temps, & a coûtume d'être cronique.

Ce que c'est que le Pterigium.

Le Pterigium est une Membrane mince & blanchâtre comme un petit ongle; c'est pourquoy on l'appelle ordinairement *Ongle*. Les Grecs l'appellent *Pterigium*, parce que cette Membrane est à peu prés de la figure des aîles d'une chauve-souris. Cette petite peau prend ſon origine du grand coin de l'œil, elle couvre quelquefois la prunelle, elle empêche dans cette occaſion le paſſage de la lumiere, cette Membrane empêche donc la viſion auſſi-bien que la cataracte. La difference eſt ſeulement que la cataracte eſt une pellicule qui eſt au dedans de la cornée devant la prunelle.

Il y a une autre eſpece de Pterigium que les Latins appellent *Pannus*, parce que cette pellicule qui couvre une partie de la conjonctive, eſt épaiſſe & charneuſe, & rouge comme un petit morceau de drap d'écarlate. Le Pannus.

L'Ongle de l'œil eſt produit comme toutes les autres excroiſſances de chair par le ſuc nourricier qui s'échappe des petits vaiſſeaux de la conjonctive qui ſe ſont relâchez, ou qui ont été déchirez par l'âcreté des larmes, ou par d'autres cauſes. Ces liqueurs s'étant répanduës ſur la conjonctive, perdent leur mouvement à la rencontre de l'air froid qui les touche, & comme la plûpart de leurs particules ſont inégales, elles s'accrochent, elles s'entrelaſſent enſemble par leurs petites branches, & compoſent à la fin une petite peau au grand angle de l'œil, plûtôt qu'au petit, parce que la conjonctive eſt moins liſſe & polie au grand angle, de maniere que ces petites particules y trouvent plus de priſe. Sa cauſe.

Le Pannus eſt produit par l'extravaſion du ſang, & du ſuc nourricier des vaiſſeaux de la conjonctive; ces liqueurs s'arrêtant en perdant leur mouvement, elles font une Membrane dont la ſuperficie eſt propre à faire le rouge.

L'Ongle de l'œil eſt facile à connoître, cette Membrane paroît quelquefois graſſe, & quelquefois elle eſt membraneuſe & dure, le plus ſouvent elle eſt blanche, on en a vû quelquefois de Ses ſignes.

rouge. Elle prend ordinairement naiſſance du grand coin de l'œil, & quelquefois du petit angle. Elle eſt tantôt plus ou moins grande, elle s'étend rarement d'une paupiere à l'autre.

Le Pannus eſt bien apparent ; on voit ſur la conjonctive une petite Membrane épaiſſe & rouge comme de l'écarlatte ; il y a toûjours de la douleur & de la démangeaiſon. La viſion eſt imparfaite lorſque cette Membrane s'étend juſques ſur une partie de la prunelle. Si elle la boûche tout-à-fait, on ne verra point.

Son Prognoſtic.

Plus le Pterigium eſt blanc, mol, peu avancé vers la prunelle, moins adherant à la conjonctive, & moins participant de la nature carcinomateuſe, on en doit auſſi eſperer une gueriſon plus prompte, principalement ſi le malade eſt jeune, fort & bien complexionné.

Ce que c'eſt que l'Hipoſphagma

L'Hypoſphagma, *Sugillatio*, meurtriſſure, ou œil poché, eſt un épanchement de ſang dans l'œil entre la conjonctive & la cornée, où il paroît premierement rouge, puis bleu, livide & noir, & il s'étend juſquà la cornée vis-à-vis de la prunelle, il fait paroître tous les objets rouges ou noirs.

Sa cauſe.

Cette maladie eſt cauſée par la repletion des veines dont l'orifice s'ouvre, ou bien lorſque ces mêmes veines ſe rompent par quelque coup ou par quelque chute. Il faut faire ſon poſſible de reſoudre ce ſang extravaſé, de crainte qu'il ne ſuppure, & que l'ulcere enſuite ne devienne fiſtuleux.

Ce que c'eſt que le Nebula.

Le Nebula eſt lorſque la cornée devient ſi épaiſſe & ſi opaque, qu'on voit les objets comme au travers d'une fumée, ce qui arrive par l'obſtruction du ſuc nourricier qui s'arrête dans les petites fibres de cette Membrane, parce que ſes particules deviennent groſſieres & viſqueuſes.

Sa cauſe.

La

La Taye des petits enfans & la plus mince, est plus facile à guerir, que celle des adultes, & qui est épaisse. Son Prognostic.

L'Albugo ou l'*Eucoma* est une tache blanche & membraneuse de la Cornée, qui empêche le passage de la lumiere; Elle est causée par une matiere épaisse & sulphureuse que l'acide de la Limphe a coagulée dans les vaisseaux de la Cornée; elle arrive encore souvent dans la petite verole, ou aprés la cicatrice d'une playe ou d'un ulcere, parce qu'à l'endroit de la cicatrice, la Cornée est toûjours plus épaisse & moins transparente. Ce n'est pas un défaut de la Cornée, lors qu'elle s'avance en dehors; mais c'est une marque que la veuë en est meilleure, d'autant que les especes qui viennent du côté, se reçoivent plus facilement dans l'œil. Ce que c'est que l'Albugo. Sa cause.

L'Albugo qui vient d'une cicatrice est incurable; mais s'il vient par une obstruction, peut-être que les medicamens y pourront faire quelque chose. Son Prognostic.

Les Phlictaines sont de petites pustules noires ou blanches, & de la grosseur d'un grain de millet qui arrivent à la Cornée, lesquelles sont produites le plus souvent d'une cause externe qui aura fait une playe à cette Membrane, ou par l'acrimonie du suc nourricier qui déchire les petits tuyaux de la Cornée, les liqueurs s'aigrissant, & en fermentant, elles écartent les petites fibres de cette Tunique. Ce que c'est que les Phlictaines. Leurs causes.

Les Pustules de la Cornée qui sont proches de la prunelle sont difficiles à guerir, & si elles suppurent en dedans, elles causeront un ulcere incurable. Leur Prognostic.

L'Hypopion est un amas du pus entre la Cornée & l'Uvée, ce qui arrive assez souvent aprés une grande Ophtalmie qui n'aura pû se resoudre, ou Ce que c'est que l'Hypopion.

qui aura ſuppuré, ou aprés une contuſion de l'œil.

Sa cauſe.

Il arrive aprés l'Opthalmie qui n'a pû ſe reſoudre, parce que le ſang n'ayant pû ſe ſubtiliſer pour rentrer dans les vaiſſeaux, ſes particules à force d'être agitées par la matiere ſubtile qui paſſe & repaſſe ſans ceſſe au travers des petits tuyaux où le ſang s'amaſſe, changent de figure & de ſituation, & ſe mêlant avec les petites fibres de la conjonctive qui ont été déchirées, tout cela enſemble compoſe à la fin cette liqueur épaiſſe & blanche qu'on appelle du pus.

Son Prognoſtic.

L'Hypopion eſt à craindre : car ſi la matiere demeure long-temps ſous la Cornée, & qu'elle devienne âcre, elle cauſera la gangrenne aux Membranes de l'œil. Il faut donc faire enſorte de la faire écouler en perçant la Cornée, ce qui n'eſt pas ſi aiſé à faire : car ſi on fait l'ouverture trop petite, le pus ne ſortira que difficilement, & ſi elle eſt trop grande, il n'y aura que l'humeur aqueuſe qui s'écoulera; D'ailleurs aprés l'operation, il reſtera une cicatrice épaiſſe qui empêchera la viſion.

Ce que c'eſt que le Staphiloma.

Le Staphiloma eſt une petite tumeur qui vient à la Cornée aprés la guériſon d'une playe ou d'un ulcere.

Son Prognoſtic.

Quoique les playes de la Cornée ſoient ſuperficielles, elles ne laiſſent pas d'être toûjours fâcheuſes à cauſe de la cicatrice qui la rend opaque : mais ſi elle penetre juſqu'aux humeurs, il n'y a rien à eſperer que la perte totale de l'œil.

Les ulceres de la Cornée appellez Cheloma, & Argemon.

Leurs cauſes.

Les Ulceres de la Cornée ſont de deux ſortes, l'un eſt large, ſitué autour de l'Iris, nommé *Cheloma*, & l'autre rond & blanchâtre, placé autour du cercle de l'Iris, appellé *Argemon.* Ils ſont cauſez par un acide âcre, qui ſe mêlant avec le ſuc nourricier, ronge & déchire le tiſſu de la Cornée.

Les Ulceres qui sont larges & profonds se guérisent rarement, parce qu'il coule sans cesse des Membranes une serosité âcre qui empêche la réünion. Leur Prognostic.

Le Rhexis ou *Proptosis* est une chute de l'Uvée, qui n'arrive jamais qu'aprés une playe à la Cornée, ou aprés un ulcere, comme il en survient souvent dans la petite verole. Ce que c'est que le Rhexis ou Proptosis. Sa cause.

On la reconnoît à une petite tumeur qui paroît noire & bleuë, & on découvre vers le centre de la tumeur un cercle blanc. Ses signes.

On guerit difficilement la chute de l'Uvée dans les vieillards; il y a plus d'esperance dans les jeunes gens qui sont d'une bonne habitude. Si le mal est causé par un ulcere, ou par une grande playe de la Cornée, il est bien difficile alors d'en procurer la guérison, c'est un mal presque sans remede. Son Prognostic.

Le Phtisis est le retrecissement de la prunelle, qui empêche la lumiere de passer, laquelle arrive par les mouvemens convulsifs de l'Uvée, qui en ont resserré le trou, ou par le défaut des esprits qui n'ont pû couler dans les fibres qui composent l'Uvée, à cause de quelque obstruction. Ce que c'est que le Phtisis. Sa cause.

On connoît ceux qui ont la prunelle retrecie à la veuë, & parce qu'ils souffrent facilement le grand jour. Lorsque la prunelle est étroite, les objets paroissent plus grands qu'ils ne sont; mais quand le jour finit, ou que le temps est couvert, ceux qui ont ce défaut, voyent plus confusément. Ses signes.

Le Retrecissement de la prunelle qui vient d'une mauvaise conformation naturelle, est incurable; mais si elle arrive par le défaut des esprits animaux, ou par des humiditez, & que cette indisposition se trouve dans une jeune personne, on Son Prognostic.

en pourra peut-être guerir.

Ce que c'est que le Midriasie.

Le Midriasie est la dilatation de la prunelle, qui devient quelquefois aussi large que l'Iris.

Ses signes.

L'Ouverture de la prunelle paroît toûjours déchirée en quelques endroits. On apperçoit facilement au travers de la Cornée, la trop grande ouverture de la prunelle ; Les objets paroissent confusément, parce qu'il entre trop de rayons dans l'œil, & que les refractions sont trop obliques. Ceux qui ont la prunelle trop ouverte, lors qu'ils veulent voir distinctement, il faut qu'ils compriment un peu leurs yeux, ou qu'ils ferment un œil, pour empêcher que la prunelle de l'autre œil se dilate trop. On remarque que les mêmes personnes ne souffrent qu'avec peine le grand jour, & qu'ils voyent mieux dans l'obscurité qu'au grand jour.

Ses Causes.

La grande dilatation de la prunelle n'arrive que parce que les Fibres de l'Uvée sont devenuës roides par l'abondance des esprits animaux : car les mouvemens dela prunelle ne peuvent se faire que par des Fibres musculeuses, de sorte qu'on doit regarder la prunelle comme un veritable Sphincter. C'est encore quelquefois l'abondance de l'humeur aqueuse qui dilate la prunelle. Cet accident arrive aussi par des causes externes, comme par un coup dans l'œil, ou pour être tombé sur la tête, ou pour avoir joüé de la trompette.

On remarque quelquefois un mouvement involontaire, & tremblotant en la prunelle, & ceux qui ont ce défaut, semblent avoir l'image d'un cheval dans la prunelle. Les esprits visibles entrent par la prunelle comme par une fenêtre, en la Tunique retine, qui est teinte d'une humeur noire, & qui est attachée à ses côtez, afin que ces especes y demeurant mieux imprimées, l'ame les puisse discerner, dont nous voyons un exemple dans les chambres optiques & obscures, lors que la lumiere se reçoit par un petit trou, à l'opposite duquel mettant un papier bien ample, tout ce qui se fait sur la vûë y est clairement representé.

Il est difficile de rétablir la prunelle dans sa juste grandeur, lors qu'elle est beaucoup dilatée; s'il y a inflammation à l'œil, & que cette dilatation vienne du déchirement de l'Uvée, il n'y a rien à faire, quoique l'inflammation cesse: si la dilatation de la prunelle vient simplement d'un relâchement de l'Uvée, on en peut esperer quelque chose. Son Prognostic.

La Cataracte ou la suffusion, est une petite Pellicule ou un Coagulum membraneux, engendré dans l'humeur aqueuse, entre la prunelle & l'humeur cristaline, lequel empêche le passage de la lumiere. Ce que c'est que la Cataracte.

La Cataracte peut être produite particulierement, parce que l'humeur aqueuse & la vitrée n'ont pas leur transparence, & que ces humeurs deviennent troubles par de petites particules grossieres & branchuës qui nagent dedans. Comme ces particules sont détachées les unes des autres, & qu'elles obéïssent au mouvement de ces liqueurs, elles détournent les rayons de lumiere, elles leur donnent tantôt plus de mouvement circulaire, & tantôt elles leur en donnent moins, c'est ce qui fait que ces apparences trompeuses, où il nous semble voir comme des mouches & des fêtus voltiger dans l'air, nous paroissent de differentes couleurs, tantôt rouges, verts, jaunes, bleus, suivant les differentes impressions que la lumiere a receuës en traversant les humeurs. Enfin Sa Cause.

s'il arrive que toutes ces petites particules, qui nageoient dans ces liqueurs, viennent à perdre leur mouvement, elles s'embarasseront les unes avec les autres, elles formeront d'abord une petite Pellicule mince, qui s'augmentera bien-tôt dans la suite, parce que cet enduit est plein d'inégalitez, où de nouvelles parties s'embarasseront toûjours de nouveau contre la Cornée, où elles seront poussées par le mouvement de l'humeur aqueuse. La Cataracte n'est donc d'abord qu'une petite peau mince qui donne passage à la lumiere : mais dans la suite elle devient épaisse & opaque, parce qu'il s'y joint toûjours de nouvelles parties. A la fin toutes ces couches forment des pores qui ne se rencontrent pas directement pour le passage de la lumiere : car les corps ne sont opaques, que parce que leurs pores ne sont pas droits.

Plusieurs choses peuvent contribuer à former la Cataracte, le sang qui se porte avec trop de violence dans les arteres de la tête, il en va beaucoup aux yeux ; mais il ne revient pas par les veines avec la même facilité ; ainsi il se forme des obstructions dans les parties interieures de l'œil, & les humeurs changent de consistence. Les scorbutiques & les vieillards sont sujets à la Cataracte. Dans les vieillards le sang est épais, & plus en état de faire des obstructions, & dans les scorbutiques le sang est tout plein d'acide, mais d'un acide âcre, capable d'agrandir les tuyaux, de les rompre, & de les déchirer ; ainsi ce qu'il y aura dans le sang de plus visqueux, coulera facilement dans les humeurs des yeux, pour y former ce Coagulum que l'on appelle Cataracte.

Lorsque la Cataracte couvre toute la prunelle, la vûë est entierement abolie ; si elle n'en couvre que la moitié, on ne voit que la moitié des objets;

si la Cataracte est petite, & ne fait que commencer, & occupe exactement le point du milieu de la prunelle, les objets paroissent percez. C'est là la veritable suffusion ou cataracte. Il y en a une autre qu'on appelle *Suffusion fausse* ou *bâtarde*, à quoy sont sujets certaines gens à jeun, ou qui ont l'estomac malade, & qui arrive même dans l'état des fiévres. On voit alors de la poussiere, des floccons de laine, & des mouches devant les yeux : ce mal passe promptement, & revient quelquefois.

Les Signes de la vraye suffusion sont assez visibles. Dans le commencement les malades se plaignent de divers objets colorez, qu'ils voyent voler devant leurs yeux, & qui viennent des refractions que la lumiere fait en passant au travers du Coagulum ; la vûë s'obscurcit peu à peu, & la prunelle est d'une couleur verte, ou de mer. Quand la cataracte est parfaite, la vûë s'abolit entierement, & la prunelle ressemble à un verre taché, obscur, & peu diaphane ; enfin elle devient blanche, noire, ou de quelque autre couleur, ce qui marque que la cataracte est coagulée & prise. Les Signes de la Cataracte.

Lors qu'en fermant l'œil sain, la prunelle de l'autre ne se dilate point, la cataracte est incurable ; mais lors qu'on voit la prunelle se dilater, & se resserrer à son ordinaire, c'est un bon signe, & donne lieu d'esperer la guérison : car c'est une marque que la prunelle n'a pas perdu son ressort. La cataracte confirmée dans laquelle le malade ne voit pas même la prunelle, ne se peut guerir par aucuns remedes, & difficilement par l'operation, quoi qu'en fermant l'œil sain, la prunelle se dilate. Son Prognostic.

Moins la suffusion est vieille, soit qu'elle se

fasse encore, ou qu'elle soit déja faite, plus la guérison est facile, plus elle est inveterée, plus elle est incurable. Plus la cataracte est blanche, plus il y a d'esperance; celle qui est noire, & où on n'apperçoit point du tout les objets, est desesperée.

La Suffusion spontanée qui arrive à un œil aprés une fiévre, ou une grande douleur de tête, ou dans la vieillesse, se communique successivement à l'autre, & rend le malade entierement aveugle.

Comment se fait la Vision.

La Vision se fait, comme nous avons déja dit, quand les especes de la lumiere, ou les rayons visuels, qui sont une matiere tres-subtile & tres-delicate, tombent sur des corps opaques, dans les petits pores desquels ils se brisent de diverses manieres; & comme ils ne peuvent passer outre, ils sont reflechis, & renvoyez dans l'œil par la prunelle. Enfin ces rayons frappent la Tunique nommée Retine, qu'ils ébranlent, d'où l'objet est reflechi, & nous est representé diversement coloré, & avec d'autres proprietez. Il est donc necessaire pour la perfection de la vision. 1. Que la prunelle soit ouverte. 2. Que la Cornée qui couvre le trou de la prunelle soit diaphane & tres-claire. 3. Que les humeurs qui sont derriere soient transparentes, pures, & sans empêchement. 4. Que l'expansion du nerf optique, qui forme la Retine, soit tenduë, bien bandée, & remplie d'esprits animaux tres-subtils, afin de pouvoir être ébranlez à la plus legere impression de la lumiere colorée ou non, & exciter dans les esprits animaux ce qu'on appelle vision.

Conditions necessaires pour la perfection de la veuë.

Les vices de la veuë.

Cette action tres-noble de la vûë est vitiée. 1. Par abolition dans la cecité ou aveuglement. 2. Par diminution dans la foiblesse de la vûë, qui eſt lorſque les objets éloignez, & les petits de prés ne ſont vûs qu'obſcurément, & qu'on ne voit clairement & diſtinctement que les grands objets. On peut rapporter icy la maladie nommée *Nyctalopia*, dans laquelle on voit bien le jour, un peu ſur le ſoir, & point du tout dans la nuit. 3. Par dépravation, lors qu'une choſe ſeule paroît double, ou une choſe entiere paroît percée, ou à moitié, lors qu'on voit des choſes qui ne ſont pas en effet, par exemple, des étincelles, des mouches, des filets, & de la poudre qui ſemble être devant les yeux; lorſque les objets éloignez ſont apperçûs diſtinctement, non pas ceux qui ſont proches, ou au contraire quand on voit ceux qui ſont proches, non pas les éloignez. Ces dernieres dépravations dépendent de la diverſe ſituation de l'humeur criſtaline. 4. Par augmentation, quand on voit les objets trop colorez & trop brillans; en ſorte que les yeux ne ſçauroient les regarder ſans douleur, par exemple, dans l'inflammation de l'œil, ou quand il eſt enflé par quelque coup reçû, alors la lumiere d'une chandelle paroît étenduë & brillante, comme celle du Soleil. On peut rapporter ſous ce genre certain vice de l'œil, lors qu'il voit la nuit. Les exemples ſont rares; mais il s'en trouve dans les Auteurs. Cette viſion nocturne n'eſt pourtant pas continuelle, elle ne ſe fait que quand on s'éveille, & elle ſe diminuë ſucceſſivement.

Ce qu'on appelle avoir la veuë foible.

On appelle avoir la *Vûë foible*, lors qu'on ne peut voir les objets qui ſont à quelque diſtance, que confuſément. Cette foibleſſe vient quelque fois par le défaut des eſprits animaux, qui ne peuvent couler dans les nerfs, & dans les muſcles des yeux, de telle ſorte que l'œil ne peut changer de figure pour s'accommoder à la diſtance des objets. Ou bien elle arrive d'un coup qui aura secoüé le cerveau, & par consequent les nerfs optiques.

Les bonnes qualitez, & les défauts de l'esprit visuel.

L'esprit visuel pour voir clair & distinctement, doit être abondant & subtil : car s'il est en quantité, & en même temps trop grossier, il voit bien les choses qui sont éloignées, & celles qui sont proches ; mais il ne les peut discerner qu'avec peine, & s'il y en a trop peu, quoy qu'il soit subtil, il rend la vûë courte, & alors on discerne entierement ce qui est proche, mais on ne peut voir ce qui est éloigné. S'il est en petite quantité & grossier, il rend la vûë trouble, en sorte qu'il ne voit pas ce qui est éloigné, ni ce qui est proche, & c'est un mal assez ordinaire aux personnes âgées.

La foiblesse de la vûë qui est causée par un défaut d'esprits dans le nerf optique, & dans la Retine, est un mal à craindre, aussi-bien que celle qui est causée par les humeurs qui sont devenuës troubles.

La Goute sereine, ou abolition entiere de la veuë.

La Goute sereine est une abolition entiere de la vûë, causée par l'obstruction, ou la compression des nerfs optiques, dans laquelle, quoy que les yeux soient beaux à l'exterieur sans aucune tache, on ne laisse pas d'être aveugle.

On remarque que l'obstruction entiere de l'optique cause l'aveuglement appellé Goute sereine ; mais l'objet qui répond aux filets boûchez, semble ne reflechir aucun rayon de lumiere, ceux qui en réjaillissent ne pouvant porter leur impression jusqu'au cerveau, ou n'y envoyant tout au plus qu'une foible ondulation ; de là vient que ces points n'y paroissent noirs, que parce qu'absorbant la plûpart des rayons, ils n'en renvoyent que fort peu vers nos yeux.

Elle arrive quelquefois, parce que les vaisseaux

ſanguins de l'œil ſont ſi ouverts, que le ſang ſe portant en trop grande abondance dans l'œil, le nerf optique en ſera comprimé ou boûché : car il eſt facile de croire que les petites arteres de l'œil étant plus ouvertes qu'à l'ordinaire, elles donneront plus facilement paſſage à des particules groſſieres, capables de faire des obſtructions dans la Retine. Elle peut auſſi venir de la rupture du nerf optique, ou du changement de ſituation de l'humeur criſtaline, par quelque coup, chûte, ou autre cauſe externe.

Le Vice de la Retine peut auſſi donner lieu à la Goute ſereine, ſçavoir, quand ſon reſſort tonique, & la tenſion qui la tient fortement bandée dans l'œil, & luy fait reſſentir la plus legere impreſſion des rayons viſuels, par leſquels elle eſt ébranlée, ſont relâchez, & débandez : car alors cette Membrane eſt flaſque & molle, & ne peut être ébranlée que par des rayons tres-forts, ou plûtôt elle n'eſt ébranlée par aucuns ; ce qui arrive par les coups reçûs à l'œil, par la chûte ſur le derriere de la tête, par un fort éternuëment qui déchire la Membrane, ou la bleſſe de quelque autre façon ; d'où ſouvent il s'enſuit de fortes convulſions. Regarder trop long-temps le Soleil ou la Lune en ſon plein, produit le même effet : car ces forts objets ébranlent trop la Retine, & forcent ſon reſſort tonique ; de ſorte qu'elle ne peut être ébranlée que par un objet tres-puiſſant, ce qui fait l'aveuglement.

Les Signes de la Goute ſereine ſont, qu'il n'y a rien contre nature dans l'œil, & cependant on ne voit point. Si l'aveuglement arrive ſucceſſivement, il y a apparence que c'eſt par le moyen de certaines parties ſi petites, qu'elles ſont inviſibles ; mais ſi la Goute ſereine ſe fait en un mo- Ses Signes.

ment, il eſt probable que c'eſt par le vice du nerf optique.

Si en frottant un œil, & en fermant l'autre, il paroît quelque dilatation à la prunelle de celuy qu'on a frotté, c'eſt un ſigne que les nerfs optiques ne ſont point bleſſez, & que les eſprits ont le cours libre, le vice étant ou dans la Retine, ou dans quelque autre partie de l'œil; s'il ne ſe fait point de dilatation, les nerfs optiques ſont attaquez.

Son Prognoſtic.

On connoît que le nerf optique eſt rompu, ou que le Criſtalin eſt hors de ſa place, quand il y a eu quelque coup, chûte, ou autre cauſe manifeſte, qui a fait de la violence, quoy que neanmoins le Criſtalin change ſoudain de place ſans effort d'aucune cauſe exterieure, par la ſeule fluxion d'une humeur extrêmement âcre, ce qui neanmoins ne ſe fait point ſans une douleur cruelle, & fort ſenſible; & quand le changement du Criſtalin ſe fait de haut en bas, il ſemble au malade que tout ce qu'il voit eſt double, ce qui n'arrive pas, lors qu'il ſe fait ſeulement vers l'un ou l'autre coin de l'œil.

La Goute ſereine qui vient de l'obſtruction du nerf optique ou du déchirement de la Retine, aprés de frequentes convulſions eſt incurable, parce que la Retine eſt le principal organe de la viſion.

Le mal eſt encore plus déplorable dans les vieillards, parce que toutes leurs liqueurs nourricieres ont beaucoup de lenteur, & qu'elles ſont épaiſſes. Elles ſont dépourvûës d'eſprits, & le nerf optique eſt plus dur, & plus roide.

La depravation de la veuë.

La Vûë eſt dépravée en pluſieurs manieres. 1. Lors qu'une choſe nous paroît double. 2. Lors que les choſes qui ſont droites paroiſſent coubées, ou tout-à-fait renversées. 3. Quand les objets paroissent d'une autre couleur qu'ils ne sont. 4. Lorsque les objets paroissent troüés, quoy qu'ils ne le soient point, ou qu'ils ne paroissent qu'à moitié. 5. Quand il semble que les objets se meuvent, quoy qu'ils ne changent point de place. 6. Lors qu'on s'imagine voir des petits corps volans, ou des lumieres, encore qu'il n'y ait rien de tout cela dans l'air.

Pourquoy les objets paroissent doubles.

La Cause de la duplicité des objets, n'est que la situation dépravée de l'humeur cristaline, & de la Tunique-retine, qui est differente dans un œil de celle de l'autre; d'où vient qu'une même espece n'étant point receuë dans un même plan, fait la representation comme si elle étoit double. Pour la même cause cela arrive aux yvrognes, & quelquefois aux foux, parce que les muscles moteurs des yeux, étant remplis de vapeurs, ou destituez d'esprits, ils ne peuvent pas les mouvoir uniformement, ce qui fait qu'ils n'observent pas le même plan, & il est d'autant plus vray, que par le moyen de cette cause ces sortes de personnes ont une telle dépravation de la vûë, qu'elle ne leur arrive jamais, que la faculté motrice des autres parties ne soit sensiblement interessée.

Pourquoy les choses droites paroissent courbées & renversées.

Si les choses qui sont droites paroissent courbées, ou tout-à-fait renversées, ce n'est qu'à cause d'une situation dépravée du Cristalin, qui faisant une refraction vicieuse des especes, les represente à la Tunique-retine d'une autre maniere qu'elles ne sont.

Pourquoy on voit les objets d'une autre couleur qu'ils ne sont.

On voit les choses d'une autre couleur qu'elles ne sont, à cause de la couleur étrangere qui est dans la Cornée, ou dans l'humeur aqueuse, de laquelle les especes se revêtent en passant.

La Cause qui fait paroître les objets troüés,

Pourquoy les objets paroissent troüés.

encore qu'ils ne le soient pas, ou qui ne les fait voir qu'à moitié, n'est autre que quelque corps opaque, situé entre la Retine & la prunelle, qui dérobe cette partie de l'espace, qui devoit representer la moitié de l'objet qui n'est pas apperçu; de sorte que si ce corps opaque occupe le milieu de la prunelle, & qu'il laisse aux côtez les extremitez libres, les objets paroissent alors percez dans leur milieu; mais quand ce même corps n'occupe qu'un côté, & qu'il laisse l'autre clair & transparent, ces objets ne sont alors representez qu'à moitié.

Pourquoy on s'imagine voir les objets mouvans, quoy qu'ils soient stables.

Le mouvement dépravé de quelque vapeur, ou de quelques esprits, comme dans le vertige, fait qu'on s'imagine voir les objets mouvans, quoy qu'ils demeurent stables, & sans se remuer.

Pourquoy des petits corps semblables à des moucherons, semblent voler en l'air.

Les petits corps semblables à des moucherons, ou à des puces, qui semblent voler en l'air, ne sont pour l'ordinaire que des vapeurs contenuës entre la Cornée & la prunelle, lesquelles viennent tantôt du cerveau, tantôt de la matrice, & quelquefois même de la poitrine, comme aux peripneumoniques. Que si elles sont fixes & permanentes, elles font un commencement de suffusion. Ces petits corps peuvent aussi venir de quelque tache inherente dans la Cornée. Quant aux lumieres apparentes, elles ne viennent que de la refraction des esprits, lesquels étant mûs vers la superficie de l'œil, sont repoussez par la densité de la Cornée, ou de l'humeur aqueuse, ou par quelque grand coup, & reviennent ensuite frapper la Tunique-retine.

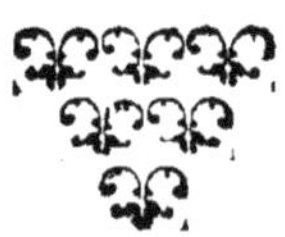

CHAPITRE XIV.

Des Oreilles.

TOut ainsi, dit *Diemerbroeck*, que l'Auteur de la nature a placé les yeux en la partie la plus haute du corps comme deux sentinelles, afin que l'homme pût mieux contempler les ouvrages merveilleux de sa toute-puissance, & voir à même temps les choses qu'il luy est permis de desirer, ou celles qu'il doit fuïr, de même aussi, afin qu'il luy fût facile de cultiver la sagesse & les sciences, il a situé aux côtez des yeux les organes de l'ouïe, que les Latins appellent *Aures*, mot general qu'ils dérivent de *Auriendis vocibus*, tirer, recevoir les sons, les paroles. Ces organes sont destinez pour avertir du bien & du mal qui est prêt d'arriver, & qu'il n'est pas possible de découvrir, soit à cause des tenebres, ou des corps opaques qui sont entre-deux, ou du trop grand éloignement, & ils ont été placez en ce lieu elevé, afin qu'ils puissent recevoir plus commodement les impressions de l'air agité, dont les circonvolutions, ou mouvement en rond, se portent naturellement vers le haut.

Pourquoy les organes de l'ouye sont situées aux côtez des yeux.

Les Oreilles sont doubles, afin que l'une étant empêchée, l'autre pût suppléer en sa place à l'exercice de sa fonction; elles sont aussi placées en la region des tempes, une de chaque côté, afin que comme les sons doivent être ouïs, tant du côté droit du corps, que du gauche, ils fussent mieux receus.

Le nombre des oreilles.

L'Oreille se divise en externe, & en interne. L'externe est cette partie qu'on voit au dehors.

Division de l'oreille.

EXPLICATION DE LA FIGURE XIV.

Qui represente les parties externes & internes de l'Oreille.

FIGURE I.

A A L'Helix de l'oreille.
B B L'Anthelix.
C Le Tragus, ou Hircus.
D L'Antitragus.
E Le Lobe de l'oreille externe.
F F La Conche de l'oreille externe.
G G La cavité sans nom qui est entre l'Helix.
H Le muscle de l'oreille qui la meut droit en haut.
I I I Les Tendons du muscle triceps.

FIGURE II.

A A La peau avec la Membrane renversée.
B B Le Cartilage qui ferme l'oreille.
C Le trou qui penetre jusqu'au meat auditoire.
D Une portion du ligament externe de l'oreille.
E Une partie du Lobe de l'oreille.

FIGURE III.

A Une partie des os des Tempes, & Apophises de l'os petreux.
B Le Meat auditoire.
C L'entrée ou le commencement du Meat auditoire.
D Les Apophises Mammiformes.
E Les Apophises Stiliformes rompuës.

FIGURE IV.

A A Le Vestige du Meat auditoire.
B B La Membrane Timpanum.
C Le manche du Marteau.

FIGURE

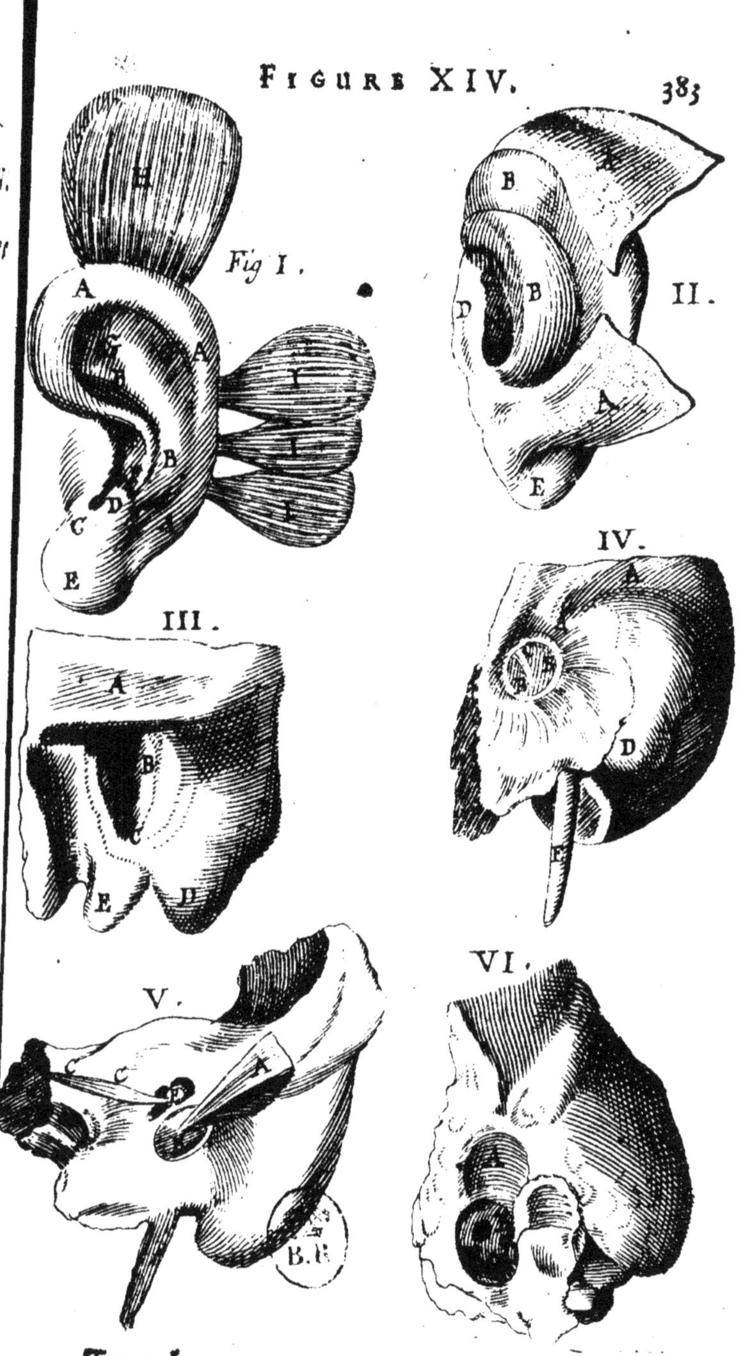
Fig I.
H
A
A
B
C
D
E
II.
B
B
D
A
E
III.
A
B
C
E
D
IV.
A
D
F
V.
C
C
A
VI.
A

D. Les Apophises mammiformes.

E Les Apophises stiliformes.

FIGURE V.

A Le Muscle qui tire la Membrane, & le marteau en dehors.

B La Membrane Timpanum.

C C Le Muscle qui tire le Maleolus, & la Membrane en dedans.

E La tête du Maleole.

FIGURE VI.

A Une partie du Meat auditoire étendu jusqu'au Timpanum.

B C La cavité du Timpan, & son trou ovale où l'on voit le Stapes.

C Le trou rond de la même cavité.

L'interne est faite de plusieurs particules & cavitez renfermées dans l'os petreux.

L'oreille exterieure, sa grandeur & sa figure.

L'Oreille externe est toute cartilagineuse, sa grandeur est demi-circulaire, & agreable, & assez semblable à un van, étant convexe par dehors, & cave par dedans. Elle n'est pas la principale partie de l'organe de l'ouïe; mais seulement celle qui aide, ramassant, réünissant, & recevant la premiere les sons. Elle a plusieurs protuberances, & plusieurs anfractuositez, entre lesquelles le son qui y est receu avec l'air, s'arrête quelque peu, s'émousse, & se brise, afin qu'ensuite il s'introduise plus droit, & moins impetueusement dans les cavitez interieures, d'où vient que ceux á qui cette partie a été enlevée, ont l'ouïe beaucoup moins fine, & n'entendent les voix que confusément avec un certain murmure, semblable au son ou bruit d'une eau courante; ainsi ceux qui sont durs d'oreille, ont coûtume de s'appliquer la main creuſe aux oreilles, afin de recevoir plus d'air agité, c'eſt-à-dire, plus de ſon, & pouvoir mieux entendre.

Sa diviſion. *Elle ſe* diviſe en deux parties, dont l'une eſt ſuperieure, & l'autre inferieure; la premiere qui eſt la plus large, ſe nomme l'*Aile*, & la ſeconde qui eſt étroite, molle, & pendante, s'appelle le *Lobe* de l'oreille; c'eſt cet endroit que les Dames font percer pour y attacher des perles & des diamans.

L'Aile.

Le Lobe.

La Protuberance exterieure qui compoſe le circuit de l'oreille, eſt à raiſon de ſa tortuoſité, appellée *Helix*, & celle qui luy eſt oppoſée *Anthelix*. Celle qui regarde les tempes *Tragus* ou *Hircus*, parce qu'en certains elle eſt couverte de poils en forme de barbe de bouc, & celle qui luy eſt oppoſée, & d'où pend le Lobe ou oreille inferieure, eſt nommée *Antitragus*; celle-cy eſt en quelques-uns couverte de poils.

L'Helix. L'Anthelix Le Tragus. L'Antitragus.

La Cavité interieure, qui eſt l'entrée du trou, ou conduit auditif, eſt appellée par quelques-uns *Alvearium*, *la Ruche*, parce qu'il s'y ramaſſe une eſpece de ſuc, ou excrement jaune que l'on nomme *Cerumen*; l'exterieure qui eſt la plus grande, eſt appellée *Coquille*, à raiſon de ſes détours; mais la troiſiéme, qui eſt compriſe entre l'Helix & l'Anthelix, n'a encore juſqu'à preſent point eu de nom.

L'Alvearium. Le Cerumen. La Coquille

Indications tirées des oreilles. *Les Anciens* ont tiré pluſieurs indications de la figure & de la grandeur de l'oreille. *Ariſtote* & *Galien* diſent que les oreilles droites, & de mediocre grandeur, ſont marques de bonnes mœurs. *Polemon*, *Loxus*, *Adamanthius*, & *Albert* écrivent que celles qui ſont comme quarrées, & les demi-circulaires de mediocre grandeur, indiquent la force, le courage, & la perfection des sens. Les mêmes rapportent que les grandes oreilles signifient stupidité, imprudence, grand babil, mais aussi tres-bonne memoire; & selon *Rases* & *Pline* aprés *Aristote*, elles présagent longue vie. *Aristote*, *Galien*, & *Polemon* disent que les oreilles tres-petites indiquent que l'homme est stupide, de méchantes mœurs, & porté à la luxure. *Polemon*, *Adamantius*, & *Albert* aprés *Loxus*, témoignent que les oreilles petites & pendantes, comme dans les chiens, & aussi celles qui sont courtes & plates, sont marque de simplicité & de folie. *Polemon*, *Albert*, & le *Conciliateur* rapportent que les oreilles longues & étroites, démontrent que l'homme est envieux & méchant. Ceux qui ont les oreilles trop courtes & mal taillées, sont au sentiment de *Polemon*, d'*Adamantius*, & d'*Albert*, indociles, & peu traittables; ceux au contraire qui les ont bien taillées, sont d'un naturel docile. Lorsque le Lobe, ou bout d'en bas de l'oreille est joint & attaché à la chair de la machoire, c'est un témoignage, selon *Avicenne*, de folie & de vanité.

Les parties de l'oreille.

L'Oreille est composée de peau, de cartilage, de ligament, de muscles, & de vaisseaux.

La Peau.

La Peau qui la couvre est fort déliée, & adherente au cartilage par le moyen d'une Membrane nerveuse qui est au dessous, qui la rend tres-sensible, & fait que l'eau dont le Lobe est arrosé, rafraîchit tout le corps.

Le Cartilage.

Le Cartilage qui compose la partie haute, & la plus ample de l'oreille, & qui la soûtient étenduë, est continu, n'étant pas divisé à l'homme comme aux animaux.

Le Ligament.

Le Ligament qui attache l'oreille sur l'os petreux est fort, & vient du Pericrane.

Quoique l'oreille n'ait point de mouvement manifeste, neanmoins on luy donne quatre muscles qui sont tres-petits, tres-delicats, & à peine visibles, lesquels sont auprés du Cartilage.

Les Muscles.

Le premier de ces muscles, qu'on nomme *Superieur*, prend son origine du muscle frontal, dont il fait une partie, & va se terminer à l'oreille qu'il tire en haut, & les trois autres qu'on appelle *posterieurs*, ne font qu'une masse de chair, qui prend son origine de l'os occipital, & de l'Apophise mammillaire, & va se terminer par derriere à la racine de l'oreille; la raison pour laquelle on divise cette chair en trois muscles, c'est à cause qu'elle a differentes sortes de fibres, elle tire l'oreille en derriere, & en bas.

Ces Muscles sont tres-grands dans les bœufs, dans les chevaux, & dans plusieurs autres animaux, & souvent en plus grand nombre; d'où vient que ces animaux peuvent facilement mouvoir les oreilles, & en chasser les mouches, & tout ce qui les incommode.

L'Oreille a trois sortes de vaisseaux. 1. des *Arterioles* qui viennent des carotides, dont une des plus grandes parcourt l'Antitragus, & l'Anthelix, & passant au dessus de la machoire superieure, fournit à chaque dent le sang vital, avec lequel il s'y porte souvent des humeurs acres qui causent de cruels maux, que l'on appaise en couppant par un cautere actuel ce rameau d'artere dans l'Anthelix, ainsi qu'on a veû tres-souvent avec admiration. 2. Des *Venules*, qui de l'oreille vont se décharger aux jugulaires. 3. Deux *petits nerfs*, lesquels venans de la seconde paire de la moëlle enfermée dans les vertebres du col, parcourent les côtés & la region du derriere de l'oreille, ausquelles se joint un petit rejetton, qui par le trou aveugle

Les vaisseaux.

vient de la portion dure de la cinquiéme paire.

Les glandes Parotides.

Il y a en dehors, tout auprés des oreilles, non seulement sur le derriere; mais encore au dessous, & aux deux côtés, plusieurs glandes épaisses, tres-considerables que l'on appelle *Parotides*; entre lesquelles on en trouve deux d'une grandeur considerable, couchée l'une sur l'autre. *Silvius & Stenon* appellent la plus petite, laquelle est située sur le devant, *Conglobée*; & la plus grande, laquelle est comme composée de plusieurs fragmens glanduleux, *Conglomerée*. Ces deux glandes servent d'appuy aux vaisseaux ascendans, & on les appelle vulgairement *Emonctoires du Cerveau*, parce qu'elles reçoivent les humeurs sereuses qui se separent du sang arteriel, desquelles elles se déchargent par le moyen de certains vaisseaux lymphatiques & salivaires, & aussi parce qu'il se ramasse quelquefois en elles beaucoup d'excremens pituiteux. Elles sont remplies de venules, d'arterioles, de nerfs, d'un vaisseau qui leur est propre, que *Stenon* appelle *Salival*. Il naît de ces glandes par plusieurs petits rameaux qui se reünissans entrent dans un canal qui va le long de la joüe se terminer dans la bouche. Les parotides servent proprement à separer la salive du sang, pour estre portée ensuite par ces vaisseaux salivaux dans la bouche, afin d'arroser & humecter ses parties. Elles sont sujetes à une tumeur phlegmoneuse, qui les gonfle, & qui les fait quelquefois suppurer. Cette maladie s'appelle *Parotide*.

Pourquoy appellées Emonctoires du cerveau.

Les glandes jugulaires.

Outre ces glandes il y en a encore beaucoup d'autres dans tout l'espace qui est au dessous des machoires, dans lesquelles les Ecroüelles & autres semblables affections s'engendrent: celles-cy neanmoins ne sont pas designées par ce nom de Parotides. *Vuarthon* les appelle *Jugulaires*. Elles ſont en grand nombre, mais tres-petites, & leur ſituation n'eſt pas ſeulement dans l'étendüe du col; mais depuis la production Stiliforme auprés de la machoire inferieure, & aux côtés des Thyroïdiennes elles deſcendent entre l'épine, & les vaiſſeaux Thoraciques dans le Thorax, & juſqu'à cet endroit là elles ſont tres-viſibles, principalement dans les enfans nés depuis peu, mais elles ne le ſont pas tant dans les adultes, où à peine les peut-on découvrir.

L'uſage de l'oreille externe.

L'uſage de l'oreille externe eſt, de recevoir les ſons, & de les introduire dans le conduit de l'oreille interne; deſorte qu'elle n'eſt pas le principal organe de l'oüye; mais elle contribüe beaucoup à ſa perfection : car ceux qui ont les oreilles coupées, entendent confuſément, & ſont obligés de former avec leurs mains une cavité autour de l'oreille, ou de ſe ſervir d'un cornet dont le bout entre dans la cavité interne de l'oreille, pour y recevoir l'air agité. On remarque auſſi que ceux qui les ont avancées en dehors, entendent mieux que ceux qui les ont applaties, & que les cercles & inegalités appellées *Helix* & *Anthelix* ſervent à moderer la violence de l'air, avant qu'il entre dans le conduit de l'oreille.

L'organe interieur de l'ouïe, pourquoy ſitué dans les os des tempes.

La partie interieure de l'organe de l'ouïe eſt contenüe dans la production petreuſe de l'os des tempes, en partie afin qu'à raiſon de la dureté du lieu, elle ſoit plus en ſeureté contre l'impetuoſité fortuite des objets exterieurs, & en partie afin que le ſon en ſoit mieux conſervé, à quoy ce lieu eſt tres propre, à cauſe de ſa ſechereſſe & de ſa dureté.

Ce qu'il y a à conſiderer

Il y a en cette partie interieure pluſieurs choſes à conſiderer, ſçavoir differentes cavités, dont les quatre principales ſont le *Trou* ou *Conduit de l'ouïe* ou *Conduit auriculaire*, le *Timpan*, le *Labyrinte*, & la *Coquille*; de plus la membrane du Timpan, deux muscles, quatre osselets; l'air que la nature a mis en cette cavité, & les vaisseaux.

Ce qu'on appelle conduit auriculaire.

On appelle conduit de l'ouïe ou *conduit auriculaire* cet antre qui commençant à l'extremité de la conque de l'oreille exterieure, tend vers les parties interieures, & est couvert d'une peau tres-mince qui vient du pericrane, & qui le revêt jusques aux bords du timpan.

Pourquoy il monte un peu vers le haut en tournoyant.

Il monte tant soit peu vers le haut en tournoyant; soit afin que du dehors il ne tombe rien dans l'oreille, & que ce qui y seroit tombé, ou qui s'y seroit interieurement ramassé ne se portât trop facilement vers le bas par cette pente; soit pour briser un peu l'impulsion trop violente de l'air agité, & que par ce moyen il heurte moins fortement contre le Timpan, & qu'il recoive mieux les sons.

A quoy sert sa longueur.

Le son même est fortifié par la longueur de ce conduit, qui seroit trop court s'il étoit droit; d'ailleurs étant rond, cette espece d'agitation qui fait le son est mieux conservé, que si elle rencontroit des angles capables de la briser, & de luy faire changer sa determination.

Et son embouchure vers le bas.

La situation de ce conduit, dont l'embouchure est plus basse que son fond, fait que ce qui y est entré, en peut retomber naturellement.

Le Cerumen.

On voit dans la peau qui le tapisse de petites glandes jaunes & ovallaires, qui ont chacune un canal excretoire qui s'ouvre dans la cavité du conduit externe de l'ouïe, & par où sort ce suc jaune, bilieux, amer, épais, & visqueux qu'on appelle *Cerumen*, que l'on est obligé de netoyer de temps en temps, parce que s'y amassant en quantité & s'y desseichant, elle pourroit le boucher.

Le Timpan

Interieurement à la fin du conduit de l'ouïe il y

a une membrane nerveuse, orbiculaire & transparente qui naît du perioste qu'on nomme *Timpan* & dont la situation est en penchant, regardant vers le bas. Elle couvre l'oreille interieure en forme de voile ; elle a, à raison des petits nerfs qu'elle reçoit, & qui rampent sous elle, un sentiment tres-exquis, & elle est tres-deliée & tres-seiche, afin qu'elle retentisse mieux ; mais cependant elle est un peu tendüe & assés ferme, afin qu'elle ne soit pas offensée par les atteintes de l'air, lors qu'il s'y jette avec impetuosité.

Sa situation

Son sentiment exquis

Sa delicatesse, & sa secheresse.

Elle est fortement attachée à l'orbite ou cercle osseux de la cavité qui est au dessous, quoy que dans la region superieure du conduit de l'ouïe sa connexion soit un peu plus lâche, ce qui fait qu'elle se recourbe en quelque maniere en son milieu, afin qu'elle soit mieux & plus parfaitement receüe dans cette cavité. C'est cette peau qui separe l'oreille externe d'avec l'interne.

Sa connexion.

Or afin qu'elle retentisse mieux & plus clairement, elle a à son dos une corde bandée en la maniere de la corde d'un Tambour militaire, qu'on pretend n'être autre chose qu'une branche de la cinquiéme paire.

Sa corde bandée.

On doit remarquer que pendant que la nature travaille à l'accroissement de l'enfant, & à fortifier toutes ses parties dans le sein de sa mere, tout le conduit de l'ouïe demeure cartilagineux pour faire ensorte que cette membrane puisse être conservée de la liqueur, qui coule aussi bien dans les oreilles de l'enfant que dans sa bouche, & qui pourroit peut-être en s'amassant dans le conduit de l'oreille, s'aigrir, & causer quelque dommage à cette peau, s'il n'y avoit un artifice admirable pour prevenir cet inconvenient.

Pourquoy dans le fœtus tout le conduit de l'oüye demeure cartilagineux.

Le Timpan a deux petits muscles pour le mou-

Les muscles du Tympan

vement des osselets, ou comme *Riolan* ai me mieux, pour faire & regler le mouvement de tension, ou de relâchement de la Membrane même du timpan. On perçoit manifestement ce mouvement lors qu'on dresse les oreilles pour écouter attentivement.

L'un de ces deux muscles, sçavoir l'exterieur, prend naissance par un large principe du sinus superieur & interieur du conduit de l'ouïe, & devenant ensuite peu à peu plus court, & par un tendon tres-delié, contigu à la membrane du tambour, il se porte jusqu'au petit marteau, qu'il étend tant soit peu, & retire vers le haut, conjointement avec la membrane même.

L'autre muscle qui est l'interieur, est situé dans l'os petreux, & il prend sa naissance environ dans l'endroit où la production petreuse se joint à l'os cuneïforme; de là il se porte directement au marteau quelquefois par un simple tendon; mais le plus souvent par deux, par l'un desquels il s'insere ou s'attache à la production la plus élevée de ce petit os, & par l'autre à son manche, tirant obliquement sa tête, & la ramenant de l'enclume au dedans.

Ces deux muscles meuvent la membrane avec les osselets, vers le haut & vers le bas, alors principalement que nous voulons disposer & exciter ces parties pour entendre plus parfaitement.

L'usage du Timpan. D'où vient la surdité & de l'oüye.

Cette membrane étant ébranlée par les corps raisonnans, meut l'air qui est enfermé au dedans, lequel est le milieu interieur de l'ouïe, & sans le mouvement duquel on ne sçauroit ouïr. Si cette membrane est trop épaisse, ou dés la naissance, ou qu'elle le devienne par maladie, ou qu'elle s'enduise de quelque excrement mucilagineux, ensorte qu'elle ne puisse pas facilement se mouvoir ny recevoir l'ébranlement des sons moderés, on a alors grande difficulté d'entendre ; & si elle se rompt, ou que de naissance elle soit immobile, il s'en ensuit une surdité incurable,

Il y a des autheurs modernes qui disent que la membrane du tambour est bandée & relâchée par les muscles du marteau pour s'accommoder à la diversité des sons qui sont peu ou moins aigus. Ils veulent qu'elle se bande pour les tons aigus, parce que dans ce degré de tension elle est capable de fremissemens plus prompts ; qu'au contraire elle se relâche pour les tons graves, parce que dans ce relachement elle est mieux disposée pour des tremblemens plus lents, & qu'enfin elle se monte & demonte en mille differentes manieres, selon les diverses idées des bruits & des tons differens.

Pourquoy le Tympan est bandé & relâché par les muscles du marteau.

Derriere cette membrane il y a une seconde cavité que l'on appelle *Timpan* ou *la quaisse du tambour*, dont la surface interieure est inégale par plusieurs petites élevations, & par plusieurs sinus. Elle a trois ou quatre lignes de profondeur, & cinq ou six de largeur ; elle est remplie de l'air qui entre par l'aqueduc, & par l'agitation de cette membrane, il reçoit les impressions, & les mouvemens de l'air qui est au dehors. Cette cavité est tapissée en dedans d'une membrane forte & un peu épaisse, adherente à l'os, de maniere pourtant qu'on l'en peut separer facilement ; elle est transparente & claire comme celle du tambour, ce qui fait croire qu'elle en est une continuité. On remarque que cette membrane & le conduit de la quaisse, sont cause que les petits enfans n'entendent pas si bien, que lors qu'ils grandissent. C'est dans la suite que ce voile doit disparoître ; voicy comme la chose arrive. La partie inferieure du conduit de l'ouïe venant à s'endurcir, & à s'ossi-

La Quaisse du tambour

Pourquoy cette Membrane & le conduit de la quaisse sont causes que les petits enfans

EXPLICATION DE LA FIGURE XV.

Qui represente encore les parties interieures de l'Oreille interne.

FIGURE I.

A Le Malleolus.
B Le petit osselet, dit Incus.
C La partie superieure du Stapes.
D D La figure naturelle de la Coquille découverte.

FIGURE II.

A Le Maleole avec ses deux Apophises.
B L'Incus appliqué au Maleole.
C L'Estapes.
D L'os orbiculaire où est attaché l'Estapes.

FIGURE III.

A A L'extremité de la Plume d'oye dans le Meat auditif, passant par le trou qui conduit au palais.
B B Le même Meat proche de la partie rompuë.

FIGURE IV.

A A La cavité de la Coquille, dont la portion large s'étend jusqu'au Labirinthe.
B B La cavité du Labirinthe, où l'on voit plusieurs trous ovales & circulaires.

FIGURE V.

A A Le principe du Meat, ou premier trou de l'os des Tempes par où entre le nerf auditif.
B B Les Apophises des os petreux & temporaux, avec les cavitez qu'ils renferment.

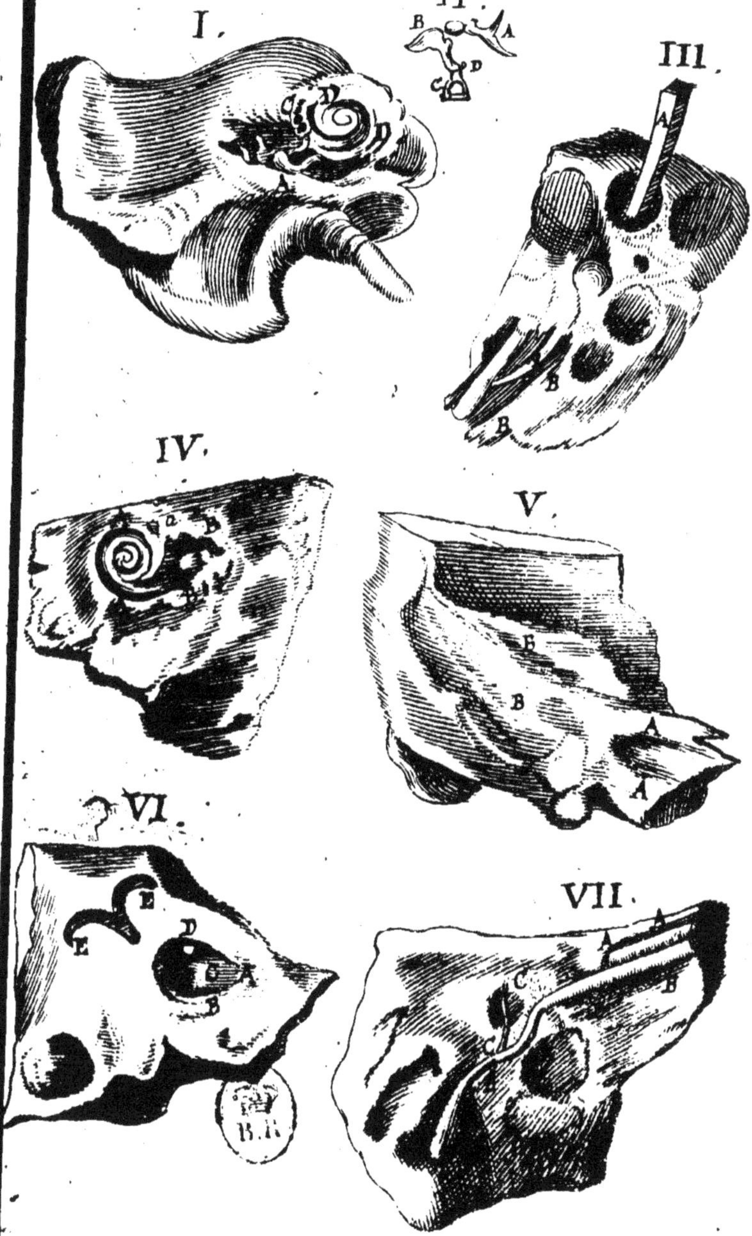

FIGURE X.

I.

II.

III.

IV.

V.

VI.

VII.

FIGURE VI.

A B C D La fin du Meat vers laquelle s'avance & s'insinuë le nerf auditif.

B Le Sinus par où passe une portion du nerf auditif mol qui va au centre de la Coquille.

C Les Apophises entre l'une & l'autre portion de nerf.

D Un autre Sinus par où descend obliquement une portion du nerf auditif dur.

E E Les vestiges des deux cercles qui aboutissent dans le Labirinthe.

FIGURE VII.

A A Une portion du nerf auditif mol.

B B B Une portion du nerf auditif dur qui descend obliquement sous le Timpan.

C C Un nerf de la quatriéme paire qui descend à la portion du nerf auditif auquel il se joint.

---

n'entendent pas si bien, que lors qu'ils grandissent.

fier, & la partie superieure, qui est la cartilagineuse, venant à s'élever, la Membrane qui couvre la quaisse du tambour, & qui est attachée au bord du conduit cartilagineux, est si fort bandée, qu'elle ne sçauroit plus à la fin prêter sans se rompre, & voila comme le rideau se déchire, & disparoît à la fin tout à fait.

Cette Membrane est peut-être assez souvent la cause de la surdité : car faisant trop de resistance par son épaisseur à l'effort du conduit, elle reste dans le même état ; ensuite elle augmente avec toutes les autres parties de l'oreille, & se collant avec la peau du tambour, elles ne font plus toutes les deux qu'une forte barriere qui empêchera d'entendre le reste de la vie.

Les quatre osselets de l'oreille.

On voit dans cette cavité quatre osselets tres-petits, & tres-durs, le *Marteau*, l'*Enclume*, l'*E-*

trier, & l'os *orbiculaire*, ou l'*Ecaille*, lesquels, quoy qu'ils soient sans Membranes, ou Periostes, neanmoins vers leurs extremitez par lesquelles ils s'unissent ensemble, ils sont entourez d'un petit ligament qui vient de celuy qui tient la Membrane du Timpan tenduë en la maniere du nerf qui fait bander la peau d'un tambour de guerre ; d'où vient qu'on luy a donné le nom de *Corde* ou *Filet*.

Ces Osselets ont cela de remarquable, qu'en quelque âge que ce soit ils sont toûjours égaux en situation, & en grandeur, & qu'ils ne sont point plus petits dans les nouveaux nez, que dans les adultes. Les enfans neanmoins entendent un peu moins parfaitement, à cause de la trop grande humidité des autres parties de l'organe, peut-être aussi à cause que, quoy que les osselets ayent veritablement en cet âge-là leur juste grandeur, ils sont neanmoins moins solides, & moins durs ; En effet ils sont interieurement un peu fongueux, ainsi que *Columbus* & *Casserius* le témoignent. Ce qu'ils ont de remarquable.

Le Marteau ainsi appellé, parce qu'il en a en quelque maniere la forme, ou plûtôt à raison de son usage, s'articule par sa tête qui est ronde & petite, dans la cavité de l'enclume, & cela par le moyen d'un ligament lâche. Il s'amoindrit ensuite en ce qu'on appelle son col, & s'étant avancé plus loin en forme de queuë reflechie, il s'attache fortement à la Membrane du Timpan, un peu au delà de son milieu, & environ vers son propre milieu à deux Apophises, l'une courte, à laquelle s'attache le tendon du muscle interieur, l'autre plus longue ; mais plus mince, laquelle est appuyée sur l'orbite du Timpan, & s'attache au tendon du muscle exterieur de l'oreille. Le Marteau

L'Enclume ainsi nommée à raison de son usage, L'Enclume.

represente en quelque façon une dent machelie-liere, munie de deux racines. Il est au dessous du petit marteau, dont en sa partie superieure il reçoit la tête, & à sa partie inferieure, il a deux Apophises, l'une courte, laquelle s'appuye sur l'os de la cavité posterieure du Timpan; l'autre qui est plus longue, mais plus déliée, est attachée par un ligament assez lâche, mais ferme à la petite tête de l'Etrier.

L'Etrier.

L'Etrier ainsi appellé, à raison de sa ressemblance avec un étrier dont on se sert pour monter à cheval, s'appuye sur la coquille, & par sa figure ovale, & par son contour il répond à la fenêtre ovale, à laquelle il est en toute sa circonference attaché par un ligament lâche, en sorte qu'il peut bien être poussé dans le Sinus; mais il ne peut pas en être tiré, ni élevé sans quelque force. Il est en sa partie superieure en forme d'arc, & il a deux jambes tres-minces, un peu creuses, lesquelles s'inserent dans la base transversale. Il a en son sommet une tres-petite tête ronde & polie, par laquelle, ainsi qu'on l'a dit cy-dessus, il est attaché par le moyen d'un ligament tant soit peu lâche à l'Apophise de l'Etrier.

L'os orbiculaire.

L'os orbiculaire, ainsi nommé à cause qu'il est tres-petit & rond, est en l'un de ses côtez, & par le moyen du petit ligament attaché à l'Etrier, justement à l'endroit où il se joint à l'Enclume. *Lindanus* l'appelle *Cuiller*, & luy attribuë trois Apophises.

Les deux petits os de Silvius.

A ces quatre os l'on en ajoûte un cinquiéme tres petit, que *Sylvius* a découvert le premier. Il est attaché par un petit ligament à la partie superieure & laterale de l'Etrier.

Le conduit nommé Aqueduc.

On voit un peu plus bas vers l'interieur un trou ou conduit rond, long & étroit, qui passe obliquement

quement de cette cavité jusques dans le palais, on luy a donné le nom d'*Aqueduc*, c'est un canal en partie cartilagineux, & en partie membraneux, il se termine dans la bouche par une ouverture assez grande à côté de la luette, & proche des fentes qui vont aux narines. Par ce conduit les humiditez & le pus, qui contre l'ordre naturel se ramassent dans le Timpan, s'écoulent dans le palais; c'est aussi par ce même conduit, que ceux qui prennent du tabac en fumée, le rendent quelquefois par les oreilles, & que le son excité dans la bouche, entre dans l'oreille; d'où vient que ceux qui ont l'oreille dure, entendent mieux en ouvrant la bouche, & retenant à même temps leur haleine.

Son insertion.

Son usage.

Pourquoy ceux qui prennent du tabac en fumée le rendent quelquefois par l'oreille, & que le son excité dans la bouche entre dans l'oreille.

C'est encore par ce conduit, que l'on dit qu'un sourd peut entendre le son d'un luth; lors qu'il en serre le manche avec les dents, aussi-bien que ceux qui ont des duretez d'oreille, quand on leur parle dans la bouche, parce que l'air exterieur ne pouvant ébranler avec assez de force la Membrane du tambour qui est relâchée, entrant par le conduit du palais, il communique ses vibrations à l'air de la quaisse. Par là on explique, pourquoy en gargarisant sa bouche, on n'entend que confusément ceux qui nous parlent? c'est que la liqueur qu'on agite dans sa bouche fait un bruit qui se communique par l'Aqueduc à l'air de la quaisse, & ce murmure est la cause que les sons de dehors sont amortis, parce que la peau du tambour n'en reçoit qu'une legere impression. Il faut encore ajoûter que la principale raison, pourquoy en se gargarisant la bouche, on n'entend les sons de dehors que foiblement; c'est que le bruit de la liqueur se communiquant à l'air de la quaisse par ses vibrations, il enfonce la peau du tambour

Pourquoy un sourd peut entendre le son d'un luth, lors qu'il en serre le manche avec les dents, aussi-bien qu'en ceux qui ont des duretez d'oreille, quand on leur parle dans la bouche.

de dedans en dehors, & la tient ainsi bandée; en sorte que l'air de dehors venant pour ébranler ce chassis, son impetuosité se rompt contre cette éminence.

Ce n'est seulement pas à cause que l'air passe par l'Aqueduc, que les sourds entendent mieux; mais c'est parce qu'en serrant avec les dents le manche d'un instrument de musique, le tremblement se communique bien-tôt à la mâchoire, aux os des tempes, & aux osselets; ce qui favorise encore cette conjecture, c'est que tous ceux qui ne sont pas sourds, entendent mieux le son d'un luth, lors qu'ils en serrent le manche avec les dents, & qu'ils se bouchent les oreilles. On peut encore se faire entendre aux sourds en leur parlant sur la tête, parce qu'en ébranlant le crane, l'impression se communique jusqu'au principal organe, & il y a une loy dans le Maître des Jurisconsultes, qui dit, qu'il n'y a personne, si sourde qu'elle soit, qui n'entende.

Fallope & *Dulaurent* croyent qu'il y a une petite peau ou valvule opposée interieurement à ce conduit, laquelle regarde vers le palais & les narines, s'oppose aux vapeurs qui s'élevent d'en bas, & empêche que l'organe de l'ouïe n'en soit pas incommodé, & troublé en sa fonction: mais *Diemerbroeck* dit, qu'il semble que la Membrane fongueuse des narines, & la Tunique molle interieure du palais qui sont opposées aux extremitez de ce conduit, sont tres-suffisantes pour cet usage. En effet, elles permettent facilement le passage aux humeurs qui s'écoulent de l'oreille; mais elles empêchent absolument l'entrée à celles qui s'élevent de la gorge & des narines, par la raison qu'elles s'affaissent, & se plissent en rides.

D'où vient *Si dans* cette cavité du Timpan, il s'y arrête

des humeurs excrementeuſes trop cruës, qui par leur viſcoſité boûchent ce conduit, & qu'il s'y en ramaſſe en trop grande abondance, comme il arrive quelquefois dans le Gravedo, l'ouïe alors en eſt incommodée, & il s'en enſuit une tenſion extrême du Timpan, laquelle cauſe ſouvent des douleurs aiguës, qui pour l'ordinaire s'adouciſſent, en attirant fortement grande quantité d'air par les narines, & crachant enſuite : car par cet effort ce canal s'ouvrant un peu du côté du palais & des narines, les humeurs qui y ſont ramaſſées, ſont, comme par une eſpece de ſuccement, attirées en ces endroits. Quelquefois ces humeurs, par l'application des Topiques diſcuſſifs, ou ſeulement par la chaleur propre des parties voiſines, ſont attenuées & reduites en vapeurs ou vents, (d'où vient le bruit ou le tintement d'oreille) ce qui les rend plus fluides ; enſorte qu'elles peuvent facilement s'écouler de nouveau par ce même conduit : mais ſi elles y ſéjournent trop long-temps, il arrive ſouvent que la Tunique qui revêt interieurement ce conduit, ſe rompt, & alors elles s'évacuent dehors par cette ouverture avec grand ſoulagement ; cet écoulement dure quelquefois pluſieurs jours en grande quantité, juſques enfin que ce canal en eſt entierement deboûché, & alors ces humeurs reprennent leur chemin ordinaire. Or dans les maladies des oreilles, le medecin doit avoir beaucoup d'égard à ce canal. En effet les humeurs groſſieres ſont facilement, par le moyen des Maſticatoires, évacuées par cette voye, & quelquefois ſecoüées, & pouſſées dehors par les Sternutatoires, ainſi que l'experience le fait voir.

la difficulté d'ouïr, & les douleurs aiguës des oreilles.

On trouve au milieu de la cavité du Timpan, deux ouvertures qui ſont comme deux petites fe-

Les deux ouvertures,

ou petites fenêtres.

nêtres, dont la plus grande & la plus élevée est appellée à raison de sa figure ovale, *Fenêtre ovale*, & la plus petite, & la plus basse, & qui est ronde, est nommée *Fenêtre ronde*. C'est par ces deux ouvertures que les impressions de l'air passent dans la cavité du Labirinthe.

Le Labyrinthe.

Le Labirinthe dont les deux fenêtres sont l'entrée, est une cavité beaucoup plus petite que le Timpan. Elle est composée de plusieurs conduits, qui la font appeller ainsi, à cause des tours & détours qui y sont. On a donné des noms differens aux canaux qui s'y trouvent. On appelle le commencement de cette cavité, *Vestibule*, c'est une cavité de l'os petreux qui est derriere la fenêtre ovale, & qui est tapissée d'une Membrane parsemée de vaisseaux; sa figure approche de la Spherique. Il en part trois canaux demi-circulaires, qui y retournent par un autre endroit; ils embrassent tous trois la route du Vestibule, l'un s'appelle Horisontal, & les deux autres Verticaux. Le son passe au Labirinthe en cette maniere. L'air de la quaisse ayant receu les tremblemens de la peau du tambour passe bien-tôt à la fenêtre ovale, & à la fenêtre ronde, en ébranlant les Membranes qui en ferment les ouvertures: mais comme l'ouverture ronde est boûchée d'une petite Membrane semblable à la peau du tambour, elle reçoit immediatement les tremblemens de l'air de la quaisse qu'elle communique à l'air qui est renfermé dans le chemin inferieur du Limaçon. Pour la fenêtre ovale, comme elle est boûchée par la base de l'Etrier, & que cette base est unie à la Membrane qui ferme l'ouverture de ce trou, ce sont les fremissemens de cet osselet sec & mince, qui communiquent les tremblemens de l'air de la Quaisse à l'air du Vestibule, du Limaçon, & des trois canaux demi-circulaires.

Ses differents noms.

Comment le son passe au Labyrinthe.

La Coquille ou *Limaçon*, ainsi appellée à cause de sa ressemblance avec une coquille, est une cavité plus petite que le Labirinthe. Le conduit qui y entre est étroit. Il monte en spirale, & va en diminuant, & en s'étrecissant à mesure qu'il monte. Il a dans le milieu un noyau qui est cave dans sa partie moyenne, faisant comme un canal pour donner passage aux filets du nerf auditif. Il sort de ce noyau une lame osseuse, & fort mince, qui tournant en ligne spirale comme le conduit, le partage tout du long comme en deux; en sorte que cette lame n'étant attachée qu'au noyau, elle ne fait point le conduit double, & n'empêche point que la partie qui est au dessus n'ait communication avec celle qui est au dessous.

La Coquille ou le Limaçon.

Le Noyau & la Lame osseuse.

Le Nerf auditif est composé de deux branches; la plus grosse qui est au dessous se nomme la portion molle, celle de dessous s'appelle la portion dure, parce qu'elle est plus fibreuse & plus serrée; toute la branche molle demeure, & se perd dans la coquille, où elle fait le même office que le nerf optique dans l'œil: ces deux branches sont paralelles jusqu'au trou de l'os pierreux, en parcourant trois lignes de chemin, & si tôt qu'elles sont entrées dans le trou de l'os des tempes, la portion dure passe au dessus de l'autre; c'est dans le fonds de ce cul de sac du trou de l'os pierreux, que la portion molle se partage en trois branches, dont la plus grosse semble se terminer à la base du noyau; elle entre pourtant par les petits trous qui le percent, & elle se partage en plusieurs filets qui se distribuent à tous les pas de la lame spirale, de même que les filets du nerf olfactif entrent par tous les petits trous de l'os cribleux, pour se répandre sur la Membrane du nez; les deux autres branches de la portion molle

Le Nerf auditif.

parcourent le Vestibule, & les canaux demi-circulaires; elles en revêtissent tous les parois en s'épanoüissant en des toiles tres-fines, & tres-delicates. La portion dure du nerf auditif aprés avoir fait la corde de la Membrane de la Quaisse, & être sortie de l'oreille, se divise aussi en trois branches, dont la superieure va au front, aux paupieres, & aux muscles du front; la moyenne va à la jouë, au nez, & aux lévres, & l'inferieure à la langue, au Larinx, & aux muscles de l'os hioide.

L'air incité ou implanté.

Dans ces cavitez cachées est contenu un air pur & subtil, que plusieurs ont d'abord crû y avoir été mis, lors de la premiere formation, & qu'il étoit engendré de la semence; c'est pourquoy ils l'ont appellé *Air insité, air inné, air implanté*; mais comme il est tres difficile que des parties spermatiques puissent se réengendrer de nouveau, que par la chaleur des parties d'alentour il se fait une continuelle dissipation de cet air, qu'ainsi il a besoin d'être continuellement réengendré, que de plus cet air n'est ni uni, ni lié par aucune continuité à aucune partie solide, ainsi que toutes les autres parties spermatiques le sont entr'elles, on ne peut pas dire, ni qu'il soit détenu en ce lieu comme partie spermatique, ni qu'il soit engendré de la semence, ni enfin qu'il y soit implanté dés la naissance: c'est pourquoy quelques-uns ont crû qu'il falloit établir que cet air n'est different de l'air exterieur, qu'en cela seulement qu'il est plus pur & plus subtil; mais ne pourroit-on point dire que cet air est l'esprit animal même, répandu par les nerfs en ces cavitez? En effet il est aërien, pur & subtil comme cet esprit; la maniere de conserver, & de rétablir l'un & l'autre, est la même, & l'un & l'autre se dissipent, & se r'engendrent continuellement successivement ; cet esprit venant à manquer, l'ouïe manque d'abord ; peut-être aussi, parce que dans les cavitez des oreilles, cet air, qui est le milieu interieur, & sans lequel on ne peut rien entendre, manque sur le champ.

Les vaisseaux.

Il se distribuë par l'organe interieur de l'ouïe, pour sa nourriture, plusieurs arterioles, & plusieurs venules, qui viennent des rameaux interieurs & anterieurs de l'artere carotide, & de la veine jugulaire, qui par leurs petits rameaux se glissent, & s'insinuent dans les lieux les plus secrets de ces cavitez. Il s'y insere aussi des nerfs qui y communiquent le sentiment. La portion molle du nerf de la cinquiéme paire étant arrivée à l'ouverture du derriere de l'os petreux, s'introduit dans la coquille, & dans les cercles du Labirinthe, & fait en l'un & en l'autre la fonction du sentiment de l'ouïe. Il s'y porte outre cela un rameau qui vient de la quatriéme conjugaison des nerfs, lequel entrant dans le Timpan, luy communique le sentiment, & à ses muscles la faculté de mouvoir.

Ce que c'est que l'ouïe.

L'ouïe, selon *Diemerbroeck*, est un sentiment par lequel par le moyen des tremoussemens, ou mouvemens divers de tremblement de l'air environnant, heurtant contre le Timpan de l'oreille, & agitant à même temps l'air interieur, avec les petites fibrilles du nerf auditif, communiqué à l'organe du sens commun, l'ame perçoit le son.

Ce que c'est que le son.

Le Son qui est l'objet de l'ouïe, est un mouvement de l'air plus ou moins prompt & vîte, excité par quelque corps mouvant : car toute impulsion violente de l'air produit du son, ce qui se fait principalement en deux manieres, selon *Ettmuller*. La premiere est, que le corps solide, frappé, & mis en vibration, pousse l'air par plu-

Il se fait de deux façons.

ſieurs coups reïterez, & y excite des ondulations tres-vîtes. La ſeconde eſt, que l'air pouſſé dans un eſpace étroit venant à ſortir avec impetuoſité, communique un ſemblable mouvement à l'air voiſin de tous côtez. Les inſtrumens de muſique à corde produiſent le ſon de la premiere maniere, & tous les inſtrumens à vent de la ſeconde. Il paroît par là que la cauſe materielle du ſon eſt la partie de l'air ſubtile, & tenuë, & la forme du ſon n'eſt rien autre choſe que le mouvement de l'air, plus ou moins violent, excité d'une des deux manieres cy-deſſous, & continué juſqu'à l'oreille par pluſieurs ondulations, & vibrations.

Les divers degrez qu'il y a à obſerver dans ſon mouvement

Ce mouvement, & le ſon qui en dépend, a pluſieurs degrez : car ſuivant que le mouvement de l'air eſt fort ou foible, le ſon eſt grand ou petit, ou plus ou moins étendu, & ſuivant que le mouvement eſt vîte ou lent, le ſon eſt aigu ou grave. Les cordes des inſtrumens font voir cela clairement : car plus elles ſont petites ou tenduës, plus elles rendent un ſon aigu quand on les pince, à cauſe des vibrations ſubtiles & promptes de l'air ; & plus elles ſont groſſes & moins tenduës, plus elles font un ſon grave par une raiſon contraire. Si on ne les touche point, elles ne feront point de ſon, & ſi en appuyant le doigt on les empêche de ſe mouvoir, on arrêtera entierement le ſon. Si ce ſon ou l'air émû eſt porté juſqu'à un corps ſolide qui le repercute à angles égaux ; c'eſt-à-dire, ſi l'angle d'impulſion ou d'incidence eſt égal à celuy de repercuſſion, on nomme ce ſon, *Echo*, tel eſt le ſon qu'on appelle *Reſonnance* dans les inſtrumens de muſique, lequel ſe repercute pluſieurs fois dans le corps ou la cavité de l'inſtrument. La *Reſonnance* ſe trouve particulierement dans les metaux, qui par la percuſſion de leur ſubſtance ſolide, mais remplie de quantité de petits pores, excitent dans l'air un ſon aigu, qu'ils conſervent long-temps en eux-mêmes, à raiſon de l'air qui tremouſſe rapidement dans le grand nombre de leurs petits pores, & communique à l'air voiſin de ſemblables tremouſſemens. Les ſonnettes ſonnent, & reſonnent bien quand on les frappe; & ſi pendant qu'elles ſonnent on y applique le doigt, on ſentira certain fourmillement ſubtil, & un chatoüillement fort vîte, & un peu aprés elles ceſſent de ſonner, à cauſe du doigt qui empêche le mouvement de l'air dans leurs pores.

Comment ſe fait le ſon des inſtrumens à vent ou des flutes.

Les inſtrumens à vent, ou les flutes font le ſon entant qu'ils pouſſent beaucoup d'air avec beaucoup d'impetuoſité en dedans, lequel ayant été renfermé, & chaſſé avec la même impetuoſité qu'il garde encore en ſortant, conçoit luy-même, & communique à l'air d'alentour le mouvement qui fait le ſon. En ſorte que le ſon de ces inſtrumens n'eſt rien autre choſe que le mouvement reciproque de l'air comprimé, puis dilaté. Le ſon ou le mouvement de l'air qui eſt produit dans les animaux de la même maniere par le tuyau de la Trachée-artere eſt appellé la *Voix*, laquelle procede d'un certain mouvement imprimé à l'air dans le Larinx par le moyen de l'Epiglote, laquelle en preſſant l'air qui ſort, fait une voix ſubtile & aiguë, comme celle des enfans & des femmes, & en le laiſſant ſortir librement, elle fait une voix grave & ſevere, ou de quelque autre genre. L'état de la Trachée-artere y contribuë beaucoup: car plus elle eſt ſeche, plus la voix eſt claire, & plus elle eſt humectée, plus la voix eſt haute; plus elle eſt grande & large, plus le ſon eſt bas & gros, & comme celuy des gros tuyaux d'orgues.

Par cette raison les ours qui ont la Trachée-artere tres-large, ont une voix si forte & si rude : Les rossignols au contraire qui ont la Trachée-artere tres-étroite, l'ont tenuë & douce. Et la mobilité de l'Epiglote en divers sens fait les divers fredons, & les diverses harmonies du son.

Comment la voix devient articulée dans l'homme.

La Voix des animaux est inarticulée en soy, mais elle devient articulée en quelques-uns, sur tout dans l'homme par le moyen de la langue, des dents, & des levres, qui modifient & figurent les voyelles, ou la voix même qui a été produite par le mouvement de l'Epiglotte, & cette modification fait les consonnes. Tout cecy est commun aux brutes & aux hommes : car il y a des brutes qui modifient les voyelles par de certaines consonnes, comme les chiens & les poules; mais cette modification est naturelle, & ne se fait que par l'influence des esprits dans les nerfs qui se distribuent au Larinx, qui est formé d'une maniere singuliere dans chaque espece, au lieu que les hommes articulent outre cela artificiellement leur voix à leur volonté. C'est ce qui forme les paroles ou les noms qui ont diverses significations, suivant les diverses intentions des impositeurs. Sur ce fondement on peut faire entendre, & parler artificiellement un homme sourd & muet de naissance, en luy faisant observer exactement le mouvement de la langue & des levres. L'air sortant de la poitrine, & plus ou moins comprimé par la languette de l'Epiglote fait la voix, la langue, les dents, & les levres la modifient; mais elle a encore besoin d'être moderée par la luette, qui sert d'archet, lors qu'en frappant l'air vocal, elle luy communique un certain tremblement.

Ce qui fait les consonnes.

Ce qui forme les paroles ou les noms.

Comment on peut faire entendre & parler artificiellement un homme sourd.

Ce qui fait la voix & sa modification.

Comment

Ce mouvement de l'air ayant l'impetuosité ou

la violence requiſe pour frapper l'oreille, ſe répand de tous côtez circulairement & ſpiralement, comme le mouvement cauſé par une pierre jettée au milieu d'un étang, lequel s'étend juſqu'aux bords ſucceſſivement, & par pluſieurs ondulations. Le mouvement de l'air par de ſemblables ondulations eſt receu dans l'anfranctuoſité de l'oreille externe ; d'où il paſſe dans l'oreille interne par un canal tortu qui eſt creuſé dans l'os petreux juſqu'à la Membrane du Tambour qu'il fait mouvoir, & par ce moyen ſe communique à l'air renfermé dans la quaiſſe du Tambour, d'où le même mouvement eſt porté au Labirinthe, & au Limaçon, dont la rampe eſt revêtuë de l'expanſion du plus grand rameau du nerf auditif, ou acouſtique, en forme de Membrane, laquelle étant frappée par le mouvement de l'air interieur, fait ce que nous appellons le *Son*. Et la vibration de cette Membrane ſe continuant dans les eſprits juſqu'au cerveau, donne occaſion à la perception qu'on appelle l'*Oüie*.

le ſon eſt communiqué aux oreilles.

La Figure anfractueuſe de l'oreille externe, & particulierement la voute de l'oreille interne, rendent la perception du ſon ou du mouvement de l'air beaucoup plus exacte, d'autant qu'on entend bien mieux les ſons dans des lieux voutez, & de figure élliptique. On peut même conſtruire artificiellement des chambres, dans leſquelles étant en un coin, on pourra entendre tout ce qu'on y dira, même à l'oreille, & tout bas, ſans que les autres qui ſont au milieu de la chambre entendent rien. La Membrane du Tambour ſert en partie pour moderer le trop d'impetuoſité du mouvement de l'air, & pour en imprimer un ſemblable à l'air interne de la quaiſſe, pour le porter par le Labirinthe juſqu'au Limaçon, & à l'expansion du nerf acouſtique, qui eſt le principal organe de l'ouïe. Lorſque pluſieurs mouvemens ſucceſſifs de l'air frappent cette expanſion, & cauſent aux eſprits qui y ſont preſens une telle émotion, que le ſecond mouvement réponde par le moyen de quelque tiers au premier, le troiſiéme au ſecond, le quatriéme au troiſiéme &c. il ſe fait un ſon harmonieux tres-agreable, qui reſulte de la proportion que les mouvemens de l'air ont entre eux. Que ſi la proportion & l'accord manque, le ſon ſera ſans harmonie, & deſagreable, & il incommodera même la langue & les dents, à cauſe de la communication des nerfs. Suivant que les eſprits animaux ſe trouvent ébranlez & agitez par ce mouvement, les diverſes paſſions & les effets ſurprenans qu'on attribuë à la muſique s'en enſuivent. Un ſon lent & relâché excite des paſſions de la même nature, comme la triſteſſe, la langueur, l'aſſoupiſſement &c. Le ſon tendu & aigu donne des paſſions vives, comme la joye, la hardieſſe, l'amour &c.

Comment ſe fait le ſon harmonieux.

Son different excite diverſes paſſions.

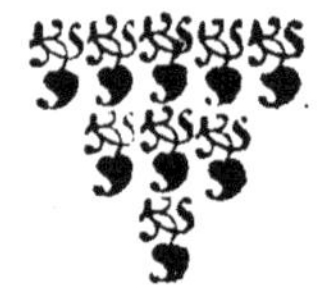

CHAPITRE XV.

Des Maladies des Oreilles.

LEs principales maladies qui arrivent aux oreilles, sont l'otalgie, l'inflammation, l'ulcere, les vers, les corps étrangers qui entrent dedans, les excroissances de chair qui boûchent le trou, les tumeurs, & abcez des glandes parotides, l'ouïe blessée, la surdité, & le tintement d'oreille.

Les maladies des oreilles.

L'Otalgie, ou douleur des oreilles, est un accident assez ordinaire; elle est toûjours produite par l'irritation de la Membrane du Tambour. Cette irritation détermine les esprits animaux à couler dans les fibres nerveuses de cette Membrane; ils y vont avec tant de rapidité, qu'il se fait des divulsions dans les fibres nerveuses, & ce sont ces déchiremens qui occasionnent le sentiment de douleur. On voit par là que tout ce qui est capable de rompre l'union en irritant la Membrane qui revêt interieurement le conduit de l'oreille, peut exciter de la douleur : ainsi elle peut être occasionnée par une inflammation jointe avec un sentiment d'ardeur & de pulsation, par une humeur âcre & salée, par la Limphe vitiée, & empreignéé de trop d'acide, comme dans les affections catarrheuses, & par l'humeur même d'où se forme le Cereuma, ou la mucosité naturelle qui enduit l'oreille, qui est trop âcre ou arrêtée dans son mouvement. On dit l'humeur qui forme la mucosité naturelle : car nonobstant son épaisseur, sa couleur jaune, & son amertume dans

L'Otalgie ou douleur d'oreilles.

Ses causes.

les adultes, ce qui fait qu'elle est un excellent vulneraire, & sa douceur dans les enfans, elle tire son origine de quelque humeur. Ce qui paroît quand on introduit bien avant un stilet pour picoter la Membrane : car en y mettant ensuite le doigt, on le retirera moüillé d'une humeur tenuë ; on sent même le mouvement de cette humeur, lors qu'elle coule abondamment dans les oreilles, où elle se répand, & se dissout par le moyen de l'air, puis s'épaissit en l'ordure grossiere que nous appellerons Cereuma ou mucosité.

La douleur d'oreille qui vient de ces causes, est sans ardeur, & sans pulsation, mais aiguë, & comme perçante ou piquante.

Les vers qui entrent dans les oreilles, ou qui s'y engendrent, donnent des douleurs de dents cruelles.

Ses signes.

La douleur se connoît par le recit du malade. A l'égard des causes, dans l'inflammation la douleur est vive, piquante, & pulsative, & le dehors de l'oreille est souvent rouge dans le catarre. Les signes propres de la Limphe vitiée se rencontrent dans la douleur fixe & la pesanteur de tête, ceux du Cereuma trop âcre dans le sentiment de tension. Enfin la maniere de la douleur plus ou moins violente, ou plus ou moins longue, en découvre la cause.

Accidens fâcheux qui accompagnent quelquefois l'otalgie.

L'Otalgie est quelquefois si insupportable, qu'on passe les nuits sans dormir. Les accidens en sont souvent si fâcheux, qu'il arrive la fiévre aiguë, les veilles, le delire des convulsions & des défaillances, à cause de la Membrane interieure du conduit de l'oreille, qui est toute tissuë de nerfs, & qui est bandée sur les os.

D'où vient

S'il arrive donc par quelque cause que cette

toile soit fortement secoüée, tout aussi-tôt les esprits se precipitent dans les nerfs du cœur, & des autres parties : de sorte que le sang étant pompé avec force dans les arteres, il se porte avec violence à la tête; c'est ce qui peut encore occasionner de nouvelles obstructions qui augmenteront l'inflammation. l'inflammation.

La Fiévre qui arrive souvent dans les grandes Otalgies, est causée par les sels âcres du Cereuma, ou de la cire qui se mêlent dans le sang, & qui en augmentent le mouvement. La cause de la fiévre.

Les veilles ne viennent que de la grande agitatation des esprits animaux, lesquels étant fortement agitez par l'ébranlement des nerfs, ils coulent sans cesse dans tous les organes des sens. D'où procedent les veilles.

Le delire survient à cause des esprits qui passant de trace en trace dans le cerveau avec un mouvement irregulier & tumultueux, representent à l'ame tout à la fois, & dans le même tems, une confusion d'idées. D'où vient le delire.

Les Convulsions arrivent, de ce que les sels âcres irritent la Membrane du conduit de l'oreille, & y excitent de petites secousses qui la font rider, lesquelles se communiquant ensuite aux autres Membranes par la continuité des nerfs, la convulsion passe dans les autres parties. D'où procedent les convulsions.

La douleur de l'oreille est bien moins sensible, quand il n'y a que le dehors de l'oreille enflammé, que lors que l'inflammation occupe le conduit osseux, parce que la Membrane de l'oreille est fortement bandée sur les os. S'il arrive à l'Otalgie une fiévre aiguë avec des delires, des insomnies, des convulsions, & des défaillances, ce sont des signes mortels, d'autant plus que la douleur sera profonde, & qu'elle touchera au nerf acoustique. Les jeunes sont sujets aux inflamma- Le Prognostic de l'Otalgie.

tions d'oreilles, & les vieux aux autres affections, il y a beaucoup plus à craindre pour les premiers.

L'inflammation de l'oreille.

L'Inflammation occupe toûjours le conduit de l'oreille, & peut être causée ou par l'obstruction des glandes, ou par l'acrimonie du Cereuma, ou de la cire; par l'obstruction, lorsque les liqueurs nourricieres sont trop grossieres, ce qui fait qu'elles ne peuvent couler librement par les petits tuyaux des glandes de la Membrane de l'oreille. Enfin le Cereuma ou la cire devient quelquefois si âcre, qu'elle déchire les glandes, ce qui donne occasion au sang de s'extravaser, & de faire des obstructions.

Ses causes.

Ses signes.

Dans cette maladie on sent une ardeur extrême dans l'oreille, une douleur continuë, & tres-vehemente avec pulsation, & quelquefois on remarque de la rougeur au dehors, suivant que l'inflammation est plus ou moins profonde. Quand l'inflammation est grande, elle s'étend jusqu'aux jouës & aux tempes, & plus elle est enfoncée, plus la douleur & la pulsation sont vives; alors la fievre, le delire, & même les mouvemens convulsifs surviennent. Cette inflammation se dissipe ou dégenere en abcez, qui laisse aprés soy un ulcere. Il y a beaucoup à craindre pendant la suppuration, à cause de la fievre & de la douleur qui se communique au cerveau & à ses Membranes, & produit par consequent le delire. Lorsque l'abcez est bien enfoncé, le pus corrompt, & emporte quelquefois le Timpan sans surdité.

L'ulcere de l'oreille veritable, ou apparent.

L'Ulcere de l'oreille est veritable ou apparent. Le veritable vient d'un abcez ensuite de l'inflammation, ou d'une Limphe trop âcre qui y est charriée, & exulcere le conduit interne. L'ulcere apparent est, lors qu'il sort de la sanie des oreil-

Ses causes.

les,

lès, quelquefois ſans aucune douleur précedente, ce flux dure même long-temps, & quand il s'arrête, il ſurvient differens ſimptomes de la tête & du cerveau, à quoy la continuation du flux remedie. C'eſt ce qu'on remarque ſouvent dans les enfans, que les flux plus ou moins ſordides des oreilles délivrent de pluſieurs maladies.

Pourquoy les ulceres des oreilles durent long-temps

Si on demande pourquoy les ulceres des oreilles durent ſi long-temps ? On répond, que c'eſt parce que la matiere qui coule de l'ulcere irrite la Membrane de l'oreille, ſous laquelle ſont les glandes. Cette irritation cauſe de l'inflammation dans les glandes; c'eſt pourquoy elles ſe déchargent par leurs canaux excretoires d'une ſeroſité ou Limphe âcre & ſalée qui entretient enſuite l'ulcere. Or c'eſt en cela que conſiſte la difficulté de guerir les ulceres des parties glanduleuſes : car les glandes des oreilles étant ſans ceſſe irritées par l'acrimonie du pus, il en coule une Limphe âcre qui abreuve continuellement le fonds de ces ulceres, & c'eſt ce qui fait la difficulté de les guerir.

Pourquoy les ulceres du conduit oſſeux ſont plus difficiles à guerir, que les ulceres du conduit cartilagineux.

Les Ulceres du conduit oſſeux ſont encore plus difficiles à guerir que les ulceres du conduit cartilagineux; parce que le conduit oſſeux allant en pente vers la peau du tambour, le pus n'en ſcauroit ſortir que difficilement; au contraire le conduit cartilagineux a une pente vers la Conque, c'eſt ce qui fait que le pus peut en ſortir librement, ſans y ſejourner comme dans l'autre conduit.

Pourquoy les veritables ulceres des oreilles qui ſont inveterés,

Les veritables ulceres des oreilles qui ſont durables ou inveterez, dégenerent facilement en fiſtule, ou en corrodant, donnent occaſion aux Membranes de produire une excreſſence charnuë nommée *Hyperſarcoma*, qui bouche le conduit de

dégenerent facilement en fistule.

l'ouïe. Le pus blanc, égal, & d'une mediocre consistence, est meilleur que le pus inégal, puant, & sanieux.

Les vers des oreilles. Comment ils s'engendrent.

Il est souvent sorti des vers de l'oreille aprés des suppurations, il y en a plusieurs observations dans les Journaux de France & d'Allemagne. Plusieurs Auteurs celebres attribuent cette generation, aussibien que celle des autres parties du corps, à la corruption du sang, ou du suc nourricier; mais d'autres plus modernes, disent, que c'est une erreur grossiere, puisque tous les insectes ne s'engendrent jamais que par des semences. Et qu'ainsi ceux que l'on trouve dans les ulceres de l'oreille & ailleurs, viennent des petits œufs que le sang y a chariez, qui se sont ensuite éclos par la chaleur des humeurs corrompuës, ou bien ces vers y sont entrez d'ailleurs.

Il n'y a pas long-temps qu'il sortit par l'oreille d'un homme, aprés une grande suppuration, une matiere épaisse & puante, avec plusieurs petits animaux qui avoient à peu prés la figure de cloportes. On ne sçait pas si ces petits insectes rongerent la Membrane du Tambour, ou bien si elle fut déchirée par cette matiere âcre & salée qui couloit de l'oreille. On dira seulement qu'ils laisserent à leur hôte la surdité, pour le remercier de les avoir si bien logez.

D'où viennent les excroissances charneuses.

Les Excroissances charneuses viennent de l'abondance du suc nourricier qui gonfle la Membrane de l'oreille. La tumeur de cette Membrane remplit en partie le conduit de l'oreille. Ces excroissances sont sujetes à devenir chancreuses, lorsque le suc nourricier acquiert assez d'acrimonie.

Leur Prognostic.

Les Excroissances causées par les ulceres des oreilles, sont difficiles à guerir; mais si elles viennent de l'abondance du suc nourricier, on pourra les couper.

Les Corps étrangers qui sont entrez bien avant dans l'oreille sont difficiles à tirer, parce que le conduit osseux est oblique, & qu'il a de la pente vers la Membrane du Tambour, à quoy il faut ajoûter que la cire des oreilles qui est visqueuse & gluante, les embarasse, & les retient encore. Les corps étrangers.

Les Parotides sont des tumeurs rouges & douloureuses avec pulsation & chaleur, qui arrivent aux glandes parotides, d'où elles ont pris leur nom. Ces tumeurs sont ou critiques, quand elles arrivent dans l'état de la maladie avec le soulagement du malade, ou simptomatiques, lors qu'elles arrivent au commencement avec la perte des forces. Ce que c'est que les Parotides.

La Tumeur des Parotides est causée par une obstruction, comme toutes les autres tumeurs : car tandis que le cours du sang & de la Limphe n'est point empêché, & que la figure, la grosseur, le mouvement des particules du sang, & que la structure des tuyaux par où il coule, demeurent les mêmes, il est impossible qu'il se fasse jamais d'obstruction dans les parties, parce que les liqueurs resteront fluides. Ce n'est donc pas la fluxion qui fait la tumeur, mais pour parler le langage des Anciens, c'est la congestion, ou plûtôt, c'est parce que les liqueurs nourricieres sont arrêtées, qu'il se fait une tumeur. C'est donc le changement de figure des particules nourricieres, & le changement qui arrive dans les petites tubes des parties, qui produisent les tumeurs ; & comme la substance des parties est differente en structure, il arrive aussi plusieurs especes de tumeurs. Leurs causes.

Les Parotides ne sont pas sans danger, à cause du voisinage du cerveau, & de la continuité des Leur Prognostic.

nerfs. Celles qui surviennent dans une fievre, sont toûjours pernicieuses, quand la fievre ne quitte point, aussi-bien que celles qui ne suppurent pas. Si la tumeur des Parotides est considerable, il ne faut pas attendre qu'elle suppure d'elle-même; mais plûtôt l'ouvrir, de crainte que le malade ne soit suffoqué.

Les vices de l'ouïe.

L'Ouïe est blessée par diminution dans la dureté d'oreille, ou difficulté d'ouïe, par abolition dans la surdité, & par dépravation dans le tintement d'oreille. Elle est diminuée, lors qu'on n'a qu'une perception confuse, il semble que les sons viennent de loin. Elle est dépravée, lors qu'il semble qu'on entend les sons, quoy qu'il n'y en ait pas. Enfin elle est abolie, lorsque l'oreille ne reçoit plus l'impression des sons.

Les causes de la diminution, & de l'abolition de l'ouïe.

L'Ouïe est diminuée ou abolie. 1. Par le vice de l'oreille externe, lors qu'elle est coupée ou blessée de quelque autre maniere: car alors on n'entend qu'un son obscur & rauque, & on est obligé en cet état de fermer les mains en forme d'entonnoir, & de les appliquer aux oreilles pour reparer ce défaut.

2. Par le vice du conduit auditif, obstrué, ou embarassé, ce qui arrive non seulement par les choses externes qui tombent dans les oreilles, comme les poix, les noyaux de cerises &c. mais même par une mauvaise conformation naturelle, par des excroissances, par le gonflement des glandes, & par l'ordure des oreilles qui y reste trop long-temps, & s'y endurcit.

3. Par le vice de la Membrane du Timpan, ou rompuë par des causes violentes, ou déchirée par des ulcerations internes, ce qui est cause qu'on devient sourd. Si celuy qui est devenu sourd serre fortement un bâton avec les dents,

& qu'il entende le ſon, la maladie n'eſt pas dans le nerf; mais dans la Membrane du conduit de l'ouïe.

4. Par le vice du nerf auditif ou acouſtique, lors qu'il eſt mal conformé, & qu'au lieu d'entrer dans l'oreille interne, il eſt diſtribué ailleurs, les malades dans ces cas ſont ſourds dés leur naiſſance, & ordinairement muets; de même ſi ce nerf eſt obſtrué, & empêche l'influence des eſprits animaux par quelque cauſe que ce ſoit, ou par une Limphe ſubtile qui s'y inſinuë, comme dans les affections catarrheuſes, & dans les maladies aiguës qui doivent ſe terminer par une hemoragie critique.

5. Par le vice de la Membrane ou du même nerf qui s'élargit en Membrane dans le Limaçon & le Labirinthe, ſçavoir, lors que ſes fibres ſont ou rompuës, ou ſeparées, ou relâchées, ou viciées de quelque autre maniere qui leur ôte leur état tonique & naturel: car ce manque de reſſort de la Membrane la rend incapable d'être ébranlée par l'impulſion de l'air, & abolit par conſequent l'ouïe. Par cette raiſon les ſons trop aigus rendent l'ouïe dure, & ceux qui ne ſont pas faits au bruit du canon, perdent l'ouïe pour quelque moment, d'autant que la Membrane auditive étenduë ſur le Limaçon eſt ſi agitée par la force du bruit, que ſes fibres ou quelques-unes des plus petites ſe déchirent, ſe rompent, ou s'offenſent de quelque autre ſorte qui bleſſe l'ouïe, & empêche la perception des ſons. La même choſe arrive par le relâchement & la trop grande humectation de cette Membrane, qui perd alors ſon reſſort tonique, ne peut plus être ſuffiſamment ébranlée par le ſon, & ne repreſente qu'un ſon obſcur, ce qui eſt ordinaire dans les maladies catarrheuſes.

Les signes. *Les signes* de l'obstruction des oreilles, ou du vice du Timpan, ou de la mauvaise conformation sont évidens; mais les obstructions & les autres vices du nerf acoustique ne se connoissent que difficilement, & par conjectures. Le catarrhe present est manifeste par luy-même, & par le tintement d'oreille qui aura précedé. Si le vice vient de quelque obstruction, la difficulté d'ouïe sera successive, & s'augmentera peu à peu. Dans les maladies aiguës la surdité se fait subitement; si c'est par une cause externe, par une chute sur l'oreille, ou par un bruit trop fort on l'apprendra du malade.

Leur Prognostic. *Les Sourds* de naissance reçoivent rarement guerison; mais leurs yeux leur tiennent lieu d'oreilles, & ils peuvent s'accoûtumer à entendre ceux qui leur parlent, en observant les mouvemens des levres, & de la langue des autres, & apprendre même à parler.

La Surdité survenant dans les fievres avec les urines cruës, dénote un grand delire. La surdité dans les fiévres aiguës & malignes, jointe aux signes de la coction, & à d'autres bons signes, est d'un bon augure, & marque une hemoragie du nez, ou quelques dejections bilieuses. Le delire survenant à la surdité, est pire que la surdité survenant au delire, & si pour surcroît le delire survenant à la surdité est accompagné d'inquietudes, d'insomnies, & même de vomissement, le mal est funeste. La surdité avec pesanteur de tête, distension des hypochondres, & éblouïssement des yeux à la lumiere, denote l'hemoragie du nez.

Le tintement d'oreille. *Le Tintement* d'oreille est, quand on entend des sons qui ne sont pas effectivement. Sa cause

Sa cause. consiste dans l'air implanté, qui est renfermé dans le Timpan, le Limaçon, & le Labirinthe. Cet air est naturellement tres-peu, ou point du tout agité; mais s'il reçoit quelque agitation de l'air externe, qui l'oblige de frapper l'expansion membraneuse du nerf qui tapisse le Limaçon & le Labirinthe, alors l'ouïe se fait de la maniere que nous avons dit cy-dessus. Lorsque sans aucune impulsion de l'air externe, l'air interne est ébranlé contre nature, par quelque cause interne, les sons contre nature troublent l'ouïe. Si le mouvement est vîte & promt, comme quand les cordes d'un luth bien bandées, fortement pincées, poussent l'air externe, il se fera un ton aigu, ou le tintement. Si au contraire le mouvement de l'air interne est lent & confus, comme celuy d'une corde peu tenduë, il se fera un son grave, obscur, & rauque.

La Cause qui agite l'air implanté, sont de certains vents ou vapeurs subtiles de la masse du sang qui se mêlent à cet air, & étant renfermez dans ces lieux anfranctueux, y excitent par leur agitation des sons contre nature. Le mouvement rapide & impetueux des esprits qui ébranlent le nerf auditif, & la pulsation trop forte des petites arteres qui rampent au dedans de l'oreille, peuvent aussi agiter l'air interne, & representer le son étranger; De là vient que dans les maux de tête, & dans les accez des fievres, les tintemens & bourdonnemens d'oreille sont frequens, à cause que le sang est extraordinairement agité, & que les petites arteres battent plus fort qu'à l'ordinaire; de là vient aussi que l'hemoragie du nez dans les fievres est souvent précedée par le tintement d'oreilles, qui est alors causé par le gonflement, & l'effervescence du sang ramassé dans les parties voisines de l'oreille, & qui heurte fortement contre l'oreille interne. Si le mouvement du sang est

Pourquoy dans les maux de tête, & dans les accez de fievre, les tintemens & bourdonnemens d'oreille sont si frequens.

Pourquoy l'Hemoragie du nez

dans les fievres est souvent precedée par le tintement d'oreilles.

tant soit peu arrêté par quelque cause que ce soit dans les lieux voisins de l'oreille, l'ouïe en est continuellement dépravée. Le tintement survient pareillement aux coups receus à l'oreille externe, & alors le vice est principalement dans l'expansion du nerf membraneux qui tapisse le Limaçon. Les petites fibres déchirées ou separées representent par leur vibration continuelle un grand bruit, & fort desagreable.

Les signes du tintement d'oreilles.

Le Tintement d'oreille se connoît par le rapport du malade, & si les causes sont externes, elles ne peuvent pas luy être cachées. Quand elles sont internes, il est facile de juger que c'est le sang, si le tintement survient à des maladies aiguës, aux fievres ardentes &c. Hors cela les causes sont difficiles à connoître dans des lieux si profonds & si obscurs.

Le Prognostic.

Le Tintement d'oreille n'est pas dangereux, il cesse ordinairement de luy-même; dans la fievre ardente avec l'éblouïssement des yeux, & la pesanteur de tête, il prédit l'hemorragie du nez. Lors qu'il est inveteré, il en peut survenir une surdité, ou du moins une dureté d'oreille. Si le tintement est accompagné de plusieurs sons differens, il en sera plus difficile à guerir.

CHAPITRE XVI.

Du Nez.

LE *Nez* eſt une partie diſſimilaire, & l'organe de l'ouïe. Il ſe diviſe comme l'œil & l'oreille en nez externe, & interne. La définition du nez. Sa diviſion.

Le Nez externe eſt cette partie du viſage qui s'avance le plus en dehors. On le diſtingue en pluſieurs parties qui ont chacune leur nom, la ſuperieure qui eſt entre les deux yeux, ſe nomme la racine du nez, celle de deſſous qui eſt oſſeuſe & immobile, s'appelle le dos du nez, la partie la plus pointuë qui eſt plus bas, ſe nomme l'épine, & l'extremité qui eſt cartilagineuſe & mobile eſt appellée le petit globe du nez; les parties laterales ſe nomment les aîles, & la charnuë qui avance au milieu, & qui ſepare les deux narines, s'appelle la colomne du nez. Le nez externe.

Le Nez eſt dans un lieu éminent, pour mieux recevoir les odeurs qui montent toûjours en haut, & en porter les qualitez à l'organe du ſens commun par le moyen des nerfs olfactoires qui s'inſerent dans la Tunique interieure, où elles ſont preſentées à l'ame pour en être perceuës. Il eſt placé dans le milieu du viſage, parce qu'il eſt unique, & il eſt unique, parce qu'un ſeul ſuffit pour ſon action: la raiſon pour laquelle il eſt au deſſus de la bouche, c'eſt qu'étant l'endroit par où l'homme prend ſa nourriture, la bonne ou mauvaiſe odeur des alimens le determine à les prendre, ou à les rejetter. Sa ſituation

Sa Figure & ſa grandeur ſont connuës. Elles Sa figure

& sa grandeur.

ont neanmoins entre-elles quelque diversité, à raison de l'épaisseur, de la tenuité, de la longueur, de l'égalité. Or plus le nez est regulier en grandeur, en figure, & en couleur, plus il rend le visage beau & agreable : c'est pourquoy quelques-uns l'appellent le Soleil du visage; parce que, tout ainsi que le Soleil communique par sa lumiere au grand monde une beauté & un éclat merveilleux, de même le nez semble embellir par sa propre beauté le petit monde. Il vaut mieux l'avoir grand & aquilin, qu'écrasé & camus : car outre qu'un grand nez ne gâte jamais un visage, c'est que les narines bien ouvertes sont préferables aux petites, & à celles qui sont serrées, non seulement pour la beauté, mais encore pour la commodité de la respiration.

Indices tirées du nez.

Quelques-uns aussi croyent que de la grandeur du nez on peut tirer des conjectures touchant l'excellence de l'esprit, & la grosseur de la verge; que ceux qui ont grand nez, ont l'esprit un peu stupide; mais qu'ils ont la verge grande; que ceux qui ont le nez petit, ont l'esprit plus subtil; mais qu'ils sont bizarres & capricieux, & ils ont la verge petite; que ceux qui ont le nez d'une grandeur mediocre & raisonnable sont actifs, dociles, de bonnes mœurs, & ils ont la verge mediocre: mais l'experience journaliere fait voir que ces regles sont tres-incertaines, & qu'elles souffrent plusieurs exceptions.

Les parties qui composent le nez.

Le Nez est composé de cuticule ou surpeau, de peau, de cartilages, d'os, de muscles, de membranes, & de vaisseaux.

La peau.

La Peau du nez est déliée & fine, elle est sans graisse, de peur qu'il ne devienne trop gros; ce défaut de graisse est cause qu'il est fort exposé au froid, qui le rend rouge, brun ou violet, principalement en hiver. Cette peau est si étroitement attachée au cartilage, & aux muscles, qu'à peine l'en peut-on separer entiere, & sans la déchirer. Elle a interieurement des poils, que les Latins nomment *Vibrisci*, & qui empêchent que dans l'inspiration les moucherons, les fetus, & autres choses semblables ne soient attirées au dedans. Elle est fongeuse en sa partie qu'on nomme la colomne, où elle se replie pour la couvrir, & faire les bords des narines.

Les os soûtiennent la partie superieure & immobile du nez épanduë. Ils sont ou propres, sçavoir deux exterieurs qui sont sur les côtez, & un interieur qui est au milieu, ce qui divise le nez en deux parties, ou communs, desquels nous avons parlé dans le Chapitre troisiéme des Enveloppes propres de la Tête. Les os.

On voit encore à chaque côté dans les cavitez osseuses superieures des narines une certaine substance osseuse, fongueuse, & spongieuse, qui pend à la partie inferieure de l'os cribleux, & qui est adherente aux parois du nez, sans neanmoins être attachée au Septum, laquelle est remplie interieurement de certaines chairs spongieuses, rougeâtres, desquelles s'engendre le Polipe, lors qu'étant alterées ou offensées elles croissent extraordinairement. La substance spongieuse.

Cette substance spongieuse remplit cette cavité superieure. En premier lieu, afin qu'elle arrête, & altere l'air froid que l'on inspire, & qu'elle empêche qu'il ne monte à l'os cribleux. En second lieu, afin qu'elle retarde en quelque maniere l'écoulement continuel & subit des mucositez qui descendent du cerveau, lesquelles auroient été tres-incommodes à l'homme, & tres-desagreables à voir. En dernier lieu, afin qu'elle serve Son usage.

un peu à la voix : car ceux en qui par quelque ulcere ces os spongieux sont tombez, ou en qui ils sont trop gouflez, ou allongez, à cause d'un Polipe ; ceux-là, dis-je, ont la voix criante & vicieuse, parce que l'air resonnant qui vient du gosier, & qui monte en partie par les trous des narines, heurte ou contre les inégalitez des os ulcerez, ou contre leurs protuberances excessives, & ainsi le mouvement de l'air qui sort, étant changé, la voix aussi se change, & se vicie.

La chute du nez.

Dans la grosse verole ces parties spongieuses ont coûtume d'être ulcerées & corrodées par les humeurs âcres & malignes qui s'y arrêtent, & d'être ensuite rejettées avec les mucositez saigneuses & purulentes, à mesure qu'on se mouche ; ce qui fait que cette malignité se communique facilement aux os tendres qui sont auprés, sçavoir à celuy du milieu, & à ceux des côtez, lesquels étant pareillement rongez, sortent par parcelles, & ainsi le nez s'applatit, & quelquefois l'érosion s'étendant plus loin, il se consume entierement, ce qui défigure extrêmement le visage, & le rend tres-difforme.

Les cartilages.

La partie inférieure du nez, qui est mobile & sans os, est composée de cinq Cartilages, dont les deux superieurs sont adherens aux deux os du nez, ils sont larges par en haut ; mais ils s'étrecissent, & s'amolissent à mesure qu'ils descendent en bas : les deux autres qui sont ceux qui forment les aîles du nez, sont attachez aux extremitez de ceux-cy par des ligamens membraneux, & le cinquiéme est placé dans le milieu, c'est celuy qui fait le Septum, ou entre-deux des narines.

Ses muscles.

Le mouvement du nez se fait par le moyen de sept muscles, dont il y en a un commun, & six propres, qui ſont tous fort petits, parce que le mouvement de cette partie n'eſt pas conſiderable; il ne falloit pas auſſi qu'ils le fuſſent, étant obligé d'être toûjours ouvert pour la facilité de la reſpiration.

Le muſcle commun eſt une portion du muſcle orbiculaire des lévres, il abaiſſe le nez en bas, lors qu'il approche la lévre ſuperieure de l'inferieure.

Le premier & le ſecond des propres ſont pyramidaux & triangulaires, ils prennent leur naiſſance de la racine du nez auprés du trou lacrymal, & s'inſerent par une fin large aux muſcles du nez, qu'ils ouvrent & écartent.

Le troiſiéme & le quatriéme reſſemblent à une feüille de mirthe, ils naiſſent de l'os du nez proche l'aîle, & ſe vont terminer à la rotondité de la même aîle. Ils dilatent auſſi le nez.

Le cinquiéme & le ſixiéme ſont internes, & cachez ſous la tunique qui revêt les narines, ils ſont petits & membraneux, ils naiſſent de la partie interne de l'os du nez, & s'inſerent à l'aîle interne pour la reſſerrer.

Sa Membrane interieure.

La Membrane qui revêt toute la capacité interieure des narines, eſt aſſez épaiſſe, & prend ſon origine de la Dure mere qui ſort par les trous de l'os cribleux, elle eſt percée de pluſieurs trous ou tuyaux tres-delicats vers l'os cribleux, pour donner paſſage aux excremens du cerveau. Elle eſt pliée dans les petites cavitez du nez en pluſieurs endroits, afin d'employer toute ſa longueur dans un petit eſpace, & elle eſt roulée tout autour des lames cartilagineuſes du nez interne, dont elle couvre exactement la ſuperficie. On remarque qu'elle eſt garnie de pluſieurs petites glandes, qui ont des tuyaux qui s'ouvrent au dedans du nez, & qui l'humectent d'une humeur épaiſſe & gluante.

La chair papilleuse.

On voit au dessous de cette membrane une certaine chair legere, molle, & papilleuse comme composée de plusieurs Papilles, qui sont plus petites en la partie anterieure, qu'en la partie posterieure où elles sont plus grandes, & qu'on croit être le veritable organe de l'odorat.

Les vaisseaux.

Les Vaisseaux qui arrosent interieurement *la* membrane du nez sont des arteres, des veines & des nerfs; les arteres qui luy portent sa nourriture, viennent des carotides, les veines de la jugulaire externe, & les nerfs de la seconde branche de la cinquiéme paire, & portent les esprits animaux pour faire le sentiment de l'odorat. Ces vaisseaux passent sous la fosse zigomatique, & par le trou orbiculaire interne passe un petit rameau du nerf de la premiere branche de la cinquiéme paire, avec une veine de la jugulaire interne, & une artere de la carotide interne.

Tous les vaisseaux qui passent par l'orbiculaire interne, & par les trous de l'os cribleux, se distribüent sur la membrane des feüilles osseuses; les vaisseaux externes vont se répandre sur la membrane qui revêt les deux petits os qui sont dans chaque narine, & qui boûchent en partie l'ouverture du sinus mamillaire. Cette membrane & les vaisseaux descendent jusques dans les sinus même.

Les Glandes.

Il faut remarquer qu'elle est parsemée d'un grand nombre de petites glandes qui filtrent une liqueur blanche & glaireuse qu'on nomme la morve; outre ces deux égoûts, il y en a encore d'autres qui versent dans les narines une liqueur semblable à la premiere.

Les canaux excretoires.

Le premier de ces canaux excretoires est le canal nazal, qui est fait de la reünion des deux points lacrimaux qui passent par le trou de l'os unguis. C'est par ce conduit qu'une partie de l'humeur qui arrose l'œil, coule dans le nez.

Le second sont les deux trous des sinus frontaux, qui déchargent dans le nez la morve, que les glandes de leur membrane ont filtrée.

Le troisiéme, sont les deux trous des sinus du Sphenoïde, un de chaque côté.

Le quatriéme, sont les deux ouvertures des sinus mamillaires, qui sont presque toûjours pleins de morve, parce que leurs ouvertures ne sont pas disposées comme celle des autres sinus qui ont leur pente dans le nez; mais au contraire les ouvertures des sinus maxillaires montent en haut.

Le cinquiéme est l'aqueduc qui est en partie revêtu de la membrane glanduleuse des narines. Enfin c'est de la décharge de tous ces canaux excretoires & de ces glandes, que vient la morve, dont la plus liquide coule par le trou appellé incisif, & la plus épaisse par les fentes nazales dans la bouche. Quand on se porte bien on ne doit guere cracher, ny moucher, parce que toutes ces glandes ne doivent filtrer que peu de limphe dans la santé.

Les deux ouvertures que l'on voit à la base du nez, sont les narines qui sont le commencement des deux cavitez, par où les odeurs & les esprits entrent & sortent continuellement. Chacune de ces cavitez se divise ensuite en deux autres, dont l'une monte vers le haut à l'os spongieux, & l'autre descend au gosier au dessous du palais. C'est par là que quelquefois le tabac & les errhins que l'on a attirées par les narines, tombent dans la gorge & dans la bouche, que la boisson passe dans les narines, & aussi que les excremens mucilagineux du cerveau qui descendent par les os spongieux, sont, lors qu'en inspirant, on attire fortement l'air par les narines, détournez

Les deux ouvertures ou narines.

dans le palais, & mis dehors par les crachats, ou qu'en les avalant, ils descendent dans le ventricule.

On a découvert deux autres conduits qui viennent des narines se rendre dans la bouche; ils ont leur commencement dans le fond de chaque narine, & passant par dessus le palais, ils la percent au dessous des dents incisives superieures où ils finissent.

Les usages du nez.

Les usages du nez sont de conduire jusqu'au cerveau l'air qui y est necessaire pour la formation des esprits animaux, de donner passage à l'air qui entre & sort sans cesse des poûmons, & qui est d'une si grande importance à l'homme, qu'il meurt aussi-tôt que l'air ne peut plus y entrer; de porter les odeurs sur la Membrane qui tapisse interieurement les lames osseuses du nez, ou sur la chair papilleuse située au dessous d'elle, ce qui fait l'odorat, de mettre dehors les excremens qui s'écoulent du cerveau par l'os cribleux, & enfin de contribuer à la beauté du visage.

Le nez interne composé de lames cartilagineuses.

Le Nez interne est rempli de plusieurs lames cartilagineuses, separées les unes des autres, chaque lame se partage en plusieurs autres, qui sont presque toutes roulées en spirale, les extremitez de ces lames aboutissent à la racine du nez, & les trous, dont l'os cribleux est percé, ne sont que les intervalles qui les separent.

Ces Lames sont particulierement destinées à soûtenir la Tunique interieure du nez, laquelle étant l'organe immediat de l'odorat a receu de la nature, de même que tous les autres organes des sens, une tres-grande étenduë. Pour placer commodement cette toile dans les petites cavitez du nez, la nature l'a plissée en plusieurs endroits, & l'a roulée tout autour de ces lames, dont elle

couvre

couvre exactement la ſuperficie, afin d'employer par cette induſtrieuſe mecanique toute ſa longueur dans un fort petit eſpace.

Cette Toile eſt ſemée d'un nombre innombrable de *petites rayes*, qui ſont autant de branches, d'arteres, de veines, & particulierement de nerfs; ce qui la rend d'un ſentiment tres-exquis; mais parce que les parties des *Corps odorans* ſont ſi delicates qu'elles ne pourroient ébranler l'organe que foiblement, la nature y a pourveu par la grande étenduë qu'elle a donné à cette Tunique, qui donne lieu à un tres-grand nombre de ces petits corps de la frapper en même temps en pluſieurs endroits, & de rendre par ce moyen leur impreſſion plus vive & plus forte.

Ces petits Atomes ſont charriez par le moyen de l'air qui eſt pouſſé par la reſpiration au dedans du nez, & de la poitrine. Si ce chemin avoit été fort libre, & fort ouvert, la plus grande partie de ces petits corps auroient paſſé immediatement dans la poitrine, ſans cauſer aucun ébranlement dans l'organe. C'eſt à quoy la nature remedie par tous les detours & les ſinuoſitez qui ſont formez par les intervalles de ces petites lames, & c'eſt encore pour cela qu'elle a garni la Tunique du nez de pluſieurs petites *Glandes* qui s'ouvrent au dedans du nez, & qui s'humectent d'une ſueur épaiſſe & gluante, qui ſert à arrêter les exhalaiſons ſeches des corps odorans.

Le Developement de cette Membrane ſert à la delicateſſe de l'odorat; & on n'en peut plus douter, puiſque l'on voit qu'à proportion que les animaux ont le nez plus fin, ils ont auſſi une plus grande quantité de lames. Auſſi le nez du chien de chaſſe en eſt plus garni que celuy de tous les autres animaux. Le liévre, le renard, le porc-épic, le chat, le sanglier en ont un fort grand nombre. Les animaux qui ruminent en ont moins, & l'homme est celuy de tous qui en est le plus dépourvû.

On demande, pourquoy un chien de chasse n'a plus le nez assez fort, lors qu'il est nourri à la cuisine, pour sentir un liévre ou un cherf. On répond que les chiens de chasse qui sont toûjours parmi la fumée des viandes, doivent avoir l'odorat plus foible, parce que leur nez acquiert une telle disposition, qu'il ne peut plus être ébranlé par des odeurs moins fortes, & plus legeres; c'est pourquoy si on met ces chiens sur la piste d'une bête, ils ne la suivront point, à cause que ce qui s'en exhale est en trop petite quantité pour faire impression sur leur odorat, qui ne peut être émû que par un tres-grand nombre de corpuscules odorans.

C'est pour cette raison que les cuisiniers, les rôtisseurs, les parfumeurs, qui ont sans cesse l'odorat ébranlé par des odeurs tres-fortes, ne peuvent plus sentir celles qui sont moins fortes. C'est par le même principe qu'on rendra raison, pourquoi les sonneurs, & les canoniers, qui sont faits au grand bruit, deviennent incapables d'en entendre de plus legers. Si vous ne leur criez aux oreilles, ils ne vous entendent pas. On remarque encore que ceux qui ont coûtume d'être au grand jour, ne voyent pas si bien dans l'obscurité.

Ce que c'est que l'odorat.

L'Odorat est un sens par lequel les choses odorantes étant portées dans les narines, sont perçuës par le mouvement specifique de l'organe de ce sens.

Ce qu'on y doit considerer.

Pour bien expliquer les misteres de ce sens, il faut considerer trois choses, l'objet, l'organe, & la maniere dont la sensation se fait.

L'Objet de l'odorat eſt l'*Odeur*, qui eſt une certaine exhalaiſon ſubtile & volatile, qui des choſes odoriferantes s'exhale dans les narines, & meut l'organe de l'odorat de telle ou telle maniere.

Ce que c'eſt que l'odeur.

Les Exhalaiſons ou particules qui font l'impreſſion de l'odeur ſont tres-ſubtiles, & tres-volatiles : car ce ne ſont pas des parties entieres des corps qui font l'odorat ; mais ſeulement certains écoulemens tres-ſubtils qui en ſortent ; ainſi le Camphre qui eſt tres-odoriferant à cauſe de ſa grande volatilité qui exhale toûjours quelque choſe, perd tout ſon odeur d'abord qu'il eſt diſſout dans l'eſprit de nitre, ou de vitriol, parce que les acides fixent ſes particules volatiles. Que ſi on verſe de l'eau ſimple ſur cette diſſolution, le Camphre perdu ſe revivifiera, & reprendra ſa premiere conſiſtence, couleur, & odeur. Les particules odoriferantes ſont pareillement tres-ſubtiles, comme il paroît, de ce que tant ſoit peu de caſtoreum, de muſc, ou de civette, empreignent de leur odeur une grande quantité d'habits ſans rien perdre de ſenſible. Les huiles diſtillées répandent prodigieuſement d'odeur : car deux goutes d'huile diſtillée d'anis diſſoute avec un jaune d'œuf donnera une forte odeur d'anis à pluſieurs ſeaux d'eau.

Les Particules odoriferantes ne ſont pourtant pas ſimples, mais compoſées de pluſieurs autres plus petites, pour la plûpart ſalines & ſulphureuſes, configurées juſtement pour ébranler l'organe de l'odorat. Voicy la ſubordination ou dépendance de ces particules entr'elles. Les ſulphureuſes agitées & alterées par les ſalines conſtituent l'odeur, les ſalines volatiles leur donnent la faculté de penetrer la Membrane ; enſorte pourtant que la ſubſtance ſulphureuſe ou graiſſeuſe donne la forme & le caractere d'odeur. On a dit que les particules sulphureuses & huileuses excitées par les sels étoient le principe de l'odeur, en telle sorte neanmoins que les sels urineux ou acides agissant sur les soufres, font paroître les odeurs cachées, ou exhalent les odeurs foibles. Ainsi le soufre commun qui n'a qu'une odeur languissante, étant fondu avec quelque alcali fixe, jette une odeur tres-puante, dés qu'il commence à se fondre. L'antimoine, & le mercure sublimé n'ont point d'odeur séparément ; mais si on les distille ensemble, ils donneront le beurre d'antimoine, qui aura une odeur de soufre tres-penetrante, & insupportable.

Dans les animaux & les vegetaux, c'est le sel volatile qui fait les odeurs, en agissant sur les soufres, & en leur causant certain mouvement & alteration de tissure, à raison de l'acide que ceux-cy renferment. Et la preuve de cela est que les vegetaux resineux, & qui distillent les huiles, sont plus odoriferans que les autres, & que leurs huiles qui rendent une bonne odeur à un feu leger, deviennent tres-puantes, si on pousse trop le feu. Les huiles agreables distillées au Bain-marie deviennent encore plus odoriferantes, entant qu'elles ne sont que des sels volatiles, concentrez par un acide graisseux. Et les huiles fortes qui souffrent la fusion de leur sel volatile, & de leur soufre par un feu poussé violemment, en deviennent beaucoup plus désagreables & puantes ; ainsi si on distille la rapure du bois de sassafras au Bain-marie, on en tirera une huile de tres-bonne odeur, & si on la distille par une retorte à feu ouvert, on n'en tirera qu'une huile puante, & empireumatique. La raison de cette difference est le changement de tissure, & la concentration plus ou moins étroite des particules. L'odeur du musc, de la civete, & du castoreum, dépend de la quantité du sel volatile huileux, & lorsque le musc ou la civete ont perdu leur odeur, il ne faut que les suspendre dans un privé pour la leur redonner; ce qui arrive de ce que les sels volatiles âcres de l'urine, & de la matiere fecale remplacent les sels volatiles qu'ils ont perdu par une longue évaporation, agissent sur leur huile ou soufre, & en le dissolvant, composent ensemble de nouvelles particules tres-odoriferantes, qui reparent l'odeur perduë: car les sels volatiles âcres sont au fond, de même nature que les autres. Les odeurs passageres du jasmin, du muguet, & des roses sont telles, à cause que leur sel volatile est plus subtil, & plus ouvert que le soufre qui le concentre. Les esprits & les sels volatiles des parties des animaux ne peuvent presque par aucun artifice être dépoüillez de la puanteur, à cause que l'huile qui les concentre, leur est trop fortement unie; mais si on les reduit en sel armoniac par l'esprit acide de sel, dans cette preparation ce qui reste d'huile sera separé, en sorte que si on veut les revivifier du sel armoniac, ces sels volatiles auront quitté toute leur puanteur, & n'auront conservé que leur grande penetration, qui agira non seulement sur l'organe de l'odorat, mais encore sur les yeux & sur la langue. Dans les mineraux, tant les acides que les alcalis, excitent de l'odeur indifferemment, en agissant sur les corps sulphureux; ainsi le soufre mêlé avec un alcali fixe, rend une tres-mauvaise odeur, & le beurre d'antimoine qui est composé d'un acide, répand une odeur de soufre tres-penetrante. Le mars mêlé avec le sel armoniac, ou avec l'esprit de sel armoniac, a l'odeur de safran ou de souci. La puanteur des choses putrefiées dépend de deux mouvemens, sçavoir du mouvement de l'acide qui agit sur le soufre dissout par le mouvement de l'alcali : ainsi la lexive des scories du regule d'antimoine jette une puanteur horrible, d'abord qu'on y jette de l'esprit de vitriol, ou quelque autre acide de cette nature. Le soufre commun fondu avec le sel de tartre donne une masse, qui étant dissoute par défaillance, sent horriblement, mais qui sentira beaucoup plus mauvais, si on y ajoûte quelque acide : ce qui fait voir que la puanteur des choses putrefiées vient de l'exaltation du sel volatile qui penetre & agit sur le soufre, à quoy se joint l'acide occulte qui sert à precipiter la dissolution déja faite.

Pourquoy les odeurs ne se font pas toûjours sentir de même.

On demande, pourquoy les odeurs ne se font pas toûjours sentir de même ? On répond, que cela dépend de la temperature de l'air : car s'il est trop subtil, trop chaud, & trop froid, il ne sçauroit contribuer à l'évaporation des odeurs, parce que s'il est trop subtil, ou trop chaud, il n'a pas tant de ressort, de maniere qu'il n'est pas capable de détacher rien des corps, de même que le feu s'éteint quand il n'a point d'air, & lorsque l'air est trop froid, il fait obstacle à l'écoulement des odeurs, parce qu'il est trop pesant ; c'est pourquoy les odeurs ne sont gueres agreables à midy, à cause de la grande chaleur, ni la nuit à cause de sa fraîcheur ; c'est toûjours le matin & le soir qu'elles sont suaves : car on ne sçauroit entrer le matin dans un jardin où il y a des tubereuses, du jasmin, & des roses, que tout n'en soit parfumé.

Le veritable organe de l'odorat, & comment il se fait.

Plusieurs estiment que l'odorat se fait dans la Membrane qui revêt interieurement les narines ; que cette Membrane est d'une constitution specifique & differente des autres, & que c'est à raiſon de cette conſtitution qu'elle diſtingue les odeurs, ce qu'ils confirment par le Coryſa ou enchifrenement : car ceux, diſent-ils, qui ont cette maladie ſont privez de l'odorat, à cauſe que cette Membrane eſt trop humectée par la Limphe qui ſurabonde. Or l'odorat, ſelon eux, ſe fait en cette ſorte.

Les petits atomes qui s'exhalent d'un corps odorant ſont portez avec l'air dans le nez, où frappant ſa Membrane interieure, ils ébranlent les petits tuyaux des nerfs olfactoires répandus dans cette Tunique ; la matiere ſubtile dont ils ſont remplis, participe d'abord à cet ébranlement, qui s'étend en un moment par le moyen de la continuité juſqu'aux éminences cannelées, où ces nerfs prennent leur origine, & où nôtre ame qui connoît les differentes ondulations que chaque objet eſt capable de produire dans les eſprits, juge que c'eſt l'impreſſion d'un corps odorant, d'où naît la ſenſation qu'on appelle odeur ; de ſorte que flairer n'eſt pas faire quelque choſe ; mais ſeulement ſouffrir ſur les nerfs de l'odorat, l'impreſſion que les corps odoriferans font par le moyen des fumées qui s'en exhalent.

D'autres croyent que le veritable organe de l'odorat eſt cette chair rare, papilleuſe, ſituée dans le nez au deſſous de cette Tunique interieure des narines, à laquelle il n'y a aucune Membrane en tout le corps qui ſoit ſemblable, & dont les petites papilles ſont penetrées par les extremitez des nerfs olfactoires, en la même maniere que les petites papilles ſituées ſous la Membrane exterieure de la langue, ſont l'organe immediat du goût, & la Retine celuy de la veuë ; non pas qu'ils entendent par là que la perception des objets de ces organes ſe faſſe immediatement dans ces organes ; mais que la commotion & l'alteration qui eſt cauſée en chacun d'eux par leurs propres objets, eſt perçuë dans le cerveau par le moyen des nerfs & des eſprits, enſuite dequoy l'ame en juge. Or l'odorat, c'eſt-à-dire, la perception & le jugement des odeurs, ſelon eux, ſe fait en la maniere ſuivante.

L'air étant alteré ou impregné des odeurs, c'eſt à-dire, des exhalaiſons ſpiritueuſes des corps odorans, eſt receu dans le nez, tout ainſi que dans une eſpece de cheminée ; mais il n'eſt pas perceu comme odorant, ſi par l'inſpiration il n'eſt porté vers les parties interieures : car à peine ſent-on aucune odeur par le nez, ſi l'on n'attire l'air en inſpirant, quand même on en approcheroit de tres-prés les choſes odoriferantes, ce que chacun peut experimenter en ſoy-même. Ce mouvement d'inſpiration eſt donc neceſſaire, en partie entant que par ſon moyen les pores de la Membrane interieure des narines ſont ouverts, & en partie entant que ſelon que ſon impetuoſité eſt plus ou moins grande, les exhalaiſons ou vapeurs odoriferantes paſſent mieux par ces pores, heurtent tant ſoit peu plus fortement contre les petites protuberances papilleuſes de cette chair papilleuſe, & les alterent d'une certaine maniere particuliere & ſpecifique. C'eſt par la diverſité de cette alteration, laquelle par le moyen des petites fibrilles des nerfs de la troiſiéme paire inſerées dans ces papilles, eſt communiquée à l'organe du ſens commun, & par luy à l'ame, que ſe forme l'eſpece d'odeur, & que la perception s'en fait. Et ainſi plus l'inſpiration ſe fait avec force, plus auſſi la perception des odeurs eſt parfaite ; D'où vient que ceux qui veulent mieux ſentir l'odeur d'une roſe, ou de quelque autre chose odoriferante, & joüir de la douceur de cette odeur, inspirent plus fortement, & ceux au contraire qui veulent ne pas sentir les méchantes odeurs, inspirent moins; de même ceux qui à cause de quelque débordement de pituite, comme dans le Corisa ou enchifrenement, ou par quelque autre cause, ont les narines boûchées, & ne peuvent inspirer, ceux-là, disent-ils, ne sentent point les odeurs.

CHAPITRE XVII.

Des Maladies du Nez.

Les maladies du nez.

Les principales maladies du nez sont le Polype, l'Ozena, l'Hemorragie, le Corysa, l'Eternuëment, la dépravation, & perte de l'Odorat.

Ce que c'est que la Polype.

Le Polype est ainsi appellé, parce que sa couleur & ses racines imitent assez bien le poisson que l'on appelle *Polypus marinus*. C'est une excroissance de chair attachée fortement par plusieurs petites racines au fond du nez, laquelle empêche la respiration & la parole.

Lorsque cette excroissance est dure, & qu'elle n'est point pendante, on l'appelle *Sarcoma*, qui est une grosse tumeur ronde qui n'a point de racine, comme le Polype; d'ailleurs le Sarcoma commence toûjours par le bas des narines, & le Polype prend naissance dans les lames osseuses à la racine du nez.

Sa cause.

Pour bien connoître la cause de cette excroissance, il faut remarquer que la Membrane interieure du nez est fort épaisse, spongieuse, & abbreuvée d'une humeur gluante & visqueuse, &

ses porositez sont tellement disposées, qu'elles ne donnent passage qu'aux parties du sang les plus crasses, & les plus capables de produire quelques excroissances ; toutes ces causes jointes ensemble peuvent beaucoup contribuer à la generation du Polype. Pour peu de chaleur & d'intemperie qui arrive dans le sang, son mouvement augmente, ses parties visqueuses s'exhalent, la chaleur les fixe & les condense, & leur abondance dans une partie aussi spongieuse qu'est le nez, fournit la matiere du Polype, parce que ces humeurs venant à s'arrêter dans le tissu de cette Membrane, elle étend ses vaisseaux, elle gonfle les glandes, les matieres se congelent, & se changent en une matiere fongueuse & carcinomateuse, & par l'abord d'une nouvelle matiere, le Polype se grossit & s'augmente.

Le Polype pourroit bien encore être engendré par une lymphe âcre qui ronge les glandes & les tuyaux de la Membrane interne du nez, de sorte que le suc nourricier venant à s'épancher par l'ulceration de cette Membrane dans l'intervalle de ses fibres, & ce suc par son abondance & sa viscosité, écartant tous les petits espaces des fibres, il s'y coagule, & forme peu à peu ces excroissances, que l'on appelle des Polypes.

On pourroit encore attribuer la cause de ces excroissances aux petites glandes de la Membrane, qui en se gonflant, se joignent ensemble, & forment ce que nous appellons des Polypes.

L'acidité des humeurs peut bien contribuer à la generation de ces excroissances, parce qu'elle peut coaguler le suc nourricier, qui venant à s'embarasser dans les glandes, il y sejourne, ayant perdu sa fluidité, & un nouveau suc y accourant, & s'y coagulant, il forme une tumeur dans le nez qu'on appelle Polype.

Les Signes du Polype sont assez manifestes. On voit des excroissances de chair dans les narines qui sortent quelquefois dehors, & quelquefois descendent dans la gorge, ce qui empêche beaucoup la respiration, & quelquefois ils produisent de grandes hemorragies. Ses signes.

Il y a des Polypes schyrreux, il y en a de douloureux, d'autres se convertissent en ulceres chancreux; ceux-cy sont pour l'ordinaire des suites de quelque maladie venerienne; il y en a de blancs, de mols, de rouges: ces derniers sont les moins adherens, & par consequent moins difficiles à guerir. Son prognostic.

Il y a des Polypes qui remplissent & boûchent les deux narines, le nez est dur & scyrrheux, on ne respire que par la bouche avec beaucoup de difficulté, & en soufflant, & ceux-là sont ordinairement incurables.

Il y a des Polypes qui ne boûchent pas toutes les narines; s'ils sont durs, livides, puants, douloureux, & fort adherens aux lames osseuses du nez, ce sont des cancers, il n'y faut pas toucher, on ne feroit que les irriter.

Les Polypes qui ont la chair blanchâtre, ou rouge, pendante & sans douleur, peuvent souffrir l'operation.

L'Ozœne est un ulcere du nez inveteré, puant, & sordide, qui rend un pus âcre & livide, qui cause une grande douleur par son âcreté, qui corrode la Membrane du nez comme une eau forte. Cet ulcere est couvert d'une grosse croûte humide, dont il coule une matiere puante & épaisse. Cet ulcere rend l'haleine fort puante, elle infecte le malade aussi-bien que ceux qui s'en approchent. C'est ce qu'on appelle punais. Ce que c'est que l'ozœne.

Cet Ulcere est causé comme tous les autres, Sa cause.

par des humeurs âcres & corrosives qui rongent les petits tuyaux du nez, en faisant des obstructions dans les Membranes. La figure des tuyaux n'étant plus la même, ils ne peuvent recevoir que ce qu'il y a dans le sang de plus âcre & de plus corrosif, parce que ces petits Tubes étant remplis de sels âcres, il n'y a que les particules du sang qui seront de même figure & de même grosseur, qui puissent prendre la place des premieres.

Son prognostic.

Une simple ulceration dans les narines est bien plus facile à guerir, que l'Ozœne qui est un ulcere inveteré. Il coule quelquefois des narines une limphe âcre, toute semblable à celle qui coule des oreilles; cette liqueur vient de ce que les glandes & les canaux excretoires sont trop relâchez; souvent cette matiere a tant d'âcreté qu'elle ulcere les narines, & qu'elle perce quelquefois les os du palais.

L'hemoragie des narines.

L'Hemorragie des narines arrive frequemment, & est quelquefois si grande, qu'on ne sçauroit l'arrêter. Elle est ou symptomatique, ou critique, comme celle qui survient dans les maladies aigües.

Sa cause.

Le Saignement du nez vient le plus souvent de la trop grande abondance du sang, qui se porte avec impetuosité dans les carotides. Les rameaux qui arrosent les Membranes du nez viennent à s'ouvrir, & font que le sang coule en abondance, ou bien c'est que le sang, par son âcreté déchire les vaisseaux du nez, ou bien encore, c'est parce que les vaisseaux du nez sont trop tendres & trop delicats, qu'ils survient une hemorragie du nez. Il peut encore arriver par des poudres sternutatoires violentes, ou quelques autres matieres âcres inspirées.

Lorsque le ſaignement du nez eſt ſi conſiderable qu'il s'eſt écoulé plus de quatre ou cinq livres de ſang, on peut croire qu'il y a du danger ; mais l'Hemorragie où il s'eſt écoulé juſqu'à quatorze, quinze, ou vingt livres de ſang, ne peut être que mortelle ; enfin dans toutes les grandes pertes de ſang, ſoit du nez ou des autres parties, il y a toûjours du danger, les extremitez du corps ſe refroidiſſent, le viſage perd ſa couleur naturelle, il devient pâle ou violet, & ſouvent aprés de grands ſaignemens de nez, il ſurvient une hydropiſie, ou d'autres maladies.

On connoît que le ſaignement du nez va venir, par le mouvement du ſang en haut, dont les ſignes ſont la douleur avec peſanteur de la tête, du col, des tempes, l'obſcurité ou le brillant des yeux, les larmes involontaires, la rougeur des joües, la demangeaiſon des yeux, & le chatoüillement des narines, quelquefois le tremblement des mains s'y joint. Tous ces ſignes tant hors que dans la maladie marquent l'Hemorragie prochaine. Ses ſignes.

Les larmes involontaires dans les fievres aigües, & ardentes, dénotent que le ſang va ſortir du nez.

Les évacuations copieuſes de ſang, & les ſuppreſſions à contre-temps, cauſent également des maladies ; celles-cy, les maladies propres du genre nerveux, les épilepſies, & les affections ſoporeuſes, & celles-là la Sincope, la Cachexie, l'Hydropiſie, le Hoquet, & la Convulſion. Son prognoſtic.

Le ſang qui ſort du nez en petite quantité, & goute à goute, arrivant dans une maladie aigüe, particulierement le quatriéme jour, eſt de mauvais augure, à moins qu'il n'y ait quelque cauſe externe, ou quelque humeur qui le faſſe ſortir, ou qui en l'épaiſſiſſant, ou le retenant, empêche ce flux dés le commencement.

Ce qu'Hippocrate a remarqué de son temps est digne d'attention, sçavoir que dans les maladies du foye, & de la ratte, le sang qui sort du nez sans garder la rectitude, c'est à dire, de la narine droite, quand la ratte est affectée, & de la narine gauche, quand c'est le foye, est un méchant signe, d'autant que ces sortes d'hemorragies doivent être suivant la rectitude, pour être salutaires. La surdité dans les fiévres ardentes engendre de necessité le Delire, si la fiévre ne se termine point, ce qui arrivera, si le saignement de nez survient.

Les saignemens du nez sont quelquefois tres-copieux, & vont jusqu'à plusieurs livres, même jusqu'à quatre, sans abbatre les forces; on en a même remarqué de huit ou dix livres, avec l'abbatement des forces à la verité; mais sans perte de la vie.

Ce que c'est que le Corysa.

Le Corysa est un catharre du nez; on appelle cette indisposition en latin *Gravedo*, parce qu'on ressent une douleur de tête fort pesante. Il coule sans cesse du nez une limphe âcre, qui ulcere les lévres en passant.

Sa cause.

Les Narines sont enduites naturellement en dedans par une limphe insipide, & mediocrement crasse, laquelle humecte doucement la Membrane interne du nez pour faciliter l'odorat. Cette limphe mediocrement crasse s'attenüe par l'inspiration continulle de l'air, & laisse ses parties les plus grossieres que nous mouchons en forme de muscosité ou morve. Si le flux de cette limphe se fait contre nature, ensorte qu'elle soit trop âcre, ou souvent trop acide, & en trop grande quantité, on nomme cette maladie catharre du nez, ou Coriza. L'irritation de la Membrane du nez par cet acide de la limphe eſt cauſe des éternüemens frequens, & l'éroſion produit la douleur & la rougeur du nez, quelquefois même l'excoriation & l'exulceration des narines,

Le Coriza peut encore venir de la rigueur de l'air en Hyver, & en Automne: car l'air eſt en Hyver empraigné d'un acide picant, qui fend & corrode les parties expoſées, comme les levres, le viſage, & les mains qui ſe rempliſſent de crevaſſes, leſquelles ſe gueriſſent facilement, ſi on a ſoin de les laver avec ſon urine propre abondante en ſel volatile qui eſt contraire à l'acide. La rigueur ou l'acide de l'air n'épargne pas les parties interieures du nez, de la gorge & du Larynx qui en ſont irritées, & répandent une grande quantité de limphe, que la bleſſure des parties rend extrémement acide. C'eſt cette limphe qui donne le Coriza au nez, l'âpreté & la douleur à la gorge, l'enroüement & la toux au Larinx; ſouvent tous ces ſimptomes ſe trouvent dans le Coriza, ſur tout en hyver, que toutes les ſeroſitez & les humeurs âcres s'écoulent, juſqu'à ce que les parties venant à s'excorier par le vice de la limphe ou de l'air, l'aliment propre en exude en forme de mucilage groſſier, qui ôte l'inſpiration en boûchant les ſommirez du nez, qui produiſent beaucoup de crachats en s'attachant à la gorge,& lors qu'il encroûte le larynx, il eſt rejetté en touſſant frequemment. Il ſe coagule même quelquefois dans le nez, & acquiert la dureté des pierres.

Enfin les ſternutatoires trop âcres & trop frequens, qui font couler la limphe trop abondamment à force d'irriter le nez, peuvent produire le Coriza: quand le Coriza dépend d'une cauſe externe, il eſt accompagné d'un frequent crachement & de la toux, d'autant que les parties par où l'air rigoureux passe, sont parsemées de quantité de glandes qui s'irritent toutes, & versent beaucoup de limphe en forme de catarrhe. Les particules mêmes qui exhalent des parties blessées, ont la nature de ferment; & le Coriza est quelquefois contagieux ; ensorte que les influences du nez du malade, attirées dans l'inspiration, ou par le moyen des linges ou des verres communs, donnent le Coriza à un homme sain par leur acrimonie qui irrite les parties, & les corrompt.

Son prognostic.

Le Coriza est presque toûjours sans danger, & quelquefois même il est salutaire, parce que la limphe âcre qui le produit cherche à sortir par les narines : car cette limphe est quelquefois si âcre qu'elle ronge les Membranes du nez & du palais, ce qui occasionne dans la suite des ulceres tres-fâcheux, qui deviènent malins & rongeans, & que l'on appelle Ozœnes. Enfin le Coriza qui succede aux maladies de la poitrine, & des poûmons est dangereux, comme le remarque *Hippocrate*, parce que la toux, les catharres, & les rhumatismes ne se guerissent que difficilement, sur tout dans les vieillards, qui souvent meurent avec leurs infirmitez.

Ce que c'est que l'éternuëment.

L'Eternuëment est un mouvement convulsif du Diaphragme, par lequel l'air est chassé avec violence & tout d'un coup des poûmons par la bouche & par les narines. Ce mouvement est presque toûjours occasionné par une limphe âcre, ou par une cause exterieure, comme le Tabac, la Betoine, l'Ellebore, lesquels en irritant la Membrane des narines, qui est tres-sensible, luy cause un espece de mouvement convulsif, qui passe bien tôt au Diaphragme par les rameaux de

la

la cinquiéme paire. Au reste l'éternüement est une marque de santé, lors qu'il n'est point trop grand, & qu'il n'y a point d'obstructions dans la Membrane des narines.

C'est l'irritation de la Membrane du nez qui cause l'éternüement, parce que les esprits animaux venant en foule dans les fibres du Diaphragme, ils les gonflent extraordinairement, & rendent tout d'un coup la surface superieure tellement convexe, qu'elle presse beaucoup le poûmon ; & comme l'air est chassé avec violence par la bouche & par les narines, il cause ce bruit éclatant que l'on appelle *éternüement* ; d'ailleurs, le Diaphragme s'abaissant avec la même impetuosité, comme par une espece de ressort, les intestins & tous les autres visceres qui sont au dessous se trouvent fort pressez : c'est ce qui a fait dire à *Hippocrate* avec beaucoup de raison, que l'éternüement étoit bon à une femme qui est en travail d'enfant : car la pression du Diaphragme contraint l'enfant à sortir de la matrice, où il ne peut plus être contenu. Sa cause.

L'éternüement est un mouvement contraire au hoquet : dans celuy-cy le Diaphragme agit en inspirant, ou en bas, dans l'éternüement, il agit en expirant, ou en haut. Dans le hoquet le son est clair & desagreable, à cause du Larinx ouvert, dans l'éternüement il est rauque, & sifflant, à cause du Larinx un peu fermé, & de l'obstacle des narines. Dans le hoquet nous inspirons avec impetuosité, dans l'éternüement nous expirons avec violence.

L'éternüement est dangereux, lors qu'il survient dans une pleuresie, ou dans une peripneumonie. Quand il dure long-temps, & qu'il est accompagné de defaillances & de mouvemens convulsifs, il cause quelquefois la mort. Quelquefois aussi Son prognostic.

la Paralysie succede à l'éternüement, & on en a veu mourir aprés avoir éternüé plusieurs fois fortement.

Il est dangereux d'exciter l'éternüement dans le vertige, sur tout dans l'essentiel, parce qu'il émeut trop tout le genre nerveux, & jette les esprits animaux dans des mouvemens dereglez.

L'éternüement est nuisible à la veüe, entant que par sa violence il peut déchirer, ou ébranler trop la retine, & ainsi l'empêcher d'être meüe que par des objets tres-forts.

L'éternüement convient à plusieurs maladies, comme la surdité, aux maladies des yeux, à la cardialgie, au hoquet, aux vapeurs, aux maladies longues & chroniques. Enfin il est salutaire dans la retention des mois, & à l'accouchement, parce qu'en secoüant l'abdomen, le sang arrêté autour de la matrice, est agité & mis en mouvement, & la matrice dans ces secousses s'élance & éjacule le fœtus.

Lorsque les sternutatoires ne font point éternuer c'est un mauvais signe, sur tout dans l'Apoplexie, l'Epilepsie, & les autres maladies semblables : car les esprits animaux sont entierement abbatus.

Les vices de l'odorat.

L'Odorat, selon *Ettmuller*, est vitié par diminution, quand il est affoibli & émoussé, ou par abolition, quand on ne peut rien sentir, ou flairer, ou par dépravation, quand on s'imagine sentir quelque odeur, particulierement putride & puante qui n'est pas dans les choses, ce qui arrive dans les ulceres du nez par le vice scorbutique des dents, &c.

Causes de l'odorat diminué, ou aboli.

L'Odorat diminué ou aboli vient, 1. du deffaut d'esprits animaux dans les organes de l'odorat, dans l'Apoplexie des vieillards, & de semblables affections paralitiques, ou quand les esprits sont agitez par un mouvement trop rapide & trop impetueux, comme il arrive dans les mouvemens épileptiques; en cet état ils ne peuvent recevoir les impressions des objets, & l'odorat est par consequent aboli.

2. *Par le vice* de la membrane qui tapisse interieurement la sommité des narines, qui étant trop humectée ou trop relâchée par la limphe, est la cause la plus ordinaire de l'abolition, ou de la diminution de l'odorat: car comme cette membrane est naturellement arrosée d'une humeur douce qui facilite l'odorat, lorsqu'elle est trop humectée, elle devient incapable de ressentir les impressions des vapeurs odoriferantes, & les fibres relâchez par l'humidité, demeurent immobiles à l'attouchement des choses odorantes. Ce qui paroît non seulement dans la constitution humide & venteuse de l'air, auquel temps les chiens de chasse ont moins de nez, au raport des chasseurs; mais particulierement dans le Coriza, l'enchifrenement, & de semblables maladies où la Membrane qui tapisse les narines est trop humectée & l'odorat aboli.

3. *Par l'usage* continuel des odeurs trop fortes, ou par l'abus des sternutatoires. Les uns & les autres font par leur forte impression, & par le trop d'émotion des esprits animaux, que les impressions legeres des objets sont peu ou point apperceües; de plus la tunique interne du nez, à force de faire des mouvemens de crispation & de convulsion en éternuant, corrompt son état tonique; ensorte que les impulsions seules des forts objets sont capables de l'émouvoir, & les esprits animaux avec elle. Ce vice est familier aux Italiens qui portent toûjours du Tabac en

poudre, & en prennent inceſſamment tant l'Hyver que l'Eté, l'abus de ces poudres de Tabac de ſenteur leur fait perdre ſouvent l'odorat, tellement qu'ils n'éternüent pas même en prenant du Tabac ſi fort, que l'odeur ſeule feroit éternuer un Allemand. Il eſt vray que les ſternutatoires conviennent à certaines affections; mais l'uſage en doit être moderé.

Les ſignes de l'odorat perdu.

Les ſignes aſſeurez que l'odorat eſt perdu ſont le raport du malade. A l'égard des ſignes des cauſes, il faut diſtinguer d'où ce vice vient, ce qui n'eſt pas difficile à découvrir. Les affections apoplectiques & paralitiques ſe connoiſſent aſſez. La trop grande humectation de la Membrane des narines paroît par les excretions & les maladies catarrheuſes, ſur tout quand la Limphe diſtile en abondance, enfin l'uſage exceſſif des poudres de Tabac de ſenteur eſt ſçu par le raport du malade.

Prognoſtic.

Si l'odorat eſt depravé, diminué ou perdu, & qu'un catharre en ſoit la cauſe, du moment que ce catharre ceſſera, l'odorat reviendra comme il étoit auparavant: mais ſi la perte de l'odorat étoit depuis long-temps, & d'une cauſe externe, comme par les odeurs trop fortes, il ſera bien difficile de le rétablir. Quand le malade ſent dans les maladies aigües, des odeurs non accoutumées, ſans que les objets ſoient preſens, comme l'odeur du poiſſon, de la terre, du beurre, ce ſont des preſages infaillibles d'une mort prochaine.

CHAPITRE XVIII.

De la Bouche, & de ses parties.

PAr le mot de *Bouch* on n'entend pas seulement l'ouverture qui est entre les deux levres; mais aussi tout l'espace qui est depuis les levres jusqu'à l'entrée du gosier. Ce qu'on entend par le mot de bouche.

Elle est située en un lieu élevé, sçavoir au dessous du nez, directement au milieu du visage, afin que les qualitez des alimens que l'on prend, ne soient pas seulement connuës par le goût, mais encore en quelque maniere par l'odeur, & que ces alimens descendent plus facilement dans le ventricule, dont le chemin est en pente. Sa situation.

La Bouche contribuë beaucoup à la beauté lors qu'elle est bien faite, & que les levres sont vermeilles; la plus petite bouche est la plus belle, à la difference des yeux, dont les plus grands sont les plus beaux. Sa grandeur

Les parties qui la composent se divisent en externes, & en internes; les externes sont les levres, les muscles, & les os des deux machoires; les internes sont les gencives, les dents, le palais, la luette, le pharinx, les amigdales, & la langue. Ses parties.

L'élevation ronde qui est au dessous des yeux, entre le nez & l'oreille, s'appelle la *Pomette*; cet endroit est ordinairement vermeil, & parce qu'il rougit davantage dans la honte, on le nomme le siege de la pudeur. Le dessous de cet endroit qui est lâche, s'appelle la *Jouë*, ou *Bucca*, parce qu'il s'enfle en sonnant de la Trompette: le dessus de la levre superieure s'appelle la *Mous-*

tache, la fente qui eſt entre les deux levres s'appelle la *Bouche*. Les deux extremitez de la fente ſe nomment les *coins de la bouche*; les parties avancées des levres s'appelent *Prolabria*; le deſſous de la levre inferieure le *Menton*, & la partie charnüe ſous le menton *Buccula*, ou petite gorge.

Sa Tunique

Toute la capacité interieure de la bouche eſt revêtuë d'une tunique; laquelle eſt épaiſſe entre les dents, & ridée au palais, mais hors entre les dents, comme aux gencives & aux levres, elle eſt plus deliée, & elle eſt continüe à la Membrane de la gorge & du ventricule; d'où vient qu'on dit vulgairement qu'elle eſt commune entre ces parties, quoyque dans la langue & au palais elle ſoit d'une conſtitution particuliere, & differente des autres Membranes.

L'uſage de la bouche

Son principal uſage eſt, que les alimens y étant receus comme en un entonnoir, y ſoient tellement mâchez & preparez, qu'ils puiſſent commodement deſcendre dans le ventricule, par l'œſophage, & là être plus facilement digerez.

Ses autres *Uſages* ſont de donner paſſage tant à l'air, qui dans l'inſpiration va dans les poûmons, qu'aux excremens des poûmons, de la tête, & du ventricule, qui ſont pouſſez dehors, ou en crachant, ou par les vomiſſemens; enfin elle concourt à former le ton de la voix.

Les levres.

Les levres ſont deux, la *Superieure* & *l'inferieure* qui ſont compoſées d'une chair molle & fongueuſe, couvertes exterieurement de la peau, & interieurement d'une tunique fort deliée, qui eſt continüe à la bouche, à l'œſophage, & au ventricule; d'où vient que la levre inferieure tremble dans ceux qui ont envie de vomir.

Leurs glandes.

Elles ont pluſieurs *glandes* que l'on ſent aiſément avec le bout de la langue, parce qu'elles font sous la tunique qui couvre les levres ; ces glandes ont des arterioles & des venules ; mais il est à remarquer qu'il y a encore d'autres glandes dans la bouche, qui par plusieurs petits tuyaux excretoires separent les liqueurs, elles humectent la langue, & aident à la dissolution des alimens.

Elles ont un sentiment tres-vif, qui leur est communiqué par plusieurs rameaux de nerfs, & elles reçoivent le sang destiné pour leur nourriture, des arteres qui leur viennent des parties d'alentour, & qui se dispersent en elles entre la peau & la Membrane charneuse. C'est ce sang qui leur donne l'éclat & la couleur vermeille qu'elles ont, laquelle est une marque de beauté & de santé. A ces arteres il se mêle plusieurs petites venules qui reportent aux venes voisines le sang superflu. Leur sentiment.

Les lévres ont été données, tant pour la commodité de manger & de boire, que pour former en quelque maniere la voix, retenir la salive, fermer la bouche, la deffendre des injures du dehors, & aussi pour l'ornement, qui dans l'homme est augmenté par la barbe qui y croît. Leurs usages.

Les muscles des lévres sont treize, huit propres, & cinq communs ; des propres il y en a quatre pour la lévre inferieure, & quatre pour la superieure ; & des communs il y en a deux à chaque lévre, si bien que six muscles d'un côté & autant de l'autre, font avec l'imparfait le nombre de treize muscles, qui servent au mouvement des lévres. Les muscles des levres.

Le premier des propres qui appartient à la lévre superieure est *l'Incisif* ; ainsi nommé, parce qu'il prend son origine de l'os de la mâchoire superieure à l'endroit des dents incisives, il va s'inserer à la lévre superieure qu'il tire en haut. L'Incisif.

Le Triangulaire.

Le second eſt le *Triangulaire*, qui eſt l'antagoniſte de celuy-cy, il prend ſon origine de la partie laterale & externe de la baſe de l'os de la mâchoire inferieure, & va s'inſerer proche l'angle de la bouche, à la levre ſuperieure qu'il abaiſſe.

Le Quarré.

Le troiſiéme appartient à la levre inferieure, c'eſt le *Montanus* ou *Quarré*, il prend ſon origine de la partie anterieure & inferieure du menton, & de la racine des dents inciſives de la mâchoire inferieure, & va s'inſerer au bord de la levre inferieure qu'il tire en bas.

Le Canin.

Le Quatriéme eſt ſon antagoniſte, on l'appelle le *Canin*, parce qu'il prend ſon origine de l'os de la mâchoire inferieure au deſſus de la dent canine, & va s'inſerer à la levre inferieure proche l'angle de la bouche, pour tirer cette levre en haut

Le Zigomatique.

Le cinquiéme & premier des communs eſt le *Zigomatique*, ainſi nommé parce qu'il tire ſon origine du Zigoma, & va s'inſerer au coin de la bouche, pour la tirer vers les oreilles; on le nomme auſſi le *Rieur*, parce que c'eſt luy qui agit dans le temps du ris.

Le Buccinateur.

Le ſixiéme & ſecond des communs eſt le *Buccinateur* ou *Trompeteur*, ainſi nommé, parce que c'eſt luy qui s'enfle & fait la jouë groſſe en ſoufflant ou ſonnant de la Trompette. Il prend ſon origine des racines des dents molaires de l'une & de l'autre mâchoire, & va s'inſerer à la circonference des levres.

L'Orbiculaire.

Le dernier qui eſt le treiziéme & impair eſt *l'orbiculaire*, c'eſt cette chair qui environne les deux levres comme un Sphincter, il ferme la bouche en les approchant l'une de l'autre; c'eſt luy auſſi qui fait la mouë lors qu'on avance les levres en dehors.

Les gencives sont composées d'une chair un peu dure & immobile, qui entoure les dents en maniere de rempart, & les affermit en leurs alveoles, qui sont de petites cellules, dans lesquelles elles sont plantées. A ceux qui ont des dents gâtées, il arrive quelquefois aux gencives de petits abçez que l'on est obligé d'ouvrir avec la pointe de la lancette : les gencives servent à contenir les dents dans leur alveoles, elles tiennent fortement aux dents ; c'est pourquoy lors qu'on veut en arracher quelqu'une, il faut la déchausser, c'est-à-dire, separer la gencive qui y est attachée, de peur de la déchirer, & d'en emporter une partie avec la dent. Ce que c'est que les Gencives

Les dents sont de petits os durs, blancs, & polis, articulez par gomphose dans les alveoles des mâchoires, destinez pour briser & mâcher les alimens, & pour servir à la prononciation des mots. La definition des dents.

Les dents sont des os. 1. parce que dans la premiere delineation elles ont été formées de la semence avec les autres os. 2. Parce qu'elles sont nourries de sang comme les autres os. 3. Parce qu'elles sont dures ainsi que les autres os. 4. Parce qu'elles ne sentent pas en leur substance, mais seulement dans les periostes de leur racines, & dans les petits nerfs qui viennent jusqu'à elles, ainsi qu'il arrive dans les autres os. Si elles sont des os.

Leur substance est beaucoup plus dure que celle des autres os, parce qu'on a souvent des choses dures à mâcher. La partie qui est hors de l'Alveole est polie, nuë, & sans perioste ; mais celle qui est cachée au dedans est rude, & revêtuë d'une pellicule tres-deliée, qui a un sentiment tres-vif. Elles ont interieurement une cavité que l'on voit manifestement dans les mâchoires, lors Leur substance.

qu'on les casse ; mais qui est invisible dans les canines, & dans les incisives, par laquelle elles reçoivent par les petits trous de leurs racines une arteriole qui leur vient des carotides, une venule qui leur vient des jugulaires, & un petit nerf qui leur est fourni par un rameau du nerf de la quatriéme paire, lequel s'étend par la Membrane deliée dont leur cavité est revêtuë. C'est à raison de ce nerf, & du perioste qui couvre les racines que les dents ont un sentiment tres-vif, bien que leur substance osseuse, privée de cette Membrane interieure & du petit nerf, soit absolument insensible ; ainsi qu'il paroît de ce que, lors qu'on les coupe, ou qu'on les lime, elles ne sentent point. On peut donc facilement concilier les disputes des Medecins sur ce sujet, dont les uns soûtiennent que les dents ont du sentiment, & les autres, qu'elles n'en ont point ; en disant que si l'on prend la dent pour cet instrument, qui est composé d'un os, d'un petit nerf, & d'une Membrane tres-deliée, elle a du sentiment ; mais si on la prend seulement pour la substance osseuse, elle n'en a point. Or ces trois vaisseaux, sçavoir l'artere, la veine, & le nerf, étant premierement unis ensemble, & comme disposez en forme de cordon enveloppé par une petite Membrane, entrent dans l'interieur de la mâchoire, ou dans un canal particulier different des cavitez de la moëlle, ils rampent sous les dents, envoyant de tres-petits rejetons à leurs racines.

Leurs vaisseaux.

Les dents s'usent, & se reparent.

Quoique les dents soient des os tres-durs, & qu'elles surpassent même en dureté tous les os du corps, neanmoins elles ne laissent pas de s'user par leur action continuelle, & par le frottement même des unes contre les autres ; la preuve en est si évidente, que lors qu'une dent manque, celle qui luy est opposée ne la rencontrant plus en mâchant, croît, & surpassant la longueur de celles qui sont à côté d'elle, entre dans le creux de celle qui manque: c'est pourquoy la nature ne pouvant empêcher qu'elles ne s'usent, quelque précaution qu'elle ait prise, leur a donné des vaisseaux qui leur apportent une matiere qui les nourrit, & les repare.

Les Principes des dents formez avec les autres parties dans la matrice, demeurent cachez entre les mâchoires & les gencives, où il se perfectionnent peu à peu, & on y remarque en premier lieu leur enveloppe ou follicule, la partie osseuse, & la mucilagineuse. Leur origine.

Le Follicule, selon *Diemerbroeck*, est blanc, non pas absolument membraneux; mais tant soit peu mucilagineux, & il l'est d'autant plus que la dent est plus nouvelle & plus jeune. Il couvre bien toute la dent, en la maniere que l'écorce couvre la moëlle de la semence de la plante; mais il ne s'unit en aucun endroit inseparablement à la dent. Il se trouë peu à peu en ses extremitez d'en haut & d'en bas; & alors la dent croît, & pousse en dehors. On remarque en ce principe deux substances, l'une osseuse, l'autre mucilagineuse. Le Follicule.

La partie osseuse est la base de la dent, laquelle s'endurcit peu à peu en une substance blanche & solide, & s'éleve hors des gencives. Les principes de cette base ainsi enfermez entre les gencives, paroissent dans les enfans nouveaux nez, plus dans les incisives, & moins dans les canines; mais dans les mâchelieres ils ne commencent à paroître que long-temps aprés. La partie osseuse.

La partie mucilagineuse est la racine de la dent, laquelle est fichée dans les mâchoires, & elle est composée d'une écaille ou petite peau deliée moins La partie mucilagineuse.

blanche, laquelle renferme ce mucilage transparent, tant soit peu dur, de couleur tirant du rouge au blanc, & dans lequel on voit quelques petits commencemens de vaisseaux entremêlez; On trouve ce mucilage enveloppé de cette écaille ou petite peau, jusqu'à la seconde année de l'âge un peu plus, ou un peu moins, & il est si mou, que si on le presse fortement avec les doigts, la racine de la dent jette du sang en forme de sueur, presqu'en la même maniere que les plumes des poules & des pigeons, dont la partie d'en haut qui est dure, & comme solide, & celle d'en bas creuse & mucilagineuse, pousse peu à peu du sang quand on la presse fortement. Dans la suite du temps ce mucilage s'endurcit, & devient os, premierement en sa circonference, & ensuite peu à peu en son milieu; en telle sorte neanmoins que dans le milieu de son épaisseur, il y reste vers la racine une certaine cavité, assez apparente dans les mâchelieres, & non dans les autres, laquelle arrive à peine jusqu'à cette partie de la dent qui s'éleve au dehors, & elle est environnée d'une petite Membrane tres-deliée, qui a un sentiment tres-exquis dans laquelle le petit nerf entre, si du moins elle n'est pas elle-même une expansion de ce nerf. Or ce mucilage s'étant ainsi peu à peu endurci, la racine croît encore plus, perce le follicule, & se fiche dans la mâchoire; alors le follicule quittant son premier usage, en prend un autre, & devient le lieu de la dent; car étant rendu plus solide, la dent s'attache par son moyen aux alveoles, & à la gencive comme par une espece de glu.

Les temps de la sortie des dents.

C'est ainsi que les dents se perfectionnent pendant qu'elles sont cachées sous les gencives, d'où elles ne sortent que quelques mois aprés la naisſance, ce qui arrive le plus ſouvent au ſeptiéme ou huitiéme mois, que l'on appelle le temps de la dentition. Les dents qui ſortent les premieres ſont les inciſives d'en haut, enſuite celles d'en bas, parce qu'elles ſont extrêmement neceſſaires. Les canines viennent enſuite, ſouvent neanmoins il en ſort deux mâchelieres avant les canines, & en dernier lieu les mâchelieres, mais avec de tres-grandes douleurs, parce qu'elles percent la chair des gencives, laquelle donne un facile paſſage, ſi elle eſt molle; mais au contraire tres-fâcheux, ſi elle eſt dure. Et c'eſt de là qu'il ſurvient aux enfans des fiévres, des convulſions, & des flux de ventre, ſur tout lors qu'ils pouſſent les canines, ainſi qu'*Hippocrate* le témoigne. Or pourquoy les inciſives pouſſent-elles les premieres, & enſuite les mâchelieres, *Ariſtote* en donne cette raiſon : Les dents inciſives, dit-il, naiſſent avant les larges, parce qu'elles doivent agir les premieres : car on coupe ce que l'on mange avant que de mâcher. Or ces dernieres ſont deſtinées pour l'office de mâcher, & celles-là pour couper; De plus une petite choſe, bien qu'elle commence à même temps qu'une grande, a neanmoins coûtume d'être achevée auparavant; or les dents de devant ſont plus petites que les mâchelieres.

Aprés qu'il eſt ſorti vingt dents, ſçavoir dix en haut, & dix en bas, les mâchelieres reſtantes viennent plus lentement, & plus tard : car ſouvent elles ne paroiſſent pas avant la cinquiéme, la ſixiéme ou la ſeptiéme année, & juſqu'en ce temps elles demeurent cachées dans les mâchoires comme de petits points. Ce qui vrai-ſemblablement ſe fait, parce que les mâchoires ne ſont pas encore parvenuës à une grandeur ſuffiſante; d'où vient que la place eſt trop courte ou trop étroite pour contenir vingt ou trente dents : ainsi ces dents ne sortent que lorsque les mâchoires sont venuës à une suffisante capacité, laquelle elles ne sçauroient acquerir que dans l'espace de quatre, cinq, six, & sept ans.

Le change-ment des dents.

Il se fait ordinairement à la septiéme ou huitiéme année de l'âge un changement des dents ; car les premieres tombent, & il en croît d'autres en leur place. Les dents neanmoins ne tombent pas, & ne sont pas toûjours toutes changées, mais le plus souvent les incisives seulement, les canines, & celles des mâchelieres qui sont les plus proches des canines, & qui les touchent immediatement ; rarement les secondes tombent-elles ; & même ces premieres ne se changent pas toûjours toutes en tous les sujets : car il y en a plusieurs en qui il ne tombe que tres-peu de dents.

Or ce changement pour l'ordinaire n'a coûtume de se faire qu'une fois dans la vie, sçavoir aux années seulement qu'on vient de dire, & rarement se fait-il en autre temps, ou plus souvent ; ainsi on a vû une fois en un homme de quarante ans que la dent mâcheliere qui touchoit la canine, fut changée, & que dans trois & quatre jeunes enfans les incisives étoient tombées, & renouvellées deux fois.

Si les premieres dents ont été de veritables dents.

On demande, si les premieres dents ont été de veritables dents, & si celles qui sont poussées aprés la chute des premieres, en sont de nouvelles, ou seulement de nouveaux rameaux qui sont crûs de la même racine ? *Diemerbroeck* répond, que les premieres branlent à la verité en premier lieu ; mais que ce n'est pas avec leurs racines, & qu'il n'y a que leur partie d'en haut, laquelle est appuyée sur la racine qui tombe : car on voit chaque jour par experience, que si on arrache les premieres dents avec leurs racines, ou si par quelque hazard elles sont ébranlées & poussées dehors, en sorte qu'il ne reste pas la moindre particule de leurs racines, jamais, ou du moins tres-rarement, il n'en croît de nouvelles en leur place, & alors le plus souvent celles qui sont immediatement auprés, deviennent plus larges, & remplissent ainsi tant soit peu le lieu qui étoit resté vuide; que s'il arrive que la premiere dent ayant été arrachée avec sa racine, il en naisse une autre en sa place, cela vient de ce que la racine n'a pas été entierement tirée; mais que s'étant rompuë dans l'effort, la petite particule d'en bas est restée dans l'alveole, & dans la suite elle a poussé une nouvelle dent. Ce qu'il dit, & qu'il a remarqué par une longue experience, & par une recherche exacte, se passer ainsi, merite qu'on y fasse grande attention; & il faut toûjours prendre garde avec soin, que lors qu'on tire les premieres dents à mesure qu'elles branlent, on n'arrache pas à même temps la racine, parce que si on la tire entierement, on ne doit plus esperer d'y voir naître une nouvelle dent, qui d'ailleurs y croîtra facilement, & infailliblement, si la racine y reste.

Le même Auteur remarque encore, que de la racine des dents qui est au dessous de leur base, il s'éleve seulement une fois en la vie, & cela environ la septiéme année de l'âge, une certaine matiere molle & mucilagineuse, laquelle les fait branler & mouvoir, avec douleur, en sorte que souvent on les fait tomber ou avec les doigts, ou en mâchant, & que si on ne les tire pas quand il est temps, cette substance molle venant dans la suite à se dessecher, & à s'endurcir, elles se rafermissent de nouveau, & il s'ajoûte, ou plûtôt il naît à leur côtez de la même racine, & par cette substance mucilagineuse, une autre dent, laquelle neanmoins n'est pas toute entiere une nouvelle dent, mais seulement un nouveau rejetton qui sort de la racine de la premiere. En sorte que l'on ne doit pas s'étonner que la premiere dent soit separée par un petit entre-deux du rejetton qui est venu ensuite, parce qu'elle n'a de communication avec elle, que par une racine qui leur est commune à tous deux, en la maniere absolument des divers rejettons d'un arbre qui viennent tous d'une seule & même racine, dans lesquelles, tout ainsi qu'en particulier, ils ne sont pas tout autant de nouveaux & differens arbres, mais seulement de differens rejettons d'un seul arbre ; de même aussi les rejettons d'une dent ne sont pas de nouvelles & differentes dents, mais de differens rejettons d'une seule & même dent. Or que le dernier rejetton pousse le premier dehors, cela vient de ce que l'alveole est étroite, & qu'à peine peut-elle contenir tout à la fois deux rejettons ; neanmoins elle les admet quelquefois, & alors le second se joint au premier en son commencement ; mais dés qu'il est hors de l'alveole, il s'en separe, & comme le second a coûtume de croître irregulierement, & hors du rang & de l'ordre des dents, & que cela cause quelque difformité, il arrive de là que le plus souvent on tire le premier rejetton lors qu'il branle, afin que le second puisse croître dans les limites, & l'ordre des dents sans être contraint de s'en écarter.

Des dents qui renaissent dans les vieillards, &

Il est arrivé quelquefois, quoique tres-rarement, que même dans les vieillards sans dents, il en est repoussé de nouvelles sur les racines qui étoient restées : mais il faut remarquer que quoy qu'en qu'en ces sortes de vieillards la base de la dent qui est hors des gencives, ait été rongée, & qu'elle soit tombée, les racines neanmoins sont demeurées entieres sans être offensées, d'où dans la suite il s'est formé de nouvelles bases. Or comme il arrive rarement que quand les bases sont rongées, les racines demeurent entieres, dautant que l'érosion & la carie s'étendant le plus souvent jusques à elles, les tuë & corrompt, que de plus aussi rarement cette partie corrompuë se separe-t'elle d'elle-même d'avec la partie saine qui est au dessous, pour luy donner occasion de pousser & croître de nouveau, il s'ensuit de là que cette regeneration des dents dans les vieillards est tres-rare, & ne se fait presque jamais. Elle s'est neanmoins quelquefois faite, ainsi qu'on l'a vû plusieurs fois; mais on ne doit pas croire, que lorsque les dents sont tombées, ou qu'elles ont été arrachées entierement avec toute leur racine, il puisse jamais succeder en leur place, ou se réengendrer des dents absolument nouvelles.

comment cela se fait.

A la vingt unième année de l'âge, à la vingt-sixiéme, ou enfin à la trentiéme année, & même dans la vieillesse, mais neanmoins rarement, il sort encore avec de tres-grandes douleurs sur le derriere deux dents mâchelieres, dont la matiere étoit demeurée imparfaite, & cachée dans les alveoles de la mâchoire, avant que d'acquerir la perfection de substance dentale, & pouvoir croître & pousser au dehors en veritable dent. On appelle ces dents, *Dents des mœurs & de sagesse*, parce qu'elles sortent dans le temps que l'homme a de la raison & de la sagesse.

Les dents de sagesse.

Toutes les dents sont arrangées aux deux mâchoires, les unes à côté des autres, quoy qu'il arrive assez souvent d'en avoir un double rang,

Un double rang de dents est incommode.

neanmoins on doit le regarder comme un vice de conformation, parce que cela est difforme & incommode, principalement, lors qu'il en vient au dehors : car quand il n'en vient qu'en dedans, on en est moins incommodé.

Qu'il n'y a point de vers dans les dents.

Nous avons dit que les dents ont une cavité dans leur partie moyenne, où aboutissent une arteriole, une venule, & un petit nerf ; c'est dans cet endroit que se porte quelquefois une serosité âcre, qui ronge, & qui gâte la dent d'une maniere si sensible, qu'on est obligé de la faire arracher, parce que cette serosité ayant commencé à creuser la dent, elle continuë jusqu'à ce qu'elle l'ait fait tomber par morceaux. Il y en a qui ont crû qu'il se formoit de petits vers dans les dents, mais ils se sont trompez ; puisque ce n'est qu'une maniere de parler, fondée sur la ressemblance qu'ont les trous de ces dents avec ceux que font de petits vers, lors qu'ils rongent quelque chose.

Il est rare que l'on puisse conserver ses dents pendant toute la vie : car outre qu'il s'en gâte souvent, ce qui oblige de les faire arracher, elles tombent encore en vieillissant, parce qu'elles se desséchent, & que les gencives se détachent de leurs racines. Il y a des vieillards dont les gencives s'endurcissent tellement, qu'elles suppléent au défaut des dents, & qu'elles servent à mâcher les alimens, ce qui ne se fait pourtant jamais si bien qu'avec les dents mêmes.

Leur grandeur.

La Grandeur des dents est mediocre ; en quelques-uns neanmoins elles sont plus larges, en d'autres plus étroites, en d'autres plus longues, & en d'autres plus courtes.

Leur nombre.

Leur nombre n'est pas égal en tous ; le plus souvent on en trouve quinze ou seize en chaque mâchoire, quelques-uns n'en ont pas tant, & tres-peu en ont davantage. Ceux qui n'en ont pas tant, les ont pour l'ordinaire plus larges : les uns preferent le grand nombre au petit, & ils croyent que c'est un signe de longue vie, peut-être, parce que c'est une marque de l'abondance de la premiere matiere, & de la vigueur de la faculté formatrice, ou bien que par le plus grand nombre de dents, l'action de mâcher se fait mieux, & ainsi les alimens sont mieux preparez pour les coctions. On divise ces trente-deux dents, en incisives, en canines, & en molaires.

Les dents incisives.

Les Incisives sont ainsi appellées, parce qu'elles tranchent & coupent les viandes comme un couteau, d'autres les nomment *Rieuses*, à cause qu'elles paroissent quand l'on rit. Elles sont les premieres en origine, larges, & au nombre de huit, quatre à chaque mâchoire, situées à la partie anterieure, & au milieu des autres : leur superficie exterieure est faite en forme de voûte, & l'interieure est cave. Elles sont plus aiguës, plus tranchantes, & plus courtes que les autres ; elles sont plantées dans les alveoles par des racines simples qui se terminent en pointe ; c'est pourquoy elles tombent aisément, sur tout celles d'en haut.

Les canines.

Les Canines sont ainsi nommées, parce qu'elles servent à rompre, & à briser les corps durs, ce qui fait que l'on porte ordinairement sous ces dents les os que l'on veut ronger. Elles sont quatre, sçavoir, deux à chaque mâchoire, elles sont situées auprés des incisives, une de chaque côté. Elles sont épaisses, fortes & solides, & emboitées dans leurs alveoles par de simples racines, comme les incisives ; mais plus profondement & plus fortement. Les dents d'en haut sont nommées *œilleres*, à cause qu'une portion du nerf qui fait mouvoir les yeux se porte vers ces dents ; d'où vient que plusieurs croyent qu'il est dangereux de les arracher.

Les molaires.

Les Dents molaires sont ainsi appellées, parce qu'en la maniere des meules de moulin, elles brisent, & broyent les alimens. Leur nombre n'est pas égal en tous. On en trouve communément dix en chaque mâchoire, cinq de chaque côté, & ce nombre est augmenté, s'il survient des dents appellées de sagesse. Elles sont dures, grandes & larges. Les deux premieres qui sont situées immediatement auprés des canines sont plus petites que les autres, & elles avancent tant soit peu par deux petits tubercules. Les trois de derriere qui sont plus grandes, ont quatre éminences qui les rendent inégales. Elles sont larges dans leur partie d'en bas, & presque quarrées. Elles ont deux, trois, & quatre racines : car en cela on remarque certaine narration, ou jeu de la nature. Les deux qui sont auprés des canines n'ont le plus souvent que deux racines, celles de derriere en ont trois ou quatre. Elles en ont neanmoins plus dans la mâchoire superieure, que dans l'inferieure, ce qui n'est pas sans raison : car celles-là étant suspenduës, elles en ont besoin d'une plus grande quantité pour se tenir fermes.

Les usages des dents.

Les usages des dents sont 1. de diviser & broyer les alimens. 2. De servir en quelque maniere à former la voix, ce qui se fait sur tout par les dents de devant ; ainsi qu'il est évident en ceux à qui les dents manquent : car ils parlent mal, & ils ont de la peine à prononcer certaines lettres, comme le C. D. L. T. X. Z. 3. De contribuer à l'ornement : car c'est une grande difformité lors qu'elles sont noires & gâtées, ou qu'il en manque quelqu'une, & principalement de celles du devant. C'est au contraire un grand agrément pour une belle personne de les avoir bien taillées, bien arrangées, & fort blanches.

Le Palais ainsi nommé, parce qu'il est comme la palissade des dents, est la partie superieure de la bouche, faite en maniere de voûte, formée dans l'os Sphenoide, & qui s'étend depuis le gozier jusques aux dents.

Ce que c'est que le palais.

Il est composé d'os & d'une chair particuliere & glanduleuse; c'est-à-dire, tissuë de plusieurs glandes conglomerées tres-petites, qui se continuent jusqu'aux tonsiles ou amigdales, & d'une Membrane épaisse, percée d'une infinité de trous pareillement tres-petits qui donnent passage à une certaine humeur salivale qui vient de la substance glanduleuse du palais, ridée en plusieurs endroits, & continuë aux Membranes qui revêtent les autres parties de la bouche, d'où vient aussi que l'on dit vulgairement qu'elle est continuë à celle du gozier, & du ventricule, quoy qu'elle ait une constitution particuliere, & toute differente de celle des autres tuniques. C'est à raison de cette tunique que le palais fait conjointement avec la langue, le goût, & il reçoit pour ce sujet des nerfs de la quatriéme paire.

Sa composition.

L'usage du palais est, en partie de faire avec la langue le goût, & en partie de briser & moderer la voix, & la rendre plus parfaite. Ainsi ceux qui ont cette partie rongée par un ulcere, ont le goût tres-imparfait, & la voix enroüée, & tres-desagreable.

Son usage.

La Luette, que d'autres appellent *Columelle* & *Gargareon*, est une caroncule rouge, fongueuse, tant soit peu longue, un peu large par le haut, & obtusement pointuë par le bas. Elle est suspenduë en forme de raisin au milieu du palais

La luette.

auprés du conduit, qui des narines vient dans la bouche, & elle est formée de la réünion des deux petits muscles ronds qui viennent de la cloison du nez & du vomer. Ils servent à la lever en haut, & lorsque les muscles n'agissent plus, elle descend par sa pesanteur.

Sa tunique. *Elle est* revêtuë d'une pellicule tres-molle & lâche qui vient du palais, laquelle s'enfle & s'allonge facilement dans les fluxions pituiteuses. Cette affection est ce qu'on appelle *Chute de la Luette.*

Les fentes nazales. *On voit* à côté de la luette deux arcades qui font l'entrée des fentes nazales, elles sont faites de fibres demi-circulaires, couvertes d'une peau mince parsemée de grains glanduleux. Ces arcs de demi-circulaires qu'ils étoient, en s'allongeant, deviennent droits, pour mieux retenir l'air dans la bouche quand on enfle les jouës; elles empêchent encore, en fermant l'entrée du larinx, que l'air ne s'échappe de la trachée-artere quand on respire en enflant les jouës, & si l'on veut que l'air sorte sans ouvrir la bouche, l'on fait un mouvement de la gorge qui fait relever ces arcades; & comme les fibres cessent d'agir, & qu'elles tendent à se remettre dans leur figure naturelle, ces ouvertures s'élargissent.

Les muscles de la luette. *La Luette* a quatre muscles, nommez *Peristaphilins*, pour faire ses mouvemens, qui sont fort manifestes dans certaines personnes. Les deux premiers qui sont externes, naissent de la mâchoire superieure au dessous de la derniere dent molaire, & s'inserent par un tendon grêlé aux côtez de la luette.

Les deux autres qui sont internes, prennent leur origine de l'aîle interieure de l'Apophise pterigoide, où il y a un petit cartilage mobile qui sert à son mouvement, ils montent le long de l'aîle de l'Apophise pterigoide, & s'inserent à la luette; ces quatre muscles qui sont tres-petits, & plûtôt fibres musculeuses que muscles veritables, font avancer & reculer la luette, lors qu'on avale les alimens.

La Luette a divers *usages*, 1. De briser tant soit peu l'impetuosité de l'air froid inspiré, afin qu'il n'offense pas les poûmons en y entrant trop à coup. D'où vient que ceux qui en sont privez meurent ordinairement phtisiques. 2. D'empêcher que les humeurs qui descendent d'en haut par le palais ne tombent droit, & en trop grande abondance sur le larinx; mais au contraire, de faire que dans la deglutition, la luette étant poussée vers le derriere, elles soient conjointement avec elle, détournées vers l'œsophage, & qu'elles tombent en luy. 3. D'empêcher que la boisson ne passe de la bouche dans les narines. 4. De concourir en quelque façon au ton de la voix: car quoique l'inflexion & modification de la voix se fasse dans le larinx; neanmoins la sortie plus large ou plus étroite de la voix déja modifiée & formée, sert beaucoup pour le ton, ce qui paroît de ce que si l'on chante ayant des lunettes au nez qui le pressent, la voix sera differente & toute autre, que lorsque l'on a les narines libres & non pressées; De même, si l'on ôte la luette, la voix grossit, & se corrompt, comme on voit en ceux en qui cette partie est rongée ou tombée par quelque ulcere, & ainsi il est constant qu'elle concourt au ton de la voix. 5. *Fallope* croit que son principal usage, est d'humecter l'épiglote & le larinx, en y faisant distiller peu à peu une certaine liqueur transparente.

Les usages de la luette.

La gorge ou Pharinx. *La Gorge* ou Pharinx que les Latins appellent *Fauces* eſt le commencement de l'œſophage, & cet eſpace inferieur & poſterieur, où tant les extremitez de la langue, & de la trachée-artere, que les trous des narines qui deſcendent par le derriere du palais, ſe joignent, lequel eſpace on voit quand la bouche eſt ouverte, & la langue abbaiſſée. Il ſert à donner paſſage à ce que l'on prend par la bouche, & à l'avaler. Le *Larinx* eſt le commencement du ſifflet ou du conduit, par lequel l'air entre dans les poûmons, & par lequel il en ſort. L'eſpace entre le Larinx & le Pharinx eſt nommé *Iſthme*, comme ſi c'étoit une langue de terre entre deux mers.

L'os Hyoïde. *L'Os Hyoide* ou *Ypſiloide*, ainſi appellé, parce qu'il reſſemble en quelque maniere à la lettre Grecque Y. eſt ſitué au deſſous de la langue, & au devant du Larinx.

Sa compoſition. *Il eſt* principalement compoſé de trois os, dont celuy du milieu, lequel ſurpaſſe les autres en grandeur, eſt ample, large, convexe en dehors, & un peu concave en dedans : & les deux autres luy ſont joints en maniere de cornes.

Il y a auprés de ces os quatre cartilages tres-petits, qui quelquefois deviennent oſſeux. Deux deſquels ſont ſituez à la baſe de l'os du milieu, & reſſemblent en figure & en grandeur à un grain de froment. Les deux autres ſont placez tout auprés des os lateraux ou cornes, & ſont attachez par un ligament nerveux à l'appendice ſtiliforme.

Son uſage. *Son uſage* eſt d'affermir la baſe de la langue ; on remarque neanmoins qu'il eſt mobile par le moyen de huit paires de muſcles, de peur qu'il ne fût toûjours couché ſur l'œſophage, & qu'il n'empêchât la deglutition des alimens ; mais il ſe meut en devant dans la deglutition, afin de rendre plus ouvert l'orifice de l'œsophage.

Les muscles de la premiere paire sont les *Sternothyoidiens*, lesquels par un principe large & charneux prennent leur origine de la partie interieure superieure de l'os sternum, & vont se terminer à la base de l'hyoide sur le devant. Ils le font mouvoir vers le bas & en arriere.

Les muscles de l'os hioïde.

La seconde paire sont les *Coracoyoidiens longs.* Ils naissent du côté superieur de l'omoplate auprés de la production coracoïde, & s'étant retressis en leur milieu en forme de tendons, ils se portent obliquement au dessous du septiéme muscle de la tête vers les côtez de l'os hyoide, où ils s'inserent, & ils le tirent obliquement en bas.

La troisiéme paire sont les *Styloceratoidiens* qui sont grêles, longs, & ronds, & situez sous le menton, prennent leur origine & leur nom de la production styliforme, & s'inserent dans les cornes de l'os hyoides, & ils le tirent obliquement vers le haut.

La quatriéme paire sont les *Geniohyoidiens* qui prennent par un principe ample & charneux leur origine de la partie interieure la plus basse du menton & s'étendent jusqu'au milieu de la base de l'os hyoide, lequel ils attirent droit vers le haut un peu sur le devant.

Les vaisseaux salivaires sont quatre, deux superieurs qui ont leur commencement dans les glandes parotides, & deux inferieurs qui naissent des maxillaires. Ils viennent tous se terminer dans la bouche.

Les vaisseaux salivaires.

Les parotides sont des glandes conglomerées fort grosses, elles sont placées derriere les oreilles, & remplissent tout cet espace qui est entre l'angle

Les glandes parotides.

EXPLICATION DE LA FIGURE XVI.

Qui represente les Glandes maxillaires, & les Conduits ſalivaires.

FIGURE I.

Les Conduits ſalivaires externes dans un Veau.

a a a La Glande conglomerée, ou maxillaire.
b b La Glande conglobée.
c Les Rameaux limphatiques qui ſortent des Glandes conglobées.
d d d d Les Racines du Conduit ſalivaire exterieur.
e e e Le Tronc du Conduit ſalivaire.
f f f Les Rameaux exterieurs de la Vene jugulaire.
g g g Les Nerfs qui s'uniſſent entre la Glande & la Tête, & auſſi dans l'endroit *h*.
i Le Cordon du Nerf qui accompagne le Conduit ſalivaire.

FIGURE II. ET III.

Les Glandes maxillaires avec le Conduit ſalivaire interne.

A La partie poſterieure des Glandes.
a a a Les Racines poſterieures du Conduit ſalivaire.
B La partie anterieure des Glandes.
b b Les Racines anterieures du même Conduit.
C Le Tronc poſterieur du même Conduit, qui monte vers le Tendon du Muſcle Biventer.
D Le Retour du même, & ſon union avec le Conduit anterieur.
E Le Tronc commun du Conduit ſalivaire.
F G Le Muſcle biventer
H Le Progrez dudit Tronc vers les dents anterieures de la Mâchoire inferieure.
I L'ouverture du Conduit ſalivaire ſous la Langue proche les dents inciſoires de ladite Mâchoire.

FIGURE XVI.

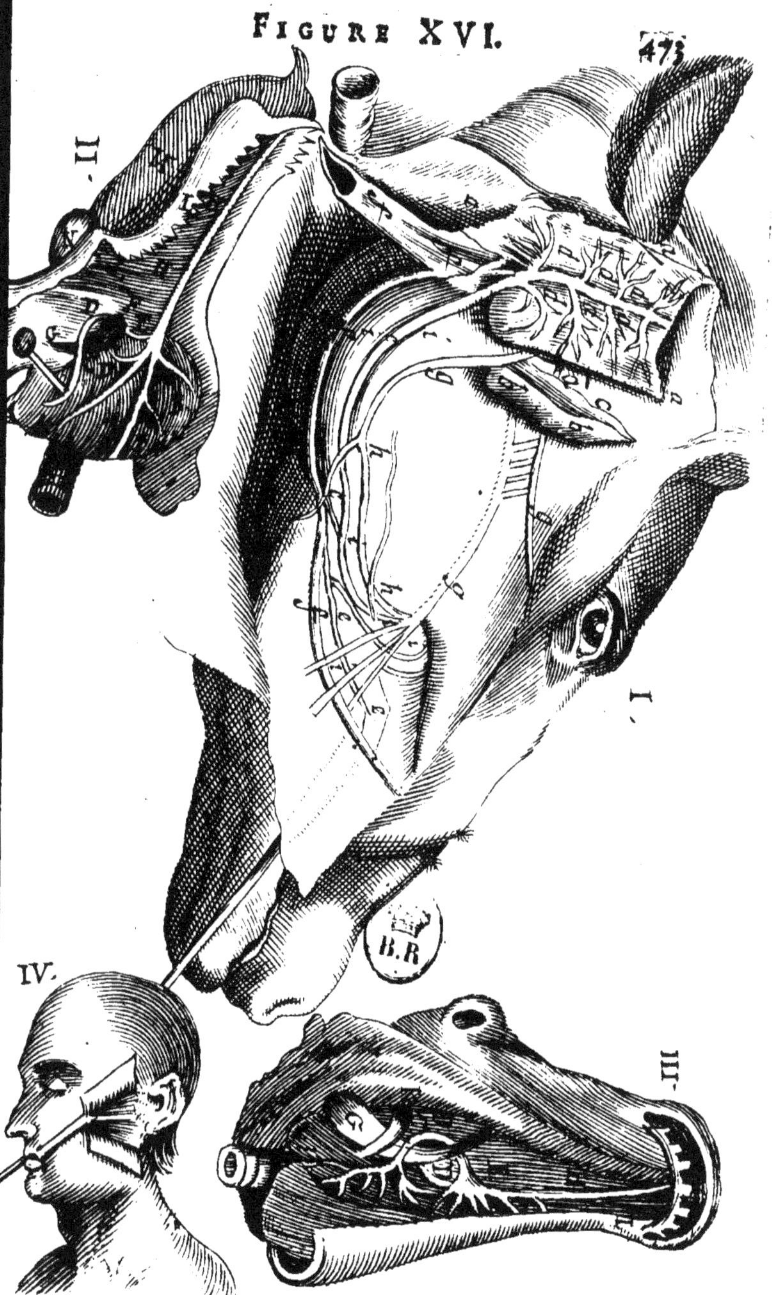

K La ſituation de la Glande ronde maxillaire.

L La ſuite des Rugoſitez ſous le côté de la Langue.

M La Langue pouſſée hors de ſon ſiege, afin de pouvoir voir les vaiſſeaux qui ſortent.

N Les Amigdales.

O Le trou de l'Oreille.

FIGURE IV.

Le Conduit ſalivaire exterieur dans l'homme.

---

poſterieur de la mâchoirie inferieure, & l'Apophiſe maſtoide. Elles ont des arteres qui viennent des carotides, & qui entrent dans leur ſubſtance, & des veines qui en partent pour aller dans les jugulaires; de ce ſang qui paſſe par leur ſubſtance, il s'en ſepare une liqueur appellée la *ſalive*, laquelle eſt receuë par deux vaiſſeaux nommez *ſalivaires*, qui ſont formez de pluſieurs petits rameaux qui ſe reüniſſent enſemble au ſortir de ces glandes, & qui vont le long des joües les percer dans le milieu, pour entrer dans la bouche où ils finiſſent.

Les glandes maxillaires.

Les glandes maxillaires ſont ainſi appellées, parce qu'elles ſont ſituées ſous la mâchoire inferieure, entre le larinx & l'os hioide; ces glandes qui ſont conglomerées ont des arteres, des veines, & des vaiſſeaux ſalivaires, qui ſont formez de pluſieurs rameaux reünis enſemble ſous le digaſtrique; la ſalive ayant été filtrée par ces glandes, eſt receuë par ces vaiſſeaux ſalivaires qui la vont décharger dans la bouche. Ils y entrent ſous la pointe de la langue, aux côtez du frein vers les dents inciſives d'en bas.

Leurs uſages.

L'uſage de ces quatre groſſes glandes, eſt de travailler ſans ceſſe à la ſeparation de la ſalive, & de la verſer par les quatre vaiſſeaux ſalivaires dans la bouche, pour y être le premier dissolvant des alimens.

La situation naturelle de ces glandes est extrémement commode pour leur action. A l'égard des parotides, elles sont dans une cavité presque toute osseuse, outre cela l'angle de la mâchoire inferieure, qui les presse dans le temps de la mastigation, oblige la salive de sortir de ces glandes, & de se décharger dans la bouche. Les maxillaires à la verité ne sont pas pressées par une partie osseuse; mais elles le sont par les muscles digastriques, qui étant les abaisseurs de la mâchoire inferieure, se grossissent toutes les fois qu'elle s'ouvre, & par la tumeur qu'ils font dans leur corps, expriment la salive qui est dans les glandes, & l'obligent de prendre le chemin de la bouche.

Ainsi ces quatre glandes sont placées de maniere que les mouvemens de la mâchoire en font sortir la salive pour aller dans la bouche; ce que nous experimentons nous-mêmes en parlant, & en bâillant, quoique les mouvemens de la mâchoire soient moindres qu'en mâchant; on dit en bâillant: car ces glandes étant comprimées fortement par la grande dilatation de la bouche, la salive en sort quelquefois avec tant d'impetuosité, qu'elle en est jettée bien-loin hors de la bouche.

Il arrive quelquefois que les vaisseaux salivaux étant blessez aux environs de la bouche, il distile peu à peu, & pendant long temps, une grande abondance de cette liqueur salivale, laquelle par son écoulement continuel, fait que la reünion de la playe ne se peut faire que tres-difficilement.

La liqueur salivale ne monte pas par l'œsophage, comme quelques-uns veulent; mais elle est

Le chemin de la liqueur salivale.

versée dans la bouche par les vaisseaux salivaires ; & comme elle y est portée en tres-grande abondance, on demande de quels vaisseaux elle est separée, & portée aux glandes parotides, & à celles de la gorge, pour de là être répanduë dans la bouche par les vaisseaux salivaux. *Diemerbroeck* répond, que les arteres versent dans les glandes, tout ainsi qu'elles font dans les autres parties, le sang arteriel dont elles doivent être nourries ; duquel sang la partie salivale, sereuse, subsaline, & qui est propre pour la nourriture des glandes, est par le mêlange des esprits animaux qui y influent par des petits nerfs, separée du reste des particules, & receuë dans ces glandes, dans lesquelles elle est tant soit peu cuite, & d'une maniere specifique, qui la prepare toûjours davantage, & ce qui reste aprés leur nourriture ayant receu dans ces glandes mêmes tant soit peu d'acidité, s'écoule par les vaisseaux salivaux de la bouche. Il ajoûte, qu'il semble aussi que les arteres s'entrouvrent dans ces glandes-cy, & par des petits orifices, par lesquels elles y versent cette liqueur sereuse. Cette opinion est confirmée par les grandes salivations, soit qu'elles soient spontanées, ou qu'on les ait excitées par art, par lesquelles il s'évacuë une si grande & si énorme abondance de salive, que ni les nerfs ni aucun autre vaisseau, si l'on en excepte les arteres, ne sçauroit la fournir.

Ce que c'est que la salive.

La Salive, selon le même *Diemerbroeck*, est une liqueur legerement fermentative, sereuse & transparente, separée du sang arteriel dans les parotides, dans les differentes glandes de la gorge & de la bouche, & dans les chairs glanduleuses, & qui est répanduë dans la bouche par les vaisseaux salivaux, & autres passages salivaux.

Sa composition.

La Salive n'eſt pas un corps ſimple, mais composé, moins fluide, & plus épais & viſqueux que l'eau: De ſoy elle eſt ſans écume, & ſi elle en a, elle luy vient du mouvement de l'air & de la langue. Elle n'a pas non plus de ſoy dans les perſonnes ſaines de goût, ni d'odeur; mais elle l'acquiert par le mêlange des autres humeurs alterées ou corrompuës, & quelquefois auſſi par la liqueur ſavoureuſe des alimens que l'on prend.

La Maniere ſinguliere de ſa compoſition eſt admirable: car elle ſe mêle facilement à tous les alimens, de quelle nature qu'ils ſoient, ſecs, humides, huileux, aqueux, ſalins, ſulphureux &c. & l'on n'en prend aucun auquel elle ne puiſſe ſe mêler, même hors de nôtre corps, elle peut être mêlée avec l'argent vif, & luy être aſſociée, & quoique d'ailleurs les autres humeurs heterogenes les plus ſimples, comme l'eau, les eſprits, l'huile, le ſel, & autres mêlées enſemble, ſe ſeparent les unes des autres aprés leur mélange; la ſalive neanmoins ſe mêle, & s'unit avec elles, & elle ne fait pas ſeulement par ſon entremiſe qu'elles ſe mêlent enſemble, mais encore qu'elles s'uniſſent; en ſorte qu'elle ſemble être comme un mercure humoral, ou menſtruë interieur univerſel, par lequel toutes les choſes qu'on a priſes par la bouche, ſe joignent d'abord enſemble, & deſcendent avec luy dans le ventricule, afin que leur diſſolution s'y faſſe plus exactement. De tout cela, on peut conclure qu'elle contient en ſoy beaucoup d'eau, peu d'eſprit volatile, & un peu de ſel lixivieux, avec tant ſoit peu d'huile & d'eſprit acide, mêlez, & temperez entr'eux.

Ses uſages.

Ses uſages ſont divers, & tres-conſiderables. 1. Etant dans la bouche, mêlée aux alimens que l'on mâche, elle en facilite la deglutition, qui ſans elle ne ſe fait qu'avec peine, & difficilement, ainſi qu'on le peut voir dans les febricitans, & dans les autres en qui la ſalive manque. 2. Elle tire des alimens les plus ſecs la qualité qu'ils ont de cauſer tel ou tel goût, c'eſt-à-dire, le ſel ſavoureux, qui d'ailleurs ne ſçauroit en être tiré ſans humide. 3. Elle éteint la ſoif en humectant, d'où vient que ceux qui crachent beaucoup ſont peu alterez. 4. Elle adoucit, & rend gliſſant l'interieur de la bouche, la gorge, les organes de la voix, & l'œſophage. 5. Elle excite & facilite la fermentation des alimens dans le ventricule, même elle eſt leur principal ferment, contenant en ſoy tout ce qui eſt neceſſaire pour rendre cette fermentation parfaite, ſçavoir une acidité tres-legere, avec un eſprit volatile & temperé dans beaucoup d'eau. Cette force fermentative paroît de ce que ſi l'on mêle un morceau de pain blanc, mâché, & humecté de beaucoup de ſalive, à de la pâte de farine paîtrie dans de l'eau chaude, elle la fait fermenter.

Ce que c'eſt que la langue.

La Langue ainſi appellée du Verbe Latin *Lingere*, qui ſignifie lécher, eſt une partie organique, laquelle eſt l'inſtrument du goût & de la parole, & qui aide à avaller les alimens & la boiſſon.

Sa ſituation.

Elle eſt ſituée dans la bouche ſous la voûte du palais.

Son nombre.

Elle eſt unique à l'homme, double aux veaux marins, à deux pointes aux lezards, & à trois aux ſerpens.

Sa figure.

Sa figure eſt de maniere qu'elle peut balayer toutes les parties de la bouche : car d'une baſe large elle ſe termine preſque en pointe.

Sa grandeur

Elle eſt d'une *grandeur mediocre*, & proportionnée à celle de la bouche. Quand elle eſt trop courte,

courte, elle ne péut s'allonger, lors qu'elle est trop grosse, elle fait begayer ; & si elle est molle & humide, comme aux enfans, on ne peut pas bien articuler les paroles.

Elle est *divisée* par une *ligne blanche* en deux parties, à droit, & à gauche ; d'où vient que l'une peut être paralytique sans que l'autre le soit. Sa division.

La Langue est composée de Membranes, de chairs, de vaisseaux, de glandes, de ligamens & de muscles. Sa composition.

Elle est revêtuë d'une *double Membrane*, dont l'une qui est exterieure est épaisse, & tres-poreuse, & l'autre qui est l'interieure est plus mince & deliée. Or l'exterieure a dû être tres-poreuse, afin que les particules les plus subtiles des choses qui doivent être goûtées, étant placées sur sa surface, & agitées par le mouvement de la langue, penetrassent d'abord jusqu'aux papilles nerveuses qui sonr au dessous. Sa Tunique.

On voit immediatement au dessous de cette tunique une certaine substance visqueuse, mediocrement épaisse, & percée de plusieurs petits trous tres-visibles, entre lesquels on découvre encore par le microscope une infinité de petits conduits qui s'ouvrent vers le dehors ; elle est blanche du côté qu'elle touche à cette membrane, & noire de l'autre côté, ce qu'on peut observer dans le bœuf. Il y a eu des Auteurs qui se sont imaginé que la sensation du goût se fait dans cette substance, comme la veuë dans la retine. Il y en a eu d'autres qui croyent qu'il s'y ramasse une je ne sçay quelle liqueur salivale, laquelle ils estiment sortir par les pores de l'enveloppe épaisse, & se répandre sur la langue pour l'humecter : mais *Diemerbroeck* pense que cette substance concourt à ce que les humiditez savoureuses soient Substance visqueuse.

mieux receuës, & tant soit peu retenuës, afin que par ce moyen elles s'attachent un peu plus fortement aux papilles nerveuses, qu'elles les alterent plus facilement par leurs pointes & asperitez, & qu'ainsi la perception s'en fasse mieux.

Corps papillaire.

On remarque encore au dessous de cette Membrane & de la substance visqueuse, une tunique qu'on appelle *Corps papillaire*, qui est toute remplie des nerfs de la cinquiéme & de la neuviéme paire. De cette tunique, ou corps papillaire, sortent des papilles nerveuses qui penetrent la substance visqueuse, pour venir se terminer sur la surface de la langue. C'est par le moyen de ces sortes de papilles que la langue s'apperçoit des differentes qualitez des saveurs. Lors qu'on se donne la peine de faire cuire des langues d'animaux, on voit une infinité de ces petites éminences qui sortent de la Membrane de la langue; ce sont comme des petites pointes semblables à celles des peignes des cardeurs.

Sa substance charnuë.

La Langue a une substance particuliere charneuse & molle, & elle est poreuse & insipide, poreuse afin que la saveur qui est portée par quelque humeur passe facilement au nerf gustatif & insipide, afin que n'ayant point de saveur, elle soit en état de bien goûter les choses.

Ses fibres.

Au dessous du tissu nerveux elle est toute fibreuse, de sorte que toutes ces fibres font un muscle qui se meut d'une façon admirable, & l'on peut dire que ce mouvement est tres-propre à faire joüer toutes les papilles nerveuses : car comme elles sont comprimées dans les divers mouvemens de la langue, elles en reçoivent plus facilement les saveurs. Les premieres fibres de ce muscle s'étendent depuis la base jusqu'à la pointe; en se racourcissant, elles retirent la langue dans la bouche. Il y a dans le milieu de la langue des fibres droites, transverses & obliques, qui font par leur entrelassement un tissu semblable à de la natte. Cette tissure est si delicate, si molle, & si flexible, que l'on se persuaderoit volontiers que cette substance musculeuse est differente des autres; mais ce qui la rend ainsi molle, delicate, & si savoureuse, c'est la graisse & les glandes qui se rencontrent à la base, & aux côtez de la langue; ces sources fournissent une liqueur huileuse, qui moüille continuellement les fibres, afin que les mouvemens de la langue soient plus libres. Au reste cette diversité de fibres ne doit pas empêcher que l'on ne mette la langue dans le rang des muscles: car toutes ces differentes situations de fibres ne sont que pour faire tous les mouvemens de la langue. C'est encore ce qui s'observe dans la structure de l'œsophage, dans celle du cœur & du diaphragme qui ont plusieurs sortes de fibres pour servir à leurs mouvemens. Il a donc fallu que la langue qui est l'instrument de la parole, eût plusieurs couches de fibres, dont les directions fussent differentes pour produire toute la varieté de ces mouvemens qui sont necessaires à l'articulation des sons.

La Langue reçoit *deux paires de Nerfs*, dont la plus deliée qui vient de la quatriéme paire, se portant par toute sa substance & par ses extremitez, s'insinuë dans les petites papilles nerveuses, dans lesquelles elle répand les esprits pour faire le sentiment du goût, l'autre paire qui est la plus grosse, & qui vient de la septiéme paire, entre dans les muscles, ausquels elle donne par le moyen des esprits animaux, la faculté de se mouvoir. Ses nerfs.

Elle a *deux Arteres* assez grandes, qu'elle re- Ses arteres.

& ses veines. çoit des carotides, & *deux Veines* qu'elle envoye au rameau interieur des jugulaires exterieures; on les appelle vulgairement *Ranines* ou *Ranules*, qui sont tres-visibles sous la langue, où on les ouvre quelquefois avec succez dans les squinancies, & autres affections de la gorge.

Ses glandes. *L'on trouve* quatre grosses glandes à la langue, deux que l'on nomme *Hypoglotides* situées proche les veines ranulaires, & deux autres appellées *Sublinguales*, placées aux deux côtez de la langue. Elles filtrent toutes quatre une serosité, comme une espece de salive, qu'elles déchargent par de petits canaux dans la bouche vers les gencives.

S'il arrive par quelque hazard, que dans l'homme les pores de la Membrane qui est au dessous de la langue, nommée *Sublinguale*, se resserrent & s'étrecissent trop, ou que sous cette Membrane la liqueur salivale s'épaisisse trop; en sorte qu'elle ne puisse passer par ses pores, & s'écouler dans la bouche; alors il s'engendre au dessous de la langue par l'amas de beaucoup de salive, une tumeur molle que les Medecins appellent *Batrachus* ou *Ranule*, laquelle grossissant toûjours, apporte souvent beaucoup d'incommodité & d'empêchement, soit en parlant, soit en avalant; mais on la guerit facilement en faisant une incision à la Membrane sublinguale.

Ses ligamens. *L'on* voit *deux ligamens* à la langue, un qui l'attache par sa base à l'os hyoide, & l'autre plus large qui s'insere à sa partie moyenne & inferieure; ce dernier est appellé *le Frein de la langue*, lequel, lors qu'il est trop court, empêche tres-souvent le mouvement libre & convenable de la langue, sur tout dans les enfans, qui par cette raison ne peuvent ni teter, ni parler, ce qui fait que les Medecins ſont frequemment contraints d'en ordonner dans le jeune âge l'inciſion, dans laquelle bien qu'elle ſoit facile, il faut neanmoins obſerver de ne pas couper les nerfs qui l'accompagnent, ce qui cauſeroit incontinent convulſion de la langue.

Quoique la langue ſoit toute d'une ſubſtance fibreuſe & muſculeuſe, comme nous avons déja dit, & qu'elle puiſſe par ce moyen ſe tourner de tous côtez dans la bouche, neanmoins elle a huit muſcles, quatre de chaque côté pour ſes grands mouvemens, comme lors qu'elle ſort hors de la bouche, ou qu'elle y rentre. Les muſcles de la langue.

Le premier eſt le *Genioglosse*, qui naît du dedans du menton, & s'inſere à la racine de la langue, afin de la tirer hors de la bouche. Le Genioglosse.

Le ſecond eſt le *Stiloglosse*, qui prend ſon origine de l'apophyſe ſtiloide, & va s'inſerer à la partie laterale & ſuperieure de la langue, afin de la lever en haut. Le Stiloglosse.

Le troiſiéme eſt le *Baſiglosse*, qui prend ſa naiſſance de la partie ſuperieure de la baſe de l'os hyoide, & s'inſere à la racine de la langue, afin de la tirer vers le fond de la bouche. Le Baſiglosse.

Le quatriéme eſt le *Ceratoglosse*, qui prend ſon origine de la partie ſuperieure de la corne de l'os hyoide, & va s'inſerer aux côtés de la langue, afin de la tirer à côté & en arriere. Quand ces quatre muſcles, & les autres quatre autres de l'autre côté, agiſſent ſucceſſivement, ils luy font faire des mouvemens en rond. Le Ceratoglosse.

Les uſages de la langue ſont 1. D'aider à la maſtication, en tournant les morceaux dans la bouche, afin qu'ils ſoient bien mâchez. 2. De ſervir à la deglutition en preſſant l'aliment contre le palais, & l'obligeant par ce moyen d'entrer Les uſages de la langue.

dans l'œſophage. 3. De ſervir conjointement avec les lévres à l'articulation de la voix, parce que ce ſont leurs mouvemens qui forment des paroles de l'air qui ſort des poûmons par la trachée-artere. 4. D'ètre le principal organe du goût.

Le rapport entre l'odorat & le goût.

Il y a un tres-grand rapport entre l'odorat & le goût; on ne goûte rien que le nez n'en ſoit le juge. Si l'odeur qui exhale des alimens eſt agreable, on les croit bons & utiles, & s'ils ont une odeur deſagreable, on les regarde comme nuiſibles: c'eſt pourquoy on peut fort bien dire que l'odorat eſt fait en faveur du goût.

L'utilité du goût.

Le Goût eſt tout-à-fait neceſſaire, non-ſeulement pour le plaiſir qu'on reçoit en mangeant; mais encore pour choiſir ce qui eſt propre à la nourriture. Si l'on étoit privé du goût, on mangeroit indifferemment tout ce que l'on auroit rencontré, on prendroit des poiſons pour alimens; c'eſt pour remedier à ce deſordre que la nature a donné aux animaux le goût, afin qu'ils pûſſent choiſir ce qui ſera propre à les nourrir, & éviter ce qui peut leur être nuiſible.

Ce que c'eſt que le goût.

Le Goût eſt un ſens, par lequel l'organe du goût, par le moyen du mouvement de la langue & des parties qui luy ſont voiſines, perçoit dans l'humide les qualités ſavoureuſes des corps ſavoureux.

Que le goût ne ſe fait point dans un milieu.

Le Goût ne ſe fait point dans un milieu: car la perception du goût ſe fait, lorſque les corps ſavoureux touchent & heurtent immediatement contre l'organe du goût.

Que le goût ſe fait dans les papilles nerveuſes.

C'eſt dans les *Papilles nerveuſes* que ſe fait le goût; en partie, comme dit *Diemerbroeck*, parce que dans les endroits de la langue où ces papilles ſont en plus grande abondance, comme en ſa pointe, ſur ſon plat, & vers les côtés, le goût ſe fait plus promptement, & eſt plus fin & plus exquis : dans ceux où il y en a moins, il s'y fait plus lentement, & plus obſcurement ; & que là où il n'y en a point du tout, comme au deſſous de la langue, entre ſa pointe & le frein, on n'y ſent point du tout les ſaveurs ; mais ſeulement on y diſtingue les objets du tact. *En partie* enfin, parce que même dans les endroits du palais, dans leſquels au deſſous de la Membrane épaiſſe il y a de ces papilles, on y perçoit les ſaveurs par le goût. Tout cela eſt confirmé par l'experience. En effet, ſi l'on met ſur la langue, tantôt en un endroit, tantôt en un autre, tant ſoit peu de ſel ou d'aloës, on connoîtra d'abord qu'en un endroit la perception s'y fait prompte & tres-aiguë, dans un autre plus lente & plus obtuſe, & dans un autre qu'il ne s'en fait point du tout, & cela entant que dans le premier endroit il y a plus de ces papilles nerveuſes, moins dans le ſecond, & point du tout dans le troiſiéme. Or ſelon que ces papilles ſont tellement ou tellement affectées par tels on tels objets ſavoureux differens, il ſe forme de cette difference, preſentée à l'ame, la perception de telle ou telle eſpece de ſaveur.

Pourquoy une ſeule & même ſaveur, comme l'amer & le doux, ſe preſente toûjours de la même maniere à l'ame.

Une ſeule & même ſaveur, comme l'amer ou le doux ſe preſente toûjours de la même maniere à l'ame, parce que le ſel ſavoureux heurte par ſes particules, toûjours compoſées & figurées de la même maniere contre les petits pores & les petites fibres ou fibrilles des papilles, & ainſi il les affecte toûjours de la même maniere, laquelle affection eſt d'abord, par le moyen des nerfs, preſentée à l'ame : or ces particules de ſel repreſentent toûjours la même ſaveur tant que leur proportion avec les petits pores des papilles eſt la même ; mais ſi par le mélange d'une humeur ſulphureuſe, ou de quelqu'autre, la conſtitution de ces particules de ſel eſt changée, alors il ſe fait une autre affection des papilles & des nerfs, laquelle cauſe un changement de ſaveur, & par conſequent une autre perception dans le goût.

Les mouvemens de la langue contribüent beaucoup pour faire pénetrer les ſaveurs dans les ouvertures des papilles ou mamellons de la langue : car lorſque nous voulons goûter quelque choſe avec plaiſir, nous remuons la langue en rond, pour faire enſorte que les alimens la touchent en pluſieurs endroits; c'eſt ce qui fait que l'on goûte mieux ce que l'on mange, parce que le ſuc des alimens n'échappe pas à un mamellon; & comme il les pénetre tous à la fois, l'impreſſion en devient plus forte.

Ce que c'eſt que les ſaveurs.

Les Saveurs ne ſont autre choſe que les diverſes modifications des particules des corps ſavoureux, leſquelles ne conſiſtent que dans leur figure, leur mouvement, leur arrangement & leur groſſeur. Toutes ces differences font la varieté des ſaveurs.

D'où vient que tous les hommes n'ont pas le même goût.

Tous les hommes n'ont pas le même goût des alimens; ce que l'un trouve amer, l'autre le trouve doux; cette bizarerie ne vient que de l'organe, qui n'a pas une ſemblable diſpoſition dans tous les hommes : car les papilles ou mamellons de la langue peuvent être plus gros ou plus petits, & d'un tiſſu plus ou moins délicat; ce qui les rendra capables d'être plus ou moins ébranlés, & de l'être d'une façon ou d'une autre.

Que la ſaveur eſt cauſée par le ſel.

C'eſt le Sel qui rend les corps ſavoureux, puiſque ceux qui n'ont plus de ſel deviennent inſipides, comme on le remarque dans les cendres & dans la chaux. On ſçait encore que ſi les choſes n'ont plus de ſaveur, il eſt facile de leur en donner par le mêlange des sels ; c'est ce que les habiles cuisiniers font tous les jours.

Les Alimens sont plus agreables au goût lors qu'ils sont chauds, que lors qu'ils sont froids, parce que la chaleur agitant les sels, ils en deviennent plus propres à ébranler les mamellons de la langue.

Que les alimés chauds sont plus agreables au goût que les froids.

Il y a des corps qui n'ont gueres de saveur, parce que leurs particules n'ont pas la petitesse qu'il faut pour pénetrer les pores de la langue. Les viandes bouillies & rôties doivent avoir une autre saveur que lors qu'elles sont cruës, parce que la chaleur change quelque chose dans la figure, & la grosseur de leurs particules.

Pourquoy il y a des corps qui n'ont gueres de saveur.

Lorsque les particules d'un corps sont si subtiles & si délicates, qu'elles n'ébranlent que peu ou point du tout l'organe du goût, il doit paroître insipide, aussi experimente-t-on que l'eau n'a presque point de saveur, & que l'air n'en a point du tout.

Pourquoy il y a des corps qui paroissent insipides.

Les Liqueurs grasses n'ont pas tant de saveur que les maigres, parce que les molicules salines sont embarrassées par les particules rameuses de l'huile ; & comme la salive ne peut se mêler avec les graisses, elle ne sçauroit contribuer à les faire pénetrer pour ébranler les nerfs de la langue.

Pourquoy les liqueurs grasses n'õt pas tant de saveur que les maigres.

Quand un corps est si dur qu'il ne s'en détache rien, comme dans les metaux, les verres, & les cailloux, ils seront insipides : car les sels qui sont entrez dans la composition du verre avoient de la saveur avant leur congelation ; & on sçait que la dissolution des metaux par les acides, leur donne une âcreté insupportable.

La Salive pour contribuer à nous faire sentir les saveurs telles qu'elles sont, doit être elle-même insipide : car si elle change, comme dans les

Que la salive pour faire sentir

les ſaveurs doit être inſipide.

maladies, & qu'elle ſe mêle avec quelque humeur étrangere, telle qu'eſt la bile, on trouve tout amer.

Pourquoy deux liqueurs ſavoureuſes mêlées enſemble font une troiſiéme inſipide, ou de toute autre ſaveur

Deux Liqueurs ſavoureuſes mêlées enſemble en font une troiſiéme inſipide, ou de toute autre ſaveur, parce qu'elles changent dans cette mixtion la figure & la tiſſure de leurs particules ſalines, qui étant devenuës trop grandes ou trop obtuſes, ne font aucune impreſſion ſur la langue, ou faiſant une nouvelle impreſſion, elles ont une ſaveur nouvelle. Ainſi l'eſprit de vitriol & l'huile de tartre par défaillance étant joints enſemble, font le tartre vitriolé, dont la ſaveur eſt peu ſalée, & preſque inſipide. Le vinaigre touché par le minium, fait avec celuy-cy une tiſſure qui produit une ſaveur douce, qu'on appelle *Sucre de Saturne.* L'eſprit acide de ſel, mêlé avec quelque ſel volatile urineux, compoſe le ſel armoniac d'une ſaveur ſalée.

L'inſipidité.

Mais, dira quelqu'un : ſi la ſaveur eſt excitée par le ſel ; d'où vient l'inſipidité de certaines choſes, laquelle auſſi eſt perçûë par les organes du goût? On répond, que l'inſipidité n'eſt pas quelque choſe de réel qui excite le goût ; mais ſeulement une privation du ſel, & par conſequent de la ſaveur ; & on dit vulgairement qu'on la perçoit par le goût, en la même maniere que l'on dit, qu'on entend un grand ſilence, lors qu'il n'y a point d'air agité qui heurte contre le timpan, ou que l'on voit les tenebres, lors qu'aucune lumiere n'éblouït les yeux par ſon éclat.

Que le goût ſe fait dans l'humide.

La Saveur eſt communiquée aux papilles nerveuſes par l'entremiſe d'un humide : car il n'eſt aucun corps ſec, qui, s'il ne dépoſe en quelque humide ſes aſperités ſavoureuſes & ſalines, puiſſe produire aucune ſaveur. Or cet humide eſt ou les corps mêmes ſavoureux liquides, comme le vin, le miel, ou le ſuc des herbes & des fruits &c. ou l'eau, la ptiſane, le boüillon, la ſalive ou toute autre liqueur, dans laquelle les choſes ſeches, broyées, diſſoutes, cuites, macerées &c. diſſoudent, & dépoſent leur ſel ſavoureux, lequel alors par le moyen de cet humide, agit ſur les papilles de la langue, & eſt ainſi perçû par le goût, quoique d'ailleurs, en ſon état de ſiccité, il ne fût pas perceptible.

La maniere dont ſe font les ſaveurs.

Quand les corps ſavoureux ſont introduits dans la bouche, & qu'ils y ſont remués & agités ſur la langue, alors leurs aſperités ſalines & ſavoureuſes étant reçûës & imprimées dans l'humide, heurtent au travers des pores de la langue contre les papilles nerveuſes, & ſelon que ces particules ſalines ſont tellement, ou tellement figurées, elles alterent auſſi les papilles d'une telle ou telle maniere ſpecifique; & c'eſt ainſi que s'engendre l'eſpece de ſaveur, dont l'idée étant portée à l'organe du ſens commun par les fibrilles des nerfs de la quatriéme paire qui s'inſerent dans la langue, eſt preſentée à l'ame: car ſi les particules de ſel ſont longues, dures & piquantes, ou tranchantes, & qu'en cet état elles tombent dans les pores ronds de la langue, alors n'y entrant qu'avec difficulté, à cauſe de la diſproportion de configuration qu'il y a entre les pores & le ſel, elles y cauſent un picotement fâcheux, comme il arrive dans les corps acides, amers, & âcres. Que ſi les particules du ſel ſont molles, flexibles, ou rondes, alors elles entrent facilement, doucement, & avec quelque plaiſir dans les pores de la langue, & des papilles, & en chatoüillant doucement la langue, elles excitent une ſaveur agreable & douce, ainſi qu'il arrive dans le ſucre, dans le miel, & autres ſemblables. Il ſera facile à un chacun d'appliquer ce même raiſonnement à toutes les autres ſaveurs.

Afin que la perception des ſaveurs ſe faſſe mieux, il eſt neceſſaire que dans la bouche il y ait de l'agitation, c'eſt-à-dire, du mouvement, & que ce mouvement ſoit moindre dans les corps liquides, & plus grand, & plus long dans les ſecs : car dans les liquides le ſel ſavoureux qui y eſt en diſſolution, heurte d'abord par les pores de la Membrane qui couvre la langue, contre les papilles nerveuſes, & les altere tres-promptement : mais dans les ſecs, d'autant que ces particules ſalines y ſont engagées dans une ſubſtance plus compacte, il faut neceſſairement qu'elles ſoient diſſoutes par une longue agitation, & imprimées ou mêlées dans la ſalive, afin qu'elles puiſſent être apperçûës. Ajoûtés que par cette agitation les pores de la Membrane de la langue & des papilles s'ouvrent, & ſe dilatent mieux, & ainſi ces particules ſalines, qui ſont déja diſſoutes dans la liqueur, y ſont pouſſées en quelque maniere avec force : car s'il n'y a point d'agitation, á peine dans les ſecs ſe fait-il aucune perception de la ſaveur, & dans les liquides elle ne ſe fait qu'obſcurement. En effet, ſi l'on met ſur la langue du ſel, du ſucre, ou de l'aloës, & que l'on tienne la langue en repos, & entierement immobile, on ne ſent qu'obtuſement la ſaveur ; mais du moment qu'on agite la langue, on perçoit une ſaveur aiguë & parfaite, & l'ame juge de ſon eſpece, laquelle procede des diverſes figure du ſel.

Ce n'eſt pas toûjours de la ſeule differente configuration du ſel que s'engendrent les diverſes eſpeces de ſaveur, puiſque ſouvent la differente constitution de l'organe même y fait beaucoup : car les pores ne sont pas dans tous les sujets figurés de la même maniere, & ceux qui dans quelques-uns sont ronds, dans d'autres peut-être sont oblongs, ou quarrés ; en sorte qu'ils ne peuvent recevoir que difficilement, & qu'avec une espece d'inquietude les particules de sel rondes & douces ; mais au contraire ils admettront facilement, & sans chagrin les longues ou pointuës ; de là vient que les saveurs douces ne sont pas agreables, & même ne paroissent pas douces à tous, ni pareillement les ameres également ameres, & désagreables à tous.

L'Imagination contribuë aussi beaucoup à l'égard du plaisir & agreément, ou du désagréement & horreur qu'on a pour les saveurs, & par consequent du jugement qu'on en forme ; entant que ceux-là s'imaginent, & jugent percevoir plus de plaisir, de certaine saveur qui flatte ou chatoüille plus doucement l'organe du goût, & l'autre plus de désagréement de celle qui le picote plus rudement. Ainsi on voit que plusieurs goûtent avec plaisir le vin d'absinthe, le vinaigre, les harangs salés, & les autres choses ameres, & âcres, quoy qu'elles leur causent quelque inquietude dans l'organe du goût, & qu'ils abhorrent les choses douces, qui le flatent doucement ; non pas qu'ils perçoivent les saveurs telles qu'elles sont, c'est à dire, douces, ameres &c. mais c'est qu'étant prevenuës par l'idée qu'ils en ont conçû, cette legere inquietude que les choses âcres leur causent, les delecte davantage que l'agreément des choses douces.

CHAPITRE XIX.

Des Maladies de la Bouche, & de ses parties.

Les maladies de la bouche.

L*Es Maladies* de la bouche se divisent en celles qui arrivent proprement à la bouche, comme la trop grande ouverture, la clôture, le scyrrhe, la contorsion, la puanteur. En celles qui arrivent à la langue, comme la grosseur, la tumeur appellée Grenoüillete, le racourcissement par le filet, les crevasses, les pustules, les verruës, les vers, & la diminution l'abolition, & dépravation du goût; En celles qui surviennent aux lévres, comme les enflûres ou tumeurs, le tremblement, le renversement, les convulsions, le ris canin, le ris sardonien, les fentes, le bec de liévre, & les ulceres. En celles qui arrivent aux dents, comme la douleur, la carie, la noirceur. En celles qui surviennent aux gencives, comme les excroissances, les parulies, l'érrosion, les ulceres, les fistules, & l'hemoragie. En celles qui arrivent aux mâchoires, comme la difficulté à les remuer, la luxation, & les fistules. En celles qui surviennent à la lüette, & aux amigdales, comme le relâchement, l'inflammation, & les ulceres; & en celles qui arrivent aux vaisseaux salivaires, comme les playes, les ulceres, les tumeurs & les fistules.

L'ouverture de la bouche.

La Bouche demeure quelquefois ouverte sans pouvoir se fermer, ce qui arrive par les tumeurs de la jointure de la mâchoire inferieure qui en empêchent le mouvement, par la relaxation des ligamens qui attachent la mâchoire inferieure, par les narines boûchées, ou par une playe qui coupe les nerfs qui se distribuent dans les muscles de la mâchoire.

L'Ouverture de la bouche qui ne vient que de la mauvaise coûtume que l'on a prise de la tenir ouverte est sans danger ; mais si elle demeure ouverte, ou par une convulsion, ou à cause de la luxation de la mâchoire, c'est un mal tres-fâcheux qui n'est point à negliger.

La clôture de la bouche.

Les Lévres de l'enfant peuvent s'unir dans le ventre de la mere, parce qu'en se pressant mutuellement, elles se colent ensemble, sur tout lors qu'elles prennent trop d'accroissement ; la bouche peut quelquefois se fermer, ou par un cancer des lévres, ou par des excroissances de chairs, ou parce qu'un ulcere aura été mal pancé, ou parce que la liqueur nourriciere qui s'extravase des tuyaux rompus, sert de colle pour unir les lévres ensemble: Au reste la mâchoire inferieure ne sçauroit quelquefois s'ouvrir, parce qu'il se fait un anchylose dans la jointure qui en empêche le mouvement, laquelle anchylose est d'autant plus mauvaise, qu'elle empêche de manger.

La Clôture de la bouche qui vient de naissance est difficile à guerir, & celle qui arrive aprés un ulcere, donne encore beaucoup plus de peine.

Le Scyrrhe.

Le Scyrrhe de la bouche vient comme celuy des autres parties par une humeur acide & visqueuse ; mais il est beaucoup plus dangereux, parce qu'il se termine le plus souvent dans un ulcere corrosif & rongeant, particulierement quand il n'a pas été traité comme il faut.

La contorsion de la bouche.

La Contorsion de la bouche vient de l'inégale distribution des esprits animaux dans les muscles de la mâchoire & des lévres, quelques-uns de ces muscles recevant plus d'esprits que les autres qui leur ſont opposés, demeurent bandés, c'eſt ce qui fait que la bouche tourne du côté où s'eſt fait la contraction.

Cette incommodité n'eſt pas ſans danger, principalement lors qu'elle eſt une ſuite de quelque maladie fâcheuſe de la tête.

La puanteur de la bouche.

La Puanteur de la bouche vient pour l'ordinaire de l'eſtomac, comme d'un chyle fermenté & corrompu, ou des vers, on des matieres puantes & corrompuës, amaſſées dans le ventricule & dans les inteſtins. Il s'en éleve à la bouche des vapeurs âcres mêlées avec des ſoufres groſſiers; tout cela enſemble ſortant avec l'air de la reſpiration, vient frapper le nez d'une odeur inſupportable, c'eſt ce qui arrive auſſi dans la paſſion iliaque, à cauſe des excremens retenus.

La Puanteur de la bouche peut encore venir par le reſte des alimens qui ſe corrompent entre les dents, ou parce qu'on a quelque dent gâtée ou cariée, ou parce qu'il y a des ulceres aux gencives, ou aux amigdales, ou bien enfin cette odeur vient d'un ozœne, ou ulcere des narines.

La Groſſeur exceſſive de la langue vient ordinairement d'une inflammation, & alors la langue eſt ronde & rouge, on ſent de la douleur en parlant; mais elle eſt encore plus grande quand on mange.

La groſſeur exceſſive de la langue.

La Cauſe de cette tumeur eſt l'obſtruction des fibres de la langue qui fait que le ſuc nourricier ſe coagule dans ſes petits vaiſſeaux. Elle peut encore venir par une humeur acide & maligne, comme on le remarque ſouvent aux verolez.

Cette incommodité, de quelque cauſe qu'elle arrive, ne doit point être negligée, puis qu'elle empêche la parole & la maſtication, & qu'elle met le malade en danger d'être ſuffoqué.

Le

Le Batrachos ou *Grenoüillette*, ainsi nommée à cause de sa figure qui ressemble à une grenoüille, est une petite tumeur, causée par une limphe épaisse qui s'est arrêtée en passant avec le sang dans les petits vaisseaux qui sont sous la langue. Cette limphe devient semblable à du blanc d'œuf, laquelle matiere se petrefiant quelquefois, il se forme de petites pierres que l'on trouve sous la langue, sur tout lorsque les particules les plus subtiles de cette limphe s'étant évaporées par l'insensible transpiration, il ne reste que des particules terrestres, qui ont des figures propres à s'embarrasser ensemble pour faire un corps dur; & comme toutes ces particules demeurent fort long-temps en repos, elles ont le temps de se petrefier.

Le Batrachos.

Le Racourcissement de la langue vient ou dés la premiere conformation, par le filet qui s'étend jusqu'à sa pointe, ou aprés la naissance, comme par une playe, ou par un ulcere, qui raccourcira la langue, à cause de la cicatrice.

Le racourcissement de la langue.

Les Crevasses de la langue peuvent être causées par des sucs âcres du sang, lesquels trouvant les fibres de la langue trop dessechées, les désunissent facilement les unes des autres, en les déchirant avec leurs pointes, ce qui peut arriver, ou par l'ardeur d'une fiévre, ou par une inflammation.

Les crevasses de la langue.

Les Pustules de la langue n'ont point d'autre cause que l'âcreté de la limphe, qui relâche les fibres membraneuses de cette partie, ce qui fait que ces petites éminences qui sont sur la langue, grossissent extraordinairement. Les pustules du bout de la langue sont plus sensibles & plus douloureuses qu'aux autres parties de la langue, parce que le tissu de la Membrane de la langue est

Les pustules de la langue.

plus ſerré dans cet endroit, & qu'avec cela la langue frotte à tous momens contre les dents.

Les verruës

Les Verruës viennent du déchirement des petits mamellons de la langue. Le ſuc nourricier en s'extravaſant les dilate, & les groſſit, en les faiſant ſortir par les ouvertures de la Membrane reticulaire de la langue.

Les vers.

On peut croire que les *Vers* qui ſe trouvent quelquefois ſous la langue, viennent des alimens qui contiennent preſque tous de petits œufs d'inſectes, comme on l'a remarqué avec les grands microſcopes d'Hollande. Ces ſemences circulent avec le ſang dans toutes les parties; ainſi, lors qu'elles trouvent en quelque endroit de nôtre corps des fermens propres à les faire éclorre, il en ſort des vers que l'on a coûtume d'attribuer à la pourriture.

La diminution ou dépravation du goût.

Le Goût qui eſt l'action propre de la langue, eſt bleſſé par diminution quand on ne goûte rien, ou par dépravation quand il ſemble que les choſes ont une autre ſaveur qu'elles n'ont effectivement.

Le Goût eſt diminué & aboli, ſelon *Ettmuller*, 1. Par le vice des eſprits animaux qui doivent être portés à la langue, & qui y manquent, ou par le défaut de conformation des nerfs, dont *Columbus* rapporte un exemple dans ſon Anatomie, touchant un homme qui mangeoit du verre, des charbons, & toutes ſortes de choſes ſans aucun goût. On trouva en le diſſequant les nerfs qui doivent être diſtribués à la langue, reflechis le long de l'épine du dos: Outre cela le goût eſt bleſſé dans la paralyſie de la langue: le goût alors qui eſt le ſens du toucher de la langue eſt aboli avec le mouvement; & comme on ne peut articuler les ſons dans ce cas, on nomme cette maladie, la perte de la parole.

Le Goût est perdu, quand la langue & ses fibres nerveuses, sur tout les extremités papillaires ou mammelons, sont inondées par une tróp grande quantité de limphe vitiée, & tellement relâchées, qu'elles en sont émoussées, & ne peuvent être ébranlées par les objets, ni appercevoir leurs impressions, de la même maniere que nous avons dit dans l'odorat.

La Dêpravation du goût est, lorsque les objets semblent avoir une saveur étrangere, ce qui vient du vice de la salive, qui se mêle dans la mastication avec les choses qu'on mâche, & frappant en même temps l'organe, fait l'impression d'une saveur vitiée & dépravée, qu'on attribuë aux choses mâchées. Par cette raison tout est trouvé amer dans la jaunisse, aigre dans le scorbut & le mal hypochondriaque, & plus ou moins salé dans les catarrhes. Quelquefois il semble que les objets ayent une saveur puante & de cendre, ce qui arrive quand un ou plusieurs des petits visceres sont attaqués d'un ulcere, ou d'un apostume. La salive alors empreignée du pus represente cette saveur puante & de cendre, comme il paroît dans la phtisie, & autres maladies semblables.

Les Signes sont évidens par le rapport du malade. Les causes se connoissent même sans beaucoup de peine. Les autres vices des fonctions animales ne laissant point douter de la paralysie, le catarrhe, l'enrouëment, & les affections semblables sont faciles à voir. La cause de la privation du goût par la salive est connuë par la maladie conjointe comme le scorbut, la jaunisse & la puanteur de la bouche qui infecte la salive. Au reste les vices du goût ne sont d'aucun danger.

Quand une personne a beaucoup mangé, dit

M. Duncan, elle ne trouve goût à rien, parce que les sels des derniers alimens, dont les pores de la langue sont encore pleins, empêchent ceux des nouveaux alimens qu'on voudroit goûter, d'entrer dans la langue, & de parvenir jusqu'au nerf qui en doit être ébranlé pour causer le sentiment de saveur.

Ce Dégoût peut arriver aussi sans avoir rien mangé, & arrive effectivement aux malades qui ne peuvent rien goûter, quoy qu'ils ayent longtemps jeûné, parce que leur langue est empreinte de mauvaises humeurs qui en boûchent les pores; & parce que les vapeurs qui montent de l'estomac, étant reflechies par le palais, s'épaississent fort, & tombant ensuite sur la langue, y forment une croûte qui empêche les sels des alimens de penetrer jusqu'à son nerf.

Quelquefois les malades sentent bien une saveur; mais non pas celle des alimens qu'ils mâchent; ainsi ceux qui ont la fiévre tierce, trouvent tout amer, parce qu'ils ont la langue toute imbibée de bile, qui a été portée par les arteres, ou par la reflexion des vapeurs bilieuses qui se fait au palais. Le sel des alimens qu'ils mangent ne fait qu'ébranler ceux de cette humeur qui sont fichés dans les pores de la langue, & qui impriment à ces esprits un certain mouvement, à l'occasion duquel nôtre ame a le sentiment d'amer.

La grosseur ou gonflement des lévres.

La Grosseur ou gonflement des lévres vient naturellement, ou par l'acidité du suc nourricier qui fait des obstructions dans le tissu qui les compose. Lors qu'elle est naturelle, ainsi qu'on le voit à certaines familles, il n'y a rien à faire, il faut que les lévres restent dans cet état: mais si cette tumeur vient de l'obstruction causée par la limphe épaissie par l'acide du sang, on pourra tenter la guérison, quoy qu'il soit assés difficile de corriger ce défaut.

Le tremblement des lévres.

Le Tremblement de la lévre inferieure est souvent causé par le défaut des esprits animaux, qui ne coulent pas également dans les muscles des lévres, ce qui fait que les uns ont plus de force que les autres pour se contracter. Ce tremblement arrive encore souvent d'une limphe âcre qui irrite le pharinx, parce que la Membrane qui revêt les lévres, n'est qu'une continuité de celle de l'œsophage.

Le Tremblement convulsif des lévres est dangereux, lors qu'il arrive dans les fiévres malignes, parce que c'est une marque que le sang est rempli d'acides qui irritent le genre nerveux.

Si dans le tremblement des lévres les forces ne sont point abbatuës, & qu'il n'y ait point de déréglement dans les fonctions animales, il y a quelque esperance de guérison, principalement si la maladie est recente, & que l'on soit jeune & d'une bonne disposition.

Le renversement des lévres.

Les Lévres se renversent, parce que les muscles sont irrités par des matieres âcres, de sorte que les esprits coulent irregulierement dans ces muscles à diverses reprises, tantôt plus vîte, & tantôt plus doucement, ce qui cause aux lévres de fortes contractions qui les font renverser.

La convulsion canine.

La Convulsion canine est une paralysie des muscles des lévres & de la mâchoire, dans laquelle la bouche tourne de côté, & les lévres avancent un peu, comme celle des chiens de chasse. On l'appelle ordinairement *Ris Sardonien*, parce que la plante *Sardoa* cause aux lévres une semblable convulsion quand on en mange.

Le ris canin.

Le Ris Canin vient de l'inégale distribution des esprits animaux dans les muscles de la face, ce qui eſt cauſé, ou par des matieres âcres qui irritent les muſcles, ou par une playe en travers dans les muſcles de la mâchoire, & de la bouche.

Le Ris Canin, & le renverſement des lévres ſont ſans danger, pourvû qu'ils n'arrivent pas dans une phreneſie, dans une fiévre ardente & maligne, ou bien dans quelque grande playe de nerf, parce que dans toutes ces rencontres ces mouvemens convulſifs ſont pour l'ordinaire des ſignes d'une mort prochaine.

Le ris ſardonien.

Le Ris Sardonien qui arrive pour avoir mangé du Sardoa, eſt cauſé par des particules âcres dont cette plante eſt toute remplie. Cette ſéve âcre excite un mouvement irregulier dans les eſprits animaux, & met en convulſion tout le genre nerveux; mais cette irritation commence d'abord par les nerfs qui ſe diſtribuent dans les muſcles des lévres, & de la mâchoire.

Ce Ris eſt dangereux, & preſque toûjours difficile à guerir, parce que les particules âcres du venin pénétrent & s'attachent ſi étroitement dans les fibres des lévres, qu'il eſt difficile de les en chaſſer par les meilleurs remedes.

Le Ris Sardonien qui arrive aprés une contuſion ou une playe du diaphragme, eſt preſque toûjours ſuivi de la phreneſie, & ſouvent de la mort.

La fiſſure des lévres.

La Fiſſure des lévres vient toûjours de leur trop grande diſſication, & de la tenſion de leurs fibres. Elle arrive aprés la fiévre, parce que l'acide a coagulé le ſuc nourricier; enſuite les ſoufres ſalins s'exhalent, & ulcerent les lévres, ce qui cauſe une chaleur ardente. Enfin elle eſt cauſée par des particules âcres & ſalines, ce qui fait qu'en hyver il arrive des jarciſſures aux lévres, parce qu'il y a beaucoup plus d'acide dans l'air l'hyver que dans une autre ſaiſon.

Les fentes des lévres.

Les Fentes des lévres dans les fiévres intermittentes & continuës en marquent la guériſon, & font connoître que le ſang s'eſt déchargé de ces corpuſcules âcres qui entretenoient la fermentation des humeurs. Celles qui arrivent ſans aucune cauſe manifeſte, dénotent qu'il y a beaucoup d'acide âcre dans le ſang, comme il arrive dans la verole, & dans le ſcorbut.

Le bec de liévre.

Le Bec de liévre eſt, lorſque la lévre ſuperieure eſt fenduë, il eſt ainſi appellé, parce que les liévres ont la lévre d'en haut fenduë. Cette indiſpoſition vient quelquefois de naiſſance. Quelquefois les deux os maxillaires ſont ouverts vis-à-vis le bec de liévre, & d'autres fois c'eſt la lévre inferieure qui ſe trouve fenduë.

Le Bec de liévre, outre la difformité qu'il cauſe, empêche encore les enfans de teter. Si les lévres ſont adherentes à la mâchoire, le bec de liévre ſera plus difficile à rétablir, que ſi les lévres ſont libres & déchirées : cependant on y pourra faire l'operation, en les détachant adroitement des gencives.

Les ulceres des lévres.

Les Ulceres des lévres ne ſont point differens des autres ulceres, ſi ce n'eſt qu'ils deviennent quelquefois chancreux, & qu'ils ſont ordinaires aux ſcorbutiques, & aux verolés.

Les Ulceres chancreux ſont tres-difficiles à guerir, c'eſt une gangrene qui empiete ſur les parties voiſines, & qui ronge tout ce qu'elle trouve. On voit des perſonnes à qui ces ulceres ont rongé la bouche, la langue, & le nez. Ces ulceres chancreux deviennent quelquefois auſſi durs qu'une pierre ; c'eſt principalement à ces eſpeces de cancers ausquels il faut donner le nom de *Noli me tangere*.

L'Odontalgie, ou douleur des dents.

L'Odontalgie, ou mal de dents, est la plus cruelle, & la plus frequente des douleurs. Elle est quelquefois accompagnée d'une grande douleur de tête, d'une perte d'appetit, de veilles, de convulsions &c. Plus la serosité qui fait la douleur de dents est âcre, plus la douleur est grande.

La cause prochaine est un acide vitié provenant de la mauvaise nourriture des dents, ou de la corruption de leur aliment prochain. La limphe acide exprimée des glandes voisines peut y avoir part; mais cela arrive rarement. La corruption de l'aliment prochain dégenere quelquefois en un acide si corrosif, qu'il s'engendre de petits vers dans les alveoles des dents, ce qui n'augmente pas peu la douleur. La substance osseuse des dents est souvent même corrodée par cet acide corrosif, en sorte que les dents se creusent, & tombent par morceaux. Les dents ne sont point susceptibles de douleur; mais bien la Membrane qui les revêt immediatement dépendante de l'expansion du nerf, dont les fibres s'insinuent par de petits pores & de petits conduits par tout dans la substance de la dent, où elles excitent cette douleur cruelle qui se communique aux parties voisines, & aux fibres des nerfs, qui font des crispations & des contractions legeres à cause de la continuité. La douleur s'étend jusqu'où la crispation douloureuse des fibres se continuë; & comme la contraction des petites fibres retressit les pores par où le sang & les autres humeurs circulent, il arrive que le sang ou la limphe s'arrêtent, & enfin l'inflammation de la mâchoire, ou une tumeur ſereuſe & œdemateuſe ſurviennent à la douleur des dents.

Les cauſes éloignées qui bleſſent particulierement la nutrition des dents, ſont les ſucreries, & les douceurs, les choſes trop chaudes ou trop froides, & ſur tout les acides qui offenſent l'eſprit implanté des dents, & corrompent ſa tiſſure materielle. Les cauſes éloignées qui communiquent à la dent un aliment vitié, infecté d'un acide étranger ſous le vehicule du ſerum, ſont la cacochimie du ſang & des humeurs, la cacochymie venerienne, & la ſcorbutique : car dans le ſcorbut & dans la verole il ſurvient tres-ſouvent des douleurs de dents tres-atroces. C'eſt que l'acide morbifique s'inſinuë facilement dans les dents déja vitiées, les corrode, & y excite de la douleur. Lors qu'une dent commence à faire mal, l'acide contre nature ſurvient à cette occaſion, & communique la douleur au voiſinage.

La Douleur des dents eſt ſans danger; mais quand elle eſt longue & rebelle, elle cauſe des convulſions, des inſomnies opiniâtres, & d'autres ſimptomes fâcheux. On doit par conſequent arrêter cette douleur de bonne heure.

La Carie des dents.

La Carie des dents eſt cauſée comme la carie des autres os, par l'âcreté du ſuc nourricier; mais les dents ſe carient quelquefois, parce que la ſalive devient âcre, & parce que les reſtes des alimens qui s'attachent dans les dents, acquierent toûjours quelque acrimonie en ſe corrompant, d'où l'on a quelquefois vû de petits vers dans les dents cariées.

La Carie des dents eſt toûjours accompagnée d'une grande douleur. On voit quelquefois les dents percées d'un petit trou à l'exterieur. Ce trou ſe creuſe dans la dent par une ouverture aſſés large. On pourroit appeller cette indiſpoſition une fiſtule de la dent.

Les Dents cariées rendent toûjours la bouche puante, ce qui vient de la corruption du ſuc nourricier de la dent, & de quelques petites portions des alimens qui ſéjournant dans le creux de la dent cariée, acquierent une fermentation, d'où il s'exhale des particules ſulphureuſes qui entraînent des ſels âcres & piquants, & ce ſont ces vapeurs qui rendent l'haleine puante, & qui frappent trop rudement l'organe de l'odorat. On ne peut guérir la fiſtule, & la carie de la dent, qu'en empêchant le reſte de ſe corrompre.

La noirceur des dents.

La Noirceur des dents eſt cauſée par l'acide âcre & corroſif du ſuc nourricier, qui corrompt leur ſuperficie, & la rend toute poreuſe, ou bien elle vient pour avoir mangé des ſucreries, ou pour avoir fumé long-temps du tabac.

Les Confitures noirciſſent à la fin les dents, parce que le ſucre contient un ſel âcre qui s'attache à la ſuperficie des dents, & qui en dérange le tiſſu, ce qui leur fait perdre cette belle couleur blanche, qui conſiſte en ce que la ſurface des dents a pluſieurs petites éminences capables de reflêchir la lumiere de tous côtés.

La Noirceur des dents, outre qu'elle les gâte en les rendant ſales & vilaines, occaſionne encore aſſés ſouvent la carie, en les faiſant tomber par morceaux. Ce tartre qui s'attache ſur les dents, eſt quelquefois auſſi la cauſe de leur chute, parce que cette croute petrifie.

Les Dents ſont agacées, lors qu'aprés avoir mangé ou vomi des choſes acides, elles font une eſpece de douleur qui empêche la maſtication.

Le Froid ou engourdiſſement des dents, c'eſt lors qu'elles ont été conſiderablement alterées par le froid : car luy & l'acide ſont grands ennemis des dents, & l'impreſſion forte qu'ils font aux dents, irritent ces dernieres qui reſſentent une eſpece de douleur par l'action des autres objets, ce qui n'incommode pas peu la maſtication.

Les Excroiſſances des gencives ſont molles, & fort ſpongieuſes, & elles font de la douleur quand on mange, à cauſe du frottement. Elles viennent pour l'ordinaire du relâchement de leurs fibres ; de ſorte que les petits tuyaux qui compoſent la chair des gencives, devenant plus grands, & plus tumefiés, le ſuc nourricier & la limphe s'y portent en abondance, ce qui fait que ces petites fibres delicates ſe gonflent, & pour peu qu'on les comprime elles ſe rompent d'abord, en laiſſant écouler le ſang âcre qu'elles contiennent. Ces excroiſſances ne doivent pas être negligées : car ſouvent elles deviennent ſcyrrheuſes, & aſſés chancreuſes pour ronger enſuite les mâchoires. Les excroiſſances des gencives.

La Parulie eſt une tumeur & inflammation des gencives, accompagnée de tenſion, de chaleur, & de rougeur. Elle n'a point d'autre cauſe que l'obſtruction des vaiſſeaux capillaires qui compoſent les gencives ; de maniere que les liqueurs ne pouvant circuler librement, elles croupiſſent dans ces vaiſſeaux, & par leur fermentation les gencives s'enflent, & deviennent rouges & enflammées. La parulie.

Les Ulceres & les fiſtules des gencives ſont toûjours cauſés par l'âcreté de la limphe, & ſont pour l'ordinaire des marques d'une diſpoſition Les ulceres, & les fiſtules des gencives.

au ſcorbut. Elles ſe gangrenent fort ſouvent, & ſont quelquefois accompagnés d'accidens fâcheux, comme d'une grande douleur, ou de veilles, de délires &c.

L'hemorragie des gencives.

L'Hemorragie des gencives eſt tantôt critique, & tantôt periodique. Les cauſes ſont communes avec toutes les hemorragies, & les cauſes particulieres ſont 1. La laxité ſcorbutique des gencives, jointe à l'éroſion des vaiſſeaux capillaires, cauſée par la ſalive trop corroſive. 2. L'habitude de la nature accoûtumée à ſe décharger par ces voyes en certains temps reglés. 3. Les dents mal arrachées, & cette derniere eſt la plus frequente.

L'Hemorragie qui vient du ſcorbut eſt la plus mauvaiſe; celle qui eſt naturelle doit être conſiderée comme ſalutaire; & celle qui ſurvient à l'arrachement d'une dent ne doit pas être negligée : car *Schenckius* en fait mention d'une qui emporta enfin le malade.

La difficulté à remuer la mâchoire inferieure.

La difficulté à remuer la mâchoire inferieure, eſt quelquefois ſi grande, qu'à peine peut-on l'ouvrir. S'il y ſurvient une groſſe tumeur douloureuſe proche de l'articulation, c'eſt un méchant ſigne. Si l'inflammation eſt conſiderable, il en faut craindre la gangrene. Enfin ſi cette difficulté de remuer la mâchoire vient des convulſions ou du ſcorbut, c'eſt preſque toûjours un ſigne mortel.

La luxation de la mâchoire inferieure.

La cauſe de la luxation de la mâchoire inferieure vient le plus ſouvent de ce qu'on ouvre la bouche trop grande en baaillant. Cette luxation arrive ordinairement en la partie anterieure, & rarement en la poſterieure, à cauſe des apophiſes mamillaires qui l'empêchent de reculer en arriere ; la mâchoire ſe luxe quelquefois d'un côté, & quelquefois de tous les deux.

Quand la mâchoire n'eſt diſloquée que d'un côté, elle eſt tournée de travers, le côté luxé eſt plus plat, & plus enfoncé que le côté ſain, auquel il paroît une tumeur, la bouche du malade demeure ouverte, il ne la peut fermer, ni mâcher les alimens, les dents ſont plus avancées en devant que celles de la mâchoire ſuperieure, & ne répondent pas aux dents ſemblables de la mâchoire ſuperieure : car les canines ſe rencontrent ſous les inciſives qui ſont tournées vers le côté non luxé auſſi-bien que le menton.

Lorſque la mâchoire eſt diſloquée des deux côtés, elle pend ſur la poitrine, & la ſalive coule involontairement de la bouche, parce que les glandes parotides ſont comprimées. On voit les muſcles temporaux tendus, le malade ne ſçauroit fermer la bouche, ni remuer la langue.

Lorſque la mâchoire eſt diſloquée des deux côtés, elle eſt plus difficile à remettre, que ſi elle ne l'étoit que d'un côté, & les accidens en ſont plus grands ; ſi elle n'eſt auſſi tôt remiſe, la douleur extrême, la fiévre, & l'inflammation autour de la gorge ne manquent pas d'arriver, & le malade meurt en dix jours.

Les fiſtules de la mâchoire inferieure.

Les Mâchoires étant des os ſpongieux, ces os ſe carient ſouvent, parce qu'il s'y fait des fiſtules. Ces *Fiſtules* ſe connoiſſent comme toutes les autres par un ulcere étroit, cancreux, dur & calleux, la chair qui les environne eſt livide, molle & pourrie, & il en coule une limphe claire & puante.

Les Fiſtules des mâchoires ſont toûjours des ſuites des abcés, ou des ulceres chancreux qui arrivent aux gencives. Ces fistules peuvent encore arriver par la faute du Chirurgien, qui n'aura pas pris tous ses soins pour guérir au plûtôt les abcés de ces parties spongieuses.

Les Fistules qui vont jusques dans la jointure de la mâchoire sont tres-difficiles à guérir, à cause des tendons & des nerfs; elles sont bien moins difficiles dans les parties charneuses; si les os sont cariés, la fistule ne guérira jamais que la carie ne soit absorbée, & que l'os ne s'exfolie.

L'inflammation & la relaxation de la luette.

La Luette se relâche & s'allonge quelquefois par une abondance de limphe âcre & sereuse, & alors elle cause un picotement au fond du gosier, & empêche d'avaler, & de respirer librement. Lorsque la luette est plus blanche que rouge, c'est une marque qu'il y a plus de limphe que de sang qui fait l'obstruction; quand elle est enflammée, il semble que l'on aille toûjours avaller, parce qu'en pendant dans le Pharinx, elle en irrite les nerfs, ce qui occasionne les esprits de couler en plus grande abondance dans les muscles du Pharinx, & dans les fibres de l'œsophage.

Le Relâchement de la luette qui n'est accompagné d'aucun autre accident, n'est pas un mal bien dangereux : mais dans les grandes obstructions & inflammations de la luette, il faut craindre que le malade n'étouffe, & si l'on voit alors qu'elle devienne noire ou blanche, & qu'il n'y ait plus de sentiment, c'est une marque de pourriture, & l'on ne doit point hesiter de la couper, parce qu'elle pourroit alterer les parties voisines.

L'inflammation &

Les Glandes amigdales s'enflent & se tuméfient aussi quelquefois par une abondance de limphe, âcre ou ſereuſe, laquelle indiſpoſition empêche la déglutition & la reſpiration, & peut quelquefois cauſer une ſuffocation, en fermant l'ouverture de la lame des poûmons, ſi on n'y remedie de bonne heure.

l'ulcere des glandes amigdales.

La Luette & les amigdales s'ulcerent quelquefois auſſi, & ces ulcerations viennent toûjours de l'âcreté de la limphe & du ſuc nourricier, & ſe guériſſent difficilement.

Les playes des glandes ſalivaires.

Les grandes playes & en travers des glandes ſalivaires ſont à craindre; il en peut arriver un ulcere fiſtuleux, parce que les rameaux des conduits qui concourent tous dans la glande étant coupés de travers, & non pas ſelon la longueur de leurs fibres, ne ſe réüniront qu'avec beaucoup de peine. Lorſque les conduits ſalivaires ſont trop ouverts, ou trop remplis, & qu'il ſe fait une ſéparation copieuſe dans la glande parotide, il arrive un écoulement continuel de ſalive, que l'on appelle *ptyaliſme*.

Le ptyaliſme.

Le Ptyaliſme a guéri quelquefois pluſieurs maladies longues & rebelles, en tariſſant les ſources qui les entretenoient. On a vû des douleurs de tête, de grandes douleurs de dents, des phtiſies, des ſurditez, & d'autres maladies encore plus fâcheuſes à guérir par une grande ſalivation. Enfin on ſçait que le ptyaliſme eſt favorable aux petits enfans à qui les dents veulent percer, parce que la bouche étant toûjours pleine de ſalive, les gencives en ſont plus ramolies, ce qui fait que les dents ſortent plus facilement.

Si neanmoins la ſalivation étoit trop abondante pour avoir donné trop de mercure, il ne faut pas attendre qu'elle ceſſe d'elle-même; mais il faut tâcher de l'arrêter, de crainte que cet écoulement ne causât quelque funeste accident au malade; Au reste si la salivation survient dans une maladie, & qu'elle s'arrête aussi-tôt, c'est un méchant signe, qui donne à connoître que les serosités âcres qui se disposoient à sortir, ont été déterminées ailleurs.

Fin du premier Volume.

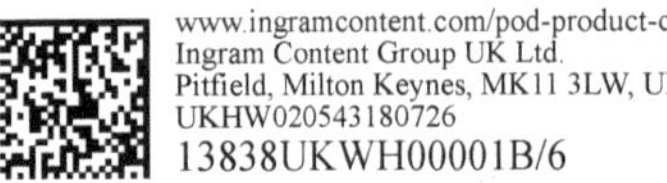

www.ingramcontent.com/pod-product-compliance
Ingram Content Group UK Ltd.
Pitfield, Milton Keynes, MK11 3LW, UK
UKHW020543180726
13838UKWH00001B/6